自傷行為
治療ガイド

第2版

バレント・W・ウォルシュ 著 Barent W. Walsh

松本俊彦 監訳
松本俊彦・渋谷繭子 訳

TREATING
SELF-INJURY:
A PRACTICAL
GUIDE SECOND EDITION

Ψ
金剛出版

ベンジャミン・エドワード・フランク・ウォルシュと
アンナ・キム・ハ・ユン・ウォルシュに
捧げる

TREATING SELF-INJURY, Second Edition:
A Practical Guide
by
Barent W. Walsh, PhD

Copyright © 2012 by The Guilford Press. A Division of Guilford Publications, Inc.
Japanese translation published by arrangement with Guilford Publications, Inc.
through The English Agency (Japan) Ltd.

序　論

　第2版『自傷行為治療ガイド』は第1版とは大きく異なる。本書には新たに4名の著者のとりくみと，第1版で検討されなかった主題に関する八つの章が掲載されている。新しい章は以下のとおりである。

「自傷と自殺の関係」（第2章）

「自傷のアセスメント」ジェニファー・J・ミューレンカンプ著（第8章）

「家族療法」マイケル・ホランダー著（第13章）

「複数の自傷行動を呈する者の治療」（第17章）

「青年期の自傷・自殺行動をターゲットとした入所治療」レオナルド・A・デルフラーおよびア
　　リアナ・ペリー著（第18章）

「窒息という危険行動（「首絞めゲーム」）」エイミー・M・ブローシュ著（第22章）

「異物飲み込みの理解，マネジメント，治療」アリアナ・ペリー著（第23章）

「矯正施設における自傷」ケネス・L・アッペルバウム（第24章）

　また本版は，クライエントのニーズと具体的な介入方法を合致させるための「段階的ケアモデル」を採用している。現在では多岐にわたる自傷治療が利用可能になったため，このような段階的ケアアプローチが適切である。個々のニーズにとって最適な治療を臨床家とクライエントが決定するために役立つ。

　段階的ケアモデルの重要点として，（1）各クライエントのニーズに合わせて介入の強さを決定すること，（2）クライエントのアウトカムを注意深く監視することで必要に応じて治療の「段階を上げる」ことができることが挙げられる。段階的ケアアプローチでは，クライエントは通常，集中度合いの低い介入をまず受けてから集中度の高い治療を受ける（後者は必要であれば）。段階が上がると，危険行動，介入の度合い，サービス実施の費用が一般的に増加する。

　この新版では，前版から引き継いだ章はすべて更新し，最新の調査および介入方法や治療論を反映するようにしている。本版は第1版からの知識にもとづいたものではあるが，第1版出版以降に知られるようになった自傷に関する知識についてもできるかぎり取り入れるようにした。

　最後に本書には，臨床家およびプログラムのスタッフがクライエントに対して使用することのできる再現可能な治療形式が多数掲載されている。本書購入者はギルフォード出版社のウェブサイト上の本書のページからさらに拡大されたバージョンをダウンロード可能である。

　このように包括性を増した『自傷行為治療ガイド』を，専門家，自傷する者，その家族のために提供することができたことを光栄に思う。

バレント・W・ウォルシュ

日本語版（第1版）への序文

　不幸なことに，日本と米国がともに抱えている社会問題がひとつある。それは，若者のあいだで自傷行為が増加しているということである。松本博士は，『自傷行為治療ガイド』日本語版への序文の執筆依頼とともに，ありがたいことに，日本における自傷研究に関する文献も送ってくれた。私は，すぐさまそれらの文献を読みとおし（もちろん，私には日本語が読めないという重要な限界があったが），その結果，2つの感想を持つにいたった。すなわち，ひとつは，米国におけるのと同様，日本においても自傷行為が広がっているというものであり，もうひとつは，米国と同じように，日本においても自傷行為をくりかえす者——自傷者——には，2つの類型があるのではないかというものである。ちなみに，この2類型のうちのひとつは，重篤な心理学的問題もしくは行動上の問題を抱えている者による自傷行為であり，医療機関において事例化することが多いタイプのものである。もうひとつの類型は，比較的高い機能レベルを持つ者による自傷行為であり，中学校，高校，大学の一般の生徒や学生でみられることが多い。

　こうした私なりの結論は，服部と竹谷（精神医学，1993），Matsumotoら（Psychiatry and clinical neurosciences, 2004a），およびMatsumotoら（Psychiatry and clinical neurosciences, 2004b）に依拠している。これらの論文は，医療機関における調査から，自傷行為が，早期の離別体験や身体的・性的虐待体験，さらにその後のうつ病挿話，神経性大食症，精神活性物質の使用と関係があることを明らかにしている。これらの研究のなかで語られている自傷者は，過去40年間，欧米において研究されてきた自傷者と同じ特徴を持っている。彼らは，ひどい虐待を受けて生育し，その結果として深刻な生活機能の障害を呈し，境界性パーソナリティ障害や外傷後ストレス障害などという精神医学的診断をなされている。彼らには，自傷行為のみならず，他の複雑な問題に対する治療が長期にわたって必要である。

　しかしその一方で，近年，自傷者の新しい一群が登場しているのもまた，見逃すことのできない事実である。その一群は，治療者に対してさほど挑戦的な態度はとらず，生活機能の障害も少ないが，それにもかかわらず，習慣的に自分を傷つけているという不思議な人たちである。日本では，このグループには，中学生（Izutsu, et al., European Child and Adolescent Psychiatry, 2006），高校生（山口・松本，精神医学，2005），および大学生（山口他，精神医学，2004）が含まれている。もちろん，この一群には，まったく何の問題もないというわけではない。彼らは，通常の生徒・学生よりも，精神活性物質の使用経験者や喫煙習慣を持つ者が多いし，幼少期の多動傾向の挿話を持つ者の割合も高い。けれども，医療機関の調査で述べられている自傷者に比べると，生活機能の障害はずっと軽い。

　思うに，今後日本において，生徒・学生における調査がさらに進められるなかで，能力があり，学業やスポーツなどで好成績をあげている（つまり，比較的，生活機能が障害されていない）若者たちのあいだで，自傷行為が決してめずらしいものではないことが明らかにされるのではなかろう

v

か。なぜなら，米国ではすでにそうした現象が確認されているからである。コーネル大学やプリンストン大学（Whitlock, in press），さらにはスミス女子大学（Kokaliari, 2006）といった難関大学での調査から，在校生における高率な自傷経験が明らかにされている。

それにしても，なぜ，日本と米国——それから英国でも——の有能な若者たちあいだで，自傷が無視できない問題となっているのだろうか？　理由のひとつとして，高校生や大学生における伝染現象の影響があげられるであろう。いまや自傷行為に関する情報は，インターネットに接続するだけで，簡単に世界中の若者たちに広がっていく（本書の第3章および第16章を参照のこと）。さらにいえば，同時に，そうした若者たちの実に多くが，慌ただしく，競争にみちた都会の生活への挑戦に傷ついており，にもかかわらず，彼らのほとんどが，こうした挑戦に対処するためのスキルを持ち合わせていないのである。結果として，彼らは，不思議と効果のある感情調節の方法として，自傷行為を行うわけである。

自傷行為の2つの類型のいずれの場合であっても，専門家が行うべきことは，自傷者に対して，不快気分をひきおこす要因の同定を促し，さらに彼らが，これまでよりも健康的な方法でストレスを軽減し，みずからの感情を調節できるようになることを目指して援助していく，という点で共通している。本書の執筆に際して私がつねに念頭に置いていたのは，こうした2つの自傷者類型のいずれにかかわる臨床家にとっても有用な本にすることであった。本書には，心的外傷を負い，深刻な問題を抱える，医療現場の自傷者たちをいかに援助するかという問題に重点を置いている部分もあれば，素質と能力に恵まれながら自分を傷つける行動を止めるために治療を受ける必要のある，新世代の自傷者たちに焦点を当てている部分もある。

最後に，本書を翻訳するために多くの時間を費やしてくれた，松本博士とその同僚たちに，心から感謝を捧げたい。私は，本書の内容が，彼らの努力に報いるものであればよいと願っている。それから私は，われわれと同じように，自傷行為を理解し，効果的な治療を提供しようと日々奮闘している，日本の読者たちと意見の交換ができればよいとも考えている。直接，私と意見の交換をしたいという方は，下記のアドレスに連絡をいただきたい。

バレント・ウォルシュ

Barent Walsh, Ph. D.
Executive Director
The Bridge of Central Massachusetts, Inc.
4 Mann Street
Worcester, Massachusetts, USA
Email: barryw@thebridgecm.org

文 献

Kokaliari, E. (2006) Deliberate self-injury: An investigation of the prevalence and psychosocial meanings in a non-clinical female college population. Ann Arbor, MI: ProQuest, UMI.

服部隆夫，竹谷一雄（1993）総合病院における手首自傷を伴う症例の臨床的検討．精神医学，35：257-264.

Izutsu, T., Shimotsu, S., Matsumoto, T., Okada, T., Kikuchi, A., Kojimoto, M., Noguchi, H., and Yoshikawa, K. (2006) Deliberate self-harm and childhood histories of Attention-Deficit/Hyperactivity Disorder (ADHD) in junior high school students. European Child and Adolescent Psychiatry, 14: 1-5.

Matsumoto, T., Azekawa, T., Yamaguchi, A., Asami, T., and Iseki, E. (2004a) Habitual self-mutilation in Japan. Psychiatry and clinical neurosciences, 58: 191-198.

Matsumoto, T., Yamaguchi, A., Chiba, Y., Asami, T., Iseki, E., and Hirayasu, Y. (2004b) Patterns of self-cutting: A preliminary study on differences in clinical implications between wrist- and arm-cutting using a Japanese juvenile detention center sample. Psychiatry and clinical neurosciences, 58: 377-382.

山口亜希子，松本俊彦，近藤智津恵，小田原俊成，竹内直樹，小阪憲司，澤田元（2004）大学生における自傷行為の経験率——自記式質問票による調査——，精神医学，46：473-479.

山口亜希子，松本俊彦（2005）女子高校生における自傷行為——喫煙・飲酒，ピアス，過食傾向との関係——．精神医学，47：515-522.

Whitlock, J., Eckenrode, J., and Silverman, D. (in press) Self-injurious behavior in a college population. Pediatrics.

謝　辞

　一冊の本を書きあげるという行為は，著者の努力だけでなく，その周囲の人間の献身なしには実現しえないものである。私は，わが妻ヴァレリーとわが子ベンとアンナに深く感謝している。彼らは，私が日に何時間も書斎に閉じこもりきりになって，コンピュータのキーボードと格闘する生活に我慢しつづけてくれた。

　ジェニファー・J・ミューレンカンプ，マイケル・ホランダー，エイミー・M・ブローシュ，ケネス・L・アッペルバウムには，本書に新たに加わった八つの章のうち四つに貢献してくれたことに深く感謝している。また，第1版で執筆した精神薬理学に関する章をアップデートしてくれた，ゴードン・P・ハーパーにも感謝している。レオナルド・A・デルフラーとアリアナ・ペリーの2人は共著というかたちで一つの章を執筆してくれた。レオナルド・A・デルフラーについていえば，私の所属機関である『ブリッジ・オブ・セントラル・マサチューセッツ』において，研究部門の支援に加え，理事会の役員としての責務も負ってくれている。

　私はまた，ブリッジ・オブ・セントラル・マサチューセッツにおいて長年ともに働いてきた同僚たちにも感謝している。彼らは本書執筆に貢献してくれただけではなく，精神障害や発達障害を抱える人たちのための，40あまりにもおよぶプログラムを運営し，維持してきてくれた。とりわけ，以下の方々に心からの感謝を捧げたい。まず，施設の経営を担っている，フレッド・バターズビイ，ナンシー・ビショップ，キャロル・トリップ＝テボー，エリカ・ロベルト，ミルト・ボーンスタイン，スティーブ・マーフィー，ドナ・ブラッドレー，ティナ・ウィンゲート，ダグ・ワッツ，それから才能あふれる各部門長，ジェン・イートン，ケリン・ウェスターリンド，マーガレット・クロウリー，パム・ハナム，ジェニファー・メガス，ジル・マカレリ，ケリー・ドローチャー，マルシア・アルメイダ，さらに，チャーリー・オニール理事長をはじめとする理事会の方々である。

　ブリッジ・オブ・セントラル・マサチューセッツというこの施設をさまざまな方面から支援してくださっている，基金出資者の方々にも感謝している。その方たちは，スーザン・ウィング，スーザン・スプラング，テッド・キロウシス，ババス・フェンビー，スー・シャラファ，ジャック・ローウェ，マサチューセッツ州精神保健部のリチャード・ブロー，マサチューセッツ州発達サービス部門のテリー・オヘアとマーガレット・グレイ，セントラル・マサチューセッツ健康基金ジャン・ヨスト，メトロウェイスト地域ヘルスケア基金のマーティ・コーエンといった人である。

　日々の臨床業務において私を支えてくれている人の他にも，本書を執筆するうえで影響を与えてくれた多くの人たちがいる。私は，自傷に関する学識と機知をもって支えてくれた仲間たちに感謝している。そうした仲間には，ポール・ローゼン，ウェンディ・レイダー，カレン・コンテリオ，トレイシー・オルダーマン，ジェーン・ハイマン，キャロライン・ケトルウェル，ダフネ・シメオン，アルマンド・ファヴァッツァ，ケイト・コムトイ，ミルトン・ブラウン，サラ・ショー，エフロジーニ・コカリアリ，ジャン・サットンがいる。また，大きく貢献してくれた気鋭の研究者にも

ix

感謝している。その方々は，マシュー・ノック，デイビッド・クロンスキー，ジャニス・ウィットロック，カレン・ロッダム，ナンシー・ヒース，メアリー・ケイ・ニクソン，ジェイソン・ワッシュバーン，ミッチ・プリンスタイン，ペグ・アンドーヴァー，キム・グラッツ，アレックス・チャップマン，ポール・プレナーである。協力してくださった2人の日本人研究者，高橋祥友博士，松本俊彦博士にはとりわけ感謝の辞を述べたい。

　さらには，私がマインドフルネスを身につけるのを手助けしてくれた方々にも感謝したい。そうした方々には，マーシャ・リネハン，チャーリー・スウェンソン，ジンデル・シーガル，故シンディ・サンダーソンといった人たちがいる。とりわけ瞑想の師である曹洞宗の禅僧・藤田一照，尊敬するチベット仏教の僧侶ロブサン・プンツォクにはお世話になった。

　私が自己破壊的行動をテーマとして執筆するうえで，偉大なるインスピレーションを与えてくれたのは，知的巨人である自殺学者エドウィン・シュナイドマンその人である。私が自傷行為について発見したと思った事柄は，たいていはすでに彼が指摘していたことであった。同じく，存命中の自殺学者のなかでまちがいなくもっとも影響力の大きい人物であるトーマス・ジョイナーの絶大な影響にも感謝している。それから，米国自殺学会の会長であるラニー・バーマンにも感謝したい。彼は，何年にもわたって毎年の学会で私が自傷について発表する機会を与えてくれた。

　また，私が自傷についてあれこれと話しつづけるのに耳を傾け，想像を絶する関心と忍耐を示してくれた，親しい友人たちにも忘れずに感謝を伝えたい。ありがとう，マイケル・アディス，エフィー・マーレイ。

　最後に，自傷に苦しむ人たちにも心からの感謝を捧げたい。私が自傷について知ることのほとんどは，彼らから教えられたことである。自傷を理解し治療するうえでの秘訣は，何よりもまず，とにかく話を聞く能力を養うということに尽きる。決めつけるような態度をとらず，敬意と思いやりの気持ちをもって自傷する者にアプローチすること，これはとりもなおさず，自傷する者から学ぶという姿勢にほかならない。そうした学びがあればこそ，セラピストは成長と問題解決，そして癒しへと向かって援助することが可能となる。自傷する者にとってのセラピストの役割とは，要するに仲介することである。私が知るかぎりにおいて，彼らはもっとも人の意欲を奮い立たせる人たちである。彼らの多くは，よりよい場所，より安全な場所を目指して数多くの困難に必死に立ち向かってきた。ここで，彼らが私に授けてくれた数々の学びに感謝するとともに，それらをいまからこの本のなかで伝えていきたいと思う。

著者について

バレント・W・ウォルシュ博士は，マサチューセッツ州ウースターにある，ブリッジ・オブ・セントラル・マサチューセッツの実務最高責任者である。ブリッジ・オブ・セントラル・マサチューセッツは，公的機関のプロトコルに準拠した，エビデンスにもとづく臨床サービスを提供している専門治療施設である。特別支援教育，入所治療，包括的サービス，ゲイ・レズビアン・バイセクシャル・トランスジェンダーの十代のためのケア・センター，ホームレスのためのプログラム，さらには，精神障害や発達障害を抱える人を対象とした，40種類以上にもおよぶプログラムを擁している。

この施設における40年以上におよぶ自傷する者に対するとりくみのなかで，自傷に関する数々の研究を行い，その成果を刊行論文として，あるいは国際学会で発表してきたウォルシュ博士は，2011年には全国ソーシャルワーカー協会マサチューセッツ支部でライフタイム・アチーブメント賞を受賞した。また，数多くの学校，外来クリニック，グループホーム，精神科病院，矯正施設で自傷の問題に関するスーパーバイズを行うとともに，シモンズ大学ソーシャルワーク大学院およびボストン大学ソーシャルワーク大学院においても臨床と研究に従事している。

目　次

序　論（バレント・W・ウォルシュ）　iii
日本語版（第1版）への序文（バレント・ウォルシュ）　v
謝　辞　ix
著者について　xi

I　自傷の定義と背景 ─────────────────── 1

第1章　自傷の定義と自殺との鑑別　3
用語について　3
自傷の定義　4
自傷と自殺の鑑別　5
結　論　16

第2章　自傷と自殺の関係　18
自傷と自殺企図を関連づける最近の調査　18
ジョイナーによる自殺と自傷の対人関係理論　19
自傷と自殺の関係をどのように捉えたらよいのか　22
結　論　23

第3章　直接的／間接的に自分を傷つける行為の概観　24
直接的／間接的に自分を傷つける行為に関する分類体系　24
「間接的に自分を傷つける行為」と「自傷」の併存　31
結　論　32

第4章　自傷がよくみられる集団　33
臨床現場における自傷：初期の調査結果　33
一般人口における自傷：最近の調査結果　35
なぜ自傷の経験率が上昇しているのか？　42
結　論　46

第5章 **ボディピアッシング，タトゥ，ブランディング，スカリフィケーション，およびその他の様式の身体改造** 47

社会的なコンテクストと身体改造 48

身体改造の意図 48

身体改造と精神医学的問題 49

いかなる場合に身体改造は自己破壊的な様相を呈するのか？ 50

連続体の一方の極としての身体改造 51

結 論 52

第6章 **自傷行為の生物－心理－社会学的モデル** 53

環境的次元 54

生物学的次元 57

認知的次元 60

感情的次元 61

行動的次元 62

五つの次元の統合 62

結 論 62

II アセスメントと治療 ——————————————— 65
段階的ケアモデル

治療：第1ステップ ——————————————————— 69

第7章 **治療初期の対応** 70

自殺関連の言葉をあてはめようとしない 70

クライエントの言葉を戦略的に使用する 71

クライエントに対するふるまい方の重要性 73

謙虚で冷静なふるまい 75

敬意ある好奇心 76

善悪の価値を決めつけない思いやり 76

結 論 77

第8章 **自傷のアセスメント** 78

ジェニファー・J・ミューレンカンプ

アセスメントすべきことは何か？ 80

自記式尺度のレビュー 80

構造化面接　84

症例：マリッサのアセスメント　85

結　論　86

第9章　認知と行動のアセスメント　87

自傷行為のアセスメント　87

自傷行為に先行するもの　102

自傷が引き起こす結果と影響　111

アセスメントにおける優先順位　116

結　論　117

第10章　随伴性マネジメント　119

随伴性マネジメント契約　121

自傷の「安全契約」　124

結　論　126

治療：第2ステップ　127

第11章　置換スキルトレーニング　128

置換スキルトレーニングをはじめる　129

適切なスキルを選択する　129

9種類の置換スキル　130

置換行動としてのスキルの使用を追跡する　145

Eメールを利用したスキル支援　146

重要他者との治療同盟　148

結　論　148

第12章　認知療法　149

自動思考　150

中間的信念　150

中核信念　150

機能不全的思考を治療する際の5段階モデル　153

結　論　161

第13章　家族療法　162
マイケル・ホランダー

自傷者の家族に共通するテーマ　162

標準的な家族療法の問題点　163

アセスメントと心理教育のフェーズ　164

家族療法の進め方　166

結　論　167

第14章　薬物療法　169

ゴードン・P・ハーパー

自傷の生物学的メカニズム　169

集中的アセスメント　172

実施後の評価　174

結　論　175

治療：第3ステップ ──────────────────── 177

第15章　身体イメージへのとりくみ　178

身体イメージの六つの次元　179

治療の焦点としての身体イメージ　182

結　論　193

第16章　PTSDに関連する自傷の治療──持続曝露と認知再構成　194

PTSDの症状　195

トラウマの治療法　196

持続曝露療法（Prolonged Exposure Treatment: PET）　196

もう一つのアプローチ方法：PTSDに対する認知再構成（Cognitive Restructuring: CR）　204

PTSDに対するCRの成功事例　205

結　論　206

治療：第4ステップ ──────────────────── 207

第17章　複数の自傷行動を呈する者の治療　208

リスク階層表の必要性　208

複数の自傷行為を持つ者を支援するための包括的治療　210

結　論　213

第18章　青年期の自傷・自殺行動をターゲットとした入所治療　214

レオナルド・A・デルフラー　アリアナ・ペリー

自傷の入所治療に関する先行研究　214

地域の入所プログラムにおける自傷の治療　216

ブリッジ・オブ・セントラル・マサチューセッツにおける青年期向けDBT　217

目　次　xv

グローブストリートプログラムの治療転帰（2001〜2010）　217

入所プログラムにおける自傷の伝染　223

結　論　225

III　特殊な主題　227

第19章　自傷に対する反応のマネジメント
──セラピストや他の援助者のためのガイド　229

自分の身体を落ち着かせる　231

認知再構成　231

感情反応の調節　233

ネガティブな行動のマネジメント　234

クライエントの環境に対する適切な介入　234

結　論　235

第20章　伝染と自傷　237

自傷と伝染の動機　238

伝染の背景にある個人間の次元　239

仲間内でのヒエラルキーが持つ役割　242

グループとしての結束への欲求　244

自傷伝染の事例　244

伝染に関するその他の異常な問題　246

結　論　247

第21章　学校セッティングにおける自傷に対処するためのプロトコル　248

プログラムの概要　248

自己破壊的行動への対処プロトコル　250

自傷のためのプロトコルの実施と活用　252

伝染のマネジメントと予防　254

結　論　257

第22章　窒息という危険行動（「首絞めゲーム」）　258
エイミー・M・ブローシュ

経験率　259

SABの機能　259

兆　候　260

教育・予防・介入　261

介入しなかった事例　263

教育と介入がなされた事例　264

結　論　264

第23章　異物飲み込みの理解，マネジメント，治療　266

アリアナ・ペリー

FBIの分類　266

FBIに関する先行研究　267

FBIに関する小規模サンプル研究　269

推奨されるマネジメントと治療　272

結　論　273

第24章　矯正施設における自傷　275

ケネス・L・アッペルバウム

問題の背景　275

動　機　277

マネジメント　278

事　例　281

結　論　282

第25章　重篤な自傷行為の治療　283

定　義　283

意　図　283

発生率　284

行動の様式　284

診断の多様性　284

予防とリスクアセスメント　285

重篤な自傷行為のリスクアセスメントのためのプロトコル　286

アセスメントに関する事例　287

重篤な自傷行為のアセスメント　288

M氏のその後に関する情報　289

精神病に罹患するクライエントの治療　290

精神病のないクライエントの治療　294

結　論　295

あとがき　297

附　録 ——————————————————————————— 299

附録A　呼吸法マニュアル　301

附録B　BAS尺度（Body Attitudes Scale：身体態度尺度）　309

附録C　自傷をアセスメントするための臨床的尺度　311

附録D　役に立つ自傷関連のウェブサイト　316

附録E　自傷する人たちのための権利章典　318

第1版　訳者あとがき（松本俊彦）　321
第2版　監訳者あとがき（松本俊彦）　327
文　献　331
索　引　351

自傷の定義と背景

▋はじめに

　本書の第I部には六つの章が含まれている。第1章では自傷を定義し，自傷と自殺行動の鑑別について焦点をあて，くわしく論じている。第2章では，自傷と自殺の関係がいかに複雑なものであるかをとりあげている。これらの二つの行為は多くの点で異なるものの，最近の研究によって，自傷は自殺企図の重要な予測因子でもあることが明らかにされている。この章では，こうした最近の研究成果が持つ臨床的意義についても論じている。

　第3章では，直接的／間接的に自分を傷つけるさまざまな行為について検討している。この章では，自傷を行うクライエントの自分を傷つける行為すべてに対して徹底的な評価を実施する必要性を強調している。第4章では，一般人口における自傷の驚くべき発生率の高さについて論じている。いまや中学校，高校，大学の学生をはじめとするコミュニティのグループにおいて，さまざまなかたちの自傷（例：切る，焼く，むしる，自分を殴る）が広く見られるようになっている。この章では，さまざまな集団における自傷の実態調査を検証し，その意義を検討するとともに，今日の若者のあいだでなぜ自傷がここまで広がったのかについて，私なりの推論も行っている。

　第5章では，タトゥ，ピアス，ブランディング（焼き印），スカリフィケーション（皮膚を深く切ることなどによって作られた瘢痕模様）など，たえず興味深い議論を巻き起こしている身体改造をとりあげ，深く掘り下げている。結論からいえば，本来こういった行為は一般的には自傷とは一線を画するものであり，文化的な影響や自己表現の範疇で捉えられるべき現象である。しかし，注目すべき例外として，自傷としてのピアスやタトゥもあり，それについても論じている。

　最後に第6章では，実際の体験に近い，ごく簡単な生物心理社会理論を用いた自傷のメカニズムについて論じ，これをもって第I部を締めくくる。実践的ガイドであることが本書の第一の意図である。第I部でとりあげられた主題は，いずれも自傷の理解と治療に役立つものである。

第1章
自傷の定義と自殺との鑑別

　最初にもっとも重要なことを述べておきたい。自傷は実にむずかしい問題である。自傷は，多くの意味で自殺とはまったく別の行動であり，自殺とは異なる対応が必要とされる。しかし，自傷は自殺企図の危険因子として重要なものでもある。本章では自傷を定義するとともに，自殺行動との鑑別点について明らかにしたい。本章を踏まえたうえで，次章において，自殺企図の危険因子としての自傷について論じ，すべての自己破壊的行為のなかでももっとも極端な行動を防止するにはどうしたらよいのか，その具体案を挙げる予定である。

▌用語について

　1990年代半ば以降，自分の身体を切る，引っかく，焼く，殴る，傷口をむしるなどといった行動を示す言葉が変化した。それまで「self-mutilation（自傷）」という表現が用いられていたところが，この頃より，「self-injury（自傷）」または「nonsuicidal self-injury（非自殺的な自傷）」という言葉がより一般的なものとして広く知られるようになったのである。その背景には，自傷をする当事者と自傷の治療に携わる専門家はともに，「self-mutilation」という表現は，あまりにも極端で排斥的なニュアンスを持つ言葉であると抗議してきた経緯がある（例：Hyman, 1999; Connors, 2000; Simeon & Favazza, 2001）。彼らは次のように主張してきた。すなわち，「自傷する者のほとんどが心理的苦痛への対処としてその行動を用いている。したがって，その行動には適応的な側面がある」と。あるいは，「self-mutilation」という用語を批判する者はこうも主張していた。みずからに加えられた傷の大多数は，それなりの長期にわたって行われていたとしても，しょせんは小さな身体損傷にすぎず，そうした跡が長く残ることは少ない。したがって，その傷をもって，身体を「mutilate」したということはできないのではないか，と。実際，マリアム・ウェブスター大辞典（1995）によれば，このmutilateという語は，「切断すること，もしくは不完全な状態にするために無理な変化を強いること」あるいは「不具にすること」と定義されている。たしかに私も，「self-mutilation」という用語は，その行為に対する蔑みと汚名，そして，ことさらにその猟奇性を強調するニュアンスがあるように思う。そこで本書でも，「self-injury」という表現を用いていきたい。

▌自傷の定義

本書では，自傷self-injuryを以下のように定義したい。

> 「自傷」とは，意図的に，みずからの意思の影響下で行われる，致死性の低い身体損傷であり，その行為は，社会的に容認されがたい性質を帯びており，心理的苦痛を軽減したり，意思を伝達したりするために行われる。

この定義を構成する各部分について，いくらか補足説明が必要であろう。すでに述べたように，「自傷self-injury」という用語はごく淡々と事実を記述しただけの表現であり，そこには侮蔑的な意味合いや，事実をことさら誇張するようなニュアンスは含まれていない。また，「意図的intentional」という表現は，自傷が故意に行われるものであり，偶発的な事故やあいまいな意図から行われるものではないことを明示している。さらに自傷は，「みずからの意思の影響下で行われる (self-effected)」ものである。「みずから手を下す (self-inflicted)」という表現を選ばなかった理由は，他人の助けを借りて自傷する者も少なくないからである。実際，2人以上の者が（ことに青年期において），交互に傷つけたり，同時に傷つけ合ったりといったことは，必ずしもめずらしいことではない。決して多くはないものの，相互に行い合う行為として自傷を体験している者もいるのである。

自傷の定義において次に出てくる言葉は，「致死性の低い」という表現である。その定義によれば，自傷に含まれるさまざまな様式の身体損傷は，いずれもごく目立たない程度のものであり，生命を脅かす危険はほとんどない，もしくはまったくないものということになる。このことが意味するのは，自傷と自殺の違いは明白かつ根本的ということである。これについては，本章の後の方で改めて詳述することとしたい。

自傷とは，何よりもまず，「実際に身体に危害を加えること」が前提である。その行動は，それがもたらす組織損傷ゆえに，周囲の者を瞠目させる。だれかが自傷について話したり，その計画を立てていることをほのめかしたりしても，その人が一線を越えて実際に身体に損傷を加えていなければ，自傷とはいわない。

「社会的に容認されないもの」という表現には，自傷の定義には社会的な状況も無視できないことが含意されている。ファヴァッツァ (1996) は，世界中で行われている，まさに千差万別ともいえる身体改造body modificationを広くとりあげて，以下のように書いている。「ほとんどの文化において，身体改造は象徴的な意味を帯びており，文化的に是認された行為とされている。その行為は，深遠な宗教的意味を持ち，複雑な通過儀礼の一部をなしていると考えられる」と。こうした身体改造は，本書で問題としている一般的な自傷とは異なるものである。一般的な自傷は，それを行う者にしてみれば多くの意味を持っているのであろうが，社会において広く支持され認められた行動とはいいがたい。なるほど，自傷はしばしば，青年がそれによって自身の不安や一種の疎隔体験を表現しているようにも思われるし，十代の若者においては，仲間の影響によって自傷が社会的に強化されている面を無視できない。しかしだからといって，自傷をめぐる儀式が組織的に統合された慣習として認められているわけではない。自傷は，社会的に認められている通過儀礼とはまったく関係ないというべきである。

自傷の定義における最後の一節は，「心理的苦痛を軽減したり伝達したりするために行われる」と

4　第I部　自傷の定義と背景

いうものである。自傷の主要な機能として、心理的不快感を変化させ、それを軽減するというものがあり、自傷がもたらす心理的効果は即時的かつ十分なものである。だからこそ、くりかえし行われる傾向がある。その行動は自殺ではないものの、しかし心理的に動機づけられたものであり、したがって、自傷を生物学的なメカニズムだけで説明することはとうていできない。むしろそれは、はっきりとした自覚と意図にもとづいた、苦痛緩和のための行動と理解すべきである。

　程度の差こそあれ、自傷には他者との関係性に影響を与える性質もある。すなわち、人に自身の苦痛を伝える、相手の行動を変えさせる、人に勇気や強靭さを示す、といった他者に影響を与える機能である。本章の後半で述べるつもりだが、社会的伝染が自傷の発生を促すこともある。

▌自傷と自殺の鑑別

　ここでは、自傷と自殺に関する11の相違点について論じていきたい。これらの相違点は、自傷と自殺を異なるものとして理解し、対処し、そして治療するという考えが、いかに正しいかを示すものである。自傷を「自殺行動」と捉える不適切な見立てが、不要な精神科入院やその他の見当違いの介入につながっている例は、あまりにも多い。ここで提示する11の相違点は、ある自己破壊的行動が自殺行動なのか自傷なのかを見分ける際に有用な臨床的指標となる。こうした相違点には、アセスメントおよびその後の治療において重要な意義がある。表1.1に、これら11の相違点のうち10を簡単にまとめたものを提示しておく（以下に最初にとりあげる発生率については、人口統計学的には重要であるものの、臨床場面にはそぐわないことから、表からは省いた）。

発生率

　自殺と自傷の発生率は大きく異なる。米国人口における自殺既遂の発生率は現在進行中の疫学調査を通して確実に立証されている。自殺は10万人に11.5人の割合で起こっている（米国自殺学会：American Association of Suicidology［AAS］, 2008）。他方、自傷の発生率については、大規模サンプルを用いた疫学調査はこれまで実施されていないため不明である。これまでの予測には、10万人に400人（Pattison & Kahan, 1983）から1,000人（Favazza, 1998）までといった幅がある。低い方の予測値が正しいと仮定しても（一般地域サンプルにおける発生率が高まっていることを考慮すると、その可能性はきわめて低いが）、自傷の割合は自殺既遂のほぼ40倍ということになる。

行動の意図

　自殺と自傷を鑑別する際に最初にとりあげなければならないのは、その行動の意図が何であったかという問題である。臨床家は、クライエントが、その行動によって、本当のところ何をやろうとしているのかを理解する必要があるのである。彼もしくは彼女は、何を求めて、そのような自己破壊的なふるまいをしたのか？　なかには、深い洞察と明確さをもって、みずからを傷つける行動の意図を説明できる人もいる。そうした人は、自分の行動について、臨床家に明快かつ簡潔に説明してくれるはずである。たとえば、ある自傷する者はこういった。「気分をよくするために自分を切るのです。死にたいわけではなくて、ただ怒りを心のなかから追い出したいのです」。同じように、自殺を企図した者のなかにも、自分の動機をかなり明確に表現できる者がいる。彼らは、こういうかもしれない。「この関係が破綻したら、私はもう生きている価値はありません。私の人生はもう終わ

第1章　自傷の定義と自殺との鑑別　　5

表1.1 自殺企図と自傷行為の鑑別

アセスメントのポイント	自殺企図 (Shneidman, 1985)	自傷行為 (Walsh & Rosen, 1988)
1. その行為の意図は何か？	• 心理的な痛みから逃避すること • 意識を終わらせること	• 不快感情（緊張，怒り，空虚感，死んだような感覚）からの解放
2. 身体損傷の程度，およびその致死的な結果にいたる可能性は？	• 重篤な身体損傷 • 致死的な結果となる可能性	• ごく軽微な身体損傷 • 致死性はない
3. その行為は，慢性的，かつ反復性のパターンをとっているか？	• 慢性・反復性であることはまれ • 過量服薬の一部はくりかえされる	• 慢性，もしくは高頻度にくりかえされることが多い
4. これまで行ってきた自分を傷つける行為は，複数の方法によってなされてきたか？	• 通常は一つの方法	• 通常は複数の方法で行った経験がある
5. 心理的な痛みはどの程度か？	• 耐えがたく，持続的	• 不快であり，間欠的
6. 認知の狭窄がみられるか？	• 極端な心理的視野狭窄 • 自殺のみが唯一の方法 • トンネル視 • 最終的な解決を求める	• ほとんどない，もしくはまったくない • いくつかの選択肢から選んだ方法 • 一時的な解決
7. 望みのなさや救いのなさを感じているか？	• 望みのなさ，救いのなさが認められる	• その行為のあいだには楽観主義的な考えや自己コントロール感がある
8. その行為をした後には，不快感は減じているか？	• 改善は得られない • 改善のためには治療が必要	• 速やかに改善する • 行為によってただちに平常の認知と感情を回復する •「意識の修正」に成功する
9. 手段の制限	• 重度 • 救命効果が高い	• 実行可能性が乏しい • 予期せぬ自傷の誘発を招くことが多い
10. 中核的な問題は何か	• 逃れられない，耐えがたい痛みによって引き起こされた，抑うつ気分や怒り	• 身体の疎隔化体験・否定的な身体イメージ

りです。だから私は過量服薬をしたのです」。いずれにしても，この二つの例の場合，それぞれの行動の意図は明らかである。

　しかし実際の臨床では，クライエントの意図を明らかにできない場合の方がはるかに多い。自己破壊的な行動をする者は，感情的に追いつめられており，しかも，しばしばきわめて混乱している。なぜ自己破壊的なことをしたのかと質問されても，「どうして過量服薬したのか，よくわからない。そうしなきゃならないような気がして……」というように，あいまいな答えしか返ってこない場合も少なくない。ときには，「今は自分を切りたいなんて思わないけど，そのときはそうしなければいけなかった」と漠然と語るだけで，それ以上は話すのを拒む（あるいは，話すことができなくなる）場合もある。

　自分を傷つけているときに，意識的な思考過程が分断されてしまっているように思われる者もいる。そのような者は，「あのとき私は，自分の腕を上から見下ろしていた。たくさんの血が出ているのが見えたけど，どうしてそんなことになったのか，さっぱりわからなかった」といったりする。さらに別のバリエーションもある。この手のパターンは実に多いのであるが，自己破壊的行動をとっ

た理由を質問されても，防衛的に構えて「わからない」と答えて，自分の心理的過程を隠してしまうのである。

　自殺を試みた者と自傷をした者のいずれからでも，その行動の背景にある意図の真相をうまく引き出すことは可能だが，そのためには臨床家が，クライエントに対する同情の念を抱き，そのクライエントのことを何とか理解しようというねばり強い姿勢がなくてはならない。

自殺の意図

　シュナイドマンは，その古典的な著書『自殺とは何かDefinition of Suicide』（1985）において，自殺と自傷を区別するうえでの特徴的な点を明らかにした。これらの諸特徴のなかで第一に挙げられるのが，意図の問題である。シュナイドマンは，自殺を考えている者は，身体を抹殺したいとはあまり考えないものであり，むしろ彼らの意図は，「意識を終わらせる」という点にあると述べている。自殺をしようとする者は，心理学的な痛みを止めること——シュナイドマン（1993）の言い回しを借りれば，「精神痛」（psychache）から逃避すること——を望んでいる。自殺をしようとする者は，その痛みから永遠に遠ざかるためならば，どんなことでもするであろう。

自傷の意図

　反対に，自傷する者の意図は，意識を終わらせることではなく，意識を変えることにある。自傷する者の圧倒的多数は，心の痛みをやわらげるために自分を傷つけるのだと答えるものである。彼らがやわらげたいと思う不快な感情には二つの基本的なカテゴリーがある。自傷する者の大多数は，自分を傷つける理由として，強烈な感情をやわらげるため，と答える (Favazza, 1987; Walsh & Rosen, 1988; Brown, 1998, 2002; Brown, Comtois, & Linehan, 2002; Klonsky, 2007. 2009; Nock, 2010)。一方，少数の者は，自分を傷つける理由として，ほとんど何の感情もわかない状態，もしくは解離状態を緩和するため，と答える (Conterio & Lader, 1998; Shapiro & Dominiak, 1992; Simeon & Hollander, 2001)。彼らが強烈な深い感情として訴えるものには，以下のようなものがある。

- 怒り
- 恥辱感または罪悪感
- 不安，緊張，パニック
- 悲しみ
- 欲求不満
- 侮蔑の念

　これらの不快感情のなかでどれがもっとも多く，その次はどれか，という順番については，報告する研究によってさまざまに異なる（自傷に先立つ感情に関する徹底的なレビューを行ったものとしては，ブラウン［Brown, 2002］を参照されたい）。

　少数派とはいえ，自傷する者のなかには，ほとんど何の感情もわかないと述べる者がいる。彼らは，自身の状態について，「空虚な感じ」，「ゾンビになったみたいな感じ」，「死んでいるみたい」，「ロボットになったみたい」と述べる。こうした者は，感情が欠落している苦痛を緩和するために自傷する。かつて若い女性の自傷する者は，いみじくもこう語った。「自分を切って血を見ると，『あ，

第1章 自傷の定義と自殺との鑑別 7

自分はまだ生きているんだ』と思ってホッとするのです」。このように語るものは，自傷する直前に解離状態を体験していることが多い。

　意図に関して重要な点は，以下のように整理できる。自殺しようとする者は意識を永遠に消し去りたいと望んでいるが，その一方で自傷する者は，その瞬間を生き延びるために，意識を変化させて苦痛を軽減したいと望んでいるということである。

身体損傷の方法，程度，潜在的な致死性

　クライエントの意図をはっきりと聞き出せない場合には，自分を傷つけるために行った行為そのものを吟味しなければ，臨床家が正確なアセスメントをすることはできない。幸いなことに，自分を傷つけるために選ばれる方法を検討すれば，その自己破壊的行動の意図について多くの情報を得ることができる場合が多い。すなわち，ある行動からは自殺の意図を，また別のある行動からは，その動機が自傷的なものであることを知ることができるのである。

自殺の方法

　多くの調査が，自殺既遂者が用いる致死性の高い自己破壊的な手段・方法には，それほど多く種類がないことを明らかにしている。米国厚生省疾病対策センター（Centers for Disease Control and Prevention: CDC, 2010）によれば，自殺既遂者は六つの基本的な方法を用いて自殺行動を行っているという。それらは，銃の使用（50.7％），首を吊る（23.1％），過量服薬・服毒（18.8％），高所からの飛び降り（1.6％），鋭利な道具の使用（1.7％），車，電車，バスなどの乗り物にかかわる死（1.1％）である。ここで注目すべきなのは，自分を切るという自傷においてもっともありふれた行為は，自殺既遂者が用いる方法のなかではわずかに1.7％を占めるにすぎないということである。すなわち，米国における自殺既遂者の98.3％が，自分を切る以外の方法を用いているのである。なお，切る方法を用いた自殺既遂者は，（1）頚部の動脈や静脈を切る，（2）心臓を刺す，（3）腹部を大きく切開する，といったきわめてまれな方法を用いていた，という事実は強調しておかなければならない（CDC, 2010）。自傷に多く見られる，腕や脚を切るという方法，あるいは，次項で挙げるような自傷に多く見られる他の方法をとったわけではないのである。

　さらに，自傷既遂者の統計を15〜24歳という年代だけ抽出して検討してみると，切るという方法で死亡した者の割合はいちだんと低くなる。この年代は自傷がもっとも広くみられる年齢層である。この15〜24歳という年代では，切る／刺すという方法で自殺既遂にいたった者は0.6％である（CDC, 2010）。すなわち，自殺既遂となった者の99.4％は，切る以外の方法を用いていることになる。自殺の方法は，自傷の方法とは大きく異なるのである。

自傷の方法

　自傷の方法に関しては，大規模サンプルを用いた比較可能なデータが存在しない。ファヴァッツァとコンテリオの研究（1988）では，有名なテレビ番組『フィル・ドナヒュー・ショー The Phil Donahue Show』で自傷をとりあげた際に調査協力を呼びかけ，回答してくれた視聴者を便宜的サンプルとして用いている。郵送した質問紙に回答した者は250名にのぼった（うち96％は女性であった）。その結果によれば，回答者が自傷に用いている方法としては以下のようなものがある。切る（72％），焼く（35％），自分を殴る（30％），治りかけの傷をむしる（22％），髪の毛を抜く（抜毛症；10％），

骨折させる（8%）などである。

　自傷の類型に関する，多少とも補足的なデータとしては，私が1990年代後半に行った小さなサンプルを用いた研究がある（Walsh & Frost, 2005）。その研究で用いたサンプルは，特殊教育もしくは入所プログラムのいずれかによる集中的な治療を受けている70名の青年期患者であった。そのうち34名には，自殺企図の既往，くりかえされる自傷，また，自分を傷つける複数の方法（危険行動，物質乱用，摂食障害など）が認められた。これらの若者は，自傷を以下に述べる方法で行っていた。切る（82.4%），皮膚に文字などを彫る（64.7%），頭を壁などにぶつける（64.7%），かさぶたをむしる（61.8%），皮膚を引っかく（50%），焼く（58.8%），自分を殴る（58.8%），自分でピアスの穴を空ける（適切な消毒のもと行う装飾品としてのピアス以外）（52.9%）である。これらほど多くはないものの，自分でタトゥを彫り込む（47.1%），自分を噛む（44.1%），髪の毛を抜く（38.2%）といった，他の様式による自傷もこれらの若者にはみられた。こうした行動の多くは人を驚かせるものだが生命を脅かすものではない，ということは強調しておかなければならないであろう。また，切る，引っかく，皮膚に文字などを彫るといった広義の切る行為（91.2%）が，このサンプルにおいてはもっとも多い自傷の方法であることも注目に値する。

　ウィットロック，エッケンロード，シルバーマン（2006）は，大学生を対象に行った彼らの研究において，多少異なる結果を報告している。彼らの研究は2,800名以上のサンプルを対象として行われ，そのうち17%に自傷の経験がみられたが，このサンプルで用いられていた自傷の方法は以下のようなものであった。

爪や物を使って流血するほどひどく皮膚を引っかいた，またはつねった	51.6%
あざになったり流血したりするほど物を殴った	37.6%
切った	33.7%
あざになったり流血したりするほど自分を殴った	24.5%
皮膚をちぎったり，裂いたりした	15.9%
皮膚に言葉やシンボルを彫った	14.9%
治りかけの傷をむしった	13.5%
皮膚を焼いた	12.9%
ガラスや鋭利な物を皮膚にこすりつけた	12.0%
抜毛行為をした	11.0%

　ウィットロックらの研究結果の切る行為と文字などを彫る行為を合わせて新しくカテゴリーを作ったとしても，その頻度は引っかく・つねるといった行為に次いで2番目でしかない。自傷に関する文献（例：Favazza, 1987; Walsh & Rosen, 1988; Alderman, 1997; Conterio & Lader, 2007; Nixon & Heath, 2009; Nock, 2010）を見ると，自傷の方法としてもっとも一般的なものは以下のようなものであることは明白である。

- 切る，引っかく，彫る
- 傷口をむしる
- 自分を殴る

- 自分を焼く・火傷させる
- 頭を壁などにぶつける
- 自分の手でタトゥを彫る
- その他（例：自分を噛む，皮膚をむしる，異物を飲み込む，異物を挿入する，自分でピアスの穴を空ける，髪の毛を抜く）

　ここには一般にみられる頻度が多い順に提示したが，正確な順番は研究によってさまざまに異なる。ただし，切る行為は，圧倒的にもっとも多くみられるものとして報告されている。

　ここで重要なのは，これらの行為はいずれも，極端な状況（例：みずからを生贄にするような格好で自分を燃やすという，きわめてめずらしい行動）を除けば，それによって死にいたる可能性はまずない，ということである。切るという行動によって死亡する可能性がないならば——そしてその多くが腕，手首，脚を切るという自傷であるならば——そうした行動が自殺以外の目的からなされたのだと結論しても，さほど不自然なことではない。自傷が自分の人生を終わらせようとして行われるものでないとすれば，一体何のために行われるのであろうか？　これこそが，私が本書の残りの部分でとりあげたいと思っている問題なのである。

　本書の第3章では，直接的に自分を傷つける行為に関するおおまかなカテゴリーについて論じたい。なお，それらはおおまかに，自殺と自傷の二つのグループに分けられる。クライエントが，銃で撃つ，首を吊る，服毒，高所からの飛び降り，頚部を切る，心臓を刺し貫く，腹部をひどく刺すなどの方法を使う計画について話したならば（または実際にそれらの行動をとったのならば），そこには自殺の意図があると結論することは正しい。そうした行動は死亡率の高い致死的な行動である。反対に，クライエントが自分自身の身体に対して，切る，傷口をむしる，殴る，焼く，噛むといった行動を実行することについて話していたり，実際にしてしまったりした場合には，一般的には，自殺ではなく，むしろ自傷的な行動と見なす方が適切である。

行動の頻度

　自殺と自傷を区別するもう一つのポイントは，その行動が起こる頻度の問題である。一般に自傷は自殺よりもはるかに高い頻度で起こるものである。自殺を試みる者の大多数は，そうした行動を何回もくりかえしたり，頻繁に行ったりすることはない。もっとも多いパターンは，自分の人生において特にストレスの大きい時期に1, 2回だけ自殺を試みるというものである（Nock & Kessler, 2006）。たいていの場合，この種の危機的時期が過ぎれば自然と前進することができる。ほとんどの人は，自力で回復するか，もしくは専門家の援助を得て，二度と自殺を試みない場合が多い。

　しかしながら，少数派に属するとはいえ，長い期間（数年または数十年）にわたってくりかえし自殺を企図する者もいる。このような人たちは，重篤かつ持続的な精神疾患（例：大うつ病性障害，双極性障害，境界性パーソナリティ障害［BPD］）に罹患している場合がほとんどである。その方法としてもっとも多いのは，過量服薬によってくりかえし自殺企図するというものであろう。このような者たちは，処方薬や市販薬をどの程度の量までならば服用しても生き延びられるかを知っていることが多い。あるいは，彼らは，致死量に達する相当量の薬剤を服用したとしても，すぐさまそのことを人に打ち明け，結果的に何らかの介入によって自殺既遂を回避する可能性も高い。しかし，こうした人たちの企図の頻度でさえも，多くの者が行う自傷の頻度に比べれば明らかに低い。

自傷する者の多く——おそらく大部分の者——は，この行為を頻回にくりかえす。自傷するクライエントが申告する自傷頻度として多いのは，数年間で20〜100回といったところである（Walsh & Rosen, 1988）。十代前半の青年でさえも，数年間の経過のなかで，年平均20〜30回の自傷エピソードがあると述べることが多い。たとえば私が自身の臨床体験において出会った2人の14歳のクライエントは，1週間のあいだに150回以上，切る行為を行っていた！　自傷は高頻度で起こる場合が非常に多い。

　一部のクライエントでは，ときとして，もはや自傷した回数がかぞえきれないことさえある。例を挙げよう。

　エロイーズがお気に入りの自傷のやり方は，自分の左腕に線状の小さな傷を何本も平衡につけるというものである。彼女は，手首近くから切りはじめ，それは前腕へと進んでいって，肘の内側に達するまで切る。あるとき私たちは，行動評価の一環として，1回のエピソードのなかで切られる傷を正確にかぞえてみようということになった。すると，その数はおよそ78個であった。さらにエロイーズは，自傷した数日後に，カミソリの刃で「横引き」するようにして傷をむしり，傷をふたたび離開させる傾向があった。このタイプの自傷では，もはやかぞえることは困難である。

　自傷する者の多くは幾度となく（何百回も）自傷を行う。そのような頻度で自殺を企図する者など，とうてい考えられない。

複数の方法

　自殺と自傷を見分けるもう一つのポイントは，自分を傷つける際に複数の方法を用いるかどうか，というものである。くりかえし自殺を企図する者は同じ方法を使う傾向がある，ということを明らかにした研究がある（Berman, Jobes, & Silverman, 2006）。反復性自殺企図者に関する正確な統計は存在しないが，私自身の臨床経験からいえば，そのほとんどは，経過中ずっと，ある一つの方法——過量服薬——をくりかえし用いる傾向がある。一方，自傷する者のほとんどは複数の方法を用いる。上述した小さなサンプルによる青年期患者の研究では，その70%以上が複数の方法を用いていた。ファヴァッツァとコンテリオ（1988）の研究においては，250名の調査協力者のうち78%が複数の方法を用いていた。ウィットロック，ミューレンカンプ，エッケンロード（2008）の一般地域からの成人期初期サンプルを対象とした研究でも，78%が複数の方法を用いていたと報告されている。

　複数の方法を用いるのは少なくとも二つの理由による。一つは好みの問題であり，もう一つは本人が置かれている環境の問題である。さまざまな方法で自傷する理由は，そうするのが好きだから，と述べる自傷する者は多い。たとえば自傷する者のなかには，不安になったときには切り，激高したときには焼くというように使い分ける者もいる。また，解離状態にあるときには切り，腹が立っているときには自分を段るという者もいる。要するに，不快感情と自傷様式との関係は，無限といえるほど幅広いのである。したがって，自傷のアセスメントと治療では，その患者が複数の方法を使っているかどうか，もしそうであれば，特定の手法をどのようなときに用いているのかをくわしく調べることが重要である。

　自傷の方法を決定するうえで，個人的な好みよりも，本人が置かれている環境の方が関係してい

る場合もある。たとえば，グループホームや入院病棟に入っている青年の場合，スタッフの監視が
あるため，切るためのカミソリを手に入れるのは容易ではない。そこで，たとえ切るのが好みの方
法であったとしても，そのための道具が使えないという理由から，仕方なく自分を殴ったり噛んだ
りといった方法で自傷をすることがある。

心理的な痛みの程度

シュナイドマン（1985）は，人を自殺へと駆り立てるのは「耐えがたい，持続的な痛み」である
と主張した。自殺者の苦痛は，どうにも耐えることのできない——生きていけないほどの——痛み
をもってその者を責め苛むという，難解にして深遠なものである。さらにその痛みは，間断なくつ
づいてその人の精神を磨り減らし，理由のわからない心理的疲労を生む。こうした痛みを体験する
ことによって，人がその苦痛から永遠に逃避することを望むようになったとしても，何ら驚くには
当たるまい。自殺者の大多数には，強烈な痛みの体験と同時に，重要な認知と感情の歪みも生じて
いる。それでも自殺者の頭のなかには，「この苦痛から逃れるには自殺するしかない」と考えさせる
独特の論理が存在しているのである。

他方で，自傷する者の場合，これとは異なる精神的苦痛がみられるのが特徴的である。自傷する
者の痛みは強烈で不快なものではあるが，しかし，自殺の危機における痛みにはおよばないレベル
である。心理的な苦しみは，永遠に変わることなくつづく性質のものではなく，断続的・間欠的な
性質のものである。こうした違いが生じる理由の一つとして，そもそも自傷は心理的な痛みを中断・
減少させ，それを一時的かつ部分的なものにする方法であるということが挙げられる。

ミューレンカンプとグティエレス（2007）は青年を対象とした研究を行い，自傷をしたことがあ
る者と，自殺企図をしたことがある者を比較した。その結果によると，自傷をしたことがあるが自
殺企図をしたことがない者の方が，自殺企図をしたことがある者よりも，絶望感の評価が低く，生
きるための理由がより発達しており，将来的な方向性がより強力であり，自殺に対してより恐怖心
が強かったという。これらの研究結果は，自傷と自殺という2種類の自分を傷つける様式では心理
的な痛みの度合いは異なる，という心理的印象を裏付けるものである。

認知の狭窄

自殺の危機においてみられる次なる重要な特徴は，認知の狭窄である。シュナイドマン（1985）
は，こうした心的な構えを説明する際に，「心理的視野狭窄」，「トンネル視」，「二分法的思考」など
といった用語を使っている。いずれの用語も本質的には同じ意味を示している。自殺を考える者は，
「人生とはつまるところ全か無かだ」という考えに陥りやすい。自殺者の考え方にみられる偏狭さ，
融通の利かなさは，ほとんど過激といっていいほどである。とりわけ多いのが，「あの人とよい関係
を維持しなければならない。でないと自分は生きていけない」という思い込みであるが，他にもい
くらでも類似のシナリオを挙げることができる。以下に臨床例を呈示する。

「財産を失ったら，自殺するしかない」
「この病気が治らないものなら，自分の人生はすべて終わりだ」
「成績が落ちるのは絶対に嫌だ。もしも成績がただのBになってしまったら，過量服薬をし
　よう」

第I部　自傷の定義と背景

「この仕事に復職できなければ，上司を殺して自分も死のう」

「子どもたちの親権を得ることができないなら，子どもと一緒に死のう」

（最後の二つは，拡大自殺のシナリオである）

これらのシナリオには実にさまざまな状況があるが，いずれの例にも共通してみられるのは心理的な視野狭窄に陥った思考である。そうした思考の基本的な定式とは，「Xが起こらなければならない。さもなければ死ぬしかない」というものである。

自傷の場合，自殺のような二分法的思考はみられない。自傷する者の思考過程は，狭窄しているというよりも，むしろ解体している。自傷する者は，全か無かという苦しい二者択一に直面して，そこに命をかけるようなことはしない。むしろ彼らは，自分の人生における選択権が自分にあり，いくつかの選択肢のなかから自分で決めることができていると感じている。こうした選択肢のなかの一つが——それが最良の選択というわけではないにせよ——自傷なのである。自傷する者の場合，切ったり焼いたりすることを自分で選択し決定できるということが，不思議と気持ちを落ち着かせるのである。

無力感と絶望感

自殺研究においては，かねてより，抑うつと自殺行動に共通する構成要素として，無力感と絶望感が重要であることが知られてきた（Beck, Rush, Shaw, & Emery, 1979; Seligman, 1992; Milnes, Owens, & Blenkiron, 2002）。「無力感」とは，コントロール能力の喪失を意味している（Seligman, 1992）。無力感のある者は，自分には現実に対する影響力がなく，自分が置かれた状況をコントロールすることができないと思い込んでいる。彼らは，自分の人生に影響をおよぼすことも，それをよりよいものにしていくこともできないと考えている。そのような悲観的な認知は，自殺につきものの「あきらめ」につながりやすい。

「絶望感」は無力感と裏表をなしている。絶望を感じている人は，この痛みは終わりがなく永遠につづくものであり，もはや自分には未来がない，と信じ込んでいる。自殺の危機に瀕する者は際限なくつづく耐えがたい痛みを体験しており，そうした痛みをコントロールすることは自分にはできないと思い込んでいる。そのように殺伐とした悲観的な構えにおいては，自殺だけが自分に残された唯一の選択肢と考えたとしても何ら不思議なことではない。

救いも望みもないという自殺者の世界観は，「抑うつにおける三つの否定的認知」（Beck et al., 1979）という点からも理解することができる。すなわち，こうした物の見方，感じ方にあっては，自殺者は「自分には何もよいところはない［自己］。自分の周囲で起こる出来事もひどいことばかりだ［世界］。こうした状況は永遠に変わることはないであろう［未来］」と考えてしまうのである。

その一方で自傷する者の場合，こうした救いや望みのなさといった特徴はあまり認められない。一般に自傷する者は，自分が心理的な痛みをコントロールできないとは感じていない。実際，自傷をするという選択をすることによって，自傷する者は自分をコントロールできているという感覚を得ている。自傷する者は，苦痛を軽減したければいつでも切ったり，焼いたり，あるいは他の方法で自分を傷つけたりすることができると考え，そこに安心感を見出していることが多い。自傷から得られるコントロール感は絶望感とは正反対のものであり，自傷をすれば張りつめた気分をやわらげることができるのだから，未来は無限につづく逃れられない痛みといったものではない。もちろ

ん，ときには自傷する者も，人生は嫌なことばかりだと感じて悲観的になったり絶望的な気分に襲われたりする。しかしそうした苦痛には，自殺の危機においてみられる，逃れられない，永劫の苦しみといった感覚はない。

自分を傷つけることによる心理的な影響

　自殺行動をした後の心理的な影響も，自傷のそれとは異なる。自殺に失敗して生き残った人のほとんどは，自殺企図をした後に気分は改善しなかったという。それどころか，気分はかえって悪くなったと報告する場合が多い。彼らは，「自殺さえうまくできないなんて──自分はなんて敗北者なんだ」とか，「自分は死ぬことさえきちんとできない」といったように，厳しく自己批判をする。他には，「死ねないとはなんとも意気地がない。次こそは必ず……」とか，「クスリをまとめ飲みする前よりも，いまの方がかえって気分が悪い」などという場合もある。こうした発言をするのは，自殺を試みたにもかかわらず，心理的な痛みや自殺願望がまったく減少しなかった人たちである。次に提示する事例は，自殺を試みた後の心理的影響をかなり如実に表している。

　エリンは，抑うつの既往を持ち，過量服薬による自殺企図をくりかえしてきた17歳の女性である。「もう大丈夫だろう」と判断されて精神科病棟を退院したばかりだったエリンは，母親からあれこれ文句をいわれた後にかんしゃくを起こし，気分が沈み込んでしまった。エリンは橋の近くまで歩いていき，30フィートの高さから極寒の冬の水のなかに飛び込んだ。非番の警察官がその現場を見かけて彼女を水のなかかから引き上げたおかげで彼女はそのときは生き延びることができた。身体医学的な精査が行われた後，彼女はすみやかに精神科の閉鎖病棟に収容された。
　翌日その病棟で面接を受けたエリンは，少しは気分がよくなったかと質問された。すると，彼女は苦々しく皮肉めいた口調で吐き捨てるようにこういった。「もっと硬いもののうえに，もっと高いところから飛び降りなかったことだけが悔やまれるわ！」。

　この事例は，自殺企図後によくみられる影響を示している。自殺企図者のなかには，持続的かつ強烈な心理的な痛みと，自殺企図後にかえって高まってしまった強い自殺念慮を示す者がいる。
　自傷後の心理的影響は，自殺を試みた後の反応とはまったく正反対であることが多い。人を自傷エピソードへと「誘う」のは感情的苦痛を減少させる効果である。そして，自傷がもたらしてくれる救いには即効性という特徴もある。救いが得られることと，自傷する者の多くは，手軽に効果が得られることが重要だと強調している。彼らは次のようなことをよくいっている。

　　「切ればすぐに怒りが解消され，気分がすごく落ち着く」
　　「腕や脚を切った後には，身体のなかからすべての緊張が抜けて，ぐっすり眠ることができる」
　　「ひとたび自分の身体を火傷させると，自分のなかの激しい怒りが外へと出ていくのがわかり，
　　　　自分のなかにはもう何の怒りも感じずにすむ」

　しかし，クライエントが，いくら自傷しても求める効果が得られなくなったと話すときには，臨床家は警戒する必要がある。自傷してもいつもどおりの「治療的な効果」が得られなくなると，救いのために自傷を頼みの綱にしていた者は絶望感と無力感を感じるようになる場合があり，パニッ

第I部　自傷の定義と背景

クに陥って，逃れられない心の痛みに直面する。こうした逃げ道の喪失は，自傷する者を一気に自殺の危機へと突き動かしてしまう可能性が高い。心の痛みはもはや対処困難な，コントロールできないものとなってしまうわけである。心の痛みが高まり，それを自分で軽減できない状況がつづけば，自殺の危機があらわれ，彼らを保護するために介入する必要が生じうる。そうなると，自傷にともなっていた方法に代わって，自殺行動にともなう方法がとられるようになる。

手段の制限

　自殺と自傷を区別するもう一つの重要な違いは，手段の制限に関係するものである。手段の制限は，自殺行動に対する介入として救命率の高い重要な方法である。そのことはずいぶん前に証明されており（Jacobs, Brewer, & Klein-Benheim, 1999; Berman et al., 2006），たとえば，銃や薬を没収する，橋の上に防護壁を立てる，暖房用燃料を石炭ガスから天然ガスに変えるといったことが英国では行われている（Kreitman, 1976）。臨床心理学やソーシャルワークの大学院では，クライエント（および配偶者）に対して致死的な手段の有無について質問することは自殺アセスメントの基本的側面であるということを教えられる。そして，「ある」という答えが得られた場合，まずとるべき行動はその手段を制限することである。

　しかしその一方で，自傷に対して手段を制限することが効果的な戦略であるかどうかについては，まったく明らかではない。私自身の経験では，制限することが逆効果であった場合が多かった，という印象がある。自傷する者に対して手段の制限を試みることには主に二つの問題点がある。まず，実行が困難である。自傷の手段をすべて取り除くことは実質的に不可能である。これまで私は，入院病棟や入所プログラムのスタッフが自傷を防ごうとして必死に，それこそ並々ならぬ意欲でとりくんでいるのを何度となく目にしてきた。もちろん，いずれも善意にもとづくとりくみではあるが，結果をみると効果があるとはいえない。こういったセッティングで働く人たちから相談を持ちかけられると，決まって私は次のように話すことにしている。「それほどまでして自傷を予防したいのなら，取り除くべきは患者の爪，拳，歯でしょうね。環境面の対策をいえば，ホチキスの針はすべて外し，CDケース，硬い床，壁も忘れずに取り除かなければなりません」と。つまり，そのような安全策と予防策を備えることは不可能なのである。

　強制的で侵入的な監視手段をとることの二つ目の問題点は，自傷する者を刺激してしまう場合があるということだ。「鋭利な物」や「武器」がないか，身体や部屋や持ち物を調べられることは，それ自体が自傷のトリガーとなりうる。自傷を「予防」するというプロセスそのものが，逆説的に自傷を引き起こすのである。それよりも，クライエントと協働し，自傷を何かと置き換えるスキルについて話し合うことを重視する方がはるかに有望な戦略といえるだろう。こうしたアプローチについては，第11章でくわしくとりあげるつもりである。

中核的問題

　自殺行動をとる人にとっての中核的問題とは，彼らにとって耐えがたい痛みがもたらす，抑うつ，悲しみ，激しい怒りが混じり合ったものである。マルツバーガー（1986）は，人を自殺の危機へと駆り立てる絶望には，悲しみ，孤独，社会的な孤立だけでなく，「殺人をしかねないほどの憎しみ」という要素も含まれていると主張している。この憎しみは，自殺行動にエネルギーを与え，しばしば自己と他者の双方に向かう。

したがって，自殺傾向のある者を支援する際に問題となるのは，耐えがたい痛みの根源を同定し，それを軽減することである。シュナイドマン（1985）は，専門家が自殺する者の二分法的思考に三つ目の条件を加えてあげることができれば，それによって自殺のリスクを低下させることができる，と述べている。たとえば，もしもある人の思考が狭窄化して「その関係をつづけることができなければ，自分は死ぬしかない」と考えているとしたならば，関係性に焦点をあてたカウンセリングを受けるという選択肢を示してあげることが，つまりは三つ目の条件を加えてあげる，という介入になるわけである。「こうならなければ，死ぬしかない」という二分法的シナリオは，「こうならなければ，死ぬか，もしくはカウンセリングでこの関係に対処する」という三つ目の条件が加わることによって，開かれたものとなる（そして同時にその致死性も低減される）。

　耐えがたく，逃れられない痛みの根源を見つけ出すことは，自殺傾向のある者とともにとりくまなければならない作業である。その根源の同定が正確であればあるほど，その作業は有効なものとなる。全体的な視点（例：「私の人生はすべて悲惨である」）から，個別具体的な視点（例：「仕事のことで上司に恥をかかされ，もう嫌になってしまった」）への転換をはかることが，そうした支援における中心的課題となろう。

　それとは対照的に，多くの自傷する者の中核的問題は，しばしば彼らの身体イメージに関する問題である。くりかえし自分の身体を傷つける人の多くが自分の身体に対して否定的な構えを持っている（Walsh & Rosen, 1988; Alderman, 1997；Hyman, 1999）のは予想できることである。多くの自傷する者にとって，身体の疎隔化や身体に対する嫌悪といった根深い感覚が，彼らを自傷に駆り立てるのである。自傷の治療において中心的問題となる重要な質問は，「なぜ身体をくりかえし傷つけるのか？」，そして「あなたが自分の身体をそのように捉えるようになったきっかけは何なのか？」というものである。身体の疎隔化と自傷の関係については，第15章で詳細に論じるつもりである。

　しかしながら，近年新たに出現してきた一群の自傷する者たちには，そのような重要な身体イメージに関する問題があまり感じられない。この一群は，一般地域サンプル（臨床サンプルではなく）からの比較的健康度の高い者で構成されており，1990年代以降に新たに浮上した自傷する者たちである。彼らの中核的問題は，強いストレス，不十分な自己鎮静スキル，自虐的思考，自傷することを指示する仲間などが混じり合ったものである。彼らを自傷に向かわせる要因については第4章で改めて検討したい。

▌結　論

　本章では，本書の残りの部分の基盤を設定した。ここでは自傷の正式な定義を提示し解説した。また，11の主要な特徴をもって，自殺を自傷と区別した。

- 発生率
- 意図
- 身体損傷の程度，また，潜在的な致死性
- 頻度
- 複数の方法の使用
- 心理的な痛みの程度

- 認知の狭窄
- 無力感と絶望感
- 行動による心理的な影響
- 手段の制限の有効性
- 総合的な中核的問題

次章では，自殺企図の危険因子としての自傷をとりあげる。

第2章
自傷と自殺の関係

　私自身を含め，ファヴァッツァ（1996, 1998），コンテリオとレイダー（1998），オルダーマン（1997）のような自傷の専門家は，長年にわたって，自傷は自殺とは別物であり区別すべきだと主張してきた。自傷の様式が自殺企図とみなされたせいで不当に入院させられるクライエントを，私たち専門家はあまりにも多く目にしてきた。米国の大衆文化における最大の神話の一つに，リストカットは自殺行動であるというものがある。第1章で強調したように，一般的に自傷の様式に共通しているのは，死にたいという願望ではなく，感情調節と社会的影響である。

　比較的高頻度にみられる致死性の低い自傷を理由に安易に入院させることは，精神保健システムと患者自身に対する影響があまりにも大きい。第一に，精神科病棟への入院は問題行動に対する保健介入のなかでももっともコストが高いものである。第二に，「精神病院」への入院は，クライエントにとってもその家族にとっても，恐ろしく，かつ不名誉な体験である。第三に，入院病棟にずっといるということは，そこに入らなければ体験しなかったであろうさまざまな機能不全行動にさらされ，多くの医原的な弊害が引き起こされる可能性がある。第四に，入院は学校や仕事，あるいは，その他の有意義な活動に好ましくない影響をおよぼす。以上の理由から，自傷を自殺行動と誤診しないことの重要性は明らかである。

▌自傷と自殺企図を関連づける最近の調査

　しかし最近の調査によって，自傷と自殺の関係は私たちが考えていたよりもはるかに複雑かもしれないということが示唆された。この調査によると，自傷は自殺とは異なる行動であるが，自殺企図の重要な危険因子ではある（必ずしも自殺既遂ではない）。たとえばノック，ジョイナー，ゴードン，ロイド・リチャードソン，プリンスタイン（2006）による89名の青年入院患者を対象とした研究によれば，最近自傷をした対象者の70％は生涯において一度は自殺企図をした経験があり，55％は複数回自殺企図におよんだことがあるという。

　同様に，クロンスキーとメイ（2010）は，三つの異なるサンプルを用いて，自傷，自殺念慮，自殺企図の関係について報告した。一つ目は，電話連絡を行った442名の米国人成人からなる無作為サンプルであった。このサンプルでは，自傷したことがあると申告したのは6％，自殺念慮の経験があると申告したのは17％，自殺企図をしたことがあると申告したのは3％であった。さらに統計解析を行ったところ，自殺念慮と自傷はともに，自殺企図の予測に独特な寄与をすることが明らかになった。

クロンスキーとメイの二つ目の研究は，一般地域からのサンプルである428名の高校生に焦点をあてたものであった。これらの若者のうち，自傷をしたことがあると申告したのは21%，自殺念慮の経験があると申告したのは16%，自殺企図を明かしたのは5%であった。研究結果のなかでもとりわけ印象的だったのは，自殺企図にもっとも強く関連していたのは自殺念慮（相関係数0.51）であったが，それに次ぐのが自傷であったことである（相関係数0.39）。自傷と自殺企図との関連は，BPDの診断（相関係数0.29），感情調節障害（相関係数0.22），孤独感（相関係数0.20），衝動性（相関係数0.11）よりも強い，という事実であった。

クロンスキーとメイの三つ目の研究では，171名の青年入院患者をとりあげたものであった。そのうち，自傷をしたことがあると申告したのは58%，自殺念慮を申告したのは60%，自殺企図をしたことがあると申告したのは40%であった。高校生を対象とした研究同様，自殺企図にもっとも強く関連していたのは自殺念慮（相関係数0.55）であったが，次いで自傷が多かった（相関係数0.50）。一方，BPD，感情調節障害，衝動性，孤独との関連性はかなり小さかった。

要するに，クロンスキーとメイ（2010）が実施した，一般地域サンプルと入院患者サンプルの両方を含む三つの研究すべてにおいて，自傷は，自殺企図の予測因子におけるツートップのうちの一つだったわけである。これらの研究結果，また，他の研究者のとりくみ（例：Muehlenkamp & Gutierrez, 2007; Jacobson & Gould, 2007）から，自傷と自殺の関係について深刻に検討しなければならないことを明確に示すものである。

■ ジョイナーによる自殺と自傷の対人関係理論

自傷と自殺の関係を説明するものとして，他には，トーマス・ジョイナーが提唱する，「自殺の対人関係理論」にもとづく仮説がある。ジョイナーの重要な著書『Why People Die by Suicide』（Joiner, 2005）は，『Definition of Suicide』（Shneidman, 1985）（『自殺とは何か』［白井徳満，白井幸子訳，1993，誠信書房］）以降，自殺学への最大の貢献といえるだろう。彼は厳密な手法で実証的研究を行う研究者にして現役の臨床心理学者であるとともに，自死遺族でもある（彼の父は自殺により亡くなっている）。その意味で，ジョイナーほど，自殺の理論を語るうえでの適任者はいないだろう。

ジョイナーは，自殺発生には三つの必要条件および十分条件があると主張している。

1. 痛みへの馴化
2. 負担感・無能感の知覚
3. 所属感の減弱

ここで，自殺の危険因子としてのそれぞれの条件，ならびに，それらの自傷とのつながりについて，簡単に説明しておきたい。併せて，ジョイナーの理論の特徴に合致する介入についても提案しておきたい。

痛みへの馴化
ジョイナーは，自殺とは長い時間経過のなかでの積み重ねの結果として生じる行為であると定義している。彼の主張によると，衝動的な自殺などというものはなく，むしろ自殺が起こるためには

かなりの馴化が必要であるという。彼いわく，人は「自殺をする能力」を長い時間をかけて手に入れるものであり，このプロセスは，おびただしい数の逸脱的行動を通して少しずつ準備される。故意の自傷や反復的な暴力，静脈注射による薬物使用，摂食障害，危険行動などといった身体に対して強烈な刺激となる体験により，人は，自殺をする「勇気」もしくは「恐れを知らない心」を手に入れるのだという（Joiner, 2005, p.52）。自己保存の本能を「打ち負かす」もしくは克服するには，こういった練習が必要なのである。

　ジョイナーは，身体的苦痛と精神的苦悩に慣れさせてくれる行動によって，痛みへの馴化は促進される，と述べている。自傷もその一例である。つまり，ジョイナーの理論は，自傷がなぜかくも密接に自殺企図に関連しているのかを説明してくれるのである。反復性の自傷——とりわけ広範かつ長期におよぶ場合には——は，まさにジョイナーが記述する痛みへの馴化をもたらす。自傷が自己防衛と自己保存を打ち負かす方法として特にすぐれているのは，（1）意図的な組織損傷が行われる，（2）頻繁に起こる傾向がある，すなわち，たくさんの「練習」を積むことができる，といった理由による。このような結論からわかるのは，自傷のパターンが確立される前に早期に介入することの重要性である。治療がうまくいけば，自殺の発生に必要な馴化を回避することが可能である。

　馴化は，行動的のみならず認知的にも起こる。全米精神医学的併存症研究National Comorbidity Studyのデータを分析したノックとケスラー（2006）は，自傷をした「理由」は（感情調節や対人関係機能のためではなく）自殺するためであったと述べた者は，将来は，最終的に自殺により死亡する可能性が高いと報告している。つまり，臨床家は，自傷の動機が自殺の意図である，という自傷する者に対してはとりわけ強く警戒する必要があるわけである。こういった人は自傷から自殺へと発展してしまう危険性が高い。こうした移行は，すでに述べた，自殺への認知的馴化と自殺のリハーサルという観点から理解することができる。

　ジョイナーは，自傷に結び付けることのできる馴化のもう一つの局面について説明している。ジョイナーは，「刺激への挑戦に対する心理的抵抗感はくりかえすことによって減少し，一方，相反する効果，もしくは相反する過程が増幅・強化される」という「相反過程理論」について論じている（Joiner, 2005, p.59）。相反過程理論の一つの例として，自傷にしばしばみられる軌道がある。ほとんどの人は，はじめて自傷をしようと検討するとき，大きなアンビバレンスと恐怖を抱く。こういった人は往々にして，「痛いのだろうか？」，「うまくいくだろうか？」，「人にとがめられるだろうか？」と自問自答する。しかし時間の経過にともなって，はじめは恐れていたはずのことを待ち焦がれるようになる（＝相反過程が起こる）。そして，「家に帰って自傷するのが待ち遠しい」と感じるようになったり，自傷することを考えるだけでもハイな気分を体験したりするようになる。この重要な移行は自傷のプロセスにおいてのみ生じることもあれば，自傷から自殺への移行プロセスにおいて生じることもある。つまり，反復，是認，期待が十分であれば，自傷によって自殺は魅力的で魅惑的なものへと姿を変えうるのである。ジョイナーは，相反過程の極端な例として次のように述べている。「自殺による死に瀕している者は，死について奇妙な見方で捉えているものだ——すなわち，死は生命を与えてくれるものだ，と」（Joiner, 2005, p.86）。

負担感・無能感の知覚

　ジョイナーによれば，自殺の必要・十分条件の二つ目は，自分の存在が人の負担になっている，迷惑をかけている，という知覚であるという。自殺者にみられる認知の歪みにはエビデンスによっ

て裏付けられていないものが多いことから，あえて「知覚」という言葉が用いられている。ジョイナーは，自殺を考える人は自分が他者や社会の重荷になっていると思い込んでいると指摘する。この思い込みはしばしば，「自分が死んだ方が，大切な人たちのためになる」といった言葉としてあらわれることがある。こうした，「自分は厄介者である」という感情には，「自分は実に無能な人間だ」という自虐的な知覚も含まれている。たとえば，私のクライエントで，深刻な自殺願望をともなう抑うつ状態を呈していた者は，あるとき自身を評して次のようにいった。「自分は社会の重荷です。何の貢献もできていない。こんな私などいなくなったほうが世界のためになります」と。

　とりわけ興味深いのは，抑うつ状態にある人は実際に「重荷」になりうる，というエビデンスが存在することである。ジョイナーが抑うつ状態にある人に関する複数の研究を検討しなおしたところ，彼らは「話し方が遅く，音量と声の調節があまりできず，人に話しかけられても反応するまでに時間がかかる」（Joiner, 2005, p.104）ことが明らかになった。したがって，抑うつ状態にある人は，たえず仕事や用事を依頼しにくいという小さなフィードバックを受けており，そうした積み重ねが，「自分は重荷である」という自己認識を植え付ける結果になっている可能性がある。

　ジョイナーの理論におけるこの「負担感・無能感の知覚」は，ノック（2010），クロンスキーとグレン（2009b）が最近行った自傷に関する調査の結果とも一致している。それらの調査では，自傷する者における自己批判と自虐が自殺念慮に対して重要な役割を演じている可能性を指摘しており，このことは，ジョイナーの概念と重なっている。その意味では，自傷者が自殺傾向を発展させるのを予防するには，彼らの自虐的認知をターゲットにすることが不可欠である。治療におけるこの側面については，第12章でくわしく論じたいと思う。

所属感の減弱

　ジョイナーは，自殺のための三つ目の必要・十分条件は所属感が減弱することであると主張している。その説明によると，他者から分断・疎外されている感覚から死の欲求が生じる。ジョイナーは，「所属感が減弱することは孤独感以上のものにつながるもので，それはむしろ人とのつながりが完全に消失するような感覚である」と述べている（Joiner, 2005, p.120；強調は本書著者によるもの）。ジョイナーはまた，痛みへの馴化と負担感の知覚がはっきりと存在している場合であっても，所属感が存在することにより，自殺リスクが緩和されることがあるとも述べている。このことから，つながりを求める人間の基本的欲求が阻止されると，自殺の危険は著しく高まることがわかる。

　さらにジョイナーは，いったん痛みや強烈な刺激を引き起こす状況に馴化してしまうと，かつての状態には後戻りすることができなくなるとも指摘している。馴化してしまった人は生涯馴化したままになり，ふたたび大きな苦痛が浮上すると，かつての体験を思い出し，馴化した状態を取り戻すような回路ができてしまう。予防と介入の機会は，所属という自殺に対する防御の重要な因子にかかってくる。この考えは，自傷する者の社会的なつながりを支持することの重要性を示すものである。たとえば，現実の世界において私的な人間関係を広げるよう奨励する，というのも支援としては十分ありえるものといえよう。また，心理療法というかたちで，社交スキルトレーニングや家族心理療法といった介入を行うことで，クライエントの社会的つながりを深め，孤立を改善することもできる。こういった局面にターゲットを絞った治療については，置換スキルトレーニングに関する第11章と，家族療法に関する第13章で論じる。

▌自傷と自殺の関係をどのように捉えたらよいのか

ここまで紹介してきたいくつかの研究，そしてジョイナーの理論から示唆されるのは，自傷をコントロールするにあたっては自殺との関連を念頭に置いた戦略を立てることが重要ということである。優れた臨床実践にもとづいて，以下のガイドラインが提示されている。

- 自傷の治療開始時には，必ず自殺に関する思考や計画，過去の自殺企図歴を併せてアセスメントすることが重要である
- 自傷の治療経過中，たとえ自殺関連事象が長期にわたって認められなかったとしても，継続的に自殺傾向をアセスメントすることが重要である。痛みへの馴化がいったん生じると，その傾向は長期にわたって持続する
- 第1章に前述したとおり，自傷行為の頻度は高いものの，自殺企図の頻度は低いからといってその危険性について忘れることがないよう注意しなければならない
- 反復性自傷の既往がある者は，そうでない者に比べて自殺企図におよぶリスクが高いという明白なエビデンスがある（Nock et al., 2006）。反復性自傷の経過において少しでも早期に自傷を緩和することを目指すべきである。そうすれば，自傷という問題を解決できるだけでなく，自殺というもう一つの問題も予防できる
- 自殺の意図から自傷におよんだ者に対してはいっそうの警戒が必要である。自殺の動機から自傷する者は，感情調節や社会的影響という動機による者に比べるとはるかに少ない。ノックとケスラー（2006）は，このような自傷する者は自殺既遂による死亡リスクがきわめて高いことを明らかにしている
- 自傷しても「効果が得られなくなった」と報告する者にも注意する必要がある。こういった人は，自分の痛みが「耐えがたく逃れられない」ものだと考えるようになると，より致死的な方法（例：銃，過剰服薬，首を吊る，飛び降り，乗り物）へと切りかえる傾向がある（Shneidman, 1985）
- 自傷の方法を，その本人にとってなじみのない別ものに変える現象にも注意が必要である。これもまた，自傷の効果が消滅しつつあることを示すサインである可能性がある
- 最後に，米国自殺学会（American Association of Suicidology: AAS）がまとめた，主要な自殺の危険サインにも注意を払うべきである。AASではそれらの頭文字を取ってIS PATH WARMと呼んでいる
  - 念慮（Ideation）
  - 物質乱用（Substance abuse）
  - 無目的（Purposelessness）
  - 不安（Anxiety）
  - 逃げ場のなさ（Trapped）
  - 絶望感（Hopelessness）
  - 引きこもり（Withdrawal）
  - 怒り（Anger）
  - 無謀さ（Recklessness）

第I部 自傷の定義と背景

◦ 気分の変化（Mood changes）

　AASのホームページ（www.suicidology.org）に，これらの専門用語のくわしい説明が掲載されている。

▌結　論

　自傷と自殺の関係に関する議論をまとめると，以下のようになる。

- 自傷は自殺とは明らかに異なる行動である
- しかしながら，自傷は自殺企図の重要な危険因子である
- 優れた臨床実践とは，以下を含むものでなければならない
  - 自傷行動と自殺行動を別物として理解し，管理し，治療する
  - 両者を相互依存するものとして二つを注意深く監視する

第3章
直接的／間接的に
自分を傷つける行為の概観

　本章では，自傷と自殺に関する議論から離れ，自分を傷つける行為のすべての様式について検討する。自傷のアセスメントにあたっては，臨床家は次の点についても評価を行うべきである。(1) 自殺との区別を試みる（第1章で論じたとおり），(2) 自殺リスクに関するアセスメントを行う（第2章で論じたとおり），(3) 物質乱用，摂食障害，危険行為，治療薬の中断など，他の自己破壊的行動の査定を行う。治療経過中に生じうるさまざまな臨床的問題を予測し，また，理解するには，あらゆる様式の自分を傷つける行動に関して十分なアセスメントを行わなければならない。

▌直接的／間接的に自分を傷つける行為に関する分類体系

　ファーベロー (1980) が行った自己破壊的行動の分類は，今日でも通用する妥当性を保持している。彼は，あらゆる自己破壊的行動スペクトラムを論じるなかで，自分を傷つける行為を「直接的なもの」と「間接的なもの」とに分類した。パティソンとカーハン (1983) は，さらにその分類に修正を重ねて，新しい分類体系を提唱した。それは現在までのところもっともすぐれた分類体系といってよい。パティソンとカーハンによる分類では，自分を傷つける行為がどの程度の致死性を持ち，どのくらいの回数くりかえされているのか，という問題が，「直接的」もしくは「間接的」という概念に表現されている。そして私自身は，このパティソンとカーハンの分類に若干修正を加え，自己破壊的行動スペクトラムに属するあらゆる行動を統合した枠組みを提唱している（図3.1参照）。図3.1に示されたスキーマは，クライエントや施設の種類にかかわりなく，自己破壊的行動を評価する際に容易に用いることができる。このスキーマの考えにもとづいたチェックリストを，本章のp.36に図3.2として載せた。

直接的に自分を傷つける行為

　スキーマにおける第一の次元は，直接的および間接的に自分を傷つける行為とのあいだの区別である。「直接的に自分を傷つける行為」とは，即時的に身体組織に損傷を与える行為を意味しており，その行為の意図ははっきりしていることが多い。故意かつ特定の組織・部位を狙うかたちで自身を傷つけ，それによって生じた身体損傷がその場で確認できるような場合，「直接的に自分を傷つける行為」という分類に該当する行為と見なすことができる。図3.1に示したように，この直接的に自分を傷つける行為で多くみられるのは，自殺行動，重篤型もしくは非定型自傷major or atypical self-injury，普通自傷common self-injuryである。これには，致死性の高い行動から中等度の致死性

24　第I部　自傷の定義と背景

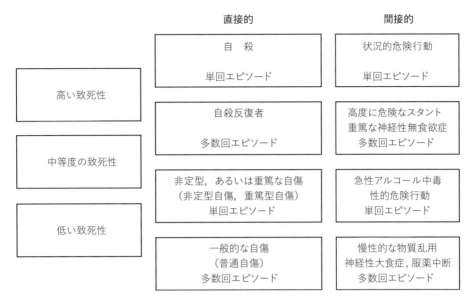

図3.1 自己破壊的行動の分類（パティソンとカーハン［1983］を一部改変）

の行動（くりかえされる自殺企図，および非定型自傷もしくは重篤型自傷），さらには致死性の低い行動（一般的な様式の自傷）までの幅がある。また，図3.1に示したように，そうした行動は，単回エピソードにとどまる場合もあるであろうし，多数回エピソードとしてくりかえされる場合もあるであろう。

間接的に自分を傷つける行為
物質乱用と摂食障害

「間接的に自分を傷つける行為」とは，その身体損傷が即時的なものではなく，その害が時間をかけて蓄積することによって生じるような行為（または害の発現が遅延された行動）を指す。この行為の場合，その意図はきわめてあいまいなことがよくある。間接的に自分を傷つける行為の具体的な例として，物質乱用や摂食障害が挙げられる。これら二つのいずれの行動においても，身体への害は，通常，即時的というよりも，継時的な蓄積によるものである（急性アルコール中毒や薬物過量摂取は例外である）。また，物質乱用者や摂食障害を持つ本人は自己破壊的な意図を否定する傾向もみられる。物質乱用者は，「ハイになりたいだけだ」とか「楽しんで生きたいのさ」などといって自分の行動を正当化するであろう。摂食障害を持つ者であれば，自分は「太りすぎている」とか「もう少しスマートになりたい」という理由を述べて，自分の行動を説明するかもしれない。

以下の抜粋は，間接的に自分を傷つける行為のきわめて典型的な例である。摂食障害が生命を脅かす事態にまで達しながらも，自己破壊的な意図を断固として否定しつづけたクライエントの症例である。

アリーシャは，十代のあいだ中ずっと，神経性やせ症／神経性無食欲症と闘いつづけてきた。彼女は，危機的な低体重や不安定なバイタルサインをはじめとしたさまざまな健康上の問題により，

図3.2　直接的および間接的に自分を傷つける行為に関するチェックリスト

以下の項目のうち，クライエントがこれまでにしたことがあると述べたものをチェックせよ

直接的に自分を傷つける行為	**間接的に自分を傷つける行為**

直接的に自分を傷つける行為

□自殺企図（たとえば，過量服薬，縊死，高所からの
　飛び降り，銃の使用）

□重大な自傷（たとえば，自分の眼球をくりぬく行為，
　自己去勢）

□非定型な自傷（顔面，目，性器，乳房への自傷，複
　数カ所の縫合処置を要する身体損傷）

□一般的な自傷（たとえば，手首・腕・脚を切る，自
　分の身体を焼く・火であぶる，自分を殴打する，自
　分の皮膚を激しくこする）

間接的に自分を傷つける行為

物質乱用

□アルコール乱用

□マリファナの使用

□コカインの使用

□吸入剤の使用（例：接着剤，ガソリン）

□幻覚剤，エクスタシーの使用

□スケジュールⅣに指定されている薬物の使用

□その他：特定せよ

摂食障害的な行動

□神経性やせ症／神経性無食欲症

□神経性過食症／神経性大食症

□肥満

□緩下剤の使用

□その他：特定せよ

危険行動

□身体的危険行動（例：高い屋根の上や車が高速で行
　き交う道路を歩く）

□状況的危険行動（例：見知らぬ人と一緒に車に乗る，
　危険な地域をひとりで歩く）

□性的危険行動（例：見知らぬ人とセックスをする，
　コンドームを用いない肛門性交）

□医師の許可なく処方されている向精神薬を中断する

□処方されている向精神薬を誤用／乱用する

□他の様式の間接的に自分を傷つける行為：特定せよ

何度となく摂食障害の専門病棟に入院をした。しかし，18歳になる頃には，症状が快方に向かうように見えたので，アリーシャは家を離れて隣の州の大学に通うようになった。大学進学のために家を離れるとき，彼女の体重はかろうじて40kg程度（身長155cm）であった。

　3週間後，アリーシャはカウンセリングのために帰省してきたが，その外観はすっかり変わってしまっていた。セラピストの診察室に入ってきたとき，彼女はまるで難民キャンプのやせこけた人たちとそっくりの外観になっていた。顔面の皮膚は頭蓋骨にぴったりと張りつき，まるで骸骨そのもののように見えた。手や四肢の皮膚も骨にぴったりと張りついていた。アリーシャの外観にショックを受けたセラピストは，クライエントにただちに救命救急センターに受診するよう強く提案した。病院に行ったところ，彼女のバイタルサインはきわめて不安定な状態となっており，体重もおよそ32kgになっていることがわかった。彼女はそのまま入院し，集中治療室で管理されることとなった。

　数日後，セラピストは病室でアリーシャと面接を行った。セラピストは彼女に対してなぜ自殺しようとしたのかとかなり直截に質問した。するとアリーシャは憤慨してこう答えた。「死のうとなん

かしていない。私は太りすぎていたのよ」

　アリーシャが抱えていたジレンマは，間接的に自分を傷つける行為の古典的症例といってよいだろう。彼女の神経性やせ症／神経性無食欲症が生命を脅かすまでになるには，数年の年月を要している。大学に進学したアリーシャは，はじめて家族や専門家から監督されない生活を体験した。家族の監視がない状況のなかで，アリーシャの無食欲症は，急速に進行してコントロールを失った。しかし，摂食障害の致死性について尋ねられると，彼女は必死になってその自己破壊的な意図を否定した。彼女の摂食障害は，間接的に自分を傷つける行為の二つの条件を満たしていた。すなわち，その身体損傷は即時的なものではなく蓄積によるものであり，その意図はきわめてあいまいである。
　物質乱用もまた深刻な健康被害をもたらす危険がある。ストリートドラッグを用いれば，過量摂取やHIVウィルスへの感染によって死にいたる可能性がある。アルコール依存症がもたらす身体への有害な作用については，肝臓や心臓をはじめとした諸臓器の損傷からコルサコフ症候群（アルコールに関連した記銘力の喪失と認知症）まで，多くの弊害が知られている。しかしながら，自分の行動に自己破壊的な動機があることを自覚している物質乱用者など，めったにいないであろう。

危険行動

　危険行動は，もう一つの間接的に自分を傷つける行為ということができる。危険行動には主に三つの類型がある。すなわち，「状況的」，「身体的」，「性的」な危険行動である。状況的危険行動は，それ自体は危険なものとはいえないが，ある特定のコンテクストのなかでのみ，自分に害をおよぼす可能性が高まるというようなものである。たとえば，散歩をすることは，それ自体は危険な行動ではない。しかし，都会の犯罪多発地域を夜間ひとりで歩くのは，あまりに危険きわまりない選択である。ろくに考えもせずに，あるいはまた，ほとんど下調べや準備のないままに，自分に害をおよぼす状況に身を置く傾向がある人というのがなかにはいる。(Orbach et al., 1991; Orbach, Lotem-Peleg, & Kedem, 1995)。状況的危険行動の典型的な症例を以下に示す。

　ティクは重篤な自己破壊的傾向を持つ女性である。彼女は頻繁に自分を切るだけでなく，見知らぬ人と出かける習慣があった。あるとき彼女が夜の都会をひとりで歩いていると，4人の若い男が乗っている1台の車が彼女のもとへと寄ってきた。その男たちは彼女に，車のなかにたんまりあるビールを見せ，「一緒にパーティーをやらないか」と尋ねてきた。彼女は，「なんだか楽しそう！」と思った。そこで彼女はその車に乗り込んだ。深夜になって泥酔状態になった彼女は，その男たちから輪姦された。性的な暴力が終わった後，その4人の男たちは彼女の衣服をはぎ取り，彼女を全裸のままその場に置き去りにした。

　ティクの状況判断の甘さと見知らぬ人に対して警戒しない態度が，状況的危険行動を示している。ある行動に危険行動というレッテルを貼ったからといって，被害者を責めているわけではないことは理解していただきたい。ティクの場合，強姦犯らはその暴力行為に関して非難されるべきであり，その社会的責任をとるべきである。それでもやはり，この若い女性が自分を守れなかったことは，この結末を招く一因ではあった。さらに，そうした危険をくりかえしやすい彼女自身の特性は，自己破壊的なパターンを示している。

危険行動の二つ目の類型は，身体的危険行動である。自傷する青年および成人のなかには，あからさまな身体的危険行動をとる者が少なくない（Lightfoot, 1997; Ponton, 1997）。彼らは，スピードを出している自動車が行き交うなかを歩いたり，高い建物の屋根の縁に腰掛けたり，階段の高いところまでのぼってその手すりにまたがったりする。こういった行為がはらんでいる危険は，状況的なものではなく，もっと具体的なものである。ほんのわずかな計算違いが重篤な負傷，さらには死さえも招きかねない。身体的な危険をともなう行動をとっているときにハイな気分になると述べる若者は少なくない。ある青年は私にこう語った。「死と戯れているときが一番生きてるって感じがする。すごくイカすぜって感じだね」。

　三つ目の類型である性的危険行動には，さまざまな様式がある。短期間に複数の性的パートナーと交際したり，見知らぬ人と避妊しないでセックスをしたり，あるいは，静脈注射で薬物を乱用している相手，性感染症に罹患していることがわかっている相手とセックスをする，といった様式もある。さらに，感染に対する保護なしに，口，性器，肛門を用いたセックスをすることは，とりわけ相手の性的遍歴がわからない場合にはきわめて危険である。ある人の性行動が非常に衝動的で気まぐれであるならば，そこには自己破壊的な特性がある可能性を考えるべきである。もっとも，許容される常識的な身体的危険というものが一体どの程度であるか，という基準はしばしばあいまいである。セックスをする場面に遭遇した際，その相手から性器ヘルペス，淋病，梅毒，クラミジア，HIV／AIDS を移されるかどうかをその場で知ることは，通常不可能である。しかし，行き当たりばったりで衝動的な性的接触を数多く持つことは，いうまでもなく疾病罹患リスクや生命的な危険を著しく高める。

　もちろん，みずから意図してHIV／AIDS や性感染症に罹患しようとする人はほとんどいない。にもかかわらず，自分を守ることを何度も失敗している人がいれば，そうした行動は，それ自体に潜在的な自己破壊性を持つ性的危険行動としてみなさなくてはならない。そうした人の自己破壊的な意図は，はっきりと意識されているのではなく，むしろ後になって，「うっかりしていた」というかたちで回顧されるのであろうが，いずれにしてもその結果は同じである。以下の報告は，自己破壊的な動機を持つ性行動の事例である。

　治療開始当初，ジムはみずからを「ワイルドでイカれている」と評していた。彼のお気に入りの週末のすごし方の一つとして，ゲイ・バーで大いに酔っぱらって何人かの相手とセックスをする，というものがあった。ジムのやり方は，店のトイレでまずは口で相手を満足させ，その後，自分の肛門に相手を受け入れるというものであった。彼は，相手がコンドームを使いたいといわなければ，自分からそれをいい出すことはなかった。ジムは，「コンドームなんて使っていたらその場の雰囲気が壊れてしまう。それに，あらかじめ用意したって，いつも途中で失くしてしまうんだ」と不服そうにいった。

　治療が進むなかで，ジムは，自分がゲイであるばかりに両親から家を追い出され，そのことで落ち込んでいると語るようになった。彼はまた，自分が生きようと死のうとどうでもいい，だから「性感染症を防ぐ道具なんてお門違いの代物だ」ともいった。そうした人生に対して多くを望まない態度は，ジムの抑うつと希望のなさを反映したものといえた。

　ジムは，数カ月にわたる治療を受けた後，自分の飲酒と自己保護をしない性的行動がいずれも自分の健康を損なう自己破壊的な行動であることを認めるようになった。彼は，自分の真の目的は安

定した人間関係をつづけていくことであると理解するようになった。さらに彼は，家族からの拒絶に関する自分の痛みについて話しあうなかで，ホモフォビアの家族と和解することは，時間が経っても非現実的なことである，ということを少しずつ受け入れるようになった。

危険行動のアセスメントについて

　自己破壊的行動を徹底的にアセスメントする際には，危険行動の三つの類型すべてについて精査する必要がある。この精査は，ほんの少しの基本的な質問をするだけで十分に可能である。その質問の概略を以下に記しておく。

状況的危険行動

「これまでに，夜ひとりで街の危険な地域を歩いたことがありますか？」
「これまでに，見知らぬ人と一緒に車に乗ったことがありますか？」
「これまでに，ひとりでヒッチハイクをしたことがありますか？」
「これまでに，自分を危険な状況にさらしたことがありますか？」

身体的危険行動

「これまでに，速いスピードで車が行き交うなかを歩いたり，屋根の縁に立ったりするような，身体を危険にさらす行動をしたことがありますか？」
「これまでに，トンネルのなかの線路を歩くような危険なことをしたことがありますか？」
「身体的な危険がともなうことにスリルを感じて興奮しますか？」

性的危険行動

「これまでに，よく知らない相手とセックスをしたことがありますか？」
「これまでに，酔っぱらってほとんど記憶がないような状態でセックスをしたことがありますか？」
「これまでに，コンドームを使わないでアナル・セックスをしたことがありますか？」
「最近1年間で何人とセックスをしましたか？」
「自分の性行動を危険だと思いますか？」

　なかには危険行動に関する質問に対して，自分がいかにそうした活動を楽しんでいるかを語り，非常に熱心に答えてくれる者もいる。一般に，高頻度に危険行動をとっている者の場合，その行動の動機はきわめて複雑である（Lightfoot, 1997; Ponton, 1997）。多くの者が，危険行動にともなうアドレナリンがわき出る感覚を楽しんでいると同時に，自己の品位を損ないたい，あるいは，自分を破壊したいという欲望に突き動かされている。状況的・身体的・性的危険行動をくりかえす行動パターンは，致死性の高い自殺行動と同じくらい，生命を脅かす可能性のあるものとして理解されるべきである。

　危険行動に関する一連の質問は，きわめて慎重に，かつ同情の念をもって行われるべきである。とりわけ性行為に関して信頼できる情報を得るためには，それ以前に治療上の協力関係が十分に確立されていなければならない。こうした危険行動に関する質問は，支持的に，しかも何らの価値判

断もしない姿勢で行われるべきである。クライエントに，自分の道徳性を評価されていると感じさせてはならない。あくまでも目的は，その人の自己破壊的行動を明らかにすることである。このように間接的に自分を傷つける行動が数多く認められるという事実は，大きな苦痛が存在すること，また，重要なコーピングスキルが欠如していることを示している。この二つのいずれについても，治療の標的としてとりあげられるべきである。

治療薬の中断もしくは乱用

さらにもう一つ，間接的に自分を傷つける行為の様式がある。それは，医師の許可なしに処方された治療薬を中断する，もしくは乱用する行為である。治療薬を厳密に処方どおり服用しない，ということ自体はありふれた現象である。たとえば，細菌感染症に対して抗生物質を処方された人のかなりの割合が，定められた処方日数どおりに服用していない。こうした行動は，そこに自己破壊的な考えはないことから，治療薬の中断には含めない。

自傷する者の多くが，精神科治療薬を服用している。抗うつ薬，抗不安薬，抗精神病薬，気分安定薬などである。不幸なことに，きまぐれでこうした薬物の自己中断をしたり，乱用をしたりするクライエントは少なくない。処方せんの指示の不遵守も，自己破壊的パターンの一部である場合がある。

治療の中でエリカは自傷行為に先行する重要な段階を数多く同定した。彼女は，人間関係においてある種の失望があると気分が悪循環に陥りどんどん沈んでいってしまうことに気づいた。ひとたびこの状態に陥ると，四六時中飲酒し，さらにマリファナを吸煙する状態となる。するとまもなく，主治医に相談せずに抗精神病薬の服用を突然中断する。それにより猜疑的思考がはじまり，不安が高まる。認知と感情の障害は増し，「ある解決法」にとらわれるようになる。その解決法とは，自分の腕や脚を切ることである。この行為をすると，その後数日間は落ち着いた気分でいられた。

治療を通じて，エリカは，服薬を継続することが重要だと理解するようになった。彼女が服薬を中断したいという衝動に駆られるのは，自分を切る際に最高潮に達する，自己破壊的なパターンの一部をなすものであった。彼女は，切るのを止めたければ，なんとしてでも服薬を継続し，飲酒とマリファナ吸煙を避けなければならないと決意した。また彼女は，失望する頻度を減らすために，対人関係スキルに関する課題にとりくむ必要があった。

エリカは，アルコール乱用とマリファナとの乱用，処方された治療薬の中断という複数の様式によって，間接的に自分を傷つける行為を行っていた。これら三つの行動は，複雑にもつれ合った自傷行為の一部であり，切るという行為につながるものであった。このもつれを解きほぐすことによって，彼女は切るという行為を減らすことができるようになり，同時に新しいスキルの獲得にもとりくむことができたのである。

30　第I部 自傷の定義と背景

▌「間接的に自分を傷つける行為」と「自傷」の併存

　「直接的に自分を傷つける行為」と「間接的に自分を傷つける行為」のあらゆる様式のアセスメントを行う理由の一つは，徹底的な精査のためである。もう一つの理由は，「直接的に自分を傷つける行為」と「間接的に自分を傷つける行為」の様式のいくつかは同時発生する場合が多いということがわかっているからである。その関係については，「直接的に自分を傷つける行為」と「間接的に自分を傷つける行為」のそれぞれのカテゴリー内でも，あるいはカテゴリー間でも，多くの報告がなされている。具体的には，第2章でくわしくとりあげたように，自傷は自殺と関連していることが少なくない。頻回に自傷する者は，自傷が感情マネジメントの手段としての効果を失ったときに自殺行動を考えるようになる傾向がある。

　自殺はまた，間接的に自分を傷つける行為とも関連している。青年期の自傷患者52名を対象とした，私の初期における研究では（Walsh, 1987），自傷の最大の予測因子は摂食障害であった。ファヴァッツァ，デローサ，コンテリオ（1989）は，65名の自傷を持つクライエントのうち50％の者に，過去の既往もしくは現在の摂食障害が認められたと述べている。ファヴァッツァ（1989）のサンプルのうち，15％は摂食障害の一つである神経性やせ症／神経性無食欲症に，22％は神経性過食症／神経性大食症に，13％はその両方に罹患していた。ポール，シュレーター，ダーメ，ナットジンガー（2002）は，摂食障害の治療のために入院している患者376名を対象とした調査により，34.4％が人生のいずれかの時点で自傷をしたことがあったと報告している。

　私が1990年代に実施した未刊行の調査では（Walsh & Frost, 2005），複数様式の自己破壊的行動を呈する青年34名のうち60％以上が，体重を減少させるために嘔吐をしたことがあると申告した。ファバーロとサントナスターゾ（1998），ミューレンカンプとエンゲルら（2009），ウィットロックら（2006）もまた，摂食障害と自傷の関連を報告している。

　もう一つ，自傷と物質乱用の重要な関係についても報告されている。上述した未刊行の調査（Walsh & Frost, 2005）において，複数様式の自己破壊的行動を呈する青年34名の多くが物質乱用の問題を抱えており，77％が接着剤吸引，53％が頻繁なアルコール摂取，85％がマリファナ使用，32％がコカイン使用，42％がLSD使用を申告した。

　自傷と物質乱用の併存を指摘する研究は他にもある。シメオンとホランダー（2001）は，皮膚をむしる，髪の毛を抜く（抜毛症），爪を噛むといった行為に関する総説では，物質乱用との関連が報告されている。グレイシェイマーとグローブス（1979）の総説では，急性中毒下で男性器を自傷した症例が多数あると指摘されている。リネハン（1993a），オルダーマン（1997），ハイマン（1999），コナーズ（2000）もまた，物質乱用と自傷行為を関連付けている。

　多くの者にとって，物質がもたらす感情調節効果は，自傷のもつ緊張を軽減させる力を補っている可能性がある。感情調節に機能不全をきたしている者は，自分の苦痛から解放されるためにさまざまな方法を模索する傾向がある。彼らは，あるときには不安，怒り，悲しみ，恥の感覚に対処するために自傷をするが，別のときには同じような気分，あるいはそれとは異なる気分に対処するために，飲酒したり薬物を用いたりする可能性がある。物質の薬理学的な影響下で自傷をするという者は，比較的少ない。たとえばリネハン（1993a）は，自傷患者119名のうち，自傷行為の直前にアルコールを摂取したのは13.4％であったと報告している。この非典型的な例を，以下に提示する。

サラは，この3年間は年に2，3回自傷をしていた。彼女は，マリファナを吸煙したりアルコール
を摂取したりして，気分が「ハイ」になったときにだけ自分を切ってしまう，と述べた。「本当はそん
なことしたくないのに」と弁明した。また，切ると痛いのでその行為をすることは怖いともつけ
加えた。しかし，ときどき「すごくプレッシャーを感じることがあって」，「どうしても切らなきゃ
いけなかった」ともいった。ハイな気分になることで「自傷をする勇気を得ていた」わけである。

　「自傷」と「危険行動」のあいだにも関係がある。ウォルシュとフロスト（2005）の調査によれ
ば，複数様式の自己破壊的行動を呈する青年34名のうち，85％に状況的危険行動が認められた。ま
た，41％に見知らぬ人とセックスした経験，15％にコンドームを使わずアナル・セックスをした経
験，18％に泥酔してセックスをし，後でその記憶がないという経験があることが明らかになった。
さらに，調査対象の平均年齢は15.81歳であったが，このうち32％の者が，これまでセックスした
相手の数を8人以上と答えた。

▌結　論

　本章では，「直接的に自分を傷つける行為」と「間接的に自分を傷つける行為のさまざまなカテゴ
リーを論じることを通して，自己破壊的行動のスペクトラムを外観してきた。またそのなかで，各
種の自己破壊的行動の相互関係についても論じた。表3.2のチェックリストは，主な直接的および
間接的に自分を傷つける行為の類型を示したものである。このチェックリストは臨床家が参照する
ためのツールとして作られたものであり，クライエントに渡して記入してもらうといった使い方は
推奨できない。クライエントに記入を頼むことは，自傷行為のトリガーとなり，好ましくない効果
を生みかねない。一度でもこのチェックリストを使ったことのある臨床家ならば，リストの項目を
暗記して，形式張らずに面接に用いることができるようになるだろう。このリストの項目すべてに
ついて質問を行えば，自己破壊的行動に関する徹底的なチェックを行ったと考えることができる。
　このチェックリストは，ある程度は包括的なものであるが，決してこれ以外のカテゴリーがない
というわけではない。残念ながら，自己破壊的な人たちは創造的であり，新しい様式の自分を傷つ
ける方法を編み出してしまうことが多い。次から次へと登場するさまざまな「脱法的」な薬物をみ
れば，その創造性がわかる。また，自分の外見を変えたり損ねたりする方法が次々に出てくること
も，その一例である。それゆえ，このチェックリストのいくつかの箇所に「その他」というカテゴ
リーを用意してある。

第4章
自傷がよくみられる集団

　米国において，自傷は急速な広がりをみせている。1980年代前半，パティソンとカーハン（1983）は，「故意に自分を傷つける行為」と彼らが名付けたものの米国人口における発生率を人口10万人あたり400人と推定した。この推定値は，1980年代の終わりには10万人あたり750人にまで増加し（Favazza & Conterio, 1988），1990年代後半には10万人あたり1,400人へとさらに増加した（Conterio & Lader, 1998）。こうした推測が正しいとすれば，自傷の発生率は15年間のうちに250％も増加したことになる。別の説明としては，自傷はいまや公衆衛生の重要な問題としてより多くの人の知るところとなったため，結果としてその申告がかつてよりも正確になったとする見解が考えられよう。あるいは，これら二つの説明のいずれも正しいのかもしれない。すなわち，自傷は確かに増加しており，同時に，自傷行為に関する申告もかつてより正確になされるようになった，ということである。説明がどのようなものであれ，注意しなければならないのは，自傷の発生に関するこうした数値はあくまでも近似的な推定値でしかない，ということである。いまもって自傷に関する全国規模の疫学研究がない，という事実は，自傷を理解したいと思う者にとっては実に不満な状況である。

　自傷の発生率を，直接的および間接的に自分を傷つける行為の他の様式の発生率と比較することは有益である。米国における自殺の発生率は，およそ10万人あたり11.5人であり（AAS, 2008），アルコール乱用の発生率は10万人あたり約5,600人と推定されている（Grant et al., 1994）。すなわち，10万人あたりの自傷する者の数は1,400人と推定するコンテリオとレイダー（1998）によれば，人が自殺ではなく自傷を選ぶ傾向は約120倍であり，アルコール乱用ではなく自傷を選ぶ傾向は約4倍であるということになる。

▌臨床現場における自傷：初期の調査結果

　なぜここで，国全体で自傷の発生率が上昇していることを説明する必要があるのだろうか。その理由の一つとして，いまや自傷が人口の広い層にわたって発生しつつあるということが挙げられる。これまで自傷行為は，以下の集団に属する者にみられることが多いと報告されてきた。

- 重篤な感情障害もしくは精神疾患を抱える外来通院患者（Linehan, 1993a; Alderman, 1997; Deiter, Nicholls, & Pearlman, 2000）
- 精神科救急部門に受診する患者（Clendenin & Murphy, 1971; Weissman, 1975）
- デイケア通所や短期入院の経験がある，重度かつ慢性の精神障害を抱える者（Deiter et al.

2000)

- 地域の入所プログラムや支援型住宅プログラムに暮らしていたことのある，重度かつ慢性の精神障害を抱える成人
- 一般精神科における短期・長期入院病棟，および司法精神病棟に入院している患者（Offer & Barglow, 1960; Phillips & Alkan, 1961; Pao, 1969; Podvoll, 1969; Kroll, 1978; Darche, 1990; Langbehn & Pfohl, 1993; Himber, 1994; Conterio & Lader, 1998; Gough & Hawkins, 2000; Paul et al., 2002）
- 特殊教育学校，入所治療施設，あるいは少年鑑別所にいる若者（Ross & McKay, 1979; Walsh & Rosen, 1985; Rosen & Walsh, 1989; Chowanec, Josephson, Coleman, & Davis, 1991; Boiko & Lester, 2000; Heinsz, 2000; Walsh & Doerfler, 2009）
- 刑務所入所者（Virkkunen, 1976; Haines & Williams, 1997; Howard League for Penal Reform, 1999; Ireland, 2000; Motz, 2001）

　もちろん，これらの集団は相互排除的なものではない。たとえば，施設（病院や刑務所）を出た人が，その後，入所施設のメンバーや外来通院患者になったりすることもあろうし，その逆のケースもあろう。

　上述したようなセッティングで治療を受けている人の多くが，主要な精神医学的診断を受けている，もしくは診断基準該当者が多い傾向があるのは，何ら意外なことではない。こうした診断として真っ先に挙げられるのが，BPDであり（Gardner & Cowdry, 1985; Linehan, Armstrong, Suarez, Allmon, & Heard, 1991; Linehan, 1993a; Dulit, Fyer, Leon, Brodsky, & Frances, 1994; Zweig-Frank, Paris, & Guzder, 1994; Bohus, Haaf et al., 2000），その他には，心的外傷後ストレス障害（PTSD; van der Kolk, McFarlane, & Weisaeth, 1996; Briere & Gil, 1998; Simeon & Hollander, 2001），解離症／解離性障害（Briere & Gil, 1998），神経性やせ症／神経性無食欲症と神経性過食症／神経性大食症の両方またはどちらか一方（Walsh & Rosen, 1988; Favazza & Conterio, 1988; Warren, Dolan, & Norton, 1998; Favaro & Santonastaso, 2000; Rodriguez-Srednicki, 2001; Paul et al., 2002），抑うつ（Ross & Heath, 2002），全般不安症／全般性不安障害（Ross & Heath, 2002），強迫症／強迫性障害（OCD; Gardner & Gardner, 1975; Favaro & Santonastaso, 2000; McKay, Kulchycky, & Danyko, 2000; Simeon & Hollander, 2001），反社会性パーソナリティ障害（McKerracher, Loughnane, & Watson, 1968; Virkkunen, 1976），さらに，さまざまな種類の精神病（Menninger, 1938, 1966; Green, 1968; Rosen & Hoffman, 1972; Greilsheimer & Groves, 1979; Favazza, 1987; Walsh & Rosen, 1988）。

　正しいかどうかはさておき，1960年代から1980年代までのあいだ，自傷する者は重篤な精神障害を抱えており生活機能がはなはだしく損なわれ，社会参加も疎外されて学校や職場における要求に対処する能力も低下した状態にある，と考えられていた。こうした機能障害の程度は，しばしば幼少期の嫌悪体験と結びつけられていた。自傷する者は，家族の重篤な機能障害をさまざまなかたちで体験したことがあるものとして描かれていた。たとえば，性的虐待（Walsh & Rosen 1988; Darche, 1990; Shapiro & Dominiak, 1992; Miller, 1994; van der Kolk et al., 1996; Alderman, 1997; Favazza, 1998; Briere & Gil, 1998；Turell & Armsworth, 2000; Rodriguez-Srednicki, 2001; Paul et al., 2003）；身体的虐待（van der Kolk, Perry, & Herman, 1991; van der Kolk et al., 1996; Briere & Gil, 1998; Low, Jones, MacLeod, Power, & Duggan, 2000）；親の喪失や離婚；家族内における暴力場面の目撃，家族

34　第I部　自傷の定義と背景

のアルコール依存，家族の精神疾患や自殺傾向（Walsh & Rosen, 1988; Turell & Armsworth, 2000）などがある。

いいかえれば，最近まで自傷する者は，重篤な精神障害によってその全般的機能が損なわれているばかりではなく，その生活背景に深刻な機能不全家族における生育歴があると考えられてきたのである。さらにいえば，以上のような経歴を踏まえ，自傷をくりかえす者に対しては，集中的かつ高コストな長期的治療が必要と考えられてきた。

▎一般人口における自傷：最近の調査結果

驚いたことに，1990年代後半になって，こうしたパターンに変化がみられてきた。上述した特徴を持たない人たちのあいだでも，自傷行為が目立つようになってきたからである。これは，かねてより自傷との密接な関係が指摘されてきたいくつかの集団において自傷が減少してきたという意味ではない。もちろん，主要な精神医学的診断を持つ人たちにおける自傷行為の経験率は依然として高い。しかし同時に，医療機関受診者ではなく，一般人口において，新世代の自傷する者が出現しはじめたのである。

中学生・高校生における自傷

2000年に入って最初の10年間で，中学生と高校生をはじめとする若い世代の一般地域サンプルにおける自傷に関する調査が大きく増加した。この文献に大きく貢献した初期の重要な報告としては，カナダの都市部および郊外の高校に通う，自傷をする高校生440名を対象とした実証的研究がある（Ross & Heath, 2002）。重要なのは，彼らは特殊教育ではなく一般教育を受けている学生であったという点である。ロスとヒース（2002）によると，対象となった学生のうち61名（13.9％）が自傷したことがあると申告したという。自傷経験者のうち，39名（64％）が女子生徒であり，22名（36％）が男子生徒であった。この結果は，当時は衝撃的なものであった！　当初はこの結果は特異的なものであると考えられていた。しかし，この調査以降，自傷は公立学校でよくみられるものであるということが立証されている。

その例の一つに，マサチューセッツ州青少年危険行動調査において大規模な無作為サンプルから収集したデータが挙げられる（Massachusetts Department of Elementary and Secondary Education, 2008）。このデータによると，過去1年間のあいだに自傷をしたと申告したのは，高校生17％と，中学生16％であった。すなわち，マサチューセッツ州では（米国における他の多くの州同様），自傷行為は公衆衛生問題に関する深刻な問題になっているということである。

中学校と高校において自傷が高い割合で発生しているということを実証した研究は他にも多数存在する（例：Rodham, Hawton, & Evans, 2004; Muehlenkamp & Gutierrez, 2007; Klonsky & May, 2010）。特にヒース，ショーブ，ホリー，ニクソン（2009）およびロッダムとホートン（2009）は非常に綿密な総説である。

さまざまな研究が報告する経験率をまとめると，次のようになる。一般地域サンプルでみられる自傷の割合は，青年層では13〜45％である（Nock, 2010）。平均すると，一般地域サンプルにおける青年層での経験率は15〜20％である（Heath et al. 2009）。これらの調査結果を総合的に捉えると，自傷の生涯経験率は，他の多くの臨床問題の割合を超えるということを考慮せねばならない。

第4章　自傷がよくみられる集団　35

たとえば，神経性やせ症／神経性無食欲症と神経性過食症／神経性大食症（＜2%），パニック症／パニック障害（＜2%），OCD（＜3%），BPD（＜2%）などである（Nock, 2010, p.345）。

　若者の一般地域サンプルにおける自傷に関する他の重要事項を以下に記す。

- 発症の平均年齢は12〜14歳（Nock, 2010）
- 臨床サンプルでは男性より女性による自傷の報告の方が多いが，一般地域サンプルでは通常男女間の差はない（Heath et al., 2009）
- 自傷は，ヨーロッパ系米国人，および，ゲイ・レズビアン・バイセクシャル・トランスジェンダー（LGBT）の若者によくみられる（Heath et al. 2009）
- 自分を切ったり，皮膚をむしったりするのは，女性により多くみられる。男性は，自分を殴る，壁を殴るといったより攻撃的な手法を好む場合が多い（Laye-Gindhu & Schonert-Reichl, 2005）

　上記にあげた調査結果の範囲内におさまらない，中学・高校で遭遇する自傷する者の典型的な事例を，二つほど簡単に提示する。

　エイミーは13歳で，小規模の私立女学校に在籍している。彼女の学業成績はBプラスと比較的上位であり，美術に長けており，学校のオーケストラ部でチェロを担当している。エイミーはやややせ気味で，友人が彼女の体型について何気ない批評をした場合に特に，一過性の過食を呈することがある。エイミーには毎週末決まって会う友人もいる。母親のしつけにとりたてて問題はないが，いわゆる片親の家庭である。最近になって，エイミーの学友の何人かが，エイミーがここ6カ月間週に1，2回自分を切る行為をしていると明かした。彼女は，試験のプレッシャーが高まったり，チェロの公演が近づいたりすると，自分を切る傾向がある。彼女によれば，切ると気持ちが落ち着くといい，「そんな大事じゃない」ということである。エイミーはたいていカミソリで左の前腕を切っている。切ると出血するが，縫合は要さず，傷もやがて消える程度である。

　ショーンは17歳の少年で，都市部にある大きな高校に在籍している。彼の学業成績はCで，フットボールチームに所属している。ショーンの友人のほとんどがそのチームの仲間である。フットボールチームの練習の一環として毎日ウェイトトレーニングをするのを日課としている。彼は魅力的な若者であり，身だしなみに気をつかっていた。心理療法中は口数が少なかったが，質問されれば協力的な態度で返答した。

　ショーンは両親および弟と一緒に暮らしている。彼の自傷がはじまったのは，およそ1年前のことである。彼は自分の上腕にカミソリで何らかの図柄を描くように切り込みを入れ，前腕と脚を火のついたタバコで焼いていた（ちなみに彼自身はタバコを吸わない。ショーンの自傷は，激しい怒りの感情と関係があるように思われる。彼は，両親から夜外出することを禁じられたことに腹を立て，しばしばフットボールチームのコーチの横暴なやり方に憤慨している。ショーンがいうには，自分を切ったり焼いたりするのは，「人を殴らないようにする」という点で役に立つそうだ。もしも両親やコーチと殴り合いのけんかでもしようものなら，「自分が失うものはあまりにも大きい」，だから「自分なりのやりかたで何とか抑えている」という。実際，その後，ショーンは，大学生にな

れば自分のしたいようにできるが，それまでは我慢する他ない，といっている。

　自傷をするこの新世代の若者の多くには，たくさんの友人がいる。こうした仲間のなかには，同じように自傷をする友人もいる。こうした，仲間同士の相互作用による自傷への影響を示す一例として，以下の事例を紹介したい。

　中流家庭が多い，郊外にのある中学校の校長は，生徒たちのあいだで自傷が流行しているのを知り，不安になった。校長は，そうした自傷をする生徒がだれであるかを知って，さらに驚いた。彼らのうち，学校で何か問題を起こしたことのあるような生徒はひとりとしておらず，ほとんど学業成績も優秀であった。最初に自傷をはじめたのは，7年生に在籍する8名の女子生徒からなるグループであった。その8名はみな顔見知りではあったが，親友といえる関係にあったのはそのうちの半数程度でしかなかった。校長が調べたところでは，このグループには，非常に影響力のあるリーダーが2人おり，彼女たちはときにひとりで，ときに一緒に，もうかれこれ9カ月も自分を切る行為をつづけていることがわかった。グループの他のメンバーは，最近6カ月以内に自傷をはじめており，切る行為をはじめてまだ日が浅かった。この少女たちに家庭生活について校長に質問すると，その生徒たちの大多数の親は，子に対する関心が強くかかわりもしっかりと持っていると答えた。校長によれば，親たちは自傷のことを知ると驚愕し，大慌てで行動を起こし，相談に乗ってもらえる専門家を探しはじめたという。こうした親たちの反応は，校長がこうあってほしいと望んでいたとおりのものであった。

　この新世代の自傷する者の一群には，さまざまな強みを持っている者が多かったが，それにもかかわらず，彼らは大きな苦痛を体験していた。中学生・高校生の自傷を，「関心を引こうとしている」，「一時的なものにすぎない」などと過小評価したり，簡単に片付けてしまったりしてはいけない。人が自分の身体を傷つけようとして何か過激な行為をしていることを知った場合，周囲の者はそれを深刻に受け止めるべきであるし，彼らが抱えているストレスの源に対処しなければならない。
　たいていの場合，この若者たちには，彼らに自傷を教えた友人がいるものである（ただし，ほとんどの若者は，人のまねをしていることを否定するであろうが）。こうした若者たちが一度自傷を試みると，自分の感情的苦痛に対処し，それらを軽減するための格好の方法として，あっというまに自傷に頼るようになる。こうした若者のほとんどは，感情的苦痛を認識し，軽減するために必要とされる健全なコーピングスキルを持ち合わせていないのである。
　新世代の自傷する者に関するもう一つの興味深い特徴は，彼らには・お・か・し・い・と・こ・ろ・が・な・い・という点である。かつて私は，身体疎隔化現象こそが自傷を理解するうえでのかぎであると述べた（Walsh, 1987; Walsh & Rosen, 1988；さらに本書第15章を参照のこと）。1970年代から1980年代までは，自傷する者の生活歴を聴取すると，外傷体験，とりわけ性的虐待と身体的虐待の両方またはいずれか一方の事実が明らかになるのが普通であった。そして，虐待を受けた者はほぼ必ず，トラウマに由来する自分の身体に対する強い嫌悪感または疎隔体験を訴えた。他人の手や性器によってひどく苦しめられた経験を持つ人たちは，自分の身体を，穢れたもの，汚れたもの，壊れたものとして捉えるようになっていた。さらに彼らは，虐待について何らかのかたちの（非合理的な）自責の念を持つようになり，自分の身体を罪人，もしくはトラウマとなった経験の共犯者として激しく糾弾して

いるかのように見えた。

　新世代の自傷する者においては，性的虐待や身体的虐待の経験率は高くない（Heath, Toste, Nedecheva, & Charlebois, 2008）。また，彼らの身体的イメージについてくわしく質問してみると，彼らが自身の身体に正常な構えを持っていることがわかる。つまり彼らの多くは，身体疎隔化を呈さないのである。つまり，彼らは自分の身体を嫌っていないし，トラウマに由来する解離体験を訴えることもない。新旧の二つのタイプの自傷する者の相違点の一つとして，身体に対する否定的な態度の有無を挙げてよいであろう（この問題に関するさらなる議論，ならびに実証的なデータについては，本章の第11章を参照されたい）。

　彼らは心理学的に比較的健康であり，家族，友人，学校の領域においてストレングスを持っているため，当然ながら，比較的速やかに自傷が止まることが多いという印象を受ける。年余にわたって自傷をつづける医療機関での症例とは異なり，この新世代の自傷する若者の多くは，6カ月から2年の経過のうちに自傷を止める。彼らが自傷を止めるのを支援するうえで，治療は重要な役割をなす。こういったクライエントは，心理療法の場において，理解が早く，協力的であり，治療意欲もある。彼らは自分の気分をなだめる新しいスキルをすすんで受け入れ，それらをかなり熱心に実践しようとする。

　友人からの影響もきわめて重要である。数人の友人たちが自傷を止めれば，治療によって，あるいは治療なしでも，本人が自傷を止める可能性は高い。自傷をする青年世代においては，友人同士の相互支援も自傷を止めるために非常に役立つ。しかし，このように友人の影響による要因が大きいからといって，自傷する若者は大して苦痛を体験していないのではないか，と考えるのはまちがいである。彼らは強烈な心の痛みを抱えており，成熟し他の方法で自身の感情的苦痛にうまく対処できるようになるまでは，何らかの手助けを必要としているのである。

　こうした新世代の自傷する青年の世界を理解したければ，キャロライン・ケトルウェルの『Skin Game』（1999）――「自傷する者の旅」を自伝的に綴ったこの著者の処女作である――を読むことをお勧めする。ケトルウェルは，父親が校長を務めるヴァージニア大学進学予備校のキャンパス内で暮らしながら生育した。彼女は完璧な家族に囲まれて暮らしており，虐待を受けるようなことはいっさいなかった。彼女が最初に自分を切ったのは，7年生に在籍しているときであった。20代になるまで，彼女は専門家による治療はほとんど受けたことがなく，治療を受けたとしても，自分を切ることに関してではなく，人間関係の問題に焦点があてられた。その青年期を通じて，激しい感情的な波は自分を切る行為をつづけていたにもかかわらず，彼女は，ウィリアム大学（米国において難関大学の一つとして知られる）に進学し卒業していることからも証明されるように，際立って優れた学生であった。彼女はウィリアム大学で英文学を専攻した後，ジョージ・メイソン大学の修士号を取得している。ケトルウェルは突出した作家であり，自傷行為についておそらくかつてないほど鋭く痛烈な描写を行っている。彼女の自傷体験を表現する見事な能力は，以下の例からも明らかであろう。

　　　実際のところ抹殺したかったのは，わたしのなかに巣喰う何か，ミミズが神経をのたのた這っ
　　ていくような気味の悪い感覚だった。だから，信じてもらえるかどうかはわからないけれど，
　　カミソリで自分の身体を切ることを思いついたとき，それはわたしにとって，あくまでも前向
　　きな行為だったのだ。12歳ではじめて切ったときは，なにか神秘的な啓示を受けたような気分

38　　第I部　自傷の定義と背景

になった。熱いナイフでバターを切るように，カミソリの刃が痛みもないままに，すっと皮膚を滑っていく。落雷のように一瞬にして鮮やかに，それはそれまでのわたしの人生と，これからのそれとを決定的にすぱっと分離した。モヤモヤしたものがすべて，怒りや漠然とした不安や混乱や絶望のすべてがまたたく間に消散し，その瞬間，わたしは確固とした，首尾一貫した，完全無欠な存在になった。ぎりぎりまで凝縮した素のわたし。砂地に線を引くように，わたしは自分の身体に，それが自分のものであるというしるしをつけ，みずからの肉体と血を意のままにした。(Kettlewell, 1999；p.57［佐竹史子訳『スキンゲーム』，青山出版社，2001］)

　ケトルウェルは，自傷する者たちの――多くの場合有能な成功者である場合の多い新世代の若い自傷する者らの――代弁者といえよう。現在，ケトルウェル女史は，夫や息子とともにヴァージニア州で暮らしている。彼女はもはや自傷する者ではないが，自傷体験の苦しみを描きわかちあう彼女の能力は唯一無比のものである。

大学生における自傷

　中学・高校時代に自傷をしていた若者も成長し，ついには家を離れるときがやってくる。労働者として一般人口のなかへと入っていく者もいれば，大学に進学する者もいよう。青年期のあいだ自分を傷つけたことのある若者は，成人した後も自傷をしつづけているか，あるいは，いったん止めた後にふたたびはじめる可能性がある。大学に通っている自傷する者は，大学の保健管理センターに紹介されたり，自分からそこを訪れたりして，専門家に受診する可能性が高くなろう。もちろん，なかには大学に入ってから自傷をはじめる者もいる。ファヴァッツァとローゼンタール(1990)は，ある研究において，大学生の年齢のサンプルの12％がこれまでに自傷の経験をしたことがあると報告している。

　ショー(2002)は，ある質的研究において，長い自傷歴を持つ6人の女子大学生について論じている。その6人の女性は，18歳から21歳という年齢層からなっていた。自傷歴は1年から5年であった。自傷による身体損傷の程度としては，非常にささやかな程度の自傷から，重篤な自傷行為までの幅があった。この女性たちの自傷エピソードの数は，約10回から50回以上におよんでいた。治療状況も大きく異なっていた。ひとりはくりかえし入院した経験があり，3人は長期間にわたって外来通院をつづけた経験があった。しかしその一方で，6人のうち2人はいっさい治療を受けた経験がなかった。

　ショーの研究における女性たちは，新型の自傷をする大学生の好例である。6人全員が，大学において非常に高い機能を示しており，なかには学業成績が優秀な者もいた。そのほとんどにステディな交際相手がいた。さらに興味深いことに，6人全員が当時すでに自傷を止めていた。どの女性たちも，それぞれの人生において相当な苦痛を経験しており，かつてはその感情的苦痛に対処するために，自傷をくりかえしていた時期があった。それにもかかわらず，十分なストレングスを持っていた彼女たちは，治療を受けたり，みずからの内的な資源と自然発生的な外的支援を活用したりして，自傷を止めることに成功していたのである。

　ウィットロックら(2006)が実施した大学の学部生を対象とした実証研究はとりわけ影響力が大きい。この研究では，コーンウェル大学とプリンストン大学という二つの超難関アイビー・リーグに通う約3,000人の学生をサンプルとして採用した。この研究は意外な事実を明らかにしていた。つ

まり，その研究によると，17%に自傷経験があり，11%は自傷をくりかえしたことがあるというのである。その後，ウィットロックらは別の調査プロジェクトにおいて，八つの大学に通う11,000名の学生を対象としてこの研究を追試した（Whitlock, Eells, Cummings, & Purington, 2009）。この追試的な研究では，15.3%がその生涯において生命を脅かすことのない何らかの自傷をした経験があり，そのうちの29.4%は10回以上の自傷エピソードがあると申告していた。

一般人口における成人の自傷

　何十年ものあいだ，自傷は青年期と成人期初期にみられる行動として特徴づけられてきた。臨床現場では，中年期になっても自分を傷つける行為をつづけているという症例と遭遇することは，きわめてまれなことだった。臨床家が遭遇するそのようなケースは，たいていの場合，重度かつ慢性の精神疾患に罹患する成人であり，すでに精神科医療および精神保健的な支援を受けていた。

　ブリーレとギル（1998）は，その意義深い研究のなかで，米国における各地域の自動車所有登録者と電話帳登録者のリストにもとづいた層化無作為抽出法を用いて，全国規模の調査を行った。その結果抽出されたサンプルは927名の成人からなり，その性比は全国民の比率と一致したものとなった。彼らの報告によれば，このサンプルのうち，33名（4%）が少なくとも時々自傷をすることがあると申告し，3名（0.3%）がしばしば自傷すると申告した。自傷をしていた被験者の平均年齢は35歳であり，この数値は明らかにこのサンプルが成人層であることを示している。また，自傷をしていた被験者33名に有意な性差はなく，自分を傷つける行為をしていると申告したのは女性4%，男性3%であったことも注目すべき点である。ブリーレとギルは，調査サンプルから得られた4%という結果にもとづいて，自傷は「一般人口において比較的まれな現象である」（p.612）と結論している。

　だが，本当にそうであろうか？　たしかにいかなる集団においても4%という数値は大きな割合とはいえないが，国勢調査のデータにあてはめて考えると，結論は少々変わってくる。米国国勢調査局（2010）の報告によると，国内に在住する22歳から44歳のあいだの国民数はおよそ1億449万2,000人であった（注釈：成人層としてこの年齢範囲を選択したのは，自傷が起こる可能性が高い年齢層だからである。実際には，この年齢範囲は，一般人口における成人の自傷について論じるには狭すぎる可能性もあるが，有意差が出にくいようにするためにこの範囲を用いている）。ブリーレとギルが報告した経験率を用いるならば，米国における20〜44歳の人口の4%は，417万9,680人という計算になる。つまり，ブリーレとギル（1998）の研究にもとづけば，米国における一般人口における400万人以上が自傷経験者であると推定されるわけである。ブリーレとギルの研究において，自傷行為を「しばしば」行っていると申告した者だけにかぎって検討すれば，その割合はサンプルの0.3%まで低下する。この割合（0.3%）から推定すると，米国における20〜44歳の人のうちしばしば自傷をしているのはおよそ31万3,476人ということになる。このように，ブリーレとギルの研究結果から，一般成人人工における自傷の問題の真の姿が見えはじめてくる。

　成人の自傷に焦点をあてた研究は他にも多数存在する（例：Favazza et al., 1989; Klonsky, Oltmanns, & Turkheimer, 2003; Nada-Raja, Skegg, Langley, Morrison, & Sowerby, 2004）。通常，一般地域サンプルにおける成人のうち自傷経験を申告するのは2〜4%だが，臨床サンプルでは19〜25%である（Nock, 2010）。

　成人における自傷の問題に対するアプローチ法としては，ここまで述べてきた疫学的もしくは臨

床研究を用いる方法があるが，それとは別に，質的研究を用いる方法もある。ハイマン（1999）の著書は，成人における自傷をとりあげた確信的で有益な質的研究に関するものである。この本では，長年におよぶ自傷経験を持ち，自身たちのストーリーを詳細に話す意欲のある15人の女性をとりあげている。女性の年齢は26歳から51歳という範囲におよび，平均年齢は36.9歳であった。ハイマンが対象とした集団の年齢は，自傷は青年期および成人期初期にかぎった問題であるという概念を覆すものである。

　ハイマンが知り合いとなり，後にその物語を書くことになる女性たちの人生は，お世辞にも平穏とはいえないものであった。15名全員が幼少期に性的虐待を体験しており，1名を除いた全員が実親もしくは継親からくりかえし性的に虐待されていた。そのトラウマは彼女たちの人生において重要なポイントであり，彼女たちの長い自傷の歴史はそこに由来していた。とりわけ彼女たちの人生から教えられ（インスピレーションを与えられ）るのは，彼女たちのレジリエンスと機能レベルの高さである。ハイマン（1999）はその著書の冒頭で，それぞれの女性の仮名，年齢，職業を明らかにしている。このリストからは読み取れることが多く，くりかえし閲覧する価値がある。

エディス	51歳	理学療法士
カレン	49歳	福祉施設職員
エリザベス	25歳	タイピスト
ジェーン	39歳	経理事務
エリカ	43歳	編集者，ライター
ペギー	34歳	福祉施設職員
メアリー	47歳	通信会社技術主任
エスター	40歳	中央保安局局員，営業店員
ジェシカ	46歳	非常勤ソーシャルワーカー，ソーシャルワークのための大学院に在籍
ローザ	30歳	建築工学の会社の製図技術者
メレディス	26歳	パートタイムのソーシャルワーカー，ソーシャルワークのための大学院に在籍
キャロライン	30歳	事務員，音楽学校の学生
ヘレナ	28歳	フリーランスの校正者および原稿整理編集者
サラ	27歳	アルバイト，薬学大学院に在籍

　ハイマンのリストから，自傷に関するもう一つの「神話」ともいえる思いこみが払拭される。その神話とは，「成人になってまで自分を傷つけている者は，重篤な精神障害に罹患しており，生活機能も著しく損なわれているにちがいない」というものである。ハイマンの著書で紹介されている15名の女性は，職場で見事な水準の達成を示している。加えて，そのほとんどの者が，取材時点で恋人がおり，有意義なソーシャルネットワークを持っていた。ハイマンに情報を提供した者たちの人生の物語は苦痛と苦悩に満ちているが，それにもかかわらず，彼女たちからは希望と回復に関するきわめて重要なメッセージが伝わってくる。この，『Women Living with Self-Injury』（Hyman, 1999）という本の終わりの部分で，ハイマンは，15名の女性のうち9名に対して行った，フォローアップ・コンタクトの印象について次のように記している。なお，ハイマンと女性たちとの会話や手紙のや

りとりは，最初の取材から1年半～5年後に行われた。

　　最初に取材した時には，恥辱感，不安，苦痛が伝わってくるような声だったが，今回のそれでは対照的に，満ち足りた元気な声で自身の改善・回復について語る人が多かった。情報提供者のうち2名は自傷頻度が減っており，5名は自傷を完全に止めていた。さらに，この自傷を止めた5名中4名は，すでに自傷することの必要性も感じないと語っていた（1999, p.177）。

▌なぜ自傷の経験率が上昇しているのか？

異文化，フェミニスト，モダン・プリミティブの観点からの見解

　今日の現代社会において，なぜ自傷はかくも顕著な増加を示しているのだろうか？　そして，なぜその行動は，米国，カナダ，ヨーロッパ，日本，ニュージーランド，台湾において，比較的健康な人たちにまでみられるようになったのであろうか？　こうした疑問に答えるためには，心理学における個人主義的なアプローチを超えて，社会文化的な要因について論じる必要がある。ファヴァッツァ（1996）は，比較文化論的な視点から自傷について書いている。彼は，世界中でみられる，みずから施す身体改造の慣習について整理・検討し，それが，宗教的変身，思春期における通過儀礼，シャーマン的な魔術，自然界と霊界に対する力を蓄えようとする神話的意味と結び付けて解釈した。彼は以下のように記している。

　　その時代を超えてつづけられる持続性と，社会からそれらに与えられる「深遠な」意味ゆえに，自傷的な儀式から，社会生活の基本的要素がわかる。儀式を検討すること……それによって明らかになるのは，そうした儀式が，共同体を脅かす不安定な状況を正す，もしくは防ぐための基本的な目的を果たしているということである。不安定な状況をいくつか例に挙げれば，以下のようなものがある。まず病気，神・精霊・先祖の怒り，成熟した少年や少女が大人としての責任を受けいれられない事態，あらゆる種類のいさかい——たとえば男女間・世代間・階級間・部族間のいさかい——，社会的役割・境界の喪失，集団のアイデンティティと独自性の喪失，不道徳もしくは罪深い行動，生態学的災害などである。
　　自傷的な儀式（および一部の慣習）は，こうした状況の発生を防ぎ，すでに起こってしまった状況を正したり，「治し」たりする役割を持つのである。癒し，スピリチュアリティ，社会秩序が促進されることにより，儀式も機能するのである（1996, p.226）。

　文化人類学的な視座から現象を捉えようとするファヴァッツァの考察のなかに，現在，私たちが置かれている状況にあてはまる点を数多く見出すことは，何らむずかしいことではない。たとえば，世界的な不景気，疾病（例：HIV/AIDS と若者の性への影響），男女間・世代間・階級間における葛藤，社会的秩序におけるつながりの喪失，道徳的秩序の混乱，全世界的な生態系の破壊などを挙げることができよう。さらに，ファヴァッツァ（1996）による三つの次元を用いていえば，現代版の自傷には，「癒し」（皮肉にも身体を傷つけることによって），「スピリチュアリティ」（あるいは，少なくとも意識状態の変化），「社会秩序の促進」（ソーシャルネットワークを刺激することによって）という側面がともなう。したがって，今日の自傷には，かつて文化的に是認されていた身体改造と，

42　　第I部　自傷の定義と背景

そう大きく違わない性質があるのかもしれない。

　フェミニスト作家のなかには，自傷に関して別の説明を試みた者もいる。ショー（2002）は，自傷行為に関して，優れたフェミニスト流の定式化を提唱している。彼女は，自傷と，文化によって課せられ，女性から搾取するために利用されてきた「女らしい美しさ」の基準との関係を強調している。彼女は以下のように記している。

　　女性は，西欧的な美の概念を実現するために，痛みと身体の破壊をともなうにもかかわらず文化的に容認されている処置を，みずからすすんで耐えしのぶ。そうした行動は，病的もしくは逸脱的とはみなされない。女性たちは毛を引き抜き，身体を締め付け，有毒な物質を注入し，脂肪吸引で大腿のセルライトを除去する。ドゥウォーキンが主張しているように，「女性の身体には，手が加えられていない，修正されていない部分は一つもない。処置や痛みをともなう改善を受けていない造作や身体の部分は残っていない」（1974, p.113）のである。「身だしなみを整えるためには痛みは避けて通れない……美しくありたい女性にとって，代償が大きすぎることは決してなく，不快だからできないことなどなく，痛すぎて受けられない処置などない」（Dworkin, 1974, p.115）（2002, p.32）。

　フェミニストの眼鏡を通してみれば，自傷はエンパワメントと身体「再開発」の行為として見ることができる。ショーは次のように述べている。

　　自傷は，少女たちや女性たちが文化によってこうむった被害を反映するものであるという点で，独特な苦痛に満ちている。意識的であれ無意識的であれ，いいなりになることを拒絶し，暴力を受け沈黙を強いられた体験を，自分の腕や脚に刻み，切りつけ，焼きつけることによって，少女たちや女性たちは自分の身体の所有権と主観性を取り戻すのだ。それだけではない。自分が体験した真実を決して放棄しないことを表明しているのだ。こういった行為はきわめて過激で脅迫的なものだ。なぜなら，家父長制度が維持されている裏には，少女たち・女性たちが口を閉ざしているという事実があるからだ（2002, p.35）。

　しかしながら，ショーのようなフェミニスト的定式化には一つ問題がある。それは，男性の自傷に関して説明がつかないという問題である。自傷の増加は男女両方において認められている（また，一般地域サンプルでは男女差は認められない）ことを考慮すると，フェミニスト的な定式では問題の約半分しか説明できない。興味深いことに，ファキール・ムサファーの見解は，性別の違いにもかかわらず，フェミニスト的見解に非常によく似ている。ムサファーは，身体改造の「モダン・プリミティブ運動」の創始者のひとりである（おそらく彼こそが唯一の創始者だと思われる）。彼の身体のあらゆる場所にはピアスとタトゥが施されており，その身体はコルセットで絞り上げられ，ボディ・サスペンションで吊り下げられ，さらには，ウィンチで引っ張られている。彼の特集を組んだ雑誌『Modern Primitives』（Vale & Juno, 1989）は，1980年代後半に突然出現し，いまも存在しつづけている，ピアスとタトゥの愛好家たちに影響を与えた。ムサファーは，こういったさまざまな様式の身体改造と刺激は，彼自身や彼の仲間にとって，痛みや拷問ではなく「優美な状態」を生み出すものであると述べている（Musafar；Favazza, 1996, p.325より引用）。ムサファーは，身体改

造に対する彼らのコミットメントについて以下のように記している。

私たちは，身体の所有と使用に関して偏った見方しか持ちえない西欧文化を拒絶した。私たちは，自分たちの身体は，他でもない自分自身に所属すると信じている。私たちは，あらかじめ服従を自分自身の身体にプログラミングし，私たちを情緒的に飼いならすユダヤ——キリスト教による強い影響を拒絶した。私たちの身体は，父親，母親，配偶者に属するものでもなければ，国やその君主，統治者，支配者に属するものでもない。さらにいえば，軍隊，教育，矯正，医学といった支配的イデオロギーに属するものでもない。私たちの行動を記述する際に用いられるある種の言葉，すなわち，「自傷self-mutilation」という言葉は，それ自体，否定的かつ偏見に満ちた支配の一形式である。（Favazza, 1996, p.326より引用）

フェミニストや「ムサファー信奉者」による自傷に関する定式化は興味深く洞察深いものだとは思うが，私自身は心理療法の「実体験」にもとづいた見解を持っている。

自傷の経験率が上昇している理由に関する推論

臨床家としての私は，広範な意味での文化的影響はあまり懸念しておらず（私自身がそれらに影響をおよぼすことはできない），むしろ，クライエントの日常生活に作用する日々の影響力を重視している。私の考えでは，自傷行為に影響を与える要因は数多くある。それらの要素は以下の四つのカテゴリーに整理することができる。（1）環境による影響，（2）メディアからの直接的影響，（3）仲間集団の特徴，（4）内的な心理学的要素，である。このリストは，特にもっとも自傷の増加が急速であると思われる青年期——成人期初期の若者に関連するものである。とはいえ，このリストはあくまでも推測もしくは仮説をまとめたものにすぎないことに注意してほしい。

環境による影響

- 学校および職場の環境が強いストレスに満ちている
- 同時並行して複数の作業をこなさなければならないようなライフスタイルが，ストレスと不安を持続的に高い水準のものとしている
- 学校および職場における激しい競争が，孤立と相互不信を助長している
- メディア広告が，気分を変える，意欲を高める，眠りにつくなどを促進する市販薬および処方薬に頼ることを促しすぎている。メディアが，感情調節スキルや自分を癒すスキル，あるいは，またはそのために役立つ活動に注目することなどめったにない
- アルコールや薬物を使えば，迅速かつ手軽に意識状態を変えられると考えられている
- 祝いごとのときにはアルコールなどで酔っぱらう必要がある，と思いこんでいる若者や成人が多い
- 家庭や学校はもちろんのこと，友だちからも，自分を癒すための健全なスキルを教わることなどめったにない
- 今日の文化は，生活の質を高めることより，物質的豊かさを手に入れることを重視している
- 共働き家庭では，子どもたちは毎日多くの時間をひとりで過ごしている。親は自宅にいても疲弊していることが多く，精神的にゆとりがない。子どもが親と過ごす癒しの時間というの

が少なくなっている

- 離婚率50％という状況が，子どもばかりでなく，ひとり親，保育士，教師や他の多くの人たちにストレスを与えている
- 地域のつながりや社会的支援が全体的に減少しており，苦痛を抱えている者が援助を受けづらい
- 外見を過度に重視する文化が蔓延しており，若者はありえないレベルの美を求められている（体重，バストの大きさ，筋肉のつき方など）。こうした基準に到達できないことが，否定的な自己帰属につながりやすい

メディアからの直接的影響

- 人気テレビ番組や映画において，自傷が扇情的に描写される（例：『17歳のカルテ』，『サーティーン──あの頃欲しかった愛のこと』，『インターベンション』）
- ミュージックビデオのなかで自傷行為がしばしば描かれ，賛美されている
- 有名人が自傷について公式的に意見を述べる（例：アンジェリーナ・ジョリー，故ダイアナ妃，ジョニー・デップ，シャーリー・マンソン，クリスティーナ・リッチー）（Whitlock, Purington, & Gershkovich, 2009）
- テレビのトークショーのほとんどで，トピックとして自傷がとりあげられたことがある
- インターネットのチャットルームには，自傷に関する話題が多数存在している
- インターネットのウェブサイトには自傷に焦点をあてたものが多数あり，そのなかには，自傷行為に関する詩や，生々しい傷や傷跡の絵や写真を掲載しているものがあまりに多い
- YouTubeで「自傷行為」と検索すると，実際に自傷をしている人のビデオがすぐに出てくる（詳細はLewis, Heath, St. Denis, & Noble, 2011参照）

青年期における仲間集団の特徴

- 青年期の若者は日々強烈な感情を体験しているが，そうした感情に対処するスキルを持ちあわせていない
- 青年期の仲間集団では，物質の使用が一つの通過儀礼とみなされている
- 物質使用は若い年齢からはじまる場合が多く，中学校，ひどい場合では小学校の段階で開始する者もいる
- 物質使用のせいで普通に問題解決をすることがなくなり，また，自分を癒すための健全なスキルが発達しなくなる
- 青年期の若者は，仲間や大人から「奇抜で型破りな人」と思われることを重要視する
- 大人がとがめたり恐れたりする行動をとることによって，仲間集団の結束が強まる
- 若者は行動志向であるため，ドラマティックで人の目に容易にとまりやすく，結果がすぐに得られる自傷行為を好む
- 仲間が，ピアス，タトゥ，ブランディング，スカリフィケーションなどをしているのを見ているため，青年期の若者の自傷に対する抵抗感が減弱している
- 若者たちのなかには，自傷のことを，ボディアートや身体改造と「あまり変わらないもの」だと考える傾向がある

内的な心理学的要素

- 自傷には効果がある。なぜならそれは（一時的に）緊張感を減少させ，心理的均衡をとりもどさせてくれる
- 自傷には強力なコミュニケーション手段としての側面がある
- 自傷することによってセルフコントロールとエンパワメントの感覚が得られる

　もちろん，上述した一覧以外にも内的な心理学的要因は多数存在する。そうした他の要因については，本書の第Ⅱ部および第Ⅲ部でくわしく論じたい。まずは，どのようなときに，身体改造を自傷的と捉えるべきなのかという主題に注目してみよう。

▌結　論

本章でとりあげたテーマとしては主に以下のようなものがある。

- 過去数十年にわたって，自傷という現象は，入院病棟，寄宿学校，グループホーム，矯正施設といった臨床的なセッティングにおいて広く知られてきた
- 1990年代以降，自傷は，米国および他の多くの先進国で，一般人口における高い経験率が報告されるようになった。多くの研究において，中学生・高校生・大学生サンプルにおける高い自傷経験率が認められている（例：6〜25％）
- 一般の若年層において自傷が大幅に増加している理由として，高度なストレスと苛烈な競争，未発達な感情調節スキル，親のゆとりのなさ，仲間間の社会的伝染の影響などが推測されている
- インターネット上に多数見られる自傷に関する挑発的なコンテンツも，自傷の蔓延に一役買っている可能性がある（ウェブサイト，伝言板，チャットルーム，YouTube など）

第5章
ボディピアッシング，タトゥ，
ブランディング，スカリフィケーション，
およびその他の様式の身体改造

　1980年代後半より，米国では，ある文化的現象の台頭が際立つようになった。それは，ボディピアッシング，職業的彫り師によるタトゥ，スカリフィケーション（皮膚を深く切ることなどによって作られた瘢痕模様），ブランディング（焼き印），およびその他さまざまな様式による身体改造である。臨床家はしばしば，これらの様式の「ボディアート」──身体改造はときにそのように呼ばれることもある──を自傷と見なすべきどうか疑問に思う。

　この問題に答える方法の一つとして，第1章に記載されている自傷の定義を参照するという手がある。ボディピアッシング，彫り師によるタトゥ，スカリフィケーション，ブランディングは，一見すると，自傷と共通する要素があるように思われる。たとえばタトゥとピアッシングは，みずから彫り師などの専門家のもとに赴き，施術してもらうという点で，意図的に自分の意志で自分の身体に施すものである。しかもこうした身体改造の様式は，きちんと殺菌の手順が踏まれていれば，致死性はきわめて低い。

　しかし，自傷の定義の残りの要素を念頭において考えた場合，タトゥやボディピアッシング，あるいは，その他の身体改造が定義に合致するかどうかの判断はもう少し複雑である。タトゥやピアッシングは「身体に傷害を負わせる」（ひいては自傷）様式の一種であると考えるべきか？　この裁定は見る人によって異なるであろう。彫り師にタトゥを入れてもらうことを選択し，タトゥを入れてもらっている人のほとんどは，自分たちのタトゥを魅力的なものとみなし，それによって自分の外観がよくなったと考えているものである。たしかに多くの職業的彫り師は非常に熟練した技術を持っており，際立ったボディアートを作り出している。また，ボディピアッシングに関していえば，宝飾品を飾るために身体に空けた穴の多くは，長いあいだピアスを外したままでいれば，傷は癒え，穴は埋まってしまうので，外観を変える行為と見なすべきではない。もっとも，ブランディングやスカリフィケーションによる傷跡の模様は，それが終生残るという点でまた別の問題と考えるべきであろう。しかし，その種の傷跡をみずからに施す人たちは，自分たちがある集団に加入していることを広く知らしめたいと望み，そうした行為をしている場合が多い（例：サッカーチームやフラタニティ（米国大学の男子友愛会）に所属する男子生徒，ギャングのメンバー）。後者の場合，この身体改造は象徴的な意味を持ち，自身に影響をおよぼす社会的集団からの是認につながる徴となる。

社会的なコンテクストと身体改造

　21世紀初頭の国際的文化を見わたすと，タトゥとピアッシング（ブランディングとスカリフィケーションはそれらよりも少ないが）は，さまざまな社会的コンテクストにおいて受け入れられていることは明白である。1989年代後半，専門家を対象とした講演などで，手の込んだタトゥやボディピアスのスライド写真を提示し，これを自傷行為と考えるかどうか聴衆に質問すると，80～90％は「自傷であると思う」と答えた。ところが2000～2010年の10年間では，同じような聴衆に対してまったく同じスライド写真を提示すると，「自傷であると思う」という回答は5～10％にまで低下していた。明らかに，身体改造を正常な行動として許容し，下手をすると社会的に望ましい行動とさえも受けとられかねないような，価値観の大変革が起こっているのである。身体改造が社会的に容認されている以上，それを自傷と考えることは不適切であろう。したがって，ボディアートは，多くの点で自傷と区別され，それがもたらす組織損傷は，象徴的な意味を持つもの，もしくは美しさを引き立てるもの，あるいは，その両方としてみなされる。

身体改造の意図

　心理的な苦痛を軽減するためにタトゥやピアッシングをした，などという者はめったにいない。自分は「墨」やピアスの依存症なのだ，という者もいるが，それは文字とおりの意味ではなく，むしろ比喩的な形容であると思われる。したがって，心理的な苦痛や危機への対処を目的としていない以上，身体改造は明らかに自傷とは別の行動であると考えられる。となれば，この問題に関する話はこれでおしまいということになろう。

　だがもちろん，問題はそこまで単純ではない。みずからの手で行うタトゥ，ピアッシング，スカリフィケーション，ブランディングの問題がある。こうした身体改造では，たいていの場合，彫り師などの職業的専門家が仕上げたような美しさを欠いている。さらに，みずからの手で行うということが，苦痛への対処と関連している場合もある。この点について，臨床において遭遇した事例を二つほど示したい。

　ナオミはグループホームに入所している16歳の女性であった。彼女は，過量服薬による反復的な自殺企図，また頻回の（手首，腕，脚への）自傷行為のために，紹介されて入所した。また，一度であるが，彼女は自分の性器への自傷を行ったこともあった。グループホームのなかで，ナオミは，自身の抑うつ気分と激しい怒りの感情（第17章および18章参照）に対処すべく，弁証法的行動療法（dialectical behavior therapy: DBT）を懸命に学んでいた。とりわけ彼女の動機となっていたのは，週末に友人や母親のもとを訪れる許可を得たいということであった。この許可を得るための条件の一つが，その前の1週間に自分を傷つけることがいっさいないというものであったわけである。

　ある時期，ナオミが特にイライラして落ち着きを失っているように見えたことがあった。スタッフは，ナオミのルームメイトから，ナオミが身体にピアスの穴を空けたらしいという情報を得た。その後まもなく看護師が，ナオミが裁縫針を使って一方の乳首にピアスの穴を空けたのを発見した。その部位を検査したところ，傷は感染の初期の兆候を示していた。ナオミは，「近頃じゃ，だれでもやっていることでしょ」という理由から，自分でピアスの穴を空けても何ら問題はないはずだと主

張した。スタッフは，専門のプロに清潔な条件のもとでピアスの穴を空けてもらうのと，殺菌していない状態でみずからやってしまうのとは別の行為であるといって，ナオミの週末外泊許可の申請を却下した。そのうえで，スタッフは，苛立ちと焦燥に対処する代替方法を修得すべく，ナオミと一緒に治療にとりくむことにした。

ナオミの場合には，スタッフが，彼女の行動を身体改造ではなく，むしろ自傷とみなしたのは正しいことであった。ナオミのピアッシングは，明らかに心理的苦痛と関係しており，医学的にみても安全とはいえない方法であった。ナオミは，身体改造を容認する最近の風潮を巧妙に利用しようとしたが，スタッフは，そのピアッシング行為の細かな状況を踏まえて，彼女の言い訳を認めなかった。

イアンは，両親と同居する18歳の青年であった。彼は，自分の人生における目標は，史上もっとも有名なタトゥ・アーティストになることだといっていた。彼は，ドン・エド・ハーディ，ライル・タトル，ハンキー・パンキーといった偉大なタトゥ・アーティストより有名になるつもりだと主張していた。彼の家族はだれも彼のそうした目標に異議を唱えてはいなかったものの，他方で，イアンが自分の計画をなしとげるのはなかなかむずかしいのではないかとも考えていた。イアンは，自分には「アーティストとしての天賦の才」があり，独学でも相当なレベルの彫り師としてやっていけるといい張っていた。彼は，タトゥを彫るための訓練は必要ないといい，あらゆることはインターネットや本から学ぶことができると主張して譲らなかったのである。困ったことに，イアンは中古の道具を用いて自分の身体にタトゥを彫りはじめ，しかも，その出来は将来有望とはとうていいえない代物であった。イアン自身も，紙の上に絵を描いたものが，皮膚の上ではまったく別物になってしまったことに気がついた。彼は，自分の腕に施されたみっともない絵柄を見て苛立ち，気分がふさぐようになってしまった。

彼は人生の目標に挫折し，しぶしぶながら，両親とともに家族療法のセラピストと会うことに同意した。治療経過中，だれひとりとして，イアンが自分なりに考えた計画——たとえその計画に，彼が短大を中退するという決意が含まれていたとしても——反対はしなかった。家族も，イアンが目標に近づくための方法を見つけられるように治療に協力してくれた。最終的に彼は，有名なタトゥ・ショップに弟子入りすることとなった。そして，実際にそこでの仕事をはじめるなかで，店長ならばイアンの腕の失敗作を見事なプロが施したタトゥで覆うことができることを知って，イアンは大いに安心した。

イアンの場合，問題だったのは心理的な苦痛ではなく，計画性の乏しさと衝動性であった。ちょっとした家族の工夫により，自傷に見えた彼の行動は，将来の職業へとつながる計画へと変化したのである。

▌身体改造と精神医学的問題

ファヴァッツァ（1998）は，多数のピアスとタトゥを身体に施している人は，一般の人よりも多くの精神医学的問題を抱えている可能性が高い，と指摘している。こうした仮説を支持する，もしくは否定する根拠となるデータは多くないが，タトゥには利点と欠点の両方があることを示唆する

研究がある。ドリュー，アリソン，プロブスト（2000）は，235名の大学生を対象としてタトゥの
ある学生とタトゥのない学生の相違について調査を行った。その調査結果によれば，235名のサン
プルのなかで，タトゥのある学生は，タトゥのない学生に比べて，自分自身のことを冒険心に富み，
創造的で，芸術的な才能があると評価していたという。また，タトゥのある学生は，自分自身の
ことを危険な状況に身をさらす傾向があるとも捉えていた。

　さらにドリューら（2000）は，この調査データを男女別に解析している。その結果によれば，タ
トゥのある男子学生は自分のことを魅力的であると捉えており，自己申告による性的パートナーの
数も多いことがわかった。また，逮捕された経験のある者の割合が高く，ボディピアスをしている
者も多かった。一方，タトゥのある女子学生では，アルコール以外の薬物の使用経験を持つ者が多
く，さらに，万引きをした経験のある者，耳以外の身体部位にピアスをしている者が多かった。

　以上の結果からどのような結論を導き出すことができるであろうか？　おそらくこの研究の対象
となった学生にかぎっていえば，タトゥには長所と短所の両方がある，ということであろう。タトゥ
のある若者は自身のことを，創造的で，自由闊達な精神を持ち，魅力的で，性的にも活発であると
みなしていた。これらの特性は長所といってよいであろう。しかしながら，その一方で，彼らのな
かには，タトゥをしていない友人たちに比べると，法に触れる行為や危険をともなう行動にかかわっ
ている者もまた多かった。こうした特性は短所といえるであろう。

■ いかなる場合に身体改造は自己破壊的な様相を呈するのか？

　自傷を主題とする本書においてピアスやタトゥに関して触れる以上，どうしても避けて通れない
臨床的課題がある。それは，身体改造が自己破壊的な動機から行われたものであるかどうかをいか
にして評価するか，という問題である。そうした方法の一つとして，直接的および間接的に自分を
傷つける行為に関する分類に照らして考えてみるというものがある。直接的／間接的に自分を傷つ
ける行為を評価するためのチェックリストは，第3章に記載されている（図3.2参照）。臨床家は，
身体の広範囲にわたるタトゥやピアッシング，あるいは他の様式の身体改造をしているクライエン
トと話すときに，このチェックリストを（正式に実施することができなければ，少なくとも形式ば
らないかたちで）用いるとよい。経験則からいえるのは，もしもそのクライエントに多様式の直接
的／間接的に自分を傷つける行為がみられるならば，自己破壊的な動機から身体改造をしている可
能性を確認すべきである，ということである。そうでなければ，そのクライエントは単に文化的現
象としてのボディアートを行っているにすぎず，自己表現の一つの方法としてそれを楽しんでいる，
と見なすべきであろう。後者の場合には，そうした行動を病的と見なすのはまちがいである。以下
に提示する二つの臨床例から，機能不全状態を示唆する身体改造と正常な身体改造との鑑別点を理
解することができる。

　ユージーナは15歳の少女であった。彼女は，自傷のために両親によって治療施設へ連れてこられ
た。彼女は，およそ6カ月のあいだ，自分の前腕と脚をカミソリで切りつづけていた。ユージーナ
は，学校で友人とけんかしたり，ボーイフレンドと別れたりしたときに自分を傷つけてしまうと述
べた。彼女は自分でも，ややもすると人間関係をゴタゴタさせてしまい，長つづきさせられないこ
とを認めていた。他の様式による自分を傷つける行為について質問すると，彼女は，ほぼ毎日マリ

50　　第I部　自傷の定義と背景

ファナを吸煙し，ときどき自分の身体を危険にさらす行動をとっていることを認めた。自殺念慮の存在や自殺企図の既往については否定していた。

　セラピストは，彼女が両耳の耳介軟骨のところに多数のピアスをしていることに気づいた。これについて質問されると，ユージーナは，これらのピアスの穴のいくつかは専門の人に空けてもらったが，なかには自分で空けた穴もあると述べた。彼女は，自分を切る代わりに耳にピアスの穴を空けることもあると答えた。前兆として強烈な深い感情があるとその行為を行ってしまい，その後には解放されたような感情を体験するようであった。セラピストは，ユージーナの耳にピアスの穴を空けるという行為は自傷行為として行われている場合もあると結論し，ユージーナの治療においては切るという行為とピアッシングの両方の経過を観察していくことにした。

　ユージーナの場合，身体改造は切る行為の亜型であると考えられた。一方，後述する事例では，その結論はまた違うものとなっている。

　たいていの保守的な人間は，初めてバズと会ったときには少なからずショックを受けるであろう。バズは30歳の男性で，まるで未開部族の人のように顔のまわりにいくつものタトゥが渦巻いていた。また，鼻中隔を貫くように8センチ弱ほどの骨様の突起物が突き刺さっており，両側の眉毛の部分，頬部，前頭部に左右対称にピアスがつけられていた。バズは心理療法の必要性は感じていなかったが，自分の尋常でない外観に関心を持った人ならだれとであれ，ゆっくり話をしたいと考えていた。バズの職業はタトゥ・アーティストにしてピアッシングのプロであった。彼は，自分の広範な顔のタトゥとピアッシングのせいで，社会の主流である保守的な人たちと交遊することがむずかしいことをよくわかっていた。これはバズにとって好都合なことであった。彼は，多くの時間を，自分の店で働いているか，バイク乗りのたまり場となっているバーでビールを飲んでいるか，自分と同じような身体改造をしている友人と会っているかして過ごしていた。バズは，社会における自分の居場所にかなり満足していた。彼には友人と安定した仕事があり，自己破壊的と考えられる行動はほとんど何も見あたらなかった。

▌連続体の一方の極としての身体改造

　きわめて広範にタトゥやボディピアッシングを施している人について，私たちはどのような判断をするべきだろうか？　専門家として私たちは，顔面，身体，性器に多数のピアスをしている人に関して，どのように理解すればよいのであろうか？　皮下にいくつも埋め込まれた宝飾品，ブランディング，スカリフィケーション，全身を覆うタトゥなどについてはどう考えるべきか？　なかには，強烈な身体感覚を呼び起こすために，乳首や性器に重たい物を吊り下げる者もいる。またある者は，セックスの際に普通では得られない性感を体験するために，ペニスや陰唇に宝石のついたピアスを多数つける者もいる。

　私自身は，こうした人たちは，ボディアートや身体改造という未開拓な領域で一風変わった冒険をしているのであって，私たちが彼らから学ぶべきことは少なくないと考えている。自分の身体をその限界にまで追い込み，古くからある心身二元論のジレンマに挑戦することによって，その人は，他の何人も到達できない深い洞察を手に入れているかもしれない。身体改造の限界に挑む人たちが

第5章　ボディピアッシング，タトゥ，ブランディング，スカリフィケーション，およびその他の様式の身体改造　　51

心理学的治療の場に登場することは，きわめてまれなことである。彼らは自分の抱えている問題が相談室を訪れることで解決するとは考えておらず，したがってセラピストに関心を持つこともなければ，挑戦してくることもない。

▌結　論

　総合的にみれば，身体改造は自傷とは異なるものである。本章で検討した問題のポイントは以下のようなものである。

- 専門家の手によるタトゥおよびピアッシングなどの身体改造は，現在の米国では一般的である。これらは必ずしも病的なものとみなされるべきではなく，また，自傷の様式の一つとして治療対象にすべきでもない
- 自傷とは，通常，本人の手によって行われるものであり，一方，タトゥやピアッシングといった身体改造は，通常訓練を受けた専門家の手によって行われるものである
- 自傷は，一般的には，感情調節およびストレス軽減を目的としたものである。身体改造は自己表現と身体装飾を目的としたものである
- 一部には，自傷なのか身体改造なのかあいまいな行動もある。ある行動が自傷かどうかを判断するためには，次のように問うことが重要である。「そのとき，その人には感情調節不全が起こっていたか？」，「その人には，自傷を含む自分を傷つける行為を行った経験があるか？」，「殺菌の手順を踏んだか？」，「傷の後処理を適切に行っているか？」
- その行動が文化的に是認されているものか，自己破壊的な性質のものかは，細部を注意深く観察すれば，おのずと明らかになるはずである

第6章
自傷行為の
生物－心理－社会学的モデル

　本書では，自傷行為は生物－心理－社会学的な現象として概念化されている。この枠組みにもとづけば，自傷行為の評価と治療へのアプローチとして推奨される方法は，必然的に生物－認知－行動学的な観点にもとづくものとなろう。本章で提示するモデルは能率化されたシンプルなもので，使い勝手を考慮して構成されており，また，さらに後の章で論じるアセスメントおよび治療の技法に直結するものである。これよりも複雑な，自傷に関する総合的な理論的説明をお望みならば，リネハン（1993a）による生物－社会学的モデルを参照することをお勧めする。ちなみにブラウン（2002）は，リネハンのこのモデルを改良し，自傷だけに焦点をあてた理論を提唱している。

　生物－心理－社会学的な現象としての自傷行為は，相互に関係する以下の五つの次元から構成されている。

1. 環境的次元
2. 生物学的次元
3. 認知的次元
4. 感情的次元
5. 行動的次元

　これら五つの次元間の相互関係に注目すると，自傷行為の病因が理解できる。大多数の人にとって，自傷の出現や再発には，これら五つの次元すべてがかかわっているのが通常である。影響する各次元の組み合わせや配分は，各人によって異なる。環境的および生物学的次元がもっとも重要である，というクライエントもいるだろうし，また別のクライエントでは，認知的，感情的，行動的次元が大きくかかわっているということもあるだろう。自傷行為をアセスメントする際の目的は，これらの次元のうちいずれがもっとも重要であるかを明らかにし，最終的にはすべてに対処する必要があるにせよ——治療過程においてとりあげる次元の優先順位を決めることにある。

　以下に，生物－心理－社会学的領域におけるこれら五つの次元それぞれについて論じていきたい。

▌環境的次元

　自傷行為の出現に影響を与える環境的次元には，次の三つの基本的カテゴリーが含まれる。それらの要素とは，家族歴，本人歴，現在の環境である。これらの要素は，生活のコンテクストであれ本人を取り巻く環境であれ，本人の「外側」ではあるけれどその者自身と自傷のパターンに多大な影響をあてるものである。

家族歴の要素

　「家族歴」とは，核家族，拡大家族，代理家族などにおいて，本人が「観察」したことはあるものの，直接的に体験したわけではない，といった重要な側面を指す用語である（家族以外の人間関係が子どもに大きな影響を与える場合はあるが，日常的な環境よりは重要性が低い傾向がある）。たとえば，家庭内において暴力や物質乱用を観察することは，本人が暴行を受けたり物質を摂取したりすることとは異なる。前者の影響は間接的だが強力である。後者の影響は直接的で重大である。家族歴の多くの局面が人生における後の自傷の出現に関連していることが，実証研究において示されている。家族の精神疾患，物質乱用，暴力，自殺，自傷などが家族歴に含まれる（例：Walsh & Rosen, 1988; Shapiro & Dominiak, 1992; Favazza, 1996, 1998）。ノック（2009b）も，家庭における敵意が自傷の遠位の危険因子であると同定している。

　家庭環境は，モデリング，強化，弱化，消去を通して，日々，子どもに行動を教え，刷り込んでいる。たとえば，爆発的な感情表現をすることが多い家族がいると，子どもは爆発的（もしくは，著しく引っ込み思案）になることを学ぶ。物質を大量使用することで苦痛に対処する家族がいると，子どもはこの行動のパターンを身につけ，大きくなってから同じことをするようになる可能性がある。臨床家ならば，親の依存症の影響を目の当たりにしてきた子どもたちが，潜伏期の年齢のとき，自分は絶対にアルコールや薬物を使用しないと誓うのを嫌というほど見ているはずである。だが，そういった子どもたちが数年後に青年期に達すると，まるで自動操縦されているかのように，かつての誓いを忘れ，物質乱用をはじめてしまうのである。

　とりわけ悲惨な将来をもたらす可能性が大きいパターンは，自己破壊的行動をとる家族がいる家庭環境である。親や他の家族が，自殺企図や自傷などの自己破壊的行為の模範を示すことで，子どもに深刻な影響を与える可能性がある。家族の自己破壊的行動を観察することにより，子どもは多くの意味を感じ取ってしまう。家族の自己破壊的行動の目撃を通じて子どもが受け取るメッセージとは，以下のようなものである。

> 「人生は圧倒的につらいものだ」
> 「人生は生きるに値しない」
> 「苦痛は自己破壊的な行動をとることによって解消できる」
> 「私の痛みをやわらげることなんて誰にもできない」
> 「痛みがあるかぎり私は他者に対してどんな責任も負う必要はない」

　これらは，家族の自己破壊的行動に遭遇した際に，子どもがその行為に結びつける可能性のある解釈のうちのほんの一部にすぎない。家族内のそうした行動は哀れみをもって理解され対処される

べきであるが，しかし同時に，それが子どもに与える長期的な影響を無視してはならない。自己破壊的な行動をする家族とともに暮らす子どもは，人生が困難な局面を迎えたときには，自分を傷つける行為をすることを選択肢の一つとして考えるようになってしまう。自分を傷つける行為のなかでもっとも有害なのは自殺既遂である。家族や配偶者に対するその長期的かつ深刻な負の影響については，すでに詳細な報告がなされている（AAS, 2011）。そうした影響としては，世代間におよぶ抑うつ，失望，孤立，物質乱用，くりかえし行われる自己破壊的行動などが知られている。

本人歴の要素

「本人歴の要素」とは，観察したことがあるのではなく，本人が直接的に体験した要素のことである。自傷行為と関係があるとされている本人歴の要素には，親もしくは保護者の死，別離・離婚・里子に出されるなどによる親の喪失，ネグレクトまたは感情的・身体的・性的虐待またはその両方などの体験がある（Walsh & Rosen, 1988; Shapiro & Dominiak, 1992; Miller, 1994; van der Kolk et al., 1996; Alderman, 1997; Favazza, 1998; Briere & Gil, 1998; Turell & Armsworth, 2000; Rodriguez-Srednicki, 2001; Gratz Conrad, & Roemer, 2002 Paul et al., 2002）。ノック（2009b）はまた，親からくりかえし行われる批判が，自傷に関する遠位の危険因子であることを同定している。

グラッツら（2002）が最近報告した研究は，自傷行為に関係する家族内の体験について，いくつかの新しい視点をもたらしている。さまざまな人種から構成される138名の大学生において，過去に直接的な方法で自分を傷つけたことがあると申告した者が，驚くべきことに38％にもおよんでいた。さらに驚くべきことに，自己申告にもとづく生涯自傷経験率は，女性よりも男性の方がわずかに高率であった。自己申告をした女性が36％であるのに対し，男性は41％であるという，実にめずらしい結果であった。

グラッツら（2002）は，自傷行為は，ネグレクト，身体的虐待，性的虐待，別離，喪失，その他アタッチメントに関する問題といった，家庭内におけるさまざまな嫌悪体験と関係するのではないか，という仮説を提示している。さらに彼らは，こうしたネガティブな家庭内体験が解離体験に結びつき，この解離体験から後年の自傷行為の出現が予測できるのではないかとも推論している。グラッツらの研究は，こうした家庭内体験には有意な性差があることも明らかにしている。すなわち，このサンプルにおける女性の場合，将来的な自傷行為の予測因子であったのは，重要な順から解離体験，父親との不安定なアタッチメント，幼少期の性的虐待，母親の感情的なネグレクト，父親の情緒的ネグレクト（有意な反比例的な関係があった）であった。一方，このサンプルにおける男性の場合，自傷行為の予測因子としては，重要な順に，幼少期の（特に父親との）別離体験，解離体験，身体的虐待であった。以上のことから，自傷のアセスメントを行う際は，ネグレクト・身体的虐待・性的虐待・離別・喪失などの数々の嫌悪的な体験を考慮すべきであるということがわかる。さらにそうした嫌悪体験には性差が存在する可能性も十分考慮する必要があろう。

家族内の不承認的環境

リネハン（1993a），およびミラー，レイサス，リネハン（2007）は，自傷（およびその他の問題行動）の経歴がはじまる前に家族内で生じる，ややわかりづらい要因について論じている。彼らは，BPDと診断された者は家族との関係において「不承認的環境」という体験をしていると指摘している。こういった家族においてはしばしば，子どもの感情的体験が無視され，否定され，嘲笑され，

とがめられる（＝「不承認される」）。そうした体験により，子どもは自分の内面に生じた感情が正しいものなのか，そもそもそれが本当に存在しているのかについて自信が持てなくなってしまうのである。さらにそうした環境は，極端な感情反応だけを差別的に強化する。たとえば，極端な感情的行動（例：かんしゃく）を示したときだけ，親の反応を得ることができる，などである。このような反応パターンは，非適応的行動の強化，適応的行動の消去につながる。こうしたパターンが長年にわたってかぞえきれないほどくりかえされると，最終的に，感情調節不全を抱えた人間となってしまう。そのような者は，感情的苦痛に対処するために，自傷のような自己不承認的行動に依存するようになってしまうのである（Linehan, 1993a; Miller et al., 2007）。

家族および環境のストレングスと資源

　自傷する者の家族を論じる際に見落とされがちなのは，家族のストレングスについての検証である。相当に深刻な機能不全に陥っている家族にも，必ずストレングスはあり，それらを特定し，強化する必要がある。自傷をする「新世代」の若者（第4章参照）の家族には，相当な資源があることが少なくない。ある人が自傷行為をするからといって，その人が機能不全家族の出身であることを意味するわけではないのである。実証的研究においてしばしば記述されている家族とは異なって，自傷する者の家族が親として子を承認し，ネグレクトや虐待などは一切しない，ということも大いにありうる。つまり，自傷する者の家族でも，愛情にあふれ，献身的で思いやり深く，問題解決に長けている人はたくさんいるということだ。臨床家は，自傷する者の家族は機能不全だろうと思いこむことをせず，ストレングスにもとづいてそれぞれの家族を注意深く分析しなければならない。アセスメントの対象となるのは，以下の分野におけるストレングスである。

- 実家および親戚
- 近隣住民およびそれにともなう人脈
- 学校および職業
- 収入源およびその管理
- 文化的なアイデンティティおよび個人の文化的財産
- 娯楽活動および趣味
- 宗教的およびスピリチュアルな信仰，そういった組織から得られる支援

　家族内のストレングスは自傷行為のリスクを緩和してくれる。家族内においてストレングスを集中させればさせるほど，自己破壊的行動を減らすための影響が大きくなる。家族が自傷する者の苦痛の源になることは多いが，家族全員がおたがいを尊重し合い治療同盟をしっかりとむすんでいれば，問題に対する解決策を与えてくれるのも家族なのである。

現在における環境の要素

　「現在の環境の要素」とは，自傷行為のトリガーとなりやすい，現時点における状況を意味している。自傷行為を引き起こしうる感情的な条件としては，多くのものが考えられる。よくみられるのは，人間関係における喪失や葛藤の体験，現時点での保護者やパートナーによる虐待，身近に自傷行為をする仲間がいるといった環境的な状況である。学校，職場，スポーツ，その他の課外活動の

領域におけるパフォーマンスの問題も，重要な要素である。家族背景および個人の生活史において嫌悪的な条件を経験したことのある者は，現在において似たような問題が起こると特に敏感に反応する。たとえば，幼少期に親の喪失を体験したことのある者は，思春期に仲間関係を失うことに対してきわめて強い反応を示す。同様にして，幼少期に身体的虐待や性的暴行を受けたことのある者は，現在における虐待や暴行の脅威に対して敏感に反応する。また，普通の性的アプローチを人から受けることに対してさえも反応してしまう可能性がある。複数様式の自己破壊的行動を呈する者に，複数様式の虐待を受けた過去があることが多いというのも，驚くべきことではない。その生活史が複雑で嫌悪的体験に満ちていればいるほど，その後の人生において，否定的な体験に対する脆弱性が高まる。

▌生物学的次元

　神経画像研究の著しい進歩によって，生物学的視点からの自傷行為の捉え方は変化した。長い年月のあいだ，臨床家たちは，いわゆる「器質性」障害と「機能性」障害という区別があると考えてきた。しかし今日では，そうした区別は，当時のアセスメント技術の限界ゆえに生じたものであるということが明らかになっている。たとえば，エミール・クレペリンの時代には，進行性麻痺（第三期梅毒）のような精神障害は，当時の顕微鏡検査で確認することのできる脳の形態の変化と関連付けて考えられていた。しかし，統合失調症や躁うつ病により死亡した患者の脳組織を調べた研究者たちは，正常な比較対象の脳と，何ら形態学的な違いを見出すことができなかった。そのため「器質性」「機能性」という区別がなされるようになり，20世紀のほとんどの期間にわたって信じられつづけてきたのである。

　しかし，最近25年ほど，脳科学の分野において著しい速度で新たな発見が相次ぐなか，こうした区別は時代遅れのものとなった。死後脳だけでなく，生きている対象における脳の画像所見や脳代謝の研究を通して脳構造の変化が明らかにされるなかで，これまで「機能性」と考えられていた障害（OCDや自閉症など）が，突如として機能性と分類することができなくなってしまったのである。事実，OCDに関しては，すでにきわめてエキサイティングな知見がもたらされている。複数の予備的研究において，OCDでみられる画像上の脳の異常所見が，治療的介入がなされることによって，比較対照にみられる所見に近いものへと「変化する」ことが明らかになったのである。もっとも驚くべきことは，こうした治療による変化が，薬物療法による介入と認知行動的介入の両方において認められたということである。

　思えば，今日のように神経画像研究という手法がなかった時代だったとはいえ，機能性−器質性という古めかしい区別は，それ自体がやはり不完全なものであった。なぜなら，すべての行動は脳からの指令により生起するからである。この古い区別は，本質的に異なる障害を分類したのではなく，単に脳に生じている差異を測定できたものとできなかったものとを分類したにすぎない。

　生物学と自傷の複雑な関係は重要であり，この関係は，実証的研究においてますます議論の焦点となっている。自傷に関連する精神医学的診断——BPD，抑うつ，双極性障害，統合失調症——の多くが，その背景に何らかの生化学的な異常があることが明らかにされている。極端な様式の自傷の多くは，統合失調症のような精神病に関連していることがわかっている（Simeon & Hollander, 2001; Grossman, 2001; Large, Babidge, Andrews, Storey, & Nielssen, 2008）。自傷に関連している場

第6章　自傷行為の生物−心理−社会学的モデル　　57

合の多い他の生理学的問題としては，身体疾患（例：糖尿病，喘息，整形外科的疾患），睡眠障害，摂食障害，心気的な不定愁訴などが挙げられる。

　自傷の生物学的次元について徹底した議論を行うことは，専門外の私にはできかねる。だが，最近二つの総説が刊行された（Osuch & Payne, 2009; Sher & Stanley, 2009）。また，自傷の精神薬理学の総説を，ゴードン・ハーパー（本書14章），プレナー，リベル，ニクソン（2009），サンドマン（2009）が提供している。以下のセクションでは，自傷の生物学的基礎に関して提唱されている三つの主な仮説について簡単に論じたい。

セロトニンレベルの機能不全

　自傷の生物学的基礎を理解するための考え方として前途有望な研究分野の一つは，脳のセロトニン活性に関するものである。攻撃性および自傷におけるセロトニン活性の低下を結びつけた実証研究は数多い。こうした研究をまとめた総説に関しては，オスフとペイン（2009）を参照されたい。自己破壊的行動を呈する人のセロトニン活性を測定したさまざまな研究報告によると，セロトニン活性が低い場合，その低さは平均的な低さをさらに下回っており，研究者たちは，こうした低いセロトニン活性こそが自傷を促進していると結論づけている。選択的セロトニン再取り込み阻害薬（SSRI，たとえばプロザック，ゾロフト，パキシル，セレクサ）は，身体のセロトニン活性（低下していようとも）を最大限高めるために投与される薬剤である（medinfo.co.uk/drugs/ssris.html）。SSRIを服用することで，抑うつ，衝動性，自傷の減少がみられた者がいるという事実は，自傷にセロトニンが関係している可能性を間接的に裏付けるものである（Grossman & Siever, 2001）。

内因性オピオイド系の機能不全

　自傷に関するもう一つの生物学的な説明は，内因性オピオイド系（endogenous opioid system: EOS）に関するものである（Osuch & Payne, 2009; Sher & Stanley, 2009）。自傷する者の多くが，その行為の最中には痛みがないと述べる（Favazza, 1996, 1998; Alderman, 1997; Conterio & Lader, 1998）。グルスマンとシーヴァー（2001）が指摘するように，「EOSが痛覚と関係していることを示す証拠が数多く存在し，なかでもストレス負荷によってもたらされる無痛状態はその好例である」（p.125）。多くの研究者が，EOS活性の上昇が自傷行為を生じやすくしているという仮説を立てている。一般の読者にも理解できる表現でいえば，人が自分の身体を傷つけるときに，脳は自然とオピオイド様物質（例：エンドルフィン）を放出し，それによってその人に，恍惚感もしくは不快な感情からの解放を体験させるわけである。

　グロスマンとシーヴァー（2002）によれば，EOSと自傷行為の関係については，主に二つの仮説があるという。一つは「嗜癖仮説」であり，もう一つは「疼痛仮説」である。

　　嗜癖仮説とは，本質的には正常なEOSでありながらも，不快気分からの解放を目的として頻回に自傷行為をくりかえしたために，EOSの慢性的な過剰刺激状態となっているという仮説にもとづいている。これに従えば，自傷行為をくりかえす者は，内因性オピオイドの放出に対する耐性が上昇してしまい，離脱症状に何度となく苦しみ，衝動的な自傷行為によってくりかえしEOSを刺激することに駆り立てられてしまうと考えられるわけである（p.125）。

疼痛仮説とは，痛覚鈍麻から明らかになる，EOSの体質的な異常の存在を想定している。これは，EOSにおける負のフィードバックが欠如しているか，もしくは内因性オピオイドが過剰産出されているか，あるいはその両方である可能性を意味している。オピオイド系の活性が高まっていることにより，ついには麻痺と解離という不快な体験を招くことになりうる。自傷行為は，環境的もしくは内的なストレス要因によってもたらされる，自分の身体から遊離したような解離状態を打ち破ってくれ，それによって，その者はふたたび痛覚をとりもどすことができるようになる（p.125）。

　ナルトレキソン（naltrexone：オピオイド受容体拮抗薬）による自傷治療の成功例がいくつか報告されていることが，この嗜癖仮説の妥当性を間接的に証明している。このナルトレキソンとは，そもそもは物質を乱用する者がオピオイド系薬物のような麻薬を摂取しても「ハイな気分」にはなれなくする薬剤である（Plener et al., 2009）。自傷する者に対してナルトレキソンを投与するのは，内因性オピオイドの放出によって好ましい感覚を得るのを阻害する目的からである。それは，EOS反応を阻害すれば，自傷によって生化学的な「報酬」を得るという行動を消去できるのではないか，という仮説にもとづいている。なお私たちは，ナルトレキソンが有効でない症例については，疼痛仮説の方がその者の病態に関する説明としてより正しい場合もあるだろうと考えている。

痛覚の低下

　自傷をする者では身体的疼痛に対する反応が低下している者がいる，という実証的エビデンスもある（Osuch & Payne, 2009; Sher & Stanley, 2009）。ボーフス，リンバーガーら（2000）の報告によれば，自傷する者の約60％が，その行為の最中には痛みを感じていないという。ルースら（Russ et al., 1992; Russ, Roth, Kakuma, Harrison, & Hull, 1994）は，自傷する者における身体的疼痛への耐性について実験を行い，痛みを感じないと申告する自傷する者，痛みを感じると申告する自傷する者，ならびに非自傷する者の3群間で比較を行った。ルースらによれば，身体的疼痛を故意に引き起こす実験を行ったところ，この3群間のなかで，「痛みを感じない」と申告する自傷する者では，自傷によって身体的不快感が有意に低下する，という結果が得られたという。

　ボーフス，リンバーガーら（2000）もまた，BPDに罹患する自傷する者では，痛覚に対する反応の低下を見出している。彼らは，BPDを持つ自傷する者にして自傷に際して疼痛を感じないと申告する12名の女性と，「正常な対照群」19名とを比較した。具体的な実験方法をいうと，寒冷昇圧試験とターニケットペイン試験を実施して，参加者の身体的疼痛の間隔を測定したわけである。試験は，参加者の気分が穏やかなとき，および，著しく気分が苛立っているときの両方の状況で実施された。なお，この実験では，向精神薬による影響を排除するために，薬物療法を受けている参加者はいなかった。ボーフス，リンバーガーら（2001）は，この実験の結果について以下のように報告している。

　　「いまは気分が落ち着いている」と申告しているときでさえも，BPD患者は，二つの実験のいずれにおいても，正常対照に比べて有意な痛覚の低下を示した。気分が苛立っている状況では，BPD患者の痛覚は，気分が落ち着いていると自己申告したときに比べ，いっそう著しく優位に低下していた。これらの知見は，自傷行為の最中に無痛状態を体験する自傷を行うBPD患

者では，不快気分が生じていない状況においても，疼痛閾値の上昇が認められることを示唆している（p.251）。

　ルースらおよびボーフスらの研究は，解離に関する心理学的仮説や疼痛耐性のさらに先に進み，生理学的実験を行っているという点で，とりわけ興味深いものとなっている。明らかに，自傷の生物学的基盤に関するエビデンスが多数出現しつつある。この調査結果は，自傷の治療においては薬物療法が前途有望な手段であるということを示している（この話題については，本書第14章でとりあげる）。しかしながら，グロスマンとシーヴァー（2001）が指摘しているように，薬物療法はそれ単独では十分な治療ではない場合が多く，たいていは心理学的介入を並行して行うことが求められる。彼らは以下のように述べている。

　　性的虐待体験，および，その他の外傷的もしくはカオス的体験は，その患者の形成期に影響を与えるものである。適切な対人関係をもった経験の欠如，または，信頼・自尊心・気分調節・自分を癒すといった分野につきものの葛藤は，薬で解決できるものではない。適切な薬物療法は，特定の体験の強烈さをやわらげ，心理療法，および，性格／行動の長期的変容のために望ましいセッティングを準備するためのものと考えるべきであろう。

　この言葉からも明らかなように，このままつづけて自傷の認知的・感情的・行動的次元について論じていく必要があろう（p.128）。

▋認知的次元

　自傷に関する認知的次元とは，煎じ詰めれば，次の二つに分類できる。それは，「外的な出来事に対する認知的解釈」，および「自己産出的な認知」である。外的な出来事は，自傷する者がそれを嫌悪すべき，痛みをともなう，または心を乱すものと解釈した場合に問題となる。もちろん，なかには，有無をいわさず何らかの認知を強いるような，非常に圧倒的な外的状況というものもある。身体的虐待や性的虐待を受けて，何らの問題もない人，自滅的な思考に至らない人というのは，めったにいない。もっとも私は，1991年の湾岸戦争のさなかに捕らえられて性的な暴行を受けた人のなかで，そのような人物と出会ったことがある。彼女は，「自分のまわりで起こっていた死と破壊の方がずっとひどかった」という理由から，自分が受けた凌辱を大して意味のない出来事として片付けていた。彼女がいうには，その暴行事件は，その後の自分の人生に少しも不都合な影響をおよぼさなかったということであった。しかしながら，性的に虐待された人のほとんどは，その体験に関して複雑な思考と判断をするようになる。非常に多くみられるのは，たとえば「私はその虐待を止めさせるために何かすべきであった」，あるいは「あれほど長いあいだその行為を許していたということは，私は心のどこかでそれを望んでいたのにちがいない」というような，不合理な自責感である。そうした，クライエントの不合理な自責的認知を止めることを援助していく作業は，自傷をくりかえすトラウマサバイバーの治療においてしばしば中心的な位置を占める。

　その他の機能不全に陥っている思考には，上述したような強い影響力を持つ環境的条件から生じるのではなく，挑戦したり修正したりしたいという個人的なパワーに由来するものがある。例を挙

げれば，「私はすべてのレポートと試験でAの成績をとらなければならない」とか，「すべての友人といつもうまくやっていかなければ，完全にひとりぼっちになってしまう」というような思考である。現実離れした完璧主義ゆえに，人にやっかいな痛みと居心地の悪さを引き起こす認知は，確かに存在する。

　自己産出的な認知は，外的な出来事や環境的状況とは反対に，内的なきっかけにより引き起こされる。朝目覚めたとき，「また苦しい空虚な1日がはじまる。どうやってこの1日をやり過ごしたらいいのやら」と考えるクライエントもいるだろう。1日ははじまったばかりで，嫌悪的な環境的出来事が起こる余地などまだないはずなのに，である。自傷する者のなかには，思考と判断ばかりが頭のなかを渦巻き，居心地の悪さと苦痛だけしか思い描けない者がいる。こういった，否定的・悲観的な反復的認知をアセスメントすることは，精神療法において前進するためには欠かせない。クライエントに，少しでも多くの成功と苦痛の軽減をもたらしたいと考えるならば，そうした認知を同定し，修正する必要がある。

　加えて，自傷する者には，自分を傷つける行為のトリガーとなるようなさまざまな認知を，みずから作り出してしまうところがある。こうした思考を同定することも，自傷のアセスメントの手順として重要である。自傷行為の直前には，以下のような典型的思考がみられる。たとえば，「何かしなくてはならない」，「そうすることが自分にはふさわしい」，「自分の身体が大嫌い」，「自分がどれほど傷ついているか，みんなに知らしめたい」，「この問題に対処するには，こうするしかない」などである。自分を傷つける生き方を止めていくために必要なのは，こうした思考から行為へといたる経路に拮抗する，別の思考を手に入れることが重要となってくる。

　自傷に関する認知的次元については，第9章および第12章でさらにくわしく論じる。

▌感情的次元

　感情的次元は，認知的次元ときわめて密接に関係している。感情は，それに先立って存在する，不合理かつ自責的な歪んだ認知から生じる。感情は，自傷のアセスメントと治療において重要なかぎを握っている場合が多い。ほとんどの者が，不快な気分を減らしたり，消去したりするために自傷をしている。第1章において指摘したように，自傷する者は，その行為に先立って，怒り，不安，緊張，悲しみ，抑うつ，恥辱感，心配，侮蔑の念といった，さまざまな感情を自覚している (Favazza, 1987; Walsh & Rosen, 1988; Alderman, 1997; Conterio & Lader, 1998; brown, 1998; Simeon & Hollander, 2001; Klonsky, 2007, 2009; Nock, 2010)。私はいまだかつて，肯定的な感情が自分を傷つける行為のトリガーとなったという自傷する者に出会ったことがない。「とてもリラックスしていて，幸せだったので，自分の身体を切りました［焼きました］」などという人はまずいないであろう。自傷とは，否定的な感情のなかで行われるものである。

　自傷のアセスメントを行う際には，個々のクライエントについて，くりかえしあらわれる，重要な感情的トリガーを具体的に同定していく必要がある。そのうえで，治療に際しては，自分を傷つける行為に訴えることなしに，そうした強烈な感情に耐え，対処し，緩和するスキルを教えていかねばならない。

▌行動的次元

　行動的次元とは，自傷の直前・その最中・直後にみられる，顕在的な行動から構成されるものである。これらの行動は，自分を傷つける行為と密接に関係し，くりかえしその行為に影響を与えてきたものである。自傷に先行する行動として典型的なものは，家族や友人との葛藤，孤立，さまざまな活動での失敗，性的活動，物質乱用，摂食障害に関連する異常な食行動などがある。また，自分を傷つける行為を行うために，他の人間から邪魔されない場所を選んだり，道具を選択したりといった，自傷のための準備もまた行動的次元に含まれる。自傷に関連する行動の構成要素としては，他には，自傷行為の直後にみられる行動——たとえば傷の手当てをするのかどうか，自傷に用いた道具を捨てるのか隠すのか，他の人に自傷したことを知らせるのかどうか，といったことを決めること——がある。自傷後の状態のアセスメントを行うことはきわめて重要である。自傷した後にはすぐに眠りにつけるという者もいるし，あるいは，普段どおりの活動にもどるという者もいる。なかには興奮した状態がつづいていて，その興奮を解消しようとして別の方法を探し求めるものもいる。自傷がもたらす「結果」を理解することによって，自傷がくりかえされる理由について多くの情報を得ることができるであろう。

▌五つの次元の統合

　本章のはじめで指摘したように，この生物－心理－社会学的モデルの五つの次元は，それぞれが独立して機能するわけではない。それらは密接に関係しているばかりか，相互に依存している面もある。たとえば生物学的な脆弱性は，環境的条件に対する反応性に影響を与える。生物学的に脆弱な条件を持つ者は，体質的に頑強な者に比べて，環境内で遭遇する嫌悪的体験によって否定的な影響を受けやすい。反対に，くりかえし外傷的体験に曝露されることによって脳内の神経化学的過程に変化が生じるなど，持続的な生理学的影響が起こることも明らかにされている（van der Kolk et al., 1996）。加えて，環境的条件と生理学的な問題が，陽性または陰性の認知，さらには自己効力感に関する認知に大きな影響を与える。認知はそれを受けて感情を引き起こし——あるいは，「再燃」させ——，そして，感情は長期的にはその人の認知にも影響を与える。認知と感情は行動を引き起こし，行動は，それに引きつづいて生じる思考と感覚に影響を与える。表6.1は，これらの五つの次元を整理したものである。

▌結　論

　本章では，アセスメントと治療を主題とした第Ⅱ部への導入を行った。自傷のアセスメントを周到に行うには，臨床家は，自傷行為に付随する以下の次元をくわしく理解する必要がある。

表6.1　自傷の生物－心理－社会学モデル

環境的次元
- 家族歴要素（例：家族内の精神疾患，暴力，物質乱用，自傷，自殺）
- 本人歴要素（例：ネグレクト，愛着の問題，親の喪失，身体的および性的虐待）
- 家族内における不認証的環境
- 家族と環境のストレングスと資産
- 最近の不快な環境的要素（例：喪失体験，人間関係の葛藤，虐待，自傷をする友人）

生物学的次元
- セロトニン系の機能障害？
- 内因性オピオイド系の機能障害？
- 痛覚の低下？

認知的次元
- 環境的要素に対する認知的解釈，特に否定的かつ悲観的な思考，判断，信念など（例：「すべての人間関係が破綻してしまった」，「だれも自分のことをわかってくれない」，「私はひとりぼっちだ」）
- 自己ならびに自傷に関する自己産出的な認知（例：「これをしなければならない」，「自傷だけが救いだ」，「これをするだけの価値がある」，「自分の身体が大嫌い」，「どれだけ私の心が痛んでいるかなんか，誰にもわかりっこない」）
- トラウマに関係する思考やイメージ，フラッシュバック

感情的次元
- 感情の易変性
- 自傷のトリガーとなる否定的な情動。とりわけ怒り，不安，緊張，恥辱感，抑うつ気分，悲しみ，侮蔑の念，心配
- トラウマに関係する思考，イメージ，フラッシュバックによってもたらされる情動および／または解離症状

行動的次元
- 自傷に先行することが多い行動：たとえば人との葛藤，物質使用，孤立
- 自傷の準備：傷つける身体部位の選択，道具の入手，ひとりになれる場所の確保
- 自傷後の余波：日常生活への復帰，眠りに落ちる，人に自傷したことを伝える

---

1. 環境的次元
2. 生物学的次元
3. 認知的次元
4. 感情的次元
5. 行動的次元

　本章では，自傷に影響を与え，トリガーとなり，その行動を維持する，五つの重要な次元についてレビューを行った。治療を行う際には，これらの次元に留意しなければならない。この五つの次元がそれぞれどのくらいの割合で「配合」されているのかは，患者によってさまざまに異なる。したがって，治療戦略は，それぞれの患者の必要に合わせて，個別的に計画されなければならない。

アセスメントと治療
段階的ケアモデル

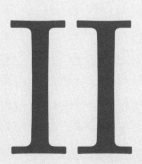

はじめに

本書におけるもっとも長いセクションである第Ⅱ部では，アセスメントと治療をとりあげる。本書第1版では，「段階的ケアモデル」を用いた自傷の介入について論じた。段階的ケアモデルは，近年，メンタルヘルスサービスの世界において使われることが多くなっている（Bower & Gilbody, 2005; New Zealand Ministry of Health, 2009; Earl, 2010）。段階的ケアモデルの根底をなす原則には以下のものがある（New Zealand Ministry of Health, 2009, p.5より）。

- 集中度（介入頻度）の異なる介入をクライエントが利用できるようにする
- クライエントのニーズに合った介入の集中度を選択する必要がある
- クライエントのアウトカムを注意深く観察することで，必要に応じて治療の「段階をあげる」ことができるようにする
- クライエントは，集中度の高い介入を受ける前に集中度の低いものから受けはじめる（必要に応じて）
- 治療の段階が上がるということは，通常，行動の危険性が高いということであり，介入の集中度が高まり，介入に要するコストも上がることを意味する
- 各段階のあいだには，きちんとした紹介経路が存在していなくてはならない
- 自立を支援し，サービスへの需要を管理するために，スキルトレーニングを介したクライエント自身のセルフケアを重視する

図Ⅱ.1は，自傷に対する段階的ケアモデルを示したものである。このモデルの最初の段階はベースライン（ステップ0）であり，自傷はまだ存在しない状態であり，介入として求められるのは予防である。それ以降の四つの段階は，自傷の程度が上昇することを意味する。第1および第2ステップは，よくみられる，致死性の低い，期間の短い自傷を意味し，介入期間は短く，その集中度も低い。それとは対照的に，第3および第4ステップは，（自殺傾向，攻撃性，摂食障害，物質乱用，危険行動などの関連症状をともなう）反復性・慢性・亜型のいずれか，あるいは，すべての性質を持つ自傷を意味し，介入も複雑化・多面化し，集中度も増す。図Ⅱ.1の四つの段階のそれぞれの介入に関連のある本書の章を，各欄で紹介する。

段階的ケアモデルでは，クライエントと臨床家はパートナーとしてとりくむ。クライエントは以下の事柄を決定する。

- 受けたい治療の量
- 払ってもよいと考える金額
- セッションの頻度
- セッション内，また，セッションとセッションのあいだで，とりくむ意欲のある作業量
- 段階を上げるか，下げるか

臨床家および他の専門家は以下の事柄を決定する。

図II.1　自傷に対する段階的ケアモデル

自傷／関連問題の種類		介　　入
慢性的／くりかえし起こる／非定型／重篤型の自傷に加えて，くりかえし起こる自殺傾向，異物飲み込み，その他（攻撃性，物質乱用，重篤な摂食障害，危険行動，自己防衛の欠如）がある。	第4ステップ：第3ステップに加えて	• DBTおよびIMRといった，複数の自傷行為を持つ者のための治療（第17章） • 入所治療（第18章） • 支援型住居プログラム／アウトリーチ，ケースマネジメント，デイケア，クラブハウス，回復プログラム等，該当する場合
持続的，非定型型，もしくはその両方が備わった自傷に加えて，その他（自殺念慮と自殺企図，PTSD症状，身体疎隔化体験，摂食障害，物質乱用）がある。	第3ステップ：第2ステップに加えて	• 身体イメージへのとりくみ（第15章） • 曝露療法（第16章） または • PTSDのための認知再構成（第16章） • 保護的入院／レスパイト・サービス，該当する場合
くりかえし起こる，よく見られる種類の，致死性の低い自傷	第2ステップ：第1ステップに加えて	• 置換スキルトレーニング（第11章） • 認知療法（第12章） • 家族療法（第13章）該当する場合 • 精神科薬物療法（第14章）該当する場合
初めて／初期段階の自傷	第1ステップ	• 初期対応：控えめで冷静な態度，敬意ある好奇心（第7章） • 正式なアセスメント（第8章） • 認知行動アセスメント（第9章） • 随伴性マネジメント（第10章） • アセスメントの結果，よくみられる種類の致死性の低い自傷とみなされる場合は第2ステップに進む。非定型型／重篤型の自傷とみなされる場合は（第3章，第9章），第2ステップに進む
自傷に関する教育および予防	ステップ0	• 若者における自傷の伝染の管理と予防（第20章，21章） • 「首絞めゲーム」のような現象に関する教育と予防（第22章）

• 介入の長さ，頻度，期間
• いくつの介入を組み合わせて提供するか
• セッションとセッションのあいだでクライエントと連絡をとる頻度
• その（それらの）介入を提供するために必要な訓練と専門知識の程度
• その（それらの）サービスを提供するために必要な人材配置のパターン
• 他の専門家やサービスにクライエントを紹介すべきタイミング

　このセクションの本文では，図II.1に挙げられている介入すべてを網羅してはいないが，自傷の治療に関する包括的レビューとしては妥当であろう。図II.1の治療のなかでこのセクションの本文がとりあげていないものについては，本書の読者にくわしく検証してもらえるよう，詳細な引用情報をもって他の参考文献を紹介することとする。

第II部　アセスメントと治療　　67

治療：第1ステップ

第 7 章　治療初期の対応 ———————————————— 70

第 8 章　自傷のアセスメント ———————————————— 78

第 9 章　認知と行動のアセスメント ———————————————— 87

第10章　随伴性マネジメント ———————————————— 119

第7章
治療初期の対応

　段階的ケアモデル（p.67の図II.1参照）の第1ステップを提供するにあたって，一つ目の構成要素となるのは，治療初期の対応である。自傷に対する初期の対応のあり方によって，アセスメントの残りの部分やその後につづく治療をスムーズに進められるかどうかが決まってくる。最初の時点でさまざまなスキルを活用して対処することができれば，クライエントに自信を持たせたり，家族が抱える大きなストレスを緩和したりすることができるし，自傷における，その人固有の特徴を浮き彫りにすることもできるであろう。逆にいえば，最初の時点で自傷への反応の仕方に失敗すると，その後の治療経過に長期的にネガティブな影響を与えてしまう可能性がある。たとえば，診断を誤って自傷に自殺企図としてのレッテル貼りをしてしまえば，本来必要のない精神科病棟への入院をさせてしまったりして，クライエントに不名誉な思いをさせることにもつながりかねない。本章では，治療開始に際しての「戦略的な」言葉の使い方，それから，自傷するクライエントを前にした際の望ましいふるまい方について論じたい。

▌ 自殺関連の言葉をあてはめようとしない

　第1章では，自傷と自殺の主要な鑑別点を中心に論じた。クライエントとのあいだで本人の自傷についてとりあげる場合でも，自殺関連の用語は避けた方がよいであろう。残念なことに，自傷を語る際に，「自殺のそぶり」や「自殺企図」といった用語を使用する専門家は少なくない。しかし，自傷に「自殺のそぶり」という用語をあてはめるのは，語弊があるばかりでなく，一般に「逆転移」的（Maltsberger, 1986），もしくは，「治療阻害的」（Linehan, 1993a）であるとみなされている行為である。「そぶり」とは，ささいな行動，些末な行為，あるいは，大きな視点でものごとをみたときに大して意味のない行動であることを意味する表現である。「自殺のそぶり」という用語を専門家が使用することで，クライエントに，その行動は「真の自殺企図ではなく」，とりたてて警戒するにおよばないものと見なしている，と伝えてしまう結果となる。また，「そぶり」という用語を使うことで，その行為が「操作的」なものであるという印象を与えてしまうことも多い。本書のスタンスは，「自傷は大した重要性のない行動でもなければ，操作的な行動でもない」というものである。自傷は重要な行動にして細心の注目に値するものである，という認識にもとづいて，一致団結して治療戦略をとらなければならない。自傷を無視したり，軽視したりしてはならない。自傷は単なる「そぶり」ではない重大な意味のある行為なのである。

　同様によく使われる，「自殺企図」という用語は，いたずらな逆転移感情をもたらすものではない

ものの，自傷行為についてこの用語を使った場合，臨床現場で混乱が生じやすい。第1章および第2章で論じたように，自傷は自殺企図（必ずしも自殺による致死ではない）の主要な危険因子ではあるが，自傷は自殺とは大きく異なるものである。優れた臨床実践では，（1）これら二つの行動を別のものとして理解・対処・治療し，（2）それぞれを注意深く同時にモニタリングしつつ，相互に関連し合うものとしてアセスメントを行わねばならない。クライエントを援助するためには，「自傷」と「自殺」という用語を正確に用いる必要がある。クライエントがその行為に用いている手段をくわしく調べることによって，正しい用語を使うことが可能になる。自殺に用いられる手段には，銃，首吊り，服薬・服毒，飛び降りなどの行為が含まれるが，自傷に用いられる手段には，皮膚を切る，焼く，皮膚をむしる，自分を殴るなどが含まれる。これら2種類の行動の致死性の違いに留意するとよいだろう。明確であることが必要不可欠な治療のこの時期に自傷を「自殺企図」と呼ぶことで達成できるのは，深刻な混乱を引き起こすことだけである。

　もう一つ，自傷行為を説明する際によく使われる問題ある用語として，「パラ自殺parasuicide」という表現がある。ノーマン・クライトマン（1977）による造語であるが，多くの研究者らが，さまざまな程度の自己破壊的行動を広く指し示す際に，この用語を使ってきた。たとえばリネハン（1993a）がこの表現を用いるときには，クリップで腕を引っかく行為をしたが皮膚を破ることができなかったといった場合から，たまたま死には至らなかった致死性の高い自殺企図（例：致死的な結果には至らなかったもののみずからの手により銃で頭を撃った外傷）までの行為を含意している。こうした広範な種類の自己破壊的行動を，たった一つの用語ですべてひとくくりにしてしまうことは，有益なやり方とはいえない。髪の毛を抜くといった致死性の低い行為と，首吊り企図のような致死性の高い行為とを一つの言葉を使っていいあらわすことは，平均的な臨床家であれば不可解なことだと思うのではなかろうか。「パラ自殺」という用語では，それが致死性の低い行為を意味するのか，それとも致死性の高い行為なのか，もっと明確な説明がなければ，私たちの疑問は解消されないままであろう。さまざまな自己破壊的行為に関する情報をまとめる方法としてはるかに有益なのが，第3章で示した，パティソンとカーハン（1983）による，直接的／間接的に自分を傷つける行為に関する多次元的スキーマである（図3.1参照）。これは，意図，致死性，頻度の観点における段階的変移を示すモデルである。このスキーマでは，致死性の高い行為と，致死性が低い，もしくは致死性がまったくない行為とを同列に論じてはいない。

■ クライエントの言葉を戦略的に使用する

　自傷を論じるうえで，「自殺のそぶり」，「自殺企図」，「パラ自殺」という言葉を避けるべきであるならば，いったいどのような言葉を用いるべきなのであろうか？　もちろん例外はあるが，自傷する者自身が使う言葉をそのまま使うのが有用である。自分を傷つける行為について説明する際，自分がとった行動をそのまま描写する表現を用いる自傷する者は多い。「切る」，「引っかく」，「削る」，「焼く」，「皮膚をむしる」，「叩く」などである。セラピストがクライエントに対してそうした言葉を使って反応することは，大きなアドバンテージとなる。その理由の一つとして，クライエント自身の言葉を使うことは「ジョイニング」の戦略となることが挙げられる。また，クライエントの言葉を受け入れることは，クライエントに対する敬意を示すことであり，またクライエントにとってエンパワメントになる。「私は，この件についてのあなたの考え方に敬意をもって注目しているため，

第7章　治療初期の対応　71

あなた自身の言葉を使って話をするつもりです」という暗黙のメッセージを伝えることになるわけである。

　ミラーリングの技法によりクライエントの表現をそのまま用いることのアドバンテージは，もう一つある。それは，本人の内的世界に入り込むための準備段階になるということである。自傷する者を理解し，援助しようとするならば，その人の内的世界に入り込むことはきわめて重要である。相手の話しぶりに合わせた言葉遣いは，共感的行動のなかでも，もっとも基本的かつ肯定的な行動である。

　しかし，このルールには例外がある。自傷する者が使う言語表現を使うのが好ましくない場合があるのである。このような例外としては，2種類の言語表現がある。すなわち，「過小視的表現」と「超主観的表現」である。

　かつて私は，両腕に永久に消えない広範な傷跡がある30歳代の女性に対して心理療法を実施していたことがある。その傷跡は手当たり次第にめちゃくちゃにつけられたもので，うねうねと深く盛り上がり，皮膚の色調が白っぽくなったケロイド状で，15年以上にもおよぶ自傷を物語る歴史的記録となっていた（self-injuryというよりは，self-mutilationの域にあった）その傷の多くは，本来ならば，その行為が起きた際にただちに縫合されるべきものであった。しかし，彼女が自己流で傷跡のケアを施すにとどめたために，傷跡は開いたまま肉が盛り上がって治癒してしまい，その傷跡は広範なまま永久に残るという結果になってしまっていたのである。にもかかわらず，この女性は，心理療法開始当初，みずからの自傷行為のことを「引っかく」，もしくは「むしる」という言葉で表現していたのである。これは，現実の傷の程度を考えれば，どうあってもかなり矮小化された表現であった。さらに，こうした傷跡は，周囲に気づかれれば，当然ながら，汚名を着せられることになろう。たいていの人は，ひとたび彼女の腕にある数多くの大きな切創痕を目にしたら，すっかりひるんでしまい，彼女を避けるようになるのはまちがいない。

　私は，このクライエントとのあいだにポジティブな治療同盟を築くことができた時点で，彼女の言語表現に対して穏やかな挑戦を試みた。恥をかかせたり，厳しく非難したりするような態度は絶対に避けなければならないものの，私たちの対話に現実感をとり入れる必要性があると考えたからである。私は，タイミングを見計らって，彼女の自傷は「『引っかく』，『むしる』といった範疇を大きく超えている」という私の考えを述べた。彼女は，当初，私の意見にとまどったようであったが，まもなく自分の言語表現に関する私の疑問に納得してくれた。さらにその後，私は，彼女の自傷行為を説明するときにはどんな表現が一番ぴったりくるだろうか，と訊いてみた。彼女は「切る」，「かき切る」といった表現を提案し，私はそれに合意した。自分の身体損傷の程度をより正確に見きわめられるようになることも，治療過程の一環であった。社会的な代償を認識するにつれ，自傷行為を減らそうとする動機も高まった。社会的な影響を意識し，自分の傷が人から見えないよう隠すようにもなった。もっとも，自分がよく知っている，一緒にいて快適と思える知人たちには，そのような警戒心は持たなかったが。

　もう一つの例外的な言語表現は，クライエントが自傷行為に関して超主観的な説明をすることである。もっともよくみられるのは，精神病に罹患している者に特有の言語表現である。

72　　第II部　アセスメントと治療

たとえば，私は，顔，頭，目の周辺を殴ることで自身の身体に損傷を与えてきた男性の治療に何年ものあいだかかわったことがある。（この者の抱えていたジレンマについては第25章でくわしく紹介する。）長年にわたる自己虐待の結果，このクライエントは失明してしまっていた。こうした自分を傷つける行為に対する彼なりの説明は，何年経ってもまったく変わることなく一貫していた。彼は，自傷行為 self-mutilation を，持続する妄想と関連づけて説明した。その妄想とは，悪魔が彼の身体を乗っとり，罪に対して彼を罰しているというものであった。彼は，自分を殴ってしまうという行為をコントロールすることができなかった。私は，治療において，彼の妄想的思考を何度もとりあげたが，決してそれを是認することはなく，また妄想の維持に加担するような発言もしなかった。ときには彼が用いる超自然的な言語表現を使うこともあったが，その際には必ず「『あなたの見解』では，今回の自分に対する暴力は，霊たちがあなたにとらせた行動なのですよね」，「『あなたの見解』では，今日は何の罪で罰せられたのでしょうか？」という風に，あえて「ただし書き」的な言葉をつけるようにした。彼独自の世界の体験の仕方には敬意を表するが，それを是認することも賛同することもしないよう，適度なバランスを保つよう注意したわけである。

　妄想的思考および言語表現に対する，治療における戦略的な反応の仕方について，第25章でさらにとりあげる。

■ クライエントに対するふるまい方の重要性

　自傷に対する最初の反応の仕方における，二つ目の重要点は，クライエントに対するふるまい方である。人は，自傷に対して，感情的な熱のこもった態度で反応しがちである。そうした態度には，以下のようなものがある。

- 強い懸念，激しい感情表出をともなう支援
- 苦悩，恐れ
- ひるむ，ショックを受ける，避ける
- とがめる，あざ笑う，脅す

　自傷行為に対して，懸念や支援といった肯定的感情をもって反応する人は少なくない。こうした反応は，自傷する者を助けてあげたい，守ってあげたい，という思いを伝えるものである。しかし残念なことに，時間経過とともに，他者からの肯定的反応は，自傷行為の二次的強化につながってしまう。自傷行為に対する一次的な強化は，感情的苦痛からの解放である。自傷によって劇的かつ急速になされる感情的苦痛からの解放は，きわめて強力な強化となる。しかし，不用意な社会的強化も，重要な二次的役割をもちうる。したがって，懸念や支援といった肯定的反応であっても，問題となることがある。そうした反応が激しい感情表出をともなう場合はとりわけ問題であり，感情的反応が強ければ強いほど，偶発的強化を作り上げてしまう危険性が高まる。

　また，当然，懸念や支援を超えた行動様式で自傷に反応する人も多い。激しい苦悩や恐怖心をはじめとするヒステリックな行動は，決してめずらしいものではない。たとえば，以下の症例を見てほしい。

12歳になるひとりっ子の娘を持つ母親は，泣きじゃくりながらセラピストに電話をかけてきた。母親は，娘がこの6カ月のあいだときどき自分を切っていることを発見したのである。母親はむせび泣きしながら，「これまで自分は娘のために生きてきた。それなのに，もしも娘が自殺するようなことがあったら，自分はもう生きていけない」と述べた。その臨床家は，母親のあなたにとってどれほど娘さんが大切なのかはよくわかります，と母親をなだめた。そのうえで，いま現在，娘さんは何をしていますか，と尋ねた。母親は，娘は外で楽しそうに遊んでいるといった。娘が緊急的な危機状態にないことを確認すると，臨床家は，母親に再保証することを試みた。いくつかの質問を通じて，その少女の自傷行為は，ごくたまに腕と脚に応急処置の必要性のない程度に引っかくというものであることがわかった。臨床家は，母親に，自傷行為は危機を知らせるものであり，治療は必要だが，母親がいま報告したような行為はただちに自殺を意味するものではないことを伝えた。この指摘に母親は反応し，顕著に落ち着きを取り戻した。母親と臨床家は，翌日に面接する予約をとりつけた。電話を切る前に，セラピストは，面接までのあいだに何か大きな問題が生じた場合に備えて，地域の精神科救急センターの電話番号を教えた。

　この症例では，セラピストの役割は，母親を落ち着かせ，自傷についての短い教育的な情報を提供することであった。ヒステリックな反応がこうした行為の転帰に有効なことは，まずほとんどない。ヒステリックな反応は，問題解決の妨げとなるだけでなく，他者の強い反応を報酬と見なす者には，自傷行為を不用意に強化してしまう可能性がある。特に頻繁に無視されたり，罰せられたりしている者にとっては，ヒステリックな保護反応はむしろうれしいものである。
　自傷に対する反応のなかでよくみられるものとしては，他には，ひるむ，ショックを受ける，避けるといったことが挙げられる。自傷行為を知り，その行動に圧倒され，感情的に混乱させられる場面から逃げ出したい衝動に駆られてしまう状況である。このような状況では，自傷する者よりも自分自身を守ろうとする行動をもって反応してしまう。助けたいという思いはやまやまであるが，それ以上に，自傷に対するイメージに動揺してしまい，心を乱され，それ以上耐えられなくなってしまう。その結果，自傷する者を見捨て，安全な場へと逃げるわけである。熟練したセラピストであっても，ときとして次のように自傷行為に反応してしまうことがある。

　21歳の男性は，前のセラピストが彼の自傷行為をどのように扱ったのかについて，以下のように語った。「そのセラピストは自傷について話すのを避けたがっているようだった。ぼくが自傷の話題を持ち出そうとしたり，あるいは，万一，半袖のシャツを着て現れたりしようものなら，顔をしかめ，とてもストレスを感じているようにみえた。そんなときは，椅子に座りながら落ち着きがなくなり，ひどく神経質な様子で苛立ったため息をついた。そして，二度と自傷をしないようぼくに約束させて，『もっとポジティブなことについて話しましょう』なんてことをいった」

　ショックを受けた後，ひるむ，あとずさりするといった様子が伝わると，自傷する者は否定されたと感じ傷つく。自傷する者の多くは，これまで度重なる喪失と拒絶を体験しているだけに，「見捨てられ不安」が強い。専門家として，自傷へと駆り立てるものは何なのかをアセスメントし，それを乗り越えられるよう努めなければならない。自傷行為にショックを受けやすい傾向は，たいていの場合，くりかえしそうした場面を体験し，その行動の背景を理解することによって克服すること

74　　第II部　アセスメントと治療

ができる。もしも回避反応を抑えることができないようなら，その臨床家は自傷のクライエントをどこか別の援助機関へ紹介した方がよいであろう。

　ひるんだり避けたりするどころか，露骨に敵意をむき出しにしてしまう援助者もいる。このような過剰な感情は，支援や共感とは相反するものである。それらは，懲罰的かつ否定的なものである。たとえば，以下のような症例である。

　ある父親が初めて，娘が自分の体を切ったり，皮膚を焼いたりする行為をしたことを知ったとき，彼がとった反応は，娘に対して「このばか者め」と怒鳴りつけることであった。さらには，「こんな風に病気みたいな行動をするなら，いますぐこの家を出てそのまま精神科病院に行け！　お前がそういうことをするのは，ただ人の注目を集めたいからだ！　お見通しだぞ！　とっとと俺の視界から消えうせろ！」

　暴力という反応を除けば，この父親の反応ほど，無益なものは考えられない。人が自傷と遭遇した際に――特にそれが予期せぬ遭遇であった場合には――強い感情反応が引き出されてしまうのは仕方のないことである。組織損傷と出血という，人間がもっとも避けていたいと思うものと直接関係している行為だからである。また，その行動は，人間には自己保存の本能があるという期待に抗って，自分自身の手で行われるものである。さらに，自傷行為には，他者のなかに潜在する，身体の脆弱性や断片化に対する恐怖を刺激し，全体としての，あるいは統合されたものとしての身体感覚を脅かす。なかには，（どう考えてもそれは非合理的な想像であるが），自傷する者が自分を攻撃するのではないかという不安を覚える者もいるようである。

▌謙虚で冷静なふるまい

　自傷行為に反応する際の戦略として，特に大事なことの一つに，謙虚で冷静なふるまいが挙げられる。上述したような感情的な反応は，二重の意味で自傷する者に有害である。第一に，そうした反応は，支持的であろうと批判的であろうと，自傷する者に恥辱感やばつの悪い思いを引き起こす。他者による激しい感情的な反応に遭遇した自傷する者は，もはやみずから行為について何も話さなくなってしまう可能性がある。また，強い反応が，不用意に行為を強化してしまう場合も多い（＝ふたたび行為がくりかえされる可能性が高くなる）。その一方で，いかにも心配でならないといった保護的な反応は，ネグレクト，無視，虐待を受けてきた者にきわめて大きな満足感を与えてしまうことがある。さらにまた，大人たちを動転させることに満足感を覚える若者の場合には，非難やひるむような反応は，逆説的に報酬効果となってしまうこともある。

　以上のような理由から，自傷行為に対してとるべきふるまいとして臨床的に望ましいのは，謙虚で冷静な態度ということになろう。それを身につけるには訓練が必要であるものの，冷静さには二つの利点がある。それは，（1）すでに感情の高まった状況であるのに，このうえ新たな付加的感情を与えない，という利点であり，（2）臨床家がもっとも減ってほしい，消えてほしいと思っているまさにその行動を，不用意に強化してしまうことがない，という利点である。

敬意ある好奇心

　キャロライン・ケトルウェル（1999）は自傷に対する反応の仕方として，「敬意ある好奇心」というもう一つの有用な方法を提案している。彼女は，彼女自身が切るという自傷行為について説明していた際，セラピストの「敬意ある好奇心」が好ましかったと述べている（私信，2002）。「好奇心」は，一刻も早く問題がなくなればいいという思いではなく，その問題についてもっとくわしく知りたいというセラピストの思いを伝えてくれるものである。しかし，この方法を有効に活用するためには，好奇心は，適度な加減であり，しかも敬意をともなうものでなくてはならない。いやらしく詮索する感じやスリルを求める好奇心には，たいていの自傷する者が嫌悪感を抱くであろう（さもなければ，強化になってしまう）。この方法には例外がある。仲間のあいだで自傷の伝染が広まってしまうような場合である。この点については，第20章で論じる。

善悪の価値を決めつけない思いやり

　治療における自傷への反応としては，他には，善悪の価値を決めつけない思いやりが挙げられる。自傷者は，これまで何度となく，みずからの自傷について辛辣かつ軽蔑的な決めつけを受けてきていることが多い。たとえば，精神病者，衝動的・爆発的，危険人物などと決めつけられてきたのである。そうした状況において，セラピストが価値を決めつけない，思いやりをもった反応をしたならば，自傷するクライエントは大いに安らいだ気持ちになるであろう。こうした姿勢は，クライエントから物語の残りの部分を聞き出すことができるような立ち位置にセラピストを置いてくれるものであり，また，おそらくはクライエントによる完全な情報開示を望むことが可能になるであろう。

　ここで，「推奨されている『思いやり』と，推奨されてない『激しい感情表出をともなう懸念と支援』とでは，一体何がちがうのか？」という疑問があがったとしても，それは当然のことであろう。たしかこれら二つはいずれも肯定的反応であり，そう簡単には区別できない。あえて異なる点を探せば，微妙なトーンの違いである。激しい感情表出のともなう懸念と支援が暗示するのは，クライエントを援助したいという切望と，早急に保護し介入したいという欲求を含む，ある特定の強い感情である。思いやりとは，受容であり，また，中立的かつ決めつけないかたちで，急速な変容を求めることなくクライエントに寄り添うことである。

　価値を決めつけずに思いやりあるふるまいをする——いずれも説明することも実行することも容易ではないが——という態度を理解してもらうために，以下に，ある初回心理療法セッションでのやりとりを紹介したい。

　　セラピスト：あなたのこれまでの人生をくわしく聞けてよかったです。ところで，それでは一体なぜあなたがここに来ることになったかという話をうかがってもかまいませんか？
　　クライエント：（恥ずかしそうに）ええと，私は，いつも自分を切っているので……。
　　セラピスト：（控えめな態度，思いやりをもった口調で）どのくらいの頻度で切ってしまうのですか？
　　クライエント：ほとんど毎日です。
　　セラピスト：それはかなりな頻度ですね［過小視しない］。どの部分を切ることが多いです

か？［敬意ある好奇心］

クライエント：（もっと恥ずかしそうに）どこでも，たぶん。

セラピスト：なるほど。身体のこの部分を切るのが好きとかはありますか？［敬意ある好奇心］

クライエント：ええ，あります。腕と脚。

セラピスト：そうなんですね。切るということは，あなたにとってどういう役割を持つもの何でしょうか？

クライエント：感情を外に出して，落ち着かせてくれるものです。

セラピスト：そうですか。感情に対処するために，あなたの場合，切るという行為が，もっとも効果的な方法の一つということですね。

クライエント：（熱狂して）そうなんです！

セラピスト：なるほど，だから頻繁に切ってしまうというわけなんですね？［判断しない］

クライエント：わかってくれてありがとうございます。たいていの人には，気持ち悪い奴とか，頭がおかしい奴とか思われるんです。

　この心理療法は幸先のよいスタートを切ったといえるであろう。このセラピストは，クライエントに対して，自傷の話題であっても事務的かつ共感的に話し合えることを示した。そこには，過剰な共感も，ヒステリーやショックもなく，もちろん，ひるんだり非難したりすることもない。それどころかセラピストは，善悪の価値判断を決めつけず，自傷には適応的機能があり，つらい感情への効果的な対処法であるということを認めている。クライエントは，治療導入の初期段階において，理解されたと感じたであろうことがわかる。ここまで来たら，次からは，クライエント自身の言葉を使って自傷について話し合う段階に入るわけである。

▌結　論

　以上をまとめると，援助者およびその他の人たちによる，自傷に対する反応としてもっとも有効と考えられるものは，以下のようになる。

- 自殺に関する用語の使用を避ける
- クライエントが自身の行為を説明するのに用いた言葉を使う
- 過小視，あるいは超主観的な言語表現には，穏やかに挑戦する
- 不注意から二次的強化を行ってしまうリスクがあることをつねに認識しておく
- 謙虚で冷静なふるまいをする
- 敬意ある好奇心が伝わるようにする
- 善悪の価値判断を決めつけず，思いやりを持つ

第8章
自傷のアセスメント

ジェニファー・J・ミューレンカンプ

段階的ケアモデル（p.67の図II.1参照）における第1ステップ二つ目の構成要素は，自傷の系統的なアセスメントである。ここで，臨床家やその他の専門家は，直感および実践にもとづく知識だけにとどまらず，エビデンスにもとづく系統的なアセスメントを行う。本章では，はじめに，系統的なアセスメントの重要性を示すある症例を紹介する。この症例で描かれている系統的なアセスメントの方法，ならびにその有用性については，本章の後の方でくわしく説明したい。

マリッサは16歳のヨーロッパ系米国人の女性で，当時，大規模な公立高校の2年生であった。成績はオールAで，陸上部ではスター選手であった。中流家庭の出身で，両親は離婚をしておらず，つきあいのあった友人グループは少人数ではあるものの，みんな仲が良く，素行の悪い者はいなかった。学業でも運動でも成功していたにもかかわらず，マリッサは友人たちや弟と自分を比較してはひどい劣等感に苛まれていた。彼女の抑うつは悪化していったが，その苦しみを隠そうと努め，何とかそれをうまくこなしていた。両親は2人ともマリッサが運動選手として成功するよう多くを投資しており，彼女もまた，両親を喜ばせようと一生懸命頑張っていた。この1カ月は，州の陸上大会に出場するために奮闘していた。シーズン最後の陸上競技会で，マリッサは，コンマ数秒の差で州大会に出る資格を得ることができなかった。その晩，マリッサの母親は，母の助けを呼ぶ娘の泣き声により目覚め，夫婦の寝室に向かう階段の下で，前腕についた無数の軽度の切り傷をふきんで押さえているマリッサを見つけた。切り傷のうちの一つは，F（failure：失敗）の文字が手首に彫られたものであった。三日後，ほとんどの傷跡が薄くなり，ブレスレットなどで容易に覆い隠せる程度になったところで，カウンセラーにともなわれてマリッサは初めて私のところにやってきた。

このマリッサという少女は，比較的高い機能を持ち，成果をあげているにもかかわらず，内的な混乱と，ひどく否定的な心的状態に陥った際の対処能力の乏しさから自傷行為をしてしまうという，近年増えつつある思春期の若者たちを象徴している。実証的研究および事例報告によると，自傷する者の数は増加しており，メンタルヘルス専門家が出会う自傷するクライエントの多様性も広がりつつあるという。自傷する者の多くは，自身の体験を表現することがうまくできず，自身の自傷行為が他人の目にどう映るかを恐れている。そのため，ヘルスケア専門家に対して自身の自傷について開示するのは容易ではない（Baetens, Claes, Muehlenkamp, Grietens, & Onghena, 2011; Heath, Baxter, Toste, & McLouth, 2010）。こういった者の場合，対面式の面接よりも，自記式質問紙の方が，自傷のような「デリケート」かつ「恥の感覚をともなう」（どちらか一方の場合もある）行動に

ついて正直に申告できる可能性が高い。そのような事情を考慮し，自傷のスクリーニングおよびアセスメントのための臨床的な有用性と妥当性が検証された質問紙を，あらかじめいくつか用意しておく必要がある。本章の目的は，自傷の正式な初期アセスメントに用いられる，臨床的に妥当な自記式ツールを簡単にレビューすることにある。

　標準化された妥当な自記式尺度を用いて自傷のアセスメントを行うことで，系統的・客観的・高精度な情報を，支援や介入効果の評価しやすいかたちで得ることができる。また，コスト効率という観点でも優れている。さらに，系統的なアセスメントの一環として行う自傷のスクリーニングにより，行動の早期発見が可能となり，ひいては早期介入につながるであろう。本書のこれまでの章で強調してきたように，自傷は一度でも起こると，くりかえし行われる行動へと急速に変貌を遂げることが少なくないことから，早期介入が重要になってくる。自傷する本人は自身の自傷行為の効用を完全に理解していない場合，もしくは明確に説明することができない場合がある。そのため，症例の定式化と治療計画の立案に役立つように，自傷エピソードの背景や，その行為の潜在的効用を評価できるような一連の構造的質問が含まれる尺度を用いる必要がある。特に，そのクライエント独自の自傷行為がもたらす効果を理解し，それを踏まえた介入ができるようにすることを意図した尺度であれば，その自記式尺度から得た情報にもとづいて話し合いを進めること自体が，良好な治療関係を作るうえでも役立つであろう（Muehlenkamp, 2006）。加えて，尺度が標準化されたものであれば，クライエントの行動を比較・評価できる基準が存在することが多く，臨床家が，クライエントの自傷の重篤度を推定したり，さらには，そのクライエントの治療方針を実証的知見にもとづいて検討したりすることもできるであろう。そして最後に，そのような尺度から得られたデータは，治療の進歩を検証するための信頼性の高いベースラインにもなる。このことは，クライエントの治療継続率を高めるだけでなく，近年その必要性が高まっている，第三者機関に対する治療効果の証明というニーズにも応えることができるだろう。したがって，妥当性と信頼性のある自傷に関する尺度を用いた評価は，治療計画の策定や効果検証に欠かせないものといえる。

　治療計画の策定と効果検証における自記式尺度の使用ガイドラインはすでに開発がなされており（Newman, Rugh, & Ciarlo, 2004），米国国立精神保健研究所がこれを採用している。このガイドラインには次のような規定がある。すなわち，ターゲット群の年代や特性に応じた尺度を用いること，一貫性と明快さを備えたスコアリングができるように，客観的な回答ができる選択肢が含まれていること，支援に役立つデータが収集できるようになっていること，臨床的な理論や実践に合致していること，尺度の信頼性・妥当性，治療による変化に対する感度が最低基準を満たしていることである。近年，自傷のアセスメントに利用できる尺度は大幅に増えたが，その多くは，開発自体はかなり以前になされているものであり，あくまでも研究用ツールとして用いられてきたものである。その意味では，以下にレビューする各種自記式尺度は，（現在，私たちが知り得た範囲では，ということになるが）いずれも臨床における有用性が高く，信頼性と妥当性についても，臨床サンプルと一般の地域住民サンプルの両方で証明されているものである。

アセスメントすべきことは何か？

　これまで行われてきた研究によって，同定すべき特徴，ならびに，それらをアセスメントの対象とすべき根拠についてはすでに十分明らかにされている（Nock, 2010）。それらの特徴は，『精神障害の診断と統計マニュアル第5版 Diagnostic and Statistical Manual of Mental Disorders fifth edition』（DSM-5; American Psychiatric Association, 2013）で新設された「非自殺性自傷」という診断カテゴリーの診断基準にも反映されている。したがって，これらの特徴については，自傷のアセスメントにおいて収集すべき必要な情報ということにもなろう。アセスメントに用いる質問紙には，最低限，次の事柄が測定できる項目が含まれていなければならない。すなわち，自傷の有無，自傷をしている期間，自傷行為の発現年齢，自傷に用いる手法，本人が認識している重篤度，自傷がもたらす効果などである。こうした項目を含むことで，そのクライエントが呈する自傷行為の特徴を理解するための基礎情報を整理するとともに，治療による変化を適切に測定するうえで欠かせないベースラインを設定することができる。こうして集めた基礎情報は，各クライエント特有の自傷に関して，治療開始後に折に触れて実施していく，系統的ではないアセスメント（本書第9章参照）の土台にもなる。本章でレビューする尺度はいずれもこうした目的に沿った特徴を持っているが，なかには，より個別的な治療計画の策定に必要となる，上述した以外の特徴についても詳細に評価できるものもある。この，上述した以外の特徴とは，直近の自傷エピソード，自傷行為の最中の痛みの感じ方，自傷衝動の強さと頻度，自傷行為を回避するために用いられるスキル，潜在的な依存性といったものがある。こうした追加情報を測定するために尺度を用いるかどうかを判断する際には，時間的な制約と包括的な情報収集の必要性，治療開始後の系統的ではないアセスメントで収集可能な情報かどうか，といった臨床家自身の感覚で判断するとよい。

自記式尺度のレビュー

自傷機能評価尺度（Functional Assessment of Self-Mutilation; FASM）

　自傷機能評価尺度（FASM; Lloyd, Kelley, & Hope, 1997）とは，精神科入院患者，地域の高校に通う学生，収監されている若者など，青年期の若者に対して使用すべく開発されたアセスメント用尺度である。このアセスメントは二つのセクションからなっている。一つ目のセクションには，11種類の自傷行為のチェックリストが掲載されており，クライエントはそれを見て，過去1年間における自分の行動をふりかえることとなる。「その他」の項目があるため，もしもリストに提示されていない行動が問題となっていれば，そこに記入することで汎用性が担保されている。FASMのこの部分では，それぞれの行動について，「軽度」（例：傷跡をむしる）もしくは「中等度／重度」（例：切る）といった重症度も同定するかたちで分類する。また，クライエントは，それぞれの行動を何回とったか，それらに対して医学的な治療を受けたかどうかについても記入するようになっている。FASMの二つ目のセクションでは，自傷行為の根底にあると思われる効果をあらわす22の項目（および，包括的な「その他」の項目）がリストされており，クライエントは，「決してない」から「頻繁にある」までの範囲のどこに自分があてはまるか評価することが求められる。FASMにはまた，次のような事柄をアセスメントするための項目も含まれている。それは，自傷の衝動性（例：自傷について考えはじめてから実行に移すまでの時間の長さ），自傷行為を開始した年齢，自傷の際に痛

みを感じるかどうか，過去の自傷行為のなかに自殺の意図がともなっていたことがあるかどうか，薬物もしくはアルコールの影響下で自傷を行うかどうか，である。

　FASMは，青年期の精神科入院患者および一般地域サンプルにおいて，その構造の高い妥当性が証明されている。FASMの二つのいずれのセクションも，それぞれ妥当性および信頼性が証明されている。FASMの限界は，チェックリストに掲載されている行動の幅が限られている点である。また，掲載されている行動の多くが非常に軽度のものであること，なかには誤解されやすい項目が含まれていること（例：「自分を噛んだ」という行動は「ささくれを噛んだ」と解釈することもできる），最近の文献で自傷の定義として用いられているものが含まれていないこと（例：髪の毛を引っ張る）なども，FASMの欠点である。加えて，FASMについては，まだ成人に実施した場合のデータが検証されていない。しかしながらその一方で，FASMは短時間で行うことができる（記入完了まで約5分）ため非常にコスト効率が高く，また，臨床的に必要な自傷特性の包括的スクリーニングをすることができる，という利点がある。さらに，FASMにより，それぞれの患者の自傷が持つ効果と重要性を推定することもできる。このため，個別の治療計画を策定する際に有用である。本書の附録CにFASMの用紙が掲載されている。

オタワ自傷質問票（Ottawa Self-Injury Inventory; OSI）

　オタワ自傷質問票（OSI; Cloutier & Nixon, 2003）は，臨床場面での使用を想定し，自傷を呈する思春期の患者やクライエントの治療に従事する心理士や精神科医からの協力を得て開発された尺度である。OSIの独特な点は，過去と現在における自傷行為の特性をアセスメントすることであり，そのため，初めての自傷エピソードから最近のエピソードまでの時間経過のなかで自傷行為がどのように進化してきたかを推定することが可能である。OSIは現在利用可能な尺度のなかでももっとも包括的なものの一つである。たとえば，自傷の特徴すべてをアセスメントすることができるだけでなく，依存特性，自傷行為を止めるための動機，クライエントがあげたような効用を実際に得るにあたっての自傷の効果，自傷を継続する理由，最近の自傷行為によって得られた効用なども評価できる下位項目がある点である。最後に，OSIにも自殺行為をアセスメントするための項目がいくつか含まれており，そのうちの一つは，過去6カ月において患者が自殺企図をしたかどうかに関するものである。

　OSIの精神測定特性は現在も査定中であるが，予備的なデータによれば2週間以上の期間なら信頼性があり（全領域r=0.52-0.74），また，青年期サンプルにおける妥当性はすでに確認されている（Cloutier & Nixon, 2003）。OSIの主な欠点は，質問項目が多数あるということ（記入完了まで約20分かかる），そして，治療による変化に対して敏感な反応を示すかどうかについてはまだ評価が定まっていないということである。なお，OSIは無料ダウンロードが可能である（http://www.insync-group.ca/publications/OSI-2015-English-v3.1.pdf）。

自傷意図質問票（Inventory of Statements About Self-Injury; ISAS）

　FASM同様，自傷意図質問票（ISAS; Klonsky & Glenn, 2009a）も二つのセクションから成り立っており，それぞれ，自傷に関する理論および実証的研究の知見に依拠した項目から構成されている。一つ目のセクションでは，12種類の自傷行為に関して生涯実施回数とそれぞれの特性について評価するようになっている。このセクションには，自傷を開始した年齢，痛みの体験，自傷実施状況に

関する特性（例：ひとりで自傷をする，他者といっしょに自傷をする），自傷を止めたいという意欲，自傷衝動から実行までの推定遅延時間などについて質問する項目が含まれている。二つ目のセクションでは，クライエントは，自傷の効果として可能性のあるもの13種類が提示されているリストを見て，自身の自傷に関連するものを評価するようになっている。ここで挙げられている効果のリストは，実証的研究にもとづく包括的なものとなっており，感情調節，自己懲罰，対人関係による影響，仲間との結びつき，刺激希求などが含まれている。

　ISASは比較的新しい自記式尺度であり，その精神測定特性については，現状では自傷する大学生というサンプルを用いた評価にとどまっている。そのため，青年期の若者や臨床サンプルにおける妥当性についてはまだ不明である。こうした限界を除けば，ISASは，自傷する大学生のサンプルにおいては，高い内部一貫性と妥当性が確認されている。ISASは短時間で実施可能であり（記入完了まで5〜10分），自傷の主な特徴の包括的アセスメントと併せて効用の査定もできる。したがって，治療計画策定を着手する際の資料として有用であり，また，各クライエントにおける直近の自傷行為に関して詳細な機能分析をするうえでも重要な基礎資料となる。ISASは，ブリティッシュコロンビア大学のE・デイビッド・クロンスキー博士に依頼すれば入手することができる。

自傷行動質問票（Self-Harm Behavior Questionnaire; SHBQ）

　自傷行動質問票（SHBQ; Gutierrez, Osman, Barrios, & Kopper, 2001）は，次の四つの分野にわたる行動を確実にアセスメントできるコンパクトな自記式尺度である。それら四つの分野とは，自分を傷つける行為（＝自傷），自殺企図，自殺念慮，自殺の脅しを意味する。四つの分野それぞれにおいて，まずはその行動をとったことがあるかどうかを尋ねる二者択一の質問が設定されている（例：「わざと自分を傷つけたことがありますか？」）。その後につづく項目により，自傷の頻度，用いる手法，開始年齢，医的的処置の必要性，最初のエピソードおよび直近のエピソードの年齢，その行動について患者がだれかに話したことがあるかどうかなどをアセスメントする。自殺関連の項目としては，その行為の誘発因子のアセスメントを行うためのオープンエンドの質問が含まれている（例：「自殺を試みた時期，あなたの人生ではどのようなことが起こっていましたか？」）。こうした質問は自傷に関する部分には含まれていないが，たとえ加えたとしても，尺度の精神測定特性を妨げるものではない。

　SHBQは5分ほどで回答を完了することが可能である。また，妥当性と信頼性は，複数の民族の青年期の若者および成人，さらには臨床サンプル，一般地域住民サンプルにおいて証明されている（Muehlenkamp, Cowles, & Gutierrez, 2010; Gutierrez & Osman, 2008）。また，複数の研究が，SHBQは自傷と自殺の鑑別にも有効であることを証明しており，SHBQには，自殺リスクのスクリーニングに役立つ臨床用カットオフスケールも含まれている。一方，自傷のアセスメントツールとしてのSHBQの限界を挙げるとすれば，焦点が自傷よりも自殺に強くあてられていること，実証的なデータとして使えるスコア得点を算出するには，スコアリング用の特殊な手続きを必要とすること（ただし，各項目への回答の解釈そのものは容易である），自傷の効果として可能性のあるものを直接的にアセスメントすることができないことなどがある。このような限界はあるものの，自殺と自傷とが密接に関連しているのはたしかなことである。その意味では，SHBQはその両方を迅速に評価することができ，こうした効率のよさは限界を相殺するに十分なものといえよう。加えて，オープンエンドの質問があるため，クライエントはそれぞれ独自の答えを記入することができ，また，性別

と年齢で基準も区別されている。完全版SHBQは，グティエレスとオスマン（2008）の本文中に掲載されている。

故意の自傷質問票（Deliberate Self-Harm Inventory; DSHI）

　故意の自傷質問票（DSHI）は，臨床的知見および実証的研究にもとづいて導き出された，さまざまな自傷行為を反映する17の項目から構成されている。クライエントは，リストに挙げられている各行動を，故意かつ自殺の意図なく行ったことがあるかどうかを回答するように求められている。各行動の項目につづいて，追加的質問として，頻度，期間，最近いつ行ったか，重症度（医学的治療を要するものであったかどうか）についても質問がなされるようになっている。これらの項目は，単独で用いることも，二つの尺度スコアにまとめることも可能である。二つの尺度とは，まず，患者が自傷をしたことがあるかどうかを全体的に示すもので，もう一つは，リストに挙げられている行動すべてにわたる自傷の頻度の連続的総和を示すものである。

　DSHIは，一般の大学生や高校生を対象とした調査から，BPDを持つ成人に関する臨床研究まで，幅広く使用されている。DSHIの信頼性は高く，たとえば，自傷行為の頻度の再テスト信頼性は$r=0.92$であり，また，2区分尺度による参加者の自傷分類の信頼性も高い。妥当性も高く，2区分尺度と連続スコアはともに，「自傷／自分を傷つける行為」と「精神症状」に関する他の測定において予想される方向性の有意な相関を示す。DSHIの欠点は，自傷を動機づけている可能性のある効果に関するアセスメントがない点である。また，DSHIは自傷の生涯経験率をアセスメントするものであるため，治療による変化を敏感に反映できない可能性もある。ただし，BPDの治療を受けている成人における治療による変化のアセスメントに使われたことはある（Gratz, Lacroce, & Gunderson, 2006）。記入完了まで約5分しか要さないことを考えると，クライエントの自傷を発見するため，および，自傷に関する一般的なアセスメントとしては効率的なツールといえるだろう。DSHIは，グラッツ（2001）の論文末尾に掲載されている。

アレクシアン・ブラザーズ自傷衝動尺度（Alexian Brothers Urge to Self-Injure Scale; ABUSI）

　自傷行為の包括的アセスメントではないものの，アレクシアン・ブラザーズ自傷衝動尺度（ABUSI; Washburn, Juzwin, Styer, & Aldridge, 2010）は，治療効果の評価に際して優れた臨床的有用性のある自記式尺度として，特筆に値するツールである。ABUSIはきわめて簡潔（5項目）で，頻度，激しさ，自傷衝動がつづく時間をはじめとして，自傷衝動を拒絶するのがどの程度困難であるか，自傷に先立つ1週間以内に体験する「自傷したい」という欲求を問う項目がリストされている。

　ABUSIは，青年期および成人の精神科入院患者を組み合わせたサンプルにおいて開発され，すでに妥当性が確認されている。また，ABUSIの精神測定特性に関する予備的研究でも，高い信頼性と妥当性が証明されている。とりわけ興味深い結果は，入院時のスコアから再入院を有意に予測できること，退院時の自傷頻度の予測能力が向上したこと，治療への反応に対する敏感さが示されたことである（Washburn et al., 2010）。ABUSIでは自傷の特徴に関するアセスメントはできないが，自傷の危険性をモニタリングし，治療における進歩と自傷行為の治療転帰を追跡するためのツールとしては，臨床的に優れた有用性を持つ尺度といえよう。なお，ABUSIは本書附録Cに掲載されている。

構造化面接

　自記式質問紙よりも臨床的面接を好む臨床家は，次の二つの優れた選択肢から一つを選ぶとよい
だろう。一つ目は，自殺企図・自傷に関する面接（Suicide Attempt Self-Injury Interview: SASII;
Linehan, Comtois, Brown, Heard, & Wagner, 2006）である。SASII は，成人における過去および現
在の自殺性自傷と非自殺性自傷の経験をアセスメントするために開発されたものである。SASII に
は，オープンエンドの項目，強制選択の項目，チェックリスト，面接者による評価を行う項目が含
まれており，これらによって，自傷行為の背景や状況，ならびに自傷行為の中核的特性（例：頻度，
効果，致死性，意図）などの総合的アセスメントを行う。詳細な情報を得ることができる，という
のがこの面接の利点であるが，反面，面接の手続きは煩雑であり，かなりのまとまった時間を必要
とする。しかし，短縮版を利用することもできる。

　SASII は，BPD と診断された女性を対象とした治療転帰調査の一環として，主に臨床的なセッティ
ングにおいて用いられており，評定者間信頼性だけでなく，高度な妥当性についても確認されてい
る。救命救急センターに搬送される患者，また，BPD を抱えており治療を求めている女性を対象と
した，臨床的な基準も定められている。この面接の長所はその柔軟性にあり，臨床家は自身が関心
のある可変的な要素に絞って評価することもできる（例：自傷の結果として生じる影響）。そして，
そこから各クライエントに合わせた個別の治療目標を設定することが可能になる。もっとも，SASII
は過去の自傷に関する評価のために開発されたものであることから，自殺や，自傷が将来自殺行動
へと発展するリスクを評価するには，必ずしも妥当なツールとはいえない。

　二つ目の選択肢は，自傷につながる思考と行動に関する面接（Self-Injurious Thoughts and Behav-
iors Interview: SITBI; Nock, Holmberg, Photos, & Michael, 2007）である。この構造化面接は，臨床
サンプルおよび一般サンプルにおける青年および若年成人を対象として開発され，すでに妥当性が
確認されている。この面接によって，自殺および自傷行為を評価することができる。具体的には，
自殺念慮，自殺の計画，自殺のそぶり，自殺企図，自傷の五つに関する評価が可能である。初回ス
クリーニングでは，クライエントのこれまでの人生で経験した行動だけをとりあげて，実施の複雑
さを軽減して時間を短縮するとよいだろう。SITBI は，自傷または自殺行為に関する主要な特徴を
評価すると同時に，思考／欲求・行為の直前に起こる出来事・痛みの体験，社会的な影響，衝動性
に関する質問もあり，近い将来における自傷や自殺行動が発生する可能性を推測できるようになっ
ている。実施時間は短く，通常，15分以内に完了することができるが，それにもかかわらず，詳細
な情報を得ることができる面接である。

　SITBI の評定者間信頼性と再テスト信頼性は高く，構成概念妥当性も高い（Nock et al., 2007）。
SITBI は研究と臨床のいずれでも使用されているが，治療的介入による変化に対する感度について
は不明である。親用や短縮版（自傷の効果，痛覚の有無，仲間の影響が除外されたもの）もあり，
臨床家は，個々のニーズにもとづいて柔軟にアセスメントを行うことができる。なお，SITBI は第
一著者ノックのウェブサイトから入手可能である（http://nocklab.fas.harvard.edu/tasks）。

症例：マリッサのアセスメント

　個々のクライエントに合わせて臨床的に有用な症例の概念化を行い，自傷に対する効果的な介入を提供するには，包括的かつ精緻なアセスメントがきわめて重要である。自傷行為の系統的なアセスメントを実施することは，責任ある治療には不可欠な要素であり，同時に，クライエント本人と自傷について話をするとっかかりとして効果的である。治療に役立つ包括的なアセスメントをするためには，本章でレビューした簡易な自記式尺度のいずれか一つを用いて自傷のスクリーニングを行う，ということを標準的なインテークに加えるべきである。そして，自傷があることがわかったら，構造化面接のいずれかから関連のある部分か，あるいは，より包括的な自記式質問紙を用いて，クライエントに合わせたアセスメントと治療計画の策定を行うことを伝えるとよいだろう。ひとたび治療がはじまったら，系統的ではないアセスメントでもかまわないが，その反面，さまざまな自傷行為に関する機能的行動分析を行う必要も生じるだろう。治療経過のなかで，自傷行為の頻度や衝動を評価するには適した尺度（例：ABUSI）を定期的に実施することも，治療による変化をモニタリングするうえで意義があり，標準的実践の一環とすることを推奨したい。このように，自傷に対する系統的なアセスメントは，それ自体が自傷行為の治療においてきわめて重要な役割をになっている。症例マリッサを通じてその役割をみていきたい。

　初回の心理療法セッション中，インテーク面接の一環として，カウンセラーはマリッサに，これまでに自分を傷つけたこと，または，自殺を考えたことがあるかどうか尋ねた。マリッサは，自分は身体を切ったことがあり，だから母親に心理療法に連れてこられたのです，と答えた。次にカウンセラーはマリッサに，現在の自殺念慮に関する質問をしたが，今回，身体を切るにいたった意図に関する質問をしそこねてしまった。切るという行為が自殺のためだ，とカウンセラーが思い込んでいることに気づいたマリッサは，自殺念慮および自殺の計画について強く否定したが，カウンセラーに理解してもらえないことを恐れ，それ以上切るという行為について話すのをやめた。インテークはつづけられ，マリッサはうつ病と診断された。

　その後マリッサは3回セッションに参加し，カウンセラーはうつ病の治療に焦点をあてた。切る行為をまたくりかえしてはいないか，とふたたび尋ねられたマリッサは，「していない」と正直に答えた。3回目のセッションが終わった時点でマリッサの抑うつは改善したようにみられ，またマリッサも継続を望まなかったため，心理療法は終了した。およそ2カ月後，友だちとけんかをし，しかも試験でBをとってしまったマリッサは，極度に錯乱し，自虐的になった。マリッサはふたたび切る行為をはじめた。切る行為は1年以上秘密裏につづけられ，頻度と重篤度は悪化していった。抑うつの悪化に気づいた学校のカウンセラーは（切る行為は見つかっていなかったが），マリッサと母親に別のセラピストとの心理療法をふたたび受けてみるよう勧めた。

　新しいセラピストは，インテーク用の書類のなかに，自傷に関するスクリーニング尺度を取り入れた。マリッサは行為を認め，この1年のあいだに50回以上切る行為をしたと申告した。スクリーニング用の質問紙に自傷行為を認める回答があるのに気づいたカウンセラーは，よりくわしいアセスメントのために，包括的な自記式尺度を用意し，マリッサの母親がカウンセラーと話をしているあいだにマリッサに記入してもらった。その質問紙からは次の事柄がわかった。マリッサの切る行為の重症度（縫合を受けるべきであったと思われる行為も一度あったこともわかった），二次的な自傷

方法があること（頭を壁などにぶつける／意図的にあざをつくる），そして，マリッサははじめて，自傷が自分にとってどのように役立つかを伝えることができた（例：否定的な感情の解消，自己懲罰，苦痛を外部に向けて表現する）。またマリッサは，自殺の意図から切ったことは一度もないこと，しかしながら，強い自殺念慮を抱いたことはあり，一度だけ薬の過量摂取を考えたと述べた。

このような詳細な情報のおかげで，カウンセラーは面接のなかでマリッサの自傷に関してかなり詳細な情報を収集することができた（SITBIの自傷に関する項目を使った）。その面接から，マリッサには強い自傷衝動があるが，通常，日中には衝動を抑えることができ，一方，夜には毎日数回切る行為をすることで落ち着いて眠る，というパターンができあがっていることがわかった。さらにマリッサは，自傷行為の最中はほとんど痛みを感じておらず，また，自傷の衝動を抑えることができなかった経験が数回あり，そのときには，「万一に備えて」鋭利なものを学校のロッカーに隠していたことも申告した。このくわしい情報にもとづいて，カウンセラーはマリッサと相談しながら治療計画を立てはじめた。その治療計画はもっぱら自傷行為に焦点をあてたもので，マリッサの行為の根底にある独特な面をターゲットにしていた。治療の進歩については，自傷衝動の頻度と重篤度，自傷エピソードの頻度のアセスメントを毎週行うことで監視した。

マリッサの症例から，系統的なアセスメントツールを使うことによって情報収集が容易になり，治療計画の策定もできることがくわしくみてとれる。一人目のカウンセラーが自傷に関する自記式尺度を用いていれば，マリッサの自傷の背景や効果に関する追加情報が，最初の段階で得られたのではないだろうか？　このような追加情報を押さえることで，より具体的な治療計画につながり（例：コーピング，苦悩耐性，自己イメージへの対処），また，自傷の初回エピソードの動機となったコンテクスト的要因と社会心理学的要因をターゲットにすることによって，自傷行為が悪化して反復的になるのを防ぐことにつながるのではないだろうか。

▌結　論

本章でとりあげた話題のうち，重要なポイントと推奨する事項を以下にまとめておく。

- 自傷の系統的なアセスメントは，発見に役立ち，症例概念化を促進して個別的な治療計画を立てたり，治療上の進歩を継続的にモニタリングしたりするのに役立つ。特に後者の意味では，系統的なモニタリングを可能にしてくれるという点で，質の高い臨床実践には必要不可欠なものである
- 自傷に関する簡易な初回アセスメントツールとしてお勧めしたいのは，自傷機能分析（FASM），またはアレクシアン・ブラザーズ自傷衝動尺度（ABUSI）である
- 初回アセスメントにおいて，あくまでもスクリーニングとして自傷と自殺行動の有無を確認しておきたい，という場合には，自傷行動質問票（SHBQ）がよいであろう
- 自傷行為に特化して，臨床的により突っ込んだ情報を得る，あるいは，研究目的で詳細な情報が必要という場合には，オタワ自傷質問票（OSI）は非常に役立つであろう
- 自傷と自殺の両方について広範に臨床的，もしくは研究上の情報収集が必要な場合には，自傷につながる思考と行動に関する面接（SITBI）がもっとも適しているであろう

第9章
認知と行動のアセスメント

　段階的ケアモデル（p.67の図II.1参照）第1ステップにおける三つ目の構成要素が，認知と行動のアセスメントである。この複雑なアセスメントは，第8章でとりあげた自傷行為の系統的なアセスメントの結果に依拠して行われ，同時に，そのアセスメントを補完する意味がある。本章では，第6章で論じた生物－心理－社会学的な定式化モデルを用いて，自傷行為のアセスメントの実施方法を提示していきたい。前述したように，生物－心理－社会学的な定式化モデルにおいては，自傷行為に対する理解と治療に欠かせない，相互に関連する五つの次元を評価する必要がある。その五つの次元とは，環境，生物学，認知，感情，行動の各次元である。アセスメントに際しては，これらの各次元のうち，最後に挙げた「行動」の次元から評価をはじめなければならない。なぜなら，まずは自傷行為という行動についてくわしく評価しておくことが重要だからである。それを行うことで，ようやく臨床家は，その行動を引き起こし，維持する条件が何であるのかを同定することができる。

　本章に示すアセスメントの手順は，行動分析の原理にもとづいたものである。行動分析においては，(1) 行動に「先行」するもの，(2)「行動」そのもの，(3) 行動の「結果」という三つの段階における測定可能なデータおよび記述的情報を収集する必要がある（Kazdin, 1994）。

▌自傷行為のアセスメント

自傷記録を使用する

　自傷に関して正確な情報を収集するには，クライエントに，表9.1に示したような自傷記録に記入してもらうのがよい。週1回外来にて心理療法を受けているクライエントの場合，次のセッションまでの1週間の記録をつけることに，喜んで協力してくれることが多い。支援付き住居プログラムや施設入所プログラムを利用しているクライエントにとっても，自傷記録は役に立つ。こうしたクライエントの場合，施設職員に記録を促してもらったり，サポートしてもらったりするとうまくいくであろう。

　この記録を利用して得られた情報は，記憶に頼った情報よりもはるかに信頼性が高い。私の経験では，自傷を止めたいという意欲のある成人クライエントならば，毎日きちんと記録をつけ，忘れずに面接の際に持参するものである。それとは対照的に，青年期クライエントの場合にはばらつきが大きく，自傷記録を紛失したり，記入を忘れたり，持参するのを忘れたりする。記録をつけ忘れがちなクライエントには，セラピストが，週1，2回Eメールをして宿題の進み具合を尋ねるとよい

表 9.1 自傷記録

氏名：＿＿＿＿＿＿＿＿

＿＿＿＿＿ 週目

カテゴリー	月曜日	火曜日	水曜日	木曜日	金曜日	土曜日	日曜日
先行する環境							
先行する生物学的状態							
先行する認知，感情，行動							
傷の数							
自傷エピソードがはじまった時間							
自傷エピソードが終わった時間							
身体損傷の程度（長さと幅は？ 縫合が必要かどうか，もしも必要ならばどれくらい？）							
損傷した身体部位							
傷のタイプ（あり／なし，あるとすれば種類）							
道具の使用（あり／なし，あるとすれば種類）							
自傷を行った部屋・場所							
自傷行為を単独で／人前で行ったか（社会的状況）							
自傷行為の結果（思考，感情，行動）							
自傷行為の結果（生物学的要因）							
自傷行為の結果（周囲の出来事）							
自傷行為に対する周囲の反応							
コメント							

Walsh (2006) copyright by Guilford Press. 表のコピーは，本書の購買者の個人的な使用に限る（著作権のページ参照）。

だろう。または，週1，2回Eメールによって記録を促すのも一つの方法である。もちろん，こうしたセラピストからのメールによる連絡については，あらかじめクライエントの同意を得ておく必要がある。それでもクライエントが宿題をするのを忘れる場合，面接のなかで，思い出せるかぎりの記憶をたどってもらい，そこで記録を完成させるのが最善の方法であろう。その際には，セラピストは，示唆を与えたり，質問によって記憶を明確にしたりすることで，クライエントのとりくみを支援することになろう。

　セラピストはクライエントに対し，「毎日，自分で記録をつけること」自体が治療上有益であるということをくりかえし強調する必要がある。そして，クライエントがそれをきちんと実行しているならば，セラピストは，そのことを治療プロセスへの重要な貢献と見なし，クライエントを賞賛しなければならない。記録を完成できていない場合は，その原因についてくわしく検討すべきである。クライエントのなかには，家族にその記録を発見されるのを心配する者もいる。あるいは，心理面接後の精神的疲弊状態から回復するために，数日間は自分が抱えるつらい問題について考えたくない，というクライエントもいる。できるかぎり正確な情報を得るためには，クライエントに思いやりを持ち，根気強くかかわっていく必要がある。

　私はいつもセッションの最初の時間帯で，自傷記録をクライエントと一緒に確認するようにしている。まずは傷の数，エピソードの長さ，身体的損傷の程度からはじめる。何をおいてもまずは，身体に加えられた損傷の程度を知りたいからである。そのうえで，行為に先行する要因やその結果について話し合うようにしている。

　クライエントが記録につけていない行動がないかどうか，必ず尋ねるようにすることが重要である。クライエントのなかには，典型的な自傷，たとえば腕や身体を切ったことは記入するが，胸部や性器への損傷行為については書かない者がいる。記入するには恥ずかしすぎるとクライエントが感じているような自傷行為に関する重要な情報を引き出すためには，記入されているもの以外に何か行為がなかったかどうかを尋ねることが大切である。

　また，自傷をしなかった場合は，傷の数の欄にゼロの数字を書き込むようクライエントに指示することも重要である。「0」と書く行為には，クライエントがその日は自傷をしなかったということを自分のなかで明確にする効果がある。1週間自傷に抵抗できたことの目に見える証拠として「0」が並んでいるのを見ることは，クライエントにとって大きな強化につながる。

自傷記録の定義

　次に述べるのは，自傷記録に含まれるいろいろな項目の定義と説明である。セラピストが自傷記録を使わないという選択をしたとしても，以下のような分類については，系統的ではないかたちでよいので，アセスメントに際して確認しておくべきである。

傷の数と自傷エピソードの頻度に関するベースライン・データ

　自傷に関するベースライン・データは，傷の数と自傷エピソードの長さなどの情報を収集して作成する。正確な情報はクライエントからしか得られない。セラピストやカウンセラー，配偶者であっても，自傷に関する詳細や秘密のすべてを知ることはできない。

　傷：「傷」とは，1回ごとの組織損傷を指す。傷は，5センチの引っかき傷の場合もありえるし，25

センチの切り傷，タバコによる1カ所の根性焼き，自分で施した1カ所のタトゥの場合もありえる。

　　自傷エピソード：「エピソード」とは，ほぼ連続的に自傷をくりかえして行っている時間のことである。したがって，1回の自傷エピソードのなかで，複数の傷が生じる場合もある。

　クライエントには，1回の自傷エピソードのあいだに自分に加えた傷をかぞえ，さらに，その自傷エピソードのはじまりと終わりのだいたいの時間を明らかにするよう指示する。以下は，傷の数と自傷エピソードの両方のベースライン・データを示した例である。

　ハイメは，仕事で嫌なことがあった日には決まって，帰宅した後に寝室にこもるのを習慣としている。そして，道具箱から画材用ナイフをとりだし，左腕に連続して傷をつけることがよくある。ハイメによれば，そうした切る行為は，安心感を覚えるまでつづけるという。2，3回切ることで気持ちが楽になることもあれば，8〜10回切らなければ気持ちがおさまらないこともある。ハイメが切る行為に費やす時間は，10〜30分の幅がある。したがって，ハイメのベースライン・データとしては，1回の自傷エピソードは10〜30分，その結果生じる傷の数は2〜10個ということになる。

　こうしたベースライン・データの収集がむずかしい場合もある。傷の形状によってはかぞえるのがむずかしかったり，自傷エピソードのはじまりと終わりの時間があいまいであったりする場合があるからだ。次に紹介する事例では，まさにその両方があいまいな状況が示されている。

　ニッキーの自傷パターンは，前腕に，方眼紙のような格子状の切り傷をつけることであった。切る行為の自傷エピソードは，ときとして3〜4時間にもおよぶことがあった。長いエピソードのあいだ，彼女は，いったん切るのを止めて「休憩」をとり，食事をしたり用事をすませたりすることがよくあった。そして数時間の「休憩」の後に，ふたたび格子状の切り傷をつけはじめるのである。このような場合，それが一つのエピソードなのか，複数のエピソードなのかを判断するのはむずかしい。ニッキー自身の考えでは，最初に腕に切り込みを入れはじめたときからはじまり，格子デザインがすべて完成したのをもって終了というものであった。セラピストは，ニッキー自身による自傷エピソードの定義を受け入れることにした。

　傷の数もまた，判断に苦慮する特徴をもっていた。腕に格子状の切り傷をつけた数日後，彼女は，さらに傷口をむしるという行為をすることが少なくないからである。たとえば，ナイフの刃で前腕の端から端までこすって傷をふたたび離開させるなどすることがあった。こうしたエピソードの場合は，傷の数をかぞえるのはほとんど不可能であった。こうした場合，ニッキーは自傷記録に「たくさん」と書くことが多かった。

　傷の数を正確にカウントできればそれに越したことはないが，絶対に必要というわけではない。目標とすべきなのは，自傷の頻度とエピソードの長さについての一般的な情報を正確に得ることである。クライエントには，できるだけ情報を明確にするよう促すが，かといって極端に緻密である必要はない。自傷記録の一番下の行にある「コメント」の欄は，そうしたあいまいな状況に対処するためにある。クライエントは，この欄のところで，自傷エピソードの傷の数の不明確さについて

簡単に説明することができる。あるいは，自傷記録の裏側の白紙面に追加的情報を記載してもよい。

　自傷エピソードの開始時刻は，自傷者の生活を知るうえで大切な項目である。なぜなら，そこには，自傷行為に先行する出来事に関する重要な情報が含まれている可能性が高いからである。また，その時刻に代わりとなる別の行動を行わせるなどして自傷の習慣を脱する機会を作るということも考えられる。

　私の知るかぎりでは，1日のなかでもっとも自傷しやすい時間帯を調査した実証的研究は存在しない。自分の臨床経験をふりかえってみると，そうした時間帯にはかなりのバリエーションがあるのではないかという気がする。起床してただちに自傷する者もいるし，ストレスとなる出来事や不快感情が出現すれば時間帯にかまわず自傷する者もいる。なかには，学校や仕事から帰宅してすぐ，他の家族が不在のときに自傷するのを好む者もいる。ただ，あえていえば，私がかかわってきた自傷する者の多くは，夜間，それも就寝直前に自分を傷つける傾向があったように思う。

　なぜ就寝前の時間帯に自傷することを選ぶ者が多いのであろうか？　クライエントによってその理由はさまざまであった。一つには，1日の終わりに，その日の出来事を思い返す傾向があるということがあった。残念なことに，自傷する者の多くは，日常生活における出来事を，日々くりかえし，否定的に捉えつづける傾向がある。こうした人にとって，日常とは，失敗と，拒絶と，恥の連続であり，そんなとき自傷が寝る前の慰めとなるようである。

　人によっては，就寝時間が明らかに性的な意味合いを持つことがあるようであった。床につくと，かつて寝室のなかで経験した別のことを想起してしまうのである。たとえば，寝室というコンテクストにおいて虐待を受けた経験を持つトラウマサバイバーであれば，とりわけ寝室という場所は一連の心的イメージを想起させたり，フラッシュバックを誘発させたりすることが多いだろう。実際，虐待を受けていたのは他の家族が眠りについた後の夜間であった，と報告する人は多い。そのような人にとって，寝室に入る時間帯は，危険と苦痛の記憶に満ちているのである。

　その他にも，人によっては，眠っている時間がみずからの脆弱さとコントロール喪失を象徴する場合がある。眠っている時間とは，警戒を解いている時間であり，つまり，防御がゆるみ，感覚器官が静止しているということを意味する。日頃から安心感と安全保障感をもって生きている人にとって，睡眠は再生と休息の時間である。しかし，それとは対照的に，常に危険と脆弱さを感じているような人にとって，夜の時間は，夜が明けるまで耐えなければならない不安な時間なのである。

　心理療法のなかで，ハンナは夜を恐れる気持ちについてよく話していた。父親が夜遅く仕事から帰宅し，その足音が自分の部屋に近づいてくる記憶について，何度もくりかえし話すことが彼女には必要だった。父親は，そのまま彼女の部屋に入ってきて性的ないたずらをすることがあった。母親のいる部屋にまっすぐ行って，ハンナにはかまわないこともあった。子どもの時のハンナにとって，深夜とは，1日のなかでもっとも恐ろしい時間帯であった。そして20年経っても，その恐ろしさは変わることなくつづいていた。

身体損傷の程度

　「身体損傷の程度」とは，1回の自傷行為もしくはエピソードで生じる皮膚組織の損傷や変形の量と定義される。身体損傷の量は，自傷の行動分析を行う際にもっとも重要な要素の一つである。クライエントが自傷記録に記入する際に重要な情報となるのは，その自傷が縫合などの医学的処置を

必要としたのかどうかということである。その自傷について医学的評価を行うことをクライエントに求めるわけではなく，傷の大きさや縫合の有無については記入してもらう。身体損傷の程度から，以下のような治療上重要な情報を知ることができる。

1. そのクライエントの危険レベル，また，そのクライエントには救急医学的治療・精神医学的評価・保護的介入の必要性の有無
2. そのクライエントの精神的苦痛の程度が比較的安定しているのか，あるいは増大傾向にあるのか
3. 該当する可能性のある精神医学的診断

　第6章で述べたように，自傷行為の大半（90％以上）は小さな身体損傷にとどまる。致死性の低い方法でくりかえし自分を傷つける人の多くは，身体表面を切ったり，傷口をむしったり，みずからを殴るなどといった方法を選ぶものである。しかし彼らは，みずからの身体に対して自分がなす行動の内容をコントロールすることができる。確かに，精神的苦痛を何とか解消しようとしてみずからの身体を傷つけるというのは，憂慮すべき行為ではある。それでも，縫合や医学的介入を必要としない程度，また，大きな傷が残らない程度の傷にとどまるよう，自身の行為を多少ともコントロールすることができているのである。

　さらにもう一つの自傷行為の特徴として，自傷する者は，損傷を加える身体部位を意図的に選択するものである。もっとも多くみられるのは，みずからの腕や脚を切り，その傷が治りかけると，ふたたび傷口をむしるというものである（皮膚むしり症）。このような身体部位は，長袖シャツやズボンで隠すことができる部位であり，要するに，みずからの行為がもつ社会的影響を意識していることを示している。

　しかしながら，なかには，少数ではあるものの，縫合を要するような傷や，永久に残ってしまうような傷をつけてしまう者もいる。こうしたかたちの自分を傷つける行為は，自傷行為の一般的な状況とは異なるものであり，警戒すべきレベルのコントロール不全に陥っていることを示唆する。皮膚を切る深さがひどい，皮膚の広範囲を焼くなど，大きな傷を残すような行為は，「自傷」（self-injury）ではなく「不可逆的な身体損傷を残す行為」（self-mutilation）である。そうした傷は形成外科手術でも施さないかぎり，生涯にわたって残る（形成外科手術をもってしても完全な復元は困難な傾向が強い）。みずからに火傷を負わす場合も，永久的な傷として残る。たとえば，タバコによる根性焼きは，赤みがかった青色の丸い傷として，皮膚に醜い跡を永久に残す。

　身体損傷が重篤な場合，救急医学的治療や精神科病棟への入院といった保護的介入が必要な場合もある。この場合の「重篤」の定義は，おおまかにいうと，縫合が必要もしくは専門的医療が必要な水準ということになろう。また，1回の自傷エピソード中に，激しい興奮や強い苦痛をともなった感情があったことをうかがわせる，多数の切り傷や火傷などが認められる場合も，「深刻」という定義にあてはまるであろう。たとえば，2時間のあいだに腕を40カ所以上切ったクライエントがいた。このクライエントの皮膚損傷は浅く，縫合を要するレベルのものではなかったが，その傷の数のおびただしさは，精神科に緊急入院して，精神医学的評価を受ける必要があることを示唆していた。

　身体損傷の程度をくわしく評価することによって，クライエントの心理的苦痛が増大しているかどうかに関して，多くのことを知ることができる。たとえば，あるクライエントが，普段は紙クリッ

プで腕を浅く傷つけているのに，やがてカミソリの刃を使ってより深く切るようになったとすれば，これは身体損傷の程度が進行したことを示す重要な情報である。身体損傷の程度はそれほどひどいものではなくとも，損傷の程度が進行していることから，心理的苦痛の程度が増大していることがわかる。身体損傷の程度の悪化がささやかなものであったとしても，行動分析の一環としてくわしく検証すべきである。

　ある者がみずからの身体に重篤な外傷を負わせる場合，深刻な精神病的状態，もしくは，急性の躁状態にある可能性が高い。こうした事例は，「self-injury」を通り越して「self-mutilation」に進行していると考えられる。そうした行為のなかでも，人類の長い歴史においてもっとも不快なものには，たとえば，自己摘出，みずから行う去勢，オートカニバリズム（自食行為），自己切断などがある。この種の極端な行為の予防については，第25章で論じる。

身体部位

　「身体部位」とは，自傷が行われた体の部位と定義される。解剖学的な身体部位に関する情報は，きわめて重要である。もっともしばしば傷つけられる身体部位は，腕と脚の二つの部位である。腕は，届きやすいという理由から選択されることが多い。カミソリの刃や熱い物を持って，もう一方の手首や前腕を傷つけるのはたやすいからだ。身体をよじったり，不自然な姿勢をとったりする必要がない。加えて，自傷する者たちが口をそろえていうのは，腕や脚なら服を着ることで容易に傷を隠すことができるから，ということである。

　自傷する者が手首や前腕を傷つけることが多いもう一つの理由には，「手首を切る」ということが，歴史的にみても，自殺をほのめかす意味を持っていることが関係している。本書の見解としては，先行研究（例：Ross & McKay, 1979; Favazza, 1987; Walsh & Rosen, 1988; Alderman, 1997; Conterio & Lader, 1998）が指摘しているように，自傷の結果として死にいたることはまれであり，手首の自傷という行為は本人の絶望を伝えるものである。自傷する者の多くは，みずからが抱えている大きな心理的苦痛のことを，他者に伝えたいという思いを抱いている。彼らが伝えようとするメッセージには自殺をほのめかすものが含まれる場合もあるが，実際には自殺の危険性は低い。つまり，手首を切るという行為は，他者に伝えるためのコミュニケーション要素が非常に高いことに加えて，生命的な危険がほとんどないという利点があるのである。

　自傷する者に関するこうした一般的な見解はあるにせよ，一人ひとりを一からアセスメントすることがきわめて重要である。なぜあえてその身体部位を選んだのかという理由は，各人にきちんと尋ねなければならない。以下に，非常に独特な種類の回答をいくつか簡単に提示する。

　25歳のサラは，いつも前腕を切っていた。彼女によれば，腕に透けている青い血管を見るのが好きだから，ということであった。皮膚の下の血が透けてみえるのは腕だけだ，と彼女は語った。そこに刃物を押し当てて「青色が赤く変化する」のを目にすると「快感」を得るのだと彼女は述べた。

　22歳のジーナは，腹部を切ることを好んだ。そうすれば，夏に半袖や短いズボンをはくことができるから，と彼女はいった。さらに彼女は，「水着を着てもばれないし」とも語っていた。そんなわけで，彼女は腹部を選んでいた。

第9章　認知と行動のアセスメント　93

17歳のジョエルは，自分を切るようになって6カ月が経っていた。切りはじめてからずっと，両足のふくらはぎを広範囲に切っていた。なぜいつもその部位を切るのかと尋ねたところ，お調子者の彼は，シェイクスピア劇の登場人物のようにわざとらしく誇張した声で，「先生，誠に遺憾ながら，私にもわからないのですよ」といった。何とかもっと言葉を引き出そうと巧みに説得を試みたところ，最終的にジョエルは，自分はジムでウェイトリフティングをするのが好きなのだと述べ，「リフティング仲間に，ばかげた質問攻めにされるのがいやだから」腕には傷をつけないのだ，と告白した。そして，脚が隠れるよういつもスエットパンツをはいている，とつけ加えた。

クライエントの多くは，象徴的意味と実利的な事情とを勘案したうえで，それぞれ自分なりの身体部位を選択している。セラピストは，それぞれのクライエント独自の側面を見出さなければならない。そうすることによって，各人のみずからの身体とのかかわり方に関して，重要な情報を得ることができる。多くの場合，身体イメージが治療における主な焦点になる。これについては，身体疎隔化およびトラウマの解決をとりあげる章（第15章および16章）で詳細を論じる。

傷を隠す目的から特定の身体部位を選択するクライエントは，そうでないクライエントと比べて，コントロール力が高いということは事実である。自分を切る，自分で皮膚を焼くという行為は完全にコントロールを失った状態に見えるかもしれないが，衣服で隠れる部位を注意深く選んで傷をつける人の場合，まったくコントロールができていないとはいえないだろう。心理的なつらさや苦痛はあっても，後々の周囲からの反響を念頭に保てる程度のコントロール力を発揮しているからである。こうした「将来的な配慮」は良好な予後を示すものである。その一方で，周囲からの影響をまったく気にしない，きわめて衝動的な自傷もある。以下にその一例を挙げる。

アンネがいうには，「とても調子が悪い時は，切る行為をするとき，とにかく切り裂いてしまうんです。完全にコントロールを失っているときは，身体のどんな部位でも切ってしまう。顔や頭を切ったこともあります。左の胸や，陰部を切ったことも。その後，自分がつけてしまった傷と周囲に飛び散った血に恐ろしいことをしてしまったと怖くなるけれど，その最中は，動転してしまって抑えることができないんです」とのことであった。

自傷のアセスメントのなかで改めて詳細な情報を収集しなおすタイミングとしては，クライエントが自傷する部位を，これまでとは異なる部位に変えた場合が挙げられる。こうした変化は，自傷する者のなかで何らかの心理的変化があったことを示唆することが多い。部位の変化が，心理的苦痛が激化しており，緊急の精神医学的アセスメントの必要性を意味する場合もある。たとえば，クライエントが傷つける場所が，顔，目，胸部，性器といった場所に代わった場合には，ただちに精神医学的アセスメントを要する緊急事態とみなすべきである（次項でくわしく論じる）。それ以外の，たとえば，腕から脚，左上腕から右上腕へといった変化は，進行ではなく並行的な性質の変化と考えられる。すでに述べたように，重要な情報は細部から見出されるため，根気強く探っていかなければならない。

特に危険な身体部位

　私の臨床経験にもとづいていうと，以下の四つの身体部位への自傷には，特別な注意を払う必要がある。その部位は，顔，目，胸部（女性），性器（両性）である。顔を傷つけることは，人としての魅力や周囲からの反響をまったく顧みていないことを示唆するため，きわめて不吉な兆候といえる。切るにせよ，他の方法を用いるにせよ，顔を傷つけるという行為には，「自分の外見が嫌い，自分のことが嫌い」という意味が込められている。さらにまた，そこには，「私はさまざまな社会的コンテクストから排除されることをいとわない」という意味も含蓄されている。顔を傷つける行為は，心理的苦痛と社会からの分断という二つの点で，警戒を要する深刻な状況にあることを示唆するものといえよう。

　目を傷つける行為は，さらにいっそう悪い状況を示唆する。視覚とは，日常生活において根本的なものである。視力を悪化させ，あるいは喪失しかねない危険をおかすということは，極限の行為である。目の組織は非常に脆弱で，治癒力も低い。したがって，永久的な損傷を負わせることは簡単である。

　そうした理由とはまた別の理由から，胸部や性器，またはその両方を傷つける行為にも，注意を払う必要がある。これらの身体部位は，ふつうは公の目から隠されており，それゆえ，傷がもつ社会的反響はあまり問題とはならない。とはいえ，胸部や性器を傷つける行為がもつ象徴的意味，ならびにそれらが意味する心理的苦痛のレベルには，特に警戒しなければならない。胸部と性器は，神経末端が集まっているため非常に敏感な部位であり，刺激や苦痛に過敏に反応する。あえてそうした部分を傷つける行為をするということは，その者が，通常の生理学的な疼痛反応のスイッチを何らかの方法で「オフ」にしてしまっていることを示唆する。(Bohus, Limberger et al., 2000; Russ et al., 1992, 1994)。強烈な心理的苦痛や解離は疼痛反応を無効にすることがあり，そうした状況では，これらの過敏な身体部位を傷つけることも可能になる。また，これらの身体部位を傷つける行為には，重要な象徴的意味がある。よく知られているのは，性的な問題にまつわる究極的な心理的苦痛の存在である。精神病性の代償不全や外傷記憶の再賦活化も，こうした自傷行為に関連している可能性がある。精神病と主要な自傷の関係性については第25章で論じることとし，外傷と自傷の話題については第15章および16章でレビューする。

　一般的に，顔，目，胸部，性器を自傷した場合，緊急に精神医学的アセスメントを実施することを検討しなければならない。こうした行動がともなう心理的苦痛のレベルは強烈なものである場合が多く，保護的介入や厳重な監督が必要となる。

傷の視診

　身体部位のアセスメントに関して，最後に論じておきたいのは，セラピストがその自傷された傷口を見るかどうかという問題である。傷に関する情報を得る際には，クライエントの言葉だけに頼るよりも，直接，セラピストが自分の目で確かめる方がはるかに多くを知ることができる。したがって，私は，いずれのクライエントに対しても必ず，傷を見せてくれるよう頼むようにしている。もちろん，傷を見せるかどうかの判断は全面的に本人に任せるということは強調するようにしている。クライエントに対して丁寧かつ敬意をもって接すれば，私の経験上，「見せない」といわれることはほとんどない。傷を見ることは，あなたのことを理解し，支援するうえで役立つことである，と説明することで，その要求の正当性を伝えるようにしている。しかしながら，傷のある部位が，胸部，

大腿，性器，腹部など，許容されるべき範囲を超えている場合は，当然の例外とし，傷を見せてくれるよう頼むことはしない。

しかし私は，レベンクロン（1998）のように，クライエントの傷に応急措置などを施すまでのことはしない。彼は，切る行為をしたクライエントの傷に軟膏を塗ったり絆創膏を貼ったりするなどの処置を行うという介入が，クライエントに対して心理的によい影響を与えると述べている。傷に対する身体的処置が，治療の成否に重要な役割を持つと考えていたようである（レベンクロンからの私信，2000）。

セラピストは，それぞれ自分にとっての限界を明確にしておくべきである。私の場合，クライエントに身体的処置を施すことには抵抗感がある。私は，警戒心と敬意の点から，クライエントの身体に直接触れることはしない。長年におよんだ治療の終結に際して，お別れのハグをするのが，唯一の例外といってよい。こうしたやり方を，堅苦しくよそよそしいと思う人もいるかもしれない。一方，訴訟の多い現代において当然のやり方だと考える人もいるだろう。私の考えでは，多くのクライエント——特に身体的・性的虐待の経験を持つ者——にとっては，身体的接触がない治療の方が安心できるのではないかと思われる。

傷のパターン

「傷のパターン」とは，1回の自傷エピソードのなかで施された，目に見える傷の配置状況と定義される。1回の自傷エピソードのなかで複数の傷がつけられることは少なくない。こういった事例では，複数の傷が，何らかのパターンとして配置されていないかどうかを確認すると有益である。複数の傷をともなう自傷エピソードには，一般に以下の四つのカテゴリーに分類することができる。(1) ランダムもしくは無秩序，(2) 秩序がある，(3) シンボル，(4) 文字・数字などである。私の経験においては，自傷による傷は，たいていの場合，ランダムであるか，あるいは何らかの秩序がある。シンボル，文字，数字が用いられることははるかにまれである。識別できるパターンを持たない傷をつける人が多い。たとえば，ある者が，1回の自傷エピソードのなかで五つの傷をつけ，しかもそれらの傷は上腕という単一部位に限定されているとしよう。傷は一つの部位に集中しているものの，平行に並んでいるわけでも，直角に交差しているわけでも，他の何らかのパターンをなしているわけでもない。識別できるデザインのようなものも見受けられない。したがって，その形状はランダムであるとみなされる。

2番目によくみられるタイプの傷には，多少の秩序が認められる。たとえば，四つの傷を前腕にきっちりと平行線状につける者がいる。それら四つの傷は，長さと太さが同じにそろっている。このような綿密な傷は，ふつう，偶然できるものではない。こうしたデザインを作るには，意識を集中し，かなり注意して，「ちょうどよい程度の傷を，まちがいのないよう」自分に施す必要がある。したがって，秩序あるパターンの傷を作る者は，ランダムもしくは無秩序な傷を作る者に比べると，自分の行動をずっとコントロールできていることになる。秩序ある自傷は，儀式的な過程，または，少なくとも集中的な綿密な過程が存在することを示す。無秩序な自傷は，「これをしたらどうなるか，やってみよう」といった，行き当たりばったりの行動を示すといえる。いずれにしても，自傷行為の傷におけるパターンの有無を詳細に観察することから，重要な情報を得ることができるのである。

皮肉なことに，シンボルや文字・数字の含まれた傷は，無秩序な傷以上に，コントロールを失っ

た，深刻な混乱と関係している傾向がみられる。たしかに，傷によってシンボルや文字を作るというのは，単純で非表象的なパターンの傷をつけるよりずっと注意力を要することだが，こうした傷をつける者は重篤な心理的苦痛を抱えている場合が多いようである。この観察にはおそらく多くの例外が存在するのだろうが，ここでは，私がこれまでにみてきた，こうした傷のタイプについて少し説明をしたい。

　シンボルをかたどった傷をみずからの身体につける場合，十字架，星，稲妻，花，涙などがよく用いられる。鋭い刃物を使ってデザインを描いてパターンのある傷をつくったり，針とインクを使って自己流のタトゥを施したりする。みずからの皮膚にデザインを描くタイプの自傷する者で，優れた技術をもってそれを行った人に，私はこれまで遭遇したことがない。私がこれまでに遭遇した，みずからの身体にシンボルをかたどった傷をつくる自傷する者の大多数は青年期にあった。精神科病院の入院患者の場合，矯正施設の被収容者とは異なり，身体に傷でデザインを描く成人は非常にまれである。

　セラピストは，シンボルをかたどった傷に遭遇した際には，その意味について詳細に，かつ「敬意ある好奇心」（第7章参照）をもって，質問をする必要がある。私は，なぜ他の選択肢もあるなかであえてそのシンボルを選んだのか，そのシンボルの由来は何か，治癒しかけている現在の傷を見てどう感じるか，とりわけそのシンボルが持つ本人にとっての意味は何か，といったことを質問するようにしている。自傷する者のなかには，こうしたシンボル的デザインについて，痛切で衝撃的な説明をしてくれる人がいる。

　ジャスティンは14歳の少年で，首のつけ根の部分と前腕に星型の傷を持っていた。なぜ星のデザインを選んだのか聞いてみると，最初は，「わかりません」という，まったく予想外というわけではない答えが返ってきた。もっと話してくれるよう促したところ，彼は，自分のガールフレンドとおそろいの星型の傷を身体に刻んだのであり，その傷はガールフレンドと一緒につけた，と話した。彼はこの星型の傷こそが，この「呪わしい，クソみたいな世界」のなかの唯一の救いであり，おたがいの愛の絆の証であると語った。

　キキの身体には，シンボル，文字，数字が多数刻まれており，そのほとんどはみずから施したタトゥであった。デザインのなかには，逆さ十字，涙（彼女が教えてくれなければ同定できない図柄であった），「嫌い」「愛」という文字，「666」という数字などがあった。キキは，自分は悪魔主義者であり，そのことを誇りに思っており世界中に知らしめたいと思っているといった。そしてふたたび，人にどう思われたってかまわない，といった。「だって，この身体は私のものだから，どうしたってかまわないはずよ。どっちにしたって，身体はいずれ腐っていくものなんだし」と述べた。

　キキの事例は実に興味深い。というのも，彼女の身体にはシンボルと数字の両方があったからである。傷によって文字を刻み込むのは，自傷のカテゴリーのなかでも特別で比較的めずらしい部類に入る。皮膚に刻んだり，タトゥとして彫ったり，皮膚を焼いて刻んだりするほどその言葉を強調する必要性を感じるということには，きわめて大きな意味がある。私たちはだれでも，毎日，会話，広告，ラジオ，テレビ，インターネット，手紙，電話，メール，郵便物などを通じて何千何万という言葉と出会っている。こうしたおびただしい数の言葉のなかから，一つだけをとりだして身体に

刻むというのは，劇的にして重要な行為である。自傷する者のなかには，情熱やコミットメントの証として愛する人の名前を刻む者がいる。その一方で，求愛相手や復縁を願う相手に好印象を与えるために身体に刻む文字をデザインする者もいる。あるいは，悲嘆や激情，またはその両方を表現する手段として人名や文字を刻む者もいる。

　ベスは，タバコの火を使って，「ママ」という言葉を片方の手の甲に，「嫌い」という言葉をもう一方の手の甲に焼き付けた。その意図について尋ねてみると，ベスは，腹を立てていないときに彼女がよくする冷笑的な口調で，「これにはいろいろと意味があるんです！『私はママが嫌い』，『ママは私が嫌い！』って意味もあるし，『ママ＝嫌い』『嫌い＝ママ！』って意味もあるの。でも，今挙げたのは，他のいろいろな意味があるうちのほんのいくつかでしかないわ！」

　ベスは，自分の母親に対して，激しい怒りと深い悲しみを抱いていた。なぜなら，年余にわたってベスは性的虐待を受けていたのに，母親は彼女を守ることができなかったからである。彼女の母親に対する感情は，圧倒的なほど複雑で痛みをともなうものであり，それこそが，「ママ」「嫌い」という言葉を，永遠に消えない火傷の跡として刻み込むに値する，と彼女に感じさせる原因であった。他のどのようなかたちで言葉を表現しようとしても，彼女の感情の深さとつらさを，力強く，鮮明に，劇的に表現するには不十分である気がした。一度だけベスは，「愛」という言葉をタバコの火で身体に刻み込みたいと口にしたことがあったが，いった後ただちに苦い顔をして，「でも，そんな言葉は私らしくないわ」といった。
　身体に文字を刻む者のなかには，精神病性の過程にある者もいる。心理的な秩序を失い，代償不全を起こしつつあると，こうした行為におよぶことがある。こういった人たちにとって，身体に文字を刻むことは，自分の中核的な重要概念や自己意識を維持しようとする必死な試みである場合もある。たとえば，以下のような症例である。

　セシリーは，十代前半から，自分は20歳の誕生日が来る前に死んでしまうにちがいないと確信していた。まったく何の根拠もないし，自分はがんのような身体的な病気で死んでしまうのだと考えたりしていた。また，自分の人生はあまりにも多くの痛みをともなうものであったせいで，もしかすると自分は自殺するのかもしれないとも考えた。20歳が近づいてくるにつれ，彼女は，次第に興奮し，恐怖するようになった。すると昔のように，「性悪女」「売春婦」などと彼女を罵る幻聴が聞こえはじめた。その声は，「死ね！」というように一語で命令したりすることもあった。ある朝，彼女は，ガラスの破片を取り出し，上腕に自分の生年月日を刻み込んだ。セシリーいわく，この象徴的な行為によって，自分は20歳の誕生日を生き延びて，それ以後も生きつづけるということを受け入れられるようになったということだ。そして事実，彼女は生きつづけた。

　シドニーは，非常に重篤な統合失調症であり，その症状は深刻かつ持続的でやわらぐことはなかった。彼は，ほとんど毎日，侵入的な幻聴に悩まされていた。また彼は，悪魔が身体を乗っとって自己破壊的な行為を彼に「させる」，という被害妄想にも苦しんでいた。シドニーには，精神病が悪化すると，押し黙ってしまう傾向があった。このような状態に陥ると，彼は，「はい」「いいえ」「行ってしまった」というような文字をみずからの身体に刃物で刻み込んだり，引っかいて刻んだりした。

98　　第Ⅱ部　アセスメントと治療

こういった場合，彼の保護者にできたことは，唯一，彼が荒廃した状態のなかで必死に言葉にしがみつこうとしているのだろうと推測することであった。彼は，言葉を身体に刻むことによって，操られているなか，話す能力を維持しようと必死で努力しているように見受けられた。

道具の使用

「道具の使用」とは，その人が自分の身体を傷つける際に，自身の身体を利用するのではなく，器具を用いることと定義される。自傷についての他の詳細な情報と同じように，道具や器具の使用の有無は，心の状態や精神的混乱の程度について，実に多くの情報を教えてくれる。道具を利用するのかどうか，もしも使うのであればどのような道具なのかを知ることは，非常に有益である。さらに，くりかえし同じ道具を用いるのか，その道具を清潔に保っているのか，それをどこで手に入れるのか，使用していない際にはどこにしまっているのかといった詳細からは，多くのことが明らかになる。

一般的に，自傷に際して道具を使わない人は，道具を使う人よりも原始的な水準で混乱をきたしている場合が多い。手で自分を殴ったり，爪で皮膚をえぐったり，歯で自分を噛んだりする人は，器具を使う人よりも衝動的であり，いわば一触即発の危機状態にある。精神病性の代償不全を呈する者や著しい知的能力障害のある者は，手や爪を使って自分自身をくりかえし傷つける傾向がある。道具を用いない自傷をくりかえしている者では，生物学的な水準での機能不全に原因がある可能性が高く，精神医学的な評価と治療が必要不可欠といえよう。

しかし，私が出会ったクライエントのなかには，道具を用いた自傷を行ったことがないにもかかわらず，きわめて高機能な者もいた。家族がいて，自身も優れたキャリアを持っているにもかかわらず，頻繁にみずからの身体を傷つけ，その結果として，身体のいろいろな部分に小さな傷跡がいくつもできていた。こういった者が自傷を止めようとする際に問題となるのは，「道具」を手放すことができないという点である。手の爪はつねにそこにあるからである。とりわけ肌の露出される夏は，彼らにとってつらい季節である。こうした事例では，混乱の水準は大きいものではないが，回復には時間を要し，また，再発も幾度となく生じる。

カミソリの刃，小型ナイフ，火のついたタバコなどを用いて自傷する者は，みずからの身体につける損傷をより綿密にコントロールできている場合が多い。紙クリップ，ポケットナイフ，ライターの熱を帯びた金属部分などを用いる者も同様である。もちろん，この考えはおおまかな原則で，そこには多数の例外があり，あくまでも仮説にすぎない。以下に示す事例は，道具の使用に関する，三つの異なる「原則の例外」である。(1) 環境的な要因から道具を使えない，(2) 道具を使わずに，軽い損傷を正確に与える，(3) 衝動的かつコントロール不能の状態で道具を用いる。

グスタフには，切る自傷をくりかえしてきた長い歴史がある。切るというやり方は，彼が普段の生活のなかで，彼が唯一とっていた手段であった。しかし，躁状態と自殺衝動のために入院していたときには，彼はときどき自分を殴っていた。グスタフによると，病院ではセキュリティが厳しく，刃物を使うことができなかったということだった。自分を叩く行為を好んだわけではなかったが，緊張が高まると，「背に腹は代えられない」のであった。

ティナが使っていたのは指だけで，彼女は頭髪を引き抜く行為をしていた。抜毛行為のせいで，

何カ月ものあいだ，彼女の頭部には数カ所の禿げができており，いかにも見た目が悪くなっていた。ティナは道具を用いて抜毛することもなければ，他の方法で自分を傷つけることもなかった。

アンジェラは，通常学級の8年生に在籍している。ある日彼女は，教室のなかで激昂し，机のなかから先のとがったハサミを取り出し，垂直に自分の脚に突き立てはじめた。ハサミの先端は，彼女の服を突き抜け，大腿に縫合を要する傷を複数つけた。自分を傷つける行為により，アンジェラは入院することになった。

どのような種類の道具を自傷に用いるかということから，自傷する者の考え方や，住環境に関する重要な情報がわかる。たとえば鋭利な画材用ナイフを用いるのと，火のついたタバコを用いるのでは，心の状態が異なっていることが考えられる。紙クリップで皮膚に表面的な引っかき傷をつけるのと，たとえ同じような傷でも肉切り包丁の先端を使ってつけるのとでは，大きく異なる。紙クリップは，この先，さらにひどい自傷へと発展する可能性は低いが，一方の肉切り包丁を用いる場合には，自傷が悪化する可能性がかなり高い。したがって，特定の道具の選択について質問することで，治療に役立ち，また，より特異性の高い治療を促進する，さまざまな情報を得ることができる。

自傷を行う部屋や場所

「自傷を行う部屋や場所」とは，自傷行為が起こる物理的な空間と定義される。一般に自傷者の多くは，室内で自傷する傾向がある。もっとも多い場所は，その人にとってのプライベートな空間であり，寝室という選択が一般的である。しかし，兄弟姉妹，ルームメイト，配偶者，パートナーなどと共同で部屋を使っている人は，自傷のためのプライベートな空間としてバスルームを選ぶことが多い。なかには，ガレージや地下室などを好む者もいる。自傷する者にとって重要なことは，自傷行為にふけっている最中に，だれかにそれを邪魔される可能性の低い空間を確保することである。

多くの者が，自傷を行うに際してはプライバシーが守られる場所を好むが，自傷エピソードの最中だれかに見つからないよう用心することに頓着しない者もいる。自傷を行う場所に関する情報からは，クライエントの社会との関係のあり方を知ることができるため，重要である。なかには，周囲の目にまったく頓着しなくなっており，人に発見されないための配慮をまったくしない者もいる。その一方で，自傷行為に意思伝達の機能がある場合，本人は自傷によるメッセージを他者に伝えたいと思っているため，むしろ発見されたがる場合もある。

自傷する者に対して，「どのような場所で自傷し，なぜその場所を選ぶのか」を尋ねることも，アセスメントにおいて大切なことである。多くの場合，その理由はあくまでも実用本位のものであるが，ときには，以下の二つの事例にみられるように，実用性以上の重要な意味が含まれていることもある。

ステイシーはこういった。「私の場合，だいたいは学校で切っています。だから，夏のあいだは切らないようにしている。学校は嫌い。成績とか，友人同士の派閥とか，毎日何を着たらいいか迷ったり，大声で冗談をいっている奴，ばかでうるさい男の子たちは嫌味ばかりいってくる……そういうのがすごく嫌なんです。毎日，すごく重苦しい気分。だから私は，女子トイレに入ってドアをロックして，大好きな（私に大好きなものがあるなんて信じられる？）便座に腰かけて切るんです。だ

100 　第II部 アセスメントと治療

れかに私の便座を使われているときは本当に腹が立ちます。ずうずうしいって思っちゃうんです！その人が出てくるまで待っていて，出てきたら，思い切りにらみつけてやるんです」

ジョセフは，屋外——それも，森の奥で自傷するのを好んだ。彼は，「ぼくは，皮膚を火で焼いたり引っかいたりするときは，家の納屋の裏手に行くんです。遠くの，平和で静かな場所まで行きます。自分を傷つけると，不思議と心のなかが平穏になる。ちょうど外の静けさと同じように。それから，しばらくのあいだは気分がいい。それが，ぼくにとっての平和な場所なんです」といった。

社会的コンテクスト

「社会的コンテクスト」とは，自傷行為をひとりで行うのか，それとも他の人と一緒に行うのか，という問題を意味するものである。このことに関する情報を得ることで，その人がの自傷行為の維持に影響をあたえている要因について多くのことがわかる。自傷の社会的コンテクストとしては，以下の六つのカテゴリーが考えられる。

1. 自傷をひとりで行い，だれに対しても秘密にする
2. 自傷をひとりで行い，ごく一部の人には打ちあける
3. 自傷をひとりで行い，多くの人に打ちあける
4. 自傷を人と一緒に行い，だれに対しても秘密にする
5. 自傷を人と一緒に行い，ごく一部の人には打ちあける
6. 自傷を人と一緒に行い，多くの人に打ちあける

大多数の人は2番目のカテゴリーにあてはまる。こうした人たちにとって，自傷行為は主に緊張を軽減する役割をはたしている。彼らは，自傷行為を打ちあけることによる社会的な反響を気にしており，慎重に選択した相手にだけそのことを打ちあける。また，彼らは，通常の社会的なつながりを多少はもっており，自傷を是認するような社会的集団に所属しているわけでもない。青年期・成人のクライエントのいずれでも，このカテゴリーがもっとも多く，自傷のことを知っている親友や親密な関係の人がいて，自傷を克服できるように支援してくれる傾向がある。

しかし，上に掲げたリストからもわかるように，他にもバリエーションはいろいろとある。たとえば，つねにだれに対しても自傷行為を秘密にする人もいる。ハイマンは，その著書『Women Living with Self-Injury』(Hyman, 1999) のなかで，このような人たちについて言及している。ハイマンは，長年にわたって一緒に住んでいる配偶者やパートナーにさえ，自傷行為のことを話さない自傷する女性たちの事例を提示し，自傷を秘密にすることの意味について論じている。

もちろん，それとはまったく反対の行動パターンの自傷する者もいる。自傷行為は，だれかと一緒のときだけ行われ，自分が所属する集団内の自傷をしない人たちに対しても，そうした行動を隠さずに暴露するというタイプである。上述したカテゴリーにおける4，5，6に属する人たちは，活性化された伝染エピソードの影響を受けていることが多い（これについては第20章でくわしく論じている）。

これら六つのカテゴリーについて，一つ一つとりあげて議論する必要はないであろう。各カテゴリーの内容は自明のことである。本項で強調しておきたいのは，自傷行為のアセスメントに際して

は，社会的コンテクストという変数はきわめて重要なものであるということである。

自傷行為に先行するもの

自傷行為そのものの詳細に関するアセスメントが完了したら，次にセラピストは，その行動に先行するものに関する話題へと移る。すでに述べたように，生物−心理−社会学的モデルには五つの次元がある。環境，生物，認知，感情，行動の次元である。

環境的な先行要因

「環境的な先行要因」とは，自傷エピソードのトリガーとなる，自傷する者をとりまく環境における，さまざまな出来事や活動と定義される。いつも外的な出来事によって触発される者もいれば，内的な心理状態に主に反応して自傷する者もいる。ここで重要なのは，どのような出来事が，自傷行為の連鎖を引き起こすのかを同定することである。ひとたびこうした出来事が同定されれば，自傷の代わりとなる健全な行動をとる機会として利用することができる。多くのクライエントに共通してみられる，自傷行為の先行要因となる外的出来事には，以下のようなものがある。

- 関係の喪失，あるいは喪失の恐れ
- 対人関係における葛藤
- パフォーマンスに関するプレッシャー
- 満たされていないニーズに関する欲求不満
- 社会的孤立
- 中立的な出来事にみえて，実はトラウマ関連のトリガーであるもの

喪失体験

喪失体験が，自分を傷つける行為の誘因となることは，最近数十年前から自傷に関する文献のなかでくりかえし指摘されてきた。喪失にはさまざまな形式があり，完全かつ永久な喪失（たとえば，愛する人の死）から，小さな喪失（たとえば，周囲の者の多くが気づかない，あるいは，ささいな出来事として軽視されるようなもの）まで，その範囲は実に広い。筆者らはすでに，自傷する者の成育歴には，高率に，親との死別，夫婦間の別離，離婚（例：Walsh & Rosen, 1988），養子縁組（Walsh & Doerfler, 2009）の経験が認められることを指摘している。また，自傷する者のなかには，里親に預けられたり，精神科病棟への入院や施設入所を経験したりしている者も多く，こうした体験のたびに，関係性の破壊や転居を余儀なくされている（Walsh & Rosen, 1988）。さらに，自傷に関する多くの研究が，自傷に関連する要因として身体的・性的虐待の経験を重視している（Walsh & Rosen, 1988; Shapiro & Dominiak, 1992; Favazza, 1998）。このような事例の場合の喪失体験は，心理的に見捨てられるという被害をくりかえし受けたというかたちをなす。

リネハン（1993a）は，BPDと診断された者は，ささいなトリガーによって容易に感情調節不全のエピソードが誘発されてしまい，元の状態に戻るのに時間がかかることを指摘している。このような人たちは，比較的軽度の喪失，たとえば，軽蔑的な視線を向けられたり，ただちに電話やメールを折り返してもらえなかったりすることなども，侮辱的，あるいは恐ろしい拒絶として経験して

第II部　アセスメントと治療

しまう。

　最近では，自傷行為は，中学生，高校生，大学生といった，比較的心理的に健康な若者のあいだでもめずらしくない現象となりつつある（第4章参照）。こうした人たちの多くは，これまで自傷行為との密接な関連があるとされてきた重要な喪失体験やトラウマの既往とは，あまり縁がない。すなわち，重要他者との死別や別離を経験したわけでもなければ，身体的・性的虐待を受けた経験もない人たちである。しかし，健康度が高く，トラウマ経験の少ないにもかかわらず自傷する，というこの新しい世代は，対人関係上のささいなつまずきに思いのほか敏感であり，そうした問題がもたらす心理的苦痛に対処するために，くりかえし自傷を行うのである。そのようなささいな出来事になぜそこまでひどく心を痛めるのか，にわかには理解できない場合もあるが，いにしえより伝わる自明の理を適用するならば，まさに，「痛いものは痛い」ということなのであろう。仮に仲間がふざけ半分でからかっただけのことであったとしても，クライエントにとっては，それはきわめて屈辱的な出来事として体験されてしまう可能性がある。もしもそうであるならば，クライエントは，自分が受けた苦痛に見合った水準でもって反応する必要がある。このような若いクライエントたちに決定的に欠けているのは，彼ら自身が喪失と認識する体験をしたときに，自分を癒す対処スキルなのである。そうしたスキル不足ゆえに，彼らは自傷をするのであろう。

対人関係における葛藤

　パートナー，仲間，親と意見が対立した直後に自分を傷つけてしまう，と報告する人は多い。こうした対人関係上の葛藤への反応として生じるのは，激しい怒りと，攻撃したいという欲求である。このような場合の一連の流れは，以下のようなものであると考えられる。

　　　対人関係における葛藤　➡　軽視された，不公平な扱いをされたという認知的解釈　➡　怒り（またはその他の激しい感情）の感情反応　➡　怒りを行動化することを決意　➡　自傷行為

　クライエントとセラピストが，協働的なとりくみのなかで上述のようなパターンを同定することができれば，治療は滞りなく進んでいくだろう。クライエントは，次のような流れで自傷の発生を減らすことができる。(1) これまでよりも効果的な対人関係の交渉スキルを身につけ（それによって，対人関係における葛藤が生じる可能性を減少させる）。(2)「怒り」の感情に関して，より効果的な感情マネジメントスキルを身につける（それによって，感情調節不全を軽減する）。もちろん，治療のゴールがはっきりと定められたからといって，簡単にそれをなしとげられるとはかぎらない。

パフォーマンスに関するプレッシャー

　パフォーマンスに関するプレッシャーが自傷の先行要因になっている，と述べるクライエントもいる。自傷に関係する外的プレッシャーとしてもっとも多くみられるのは，中学，高校，大学，大学院において求められる，学業上の課題である。他にも，仕事の締め切り，仕事の生産性に対する要求，運動の協議会，卒業パーティーのような社交イベントのための準備などが，自傷の先行要因となりうる。パフォーマンスのプレッシャーに対する反応として自傷する者は，たいていの場合，みずからに完璧主義的な期待を課しているものである。パフォーマンスに関する不合理で無益な期待を自分に課しているようなら，それらを明らかにすることで，治療は実り多きものとなるだろう。

第9章　認知と行動のアセスメント　103

満たされていないニーズに関する欲求不満

　満たされていないニーズに関する欲求不満は，喪失とは別の体験である。どちらかといえば，満たされていない期待に関係がある。青年期の子どもはしばしば，自分たちは誤解されていると訴える。彼らは，求めるものを手に入れたと思ったら，実はそれが真に求めているものとは違うものであったことに気づく。そのことが欲求不満や激しい怒りを生み出し，そうした感情は自傷行為によって癒されることとなる。したがって，行動分析を効果的に行うためには，自傷に先行してくりかえし生じている欲求不満の源を同定する必要がある。ここで焦点をあててトレーニングする必要があるのは，望むことを実現するためのスキルであり，望むことが実現できない場合の欲求不満に対処するためのスキルであろう。望んでいる目標が，非現実的であったり途方もないものであったり，そもそも誤った考えにもとづくものであったりする場合には，認知再構成を行う必要がある。

社会的孤立

　孤独が自傷のトリガーになるクライエントもいる。このような人は，ひとりになってしまう時間をできるだけ避けようとして躍起になるが，それでもあるとき孤独に直面すると，絶望的な気持ちになり動揺してしまうのである。必ずしも全員というわけではないが，このタイプはトラウマサバイバーに多い。このような者は，ひとりになると攻撃されるのではないかという恐怖心を抱きやすく，人と一緒にいることで，保護されていると感じたり，もしくは，少なくとも気を紛らわしてくれたりするため，落ち着くようである。

中立的な出来事にみえるもの

　他の人にはまったく害のない出来事が，自傷行為のトリガーになってしまう人もいる。しかし，自傷行為の行動分析を適切に行えば，セラピストも見落としてしまうような先行要因を同定することが可能である。こういった事例では，中立的な出来事が過去の外傷的状況と結び付き，その結果，本来はトリガーとはなりえない，害のない状況が先行要因として条件付けされてしまったのかもしれない。たとえば，以下の二つのような例である。

　リアンは，エレベーターに乗るときはいつもひどく慎重な行動をとった。彼女は，たえず周囲を見わたして，エレベーターのなかで男の人と2人きりになるような状況を避けるよう努めた。彼女がエレベーターを待っているときに男の人が近づいてくると，彼女は，その男の人が乗り込んだエレベーターをやり過ごして，次のエレベーターを待つ。しかし，彼女がすでにエレベーターに乗り込んで目標の階に向けて1，2階上がったところで，後から男の人が乗り込んできた場合には，彼女は，強い不安を覚える。そう頻繁なことではなかったが，そういった出来事の後には，彼女は身体を切ることがあった。リアンがいうには，「父親と2人きりのときの記憶が多すぎて，私の意識に侵入してくるため，それらを断ち切る必要があるんです」ということであった。

　本章ですでに登場したベスは，男の人が上方向を示すときによくする，顎をしゃくって頭を動かす仕草が嫌いだった。こうした仕草を目にしてしまうと，ベスは，24時間以内に自分を傷つける行為におよんだ。男性が頭を上に動かす仕草は，幼少期における虐待的な父親がしていた頭を動かす動作を強く想起させるものなのである。この動作は，かつて父親が，セックスをするために彼女を

2階に呼ぶ目的で行っていたものであった。それから何年も経った今でも，その仕草をレストランや店で目にすると，ベスは，その場を離れなければならなくなる。上階がなければ上方向を示す動作を見ずにすむため，ベスは1階建ての建物を好んだ。ちなみに，女性が同じような動作をしても，彼女は反応しなかった。

生物学的な先行要因

　「生物学的な先行要因」とは，慢性的な医学的問題や体質的な脆弱性，あるいは当面の体調などを意味する。第6章で論じたように，徹底的なアセスメントを行うなかで，自傷を生じやすくさせる生物学的脆弱性について検討しなければならない。こうした生物学的な脆弱性には，うつ病，BPD，双極性障害，統合失調症といった，強い生物学的要素を持つと考えられるさまざまな精神疾患が含まれる。行動のアセスメントにおいて，こうした精神疾患を示唆する初期兆候にについて明らかにし，再発の防止・対処という目標に役立てていく。こうした脆弱性を持つクライエントの多くは，強烈な不安，悲しみ，激しい怒り，躁状態，精神病性代償不全のエピソードをくりかえし体験する。クライエントが，みずからのこうした脆弱性を認識することができれば，主要なトリガーを回避したり，それらにうまく対処したりすることで，再発防止に努めることが可能になる。トリガーのなかには生物学的なものもある。短期的なトリガーとして挙げられるのは，たとえば，疲労，不眠，過食・不食，過度な運動，アルコール・薬物の乱用などである。その他にも，より即時的な生物学的トリガーとして，向精神薬を処方されたとおりに服用しなかったり，それらを乱用したりすることも挙げられる。

　また，これも第6章で触れたことであるが，自傷に関連する，より特異的な生物学的脆弱性を指摘する研究もある。そうした生物学的脆弱性に含まれるのは，辺縁系の機能不全，セロトニンレベルの減少，内因性オピオイド系の要因，身体的疼痛に対する感度の減少などである。したがって，自傷をくりかえすクライエントに対しては，以下の点についてもアセスメントを行う必要があるだろう。

- 感情調節障害（カルバマゼピンのような抗けいれん薬，バルプロ酸ナトリウムのような気分安定薬に反応する可能性がある）
- 抑うつ，不安，衝動的攻撃性（SSRI，SNRI［選択的ノルエピネフリン取り込み阻害薬］に反応する可能性がある）
- 自傷と関連する内因性オピオイド放出に対する「依存」（ナルトレキソンに反応する可能性がある）
- 身体的疼痛に対する痛覚低下（薬理学的な治療法はわかっていない）

　これらの分野の機能障害は，反復的な自傷の重要な寄与因子であると思われる。こうした要素を認識することができれば，環境的寄与因子・心理的寄与因子とあわせて，治療のターゲットにすることができる。

認知的な先行要因

「認知的な先行要因」とは，自傷エピソードのトリガーとなる思考もしくは信念と定義される。ベック（2005, 2011）の掲げた認知モデルにしたがえば，自傷に先行する認知のタイプには以下のようなものがある。

- 外的出来事の解釈
- 自動思考
- 中間的信念
- 中核信念
- トラウマに関連する認知とその他の精神活動

自傷行為の行動分析を行ううえで，認知のアセスメントは重要である。その人がもつ，世界および自身の内的体験に関する思考・信念は，くりかえされる自傷のパターンと密接に関連している。出来事の解釈，自動思考，中間・中核信念，トラウマ関連の認知は，自傷の直前に起こる場合が多い。

出来事の解釈

自傷行為の環境的な先行要因についてはすでに論じた。ここで注意しておかねばならないことは，どのような外的出来事であれ，その出来事の強烈さと影響力を決定するのは，本人の「解釈」である，ということである。自傷に先行する出来事を「本人がどう解釈しているのか」をアセスメントすることで，クライエントの客観的な世界に主観的な世界を加えることができる。悲惨な出来事に見舞われても，心穏やかにそれを解釈できる人もいる一方で，難易度の低い難関に遭遇した際に，それを破壊的な出来事と解釈する人もいる。自傷する者の認知的な考え方が，その人のコーピング反応の性質を（＝否定的，肯定的など）大きく作用する。残念ながら，こうした者の多くは，抑うつに特有の三つの否定的認知を抱えている。すなわち，自己，世界，未来に対する，訂正しがたい悲観的な考え方である（Rush & Nowels, 1994; Beck, 2005, 2011）。次に提示するのは，自分を傷つける行為に先行する誤った悲観的解釈の例である。

リズは，学校で，友人たちが食堂の隅でかたまって何か話しているのを目にした。彼女は，友人たちは自分を見て笑っているのだ，と思った。自分が着ている服や，体重のことを嘲笑っているのにちがいないと思った。恥辱感と激しい怒りに駆られたリズは，学校を早退して帰宅し，その週の前半につけた複数の傷口をむしった。翌日，リズは，友人たちの話していた内容は彼女にはまったく関係ないことだったと知った。

出来事の解釈をアセスメントし，著しい歪みがあれば同定することは，認知アセスメントの重要な一環である。

自動思考

「自動思考」とは，もっとも即時的な思考である。自動思考は状況特異的な性質を持つ（Beck, 2011）。クライエントの自傷行為に先行する自動思考の一例として，次のようなものがある。「彼氏

が私にいったことは不公平なことだ，だから今すぐ自分を切らなくちゃ！」

　思考の多くは，定型化するあまり，ひいては自動的になる。それは，自動車の運転を学習する過程と似ている。運転を覚えたてのころは，何をするにもさまざまな自己指示が必要である。運転初心者は，「さあ，ここでブレーキを踏んで」，「次は，左へウインカーを出して」などとひとりごとをいうものだ。しかし，こうした露骨な自己指示は次第に減っていき，思考は自動的になる。半意識状態で思考は作動しているものの，もはや前意識を集中させる必要はなくなる。

　自傷する者のなかには，あまりにも頻回に自傷をくりかえしてきたために，行動に先行する思考が自動的になってしまう者がいる。「もうこんなの耐えられない」「刃物を探さなきゃ」「切ることでしか解決できない」というような思考が，あまりにもありふれたものとなり，無意識的に出てきてしまうのである。

　臨床家が，自傷行為のアセスメントをする際心がけなくてはならないのは，こうした自動的な認知を意識できる状態に戻すことであろう。粘り強く，敬意をもって質問することによって，自傷エピソードを促進する，行為の直前に生じる思考を同定することができる。行動分析を行ううえで不可欠なのは，本人が意識できていない認知を，意識できるようにさせることである。以下に例を挙げる。

　　　セラピスト：脚に火傷を負わせる直前に考えていたことを教えてください。
　　　クライエント：何も考えていませんでした。ただ，そうしただけです。
　　　セラピスト：どうでしょうか？　そのとき何らかの一連の思考があったけれど，あまりにも速く起こりすぎて，気づかなかったということはありませんか。
　　　クライエント：ないと思います。
　　　セラピスト：ボーイフレンドと話した後，イライラした気持ちで電話を切ったといっていましたね？
　　　クライエント：（皮肉っぽく）いつものことですから。
　　　セラピスト：自分に傷をつける前，頭をよぎったことは何かありませんか？
　　　クライエント：いいえ，ただやっただけですから。
　　　セラピスト：では，細かく分解して考えてみましょう。電話から離れて部屋に向かうとき，ボーイフレンドとの件について，何か頭にありましたか？
　　　クライエント：そういわれると，「彼はまた私と別れるつもりなんだわ」と思っていました。
　　　セラピスト：それについて，どう思いましたか？
　　　クライエント：彼も，私の人生も，なにもかも最低，くだらない，そうだ，自分に傷でもつけよう，と思ったような気がします。

中間的信念

　「中間的信念」とは，姿勢，ルール，推測など，人の思考過程の基礎となるものである（Beck, 2005, 2011）。中間的信念には，自動思考と中核信念のあいだをつなぐ役割がある。自傷行為に先行する中間的信念の例として挙げられるのは，(1) 姿勢：「自分はこの痛みに値する」という姿勢，(2) ルール「自分を切ることは，他の何より苦痛をやわらげてくれるものである」，(3) 推測：「自分はこれからもずっとこのままだ」などである。

第9章 認知と行動のアセスメント　107

中核信念

　「中核信念」とは，自己，世界，未来についての根強い確信を指す。いみじくもベック（2011）が指摘しているように，中核信念は，包括的で，固く保持されており，簡単には訂正できないものである。それらは，幼少期に経験した，肯定・支援（あるいはそれらの欠如）のパターンに由来する場合が多い。慢性的に自傷するクライエントに共通する中核信念の一つには，「自分は愛されない負け犬だ」というものがある。

　過剰に否定的な自己評価を持つ人が，自傷する者には多くいる。リネハン（1993a）は，この否定的な自己評価を，BPDの治療における中心的問題とみなし，「価値判断を決めつけない」ことを，マインドフルネス・トレーニングの六つの構成要素のなかの一つとしている。自傷する者の思考は，周期的に行きすぎた自己批判を呈することが多い。彼らに自分のことを話させると，自分に対する批判的な言葉をすぐに山ほど挙げ連ねる。しかも，そうした自分に対する批判的な言葉は，慢性的で，悲観的で，ひどく自虐的なものばかりである。

　このような否定的な判断をクライエントから引き出すためには，「自分を侮辱するのに，好きなやり方」を教えてくれるようクライエントに頼む，という方法がある。多くの者はすぐに反応して，自分を批判する言葉を列挙してくれる。そうした否定的な思考と判断的な言葉がすらすらとすばやく出てくれば出てくるほど，彼らの確信は強く，しかも終始そのことを考えていることを示す。以下は，スキルトレーニングのグループの記録からの引用であり，自分の「好きな」否定的な中核信念を共有し合う様子を示している。

　　　グループリーダー：今日は「価値判断を決めつけること」が主題ですが，みなさんには，自分を侮辱する，お決まりの言葉がありますか（7人中4人が積極的にうなずき，「あるある！」などという）？　そこには重要な意味があるかもしれません。そういった侮辱の言葉にはどのようなものがあるか，発表してくれる人は？

　　　メンバー1：（確信的に，嫌悪感を示しながら）私は自分のことを「赤ちゃん」と呼びます。

　　　グループリーダー：赤ちゃんですか？　どういう意味があるのですか？

　　　メンバー1：子どもっぽくて，ひとりじゃ何もできないから。いつも不安だし，何一つとしてうまくこなせないし。

　　　グループリーダー：かなり辛辣な侮辱の言葉ばかりですね。では，それらを覚えておいてくださいね？　他に発表してくれる人は？

　　　メンバー2：私は自分のことを，「デブ，不細工，まぬけなルックス！」っていっています。

　　　メンバー3：私の場合，一番お気に入りなのは，「社会のお荷物。生きる価値なし！」っていうやつよ。

　　　グループリーダー：皆さん，価値判断を決めつけることの，よい例のようですね。では，そういった判断を手放すために必要なスキルを学んでいきましょう。

トラウマに関連する認知と精神活動

　「トラウマに関連する認知」とは，自傷行為に先行して出現する，トラウマに由来する思考やイメージ，フラッシュバック，記憶，夢を指している。こういった多様な精神活動は特に手ごわい。なぜなら，多くのクライエントにとって，トラウマに関連する認知は，完全にコントロール不能な

ものだからである。トラウマ体験を持つ人は，起きているときにはフラッシュバックを体験し，寝ているときにはトラウマに関する侵入的な悪夢を見てしまうと訴える。トラウマのサバイバーが，過去の記憶にいつなんどき襲われるかわからず，不安を感じるのは当然である。さらに複雑なことに，こうした精神活動は，視覚イメージ，触覚，匂い，音，会話場面のフラッシュバックといった，実に多様な形式をとってあらわれる。

　自傷の認知的先行要因としてトラウマ関連の形式をアセスメントする際は，非常に巧妙な技術をもって行われる必要がある。自身のトラウマに関する詳細を開示する心の準備が，クライエントにできている必要があるからである。トラウマ解決のためのとりくみをどのタイミングではじめればよいのかという問題については第16章で論じるが，心の準備ができていないクライエントに対してトラウマに関して詳細に質問するのは，かなりの負担となってしまうであろう。事実，自傷が悪化してしまうこともある。もしも臨床家が，クライエントの自傷パターンの悪化に気づいたならば，うかつにも行動分析が悪影響を与えてしまった可能性を検討しなければならない。トラウマについて詳細に話すために必要なスキルをクライエントが獲得するまでは，詳細な質問はいったん控えた方がよい場合もある。こうした場合，臨床家は，自傷に関連する出来事の解釈，自己に対して自動的にいってしまうセルフステートメント，自傷に関連する中間的・中核信念の範囲内だけで，認知的先行要因を分析するにとどめるべきである。

　なお，自傷の認知的先行要因に関する問題については，認知療法をとりあげた第12章でかなり詳細に論じている。

感情的な先行要因

　「感情的な先行要因」とは，自傷の前に経験する感情のことを指している。事例によっては，これらの感情が，長時間かけて積み重なっている場合もあり，ときには数日かけて蓄積したものである場合もあれば，ほんの一瞬よぎっただけの感情のこともある。いずれにしても，多くの人にとって，こうした痛みをともなう強烈な感情を減少させることが，自傷の第一の機能なのである。ブラウン（1998）は，文献の総説を通じて，否定的感情と自傷との関連を明らかにしている。それによれば，考えられるかぎりの否定的感情のほとんどが，自傷の先行要因として同定されているが，なかでも，主要な否定的感情としては，以下のようなものがある。

- 不安，緊張，パニック
- 怒り
- 悲しみ，あるいは抑うつ
- 恥辱感
- 罪悪感
- 欲求不満
- 侮蔑の念

　また，ブラウンの文献には掲載されていないが，自傷する者から自傷前に体験する感情として聞いたことがあるのは，恐怖，心配，ばつの悪い思い，嫌悪感，興奮である。

　ごく少数であるが，まったく何の感情もない状態から逃れるために自傷をすると述べる者もいる。

彼らは，「死んだような」，「空虚な」，「ロボットのような」，あるいは「ゾンビのような」感覚を体験すると報告している。こうした人たちにとって，自傷行為は，生きている感覚をとりもどすことのできる，癒しである。以下に例を挙げる。

　あるクライエントはこういった。「昨日，切ったとき，何も感じていませんでした。私の内面は完全に死んでいるようでした。鏡のところに，自分の様子が変わっていないか確認しにいきました。もしかしたら機械か何かになってしまっていないかと思って。でも，そこには，以前と同じ最悪なままの自分が映っていました。自分を切ると，気分がかなりましになりました。血を見ることでとても楽になりました。腕を見下ろして，血を見ると，ああ私は生きているって思いました。まだ何も感じてはいませんでしたが」

　自傷に先行する感情を同定することは重要である。というのも，自傷の動機としてもっとも多いのが，不快感情を減少させるというものだからである。ただし，クライエントにとっては，具体的な感情を同定することが困難な場合がある。こういったクライエントは，自分が何らかの強烈な不快感を体験している，と伝えるだけで精いっぱいである。このような場合は，たとえばリネハン（1993b, pp.139-152）が提供しているような感情の一覧表を用いると有益であろう。若いクライエントや，知的能力に制限のあるクライエントには，感情をあらわす言葉の横に表情が描かれたチャートを使って，重要な感情的先行要因の同定を進めるとよいだろう。

　もう一つ検討すべき重要な点として，特定の形式の自傷が，なにか具体的な感情と結び付いていないかどうか，という問題がある。たとえば，不安なときには切る行為をするが，激しい怒りを感じたときには皮膚を焼く，という傾向がみられるクライエントなどである。切る行為と焼く行為に先立つ感情的先行要因が，上記の正反対だというクライエントもいる。「特定の自傷形式に結び付いている，特定の感情がありますか？」とクライエントに問うことが重要なのである。さらにつづけて質問するならば，「そうした関係は，いつも一貫したものなのですか，それとも時間の経過とともに変わるものですか？」というものになろう。

行動上の先行要因

　「行動上の先行要因」とは，自傷する者が示す行動観察可能な行動を指しており，その行動は，自傷エピソードのトリガーとなるもの，もしくは自傷エピソードにともなうものである。こうした行動は，自傷における一連の流れのなかで重要な要素である。たとえば，マリファナでハイになっていたり，アルコールで酔っぱらっていたりするときにだけ自傷する者がいる。向精神薬の服用を中断することを決意して，薬の効果が切れたときにみずからを切ったり，火傷をさせたりする者もいる。過食した後に，自分に対して判断的になり嫌悪感を抱いて，自傷する者もいる。ばつの悪い思いをするはめになる行動をとってしまい，直後に自傷する者もいる。私のクライエントのある男性は，マスターベーションを行った後に自傷をする傾向があった。彼は，マスターベーションの衝動に抵抗できずに行ってしまった直後に，自分に対して過剰に善悪を裁くかまえをとり，その行為に対する恥辱感と嫌悪感に襲われるのであった。自傷は，マスターベーションを行ってしまう自分自身と自分のなかの「悪魔」を罰するという役割を担っていた。

　こうした行動的先行要因には，必ず思考と感情がともなうものだが，自傷のトリガーとなる主要

110　　第II部　アセスメントと治療

要素は，行動そのものである可能性がある。よくあることだが，具体的な行動的先行要因が何かを
セラピストがわかっていないかぎり，認知的先行要因と感情的先行要因を明らかにすることはでき
ない。したがって，セラピストが，自傷の直前にクライエントが何をしていたのかを知ることが非
常に重要である。

> セラピスト：その傷を開いてしまう直前に，あなたは何をしていましたか？
> クライエント：いろいろと。バタバタと走り回っていました。
> セラピスト：そうですか。ですが，何か自分を傷つけるという方向に向かわせたようなことが，
> 　　　　　　ありませんしたか？
> クライエント：そうですね（考えて）。イライラがつのってきたので，マリファナを吸ったん
> 　　　　　　です。
> セラピスト：マリファナを吸ったことが，自分を傷つけたことと何か関係がありそうですか？
> クライエント：そうは思いません。どちらも，私にとっては同じようなものなんです。落ち着
> 　　　　　　かせてくれますから。
> セラピスト：皮膚を切ったり，傷をむしったりする前に，マリファナを吸っている確率はどれ
> 　　　　　　くらいだと思いますか？
> クライエント：考えてみると，ほとんどの場合そうかもしれません。
> セラピスト：そのつながりについて，どう思いますか？
> クライエント：マリファナを吸ってハイになることで，傷をつける勇気が出るということだと
> 　　　　　　思います。
> セラピスト：これからもつづけたいと思いますか？
> クライエント：そこが問題なんですよ，そうでしょう？

▊ 自傷が引き起こす結果と影響

　自傷によって引き起こされる影響や結果については，以下の要素の観点から論じることができる
だろう。

- 心理的解放感の詳細
- 自傷後に自分で行う手当ての有無
- 自傷後の皮膚むしり行為の有無
- 自傷に関するコミュニケーションの有無
- 自傷について描写する際のクライエントのふるまい
- 社会的強化

心理的解放感の詳細
　「心理的解放感の詳細」という用語は，自傷によって不快感が軽減される程度のことを指すもので
ある。本書のなかでもくりかえし述べてきたように，自傷する理由としてもっとも多いのは，感情
的苦痛の軽減であるが，行動分析のこの部分においては，その洞察よりさらに深い意味を探らねば

ならない。アセスメントのこの部分で問うべき質問は、「自傷によって，具体的にどういった種類の心理的解放感が得られるのか？」というものである。自傷後にどのように感じるのかを，クライエント自身が正確に陳述できるのがもっともよい。クライエントが得ている解放感の種類を知れば，それに「似ている」もしくはそれを「真似た」ような，しかし肯定的な代わりとなる行動を，治療のなかで探していくことができるだろう。たとえばクライエントが，自傷行為によって深くリラックスできると答えたならば，同じような感覚を生む，自分を癒す活動を教えていくべきである。もしもクライエントが，自傷によって安眠が得られると答えたならば，睡眠誘導技法が役立つであろう。また，自傷によって怒りを対処可能なレベルにまで引き下げることができると答えたクライエントに対しては，アンガーマネジメントを中心に治療を進めることが重要である。行動分析では，一般的な概念での解放感取得という観点から，その解放感の「種類」の具体的詳細へと進めていかねばならない。

　自傷の結果の分析に関する有益な質問は、「自傷をした後，身体のどの部分に解放感を感じますか？」というものである。この質問には，予想外の答えが返ってくる場合がある。以下の，22歳の女性クライエントの事例でその典型例を示したい。

　　　セラピスト：自分を切ることでどのような解放感が得られますか？
　　　クライエント：痛みを止めることができるんです。
　　　セラピスト：心理的な痛み，という意味ですか？
　　　クライエント：そんな感じです。いろんな痛みがある，といえばいいでしょうか。
　　　セラピスト：いろんな，とは？
　　　クライエント：なかには身体的なものもあります。
　　　セラピスト：身体的な痛みは，身体のどの部分に感じますか？
　　　クライエント：(見るからに居心地悪そうに) その，ど真ん中です。
　　　セラピスト：どのあたりの？
　　　クライエント：(指さして) 下腹部のほう。
　　　セラピスト：性器のことですか？
　　　クライエント：(恥ずかしそうに) はい。
　　　セラピスト：つまり性器に痛みがあり，腕を切ることでそれがやわらぐのですね？
　　　クライエント：(少し安心した様子で) そうです。

　上に示した会話は，その後，この女性が幼少期に父親によって指を性器に挿入されるという性的虐待があったという告白へと展開した。この虐待──約10年前にはじまり2年ほどつづいた──は，彼女に著しい恥辱感と激しい怒りを生みつけただけでなく，相当な身体的な痛みをももたらした。数年後，トラウマ関連の症状として性器に痛みを感じるようになった彼女は，自分を切るようになった。虐待に関連する，身体的な痛みと，恥辱感および激しい怒りの感情は，切ることによっていずれも即座に解消されるようであった。

自傷後に自分で行う手当ての有無

「自傷後に自分で行う手当ての有無」とは，自分を傷つける行為の後，クライエントがその傷の手当てを自分でするかどうかを指している。クライエントの多くは，少なくとも，傷口が感染しないよう，基本的な予防策はとっているものである。傷口を清潔に保ち，必要に応じて，消毒用軟膏を塗ったり絆創膏を貼ったりする。クライエントが傷口の感染を防ぐための予防策をとっているようなら，セラピストはその点について安心してよいだろう。

しかしその一方で，傷口の自己手当をまったくしない者や，あえて感染を招くようなことをする者もいる。こうした，自傷後の傷口のケアを怠る者は，それ自体が，自分を傷つける行為のエピソードの延長線上にあることが考えられる。以下に例を挙げる。

第5章で紹介したナオミは，16歳のとき，手首・腕・脚を切るようになって3年が経っていた。あるとき，特に興奮がひどかったナオミは，片方の乳首に自分でピアスの穴を空けた。穴を空けるために使った針は，消毒していないものであった。さらに，穴を空けたあとの乳首は，消毒用軟膏を塗るという手当てをせず放っておいた。ナオミはグループホームで暮らしていたため，最終的に看護師がそのピアスに気づいた。看護師が発見したときには，日頃の手当てを怠っていたため乳首は感染症を起こしていた。

上記のナオミのような事例における自傷エピソードには複数の局面がある。(1) 滅菌の手順を踏まない，(2) 亜型・要警戒とみなされる身体部位を傷つける，(3) 自傷後の自己手当を怠る，などである。こうした局面の組み合わせが見られる場合は，苦痛のレベルが強いことを示しているため，精神科病棟への入院や別の精神科関連施設への転院が必要となる。

自傷後の皮膚むしり行為の有無

「自傷後の皮膚むしり行為の有無」とは，クライエントが，自傷後に傷口を意図的にふたたび離開させてしまうかどうかという問題を指している。傷の手当てを怠ることは，受動的な形式の自傷行為といえるが，皮膚むしりは能動的な形式である。おそらくクライエントにとって，同じ傷をくりかえし離開させることには何らかの象徴的な意味があるのだろう。驚くべきことに，自傷する者には，まだ傷のついていない別の部位にいつでも移れるという選択肢があるにもかかわらず（ほんの数センチずらせばよいだけであったとしても），やはり同じ傷を離開させつづけるのである。こうした事例では，セラピストは，その反復の意味を検証する必要がある。その反復行為が伝えようとしているのは，やり残したことがあるということか，未解決の問題が残っているということか，それともさらに深い意味があることなのか？　その答えはクライエントによってさまざまに異なり，必ずアセスメントの対象とすべきことである。

自傷に関するコミュニケーションの有無

「自傷に関するコミュニケーションの有無」とは，自傷した後に，だれかにその行為について知らせるのかどうか，という問題を指している。その自傷行為が，本質的に対人関係に関連する動機を持つものなのか，もしくは，（少なくとも部分的には）対人関係におけるコミュニケーションの機能を持つものなのかを判断するうえで，この詳細を得ることは重要である。社会的コンテクストの項

ですでに述べたように，自傷する者の大多数は，ひとりでいるときに自傷を行い，後になってごく少人数の人にだけそのことを打ちあけるものである。青年期のクライエントにおいては，その秘密を打ち明ける相手は友人であることが多い。最終的には，親などの家族も知るところとなるわけだが，それでも友人よりもずっと後になって知らされるか，さもなければ，偶然それを知るといった感じであろう。成人の場合，秘密を打ち明ける相手は，友人，パートナー，心理的ケアを提供する援助者などである。

　秘密主義を貫いている人を除けば，ほとんどの自傷する者にとって，自傷行為にはコミュニケーションの機能が備わっている。もちろん，第一義的には，自傷は，内面における心理的苦痛への対処としてなされるものであるが，副次的に他者へのメッセージとしての意図もある。ここでセラピストの役割とは，（1）自傷する者が，そのメッセージの受け手としてだれを想定しているのかを明らかにし，さらに，（2）メッセージの内容を明らかにすることである。こうした自傷のコミュニケーション機能が，以下の事例のなかに典型的にあらわれている。

　アメリアの自傷行為に込められたメッセージは，攻撃的なかたちで伝えられていた。彼女の自傷パターンは，カミソリの刃を用いて両腕を滅多切りにすることであった。アメリアは，自傷後に傷を隠そうとはしなかった。むしろ，家でも学校でも，いつも半袖のシャツを着ていた。両親へ伝えようとしていたメッセージは，強烈な感情的な痛みを感じているということであった。両親が傷を無視したり，「注目されたくてやっている」と見なしたりすると，アメリアはさらに深く，そして頻回に切るようになった。アメリアが両親に伝えようとしていたのは，自分は怒りに満ちた不幸のただなかにいるということと，助けを求める声であった。

　アメリアの自傷は，学校ではまた別のコミュニケーションとして機能していた。彼女は学校で，長年，けなされ，ばかにされていた。なぜ学校で傷を隠そうとしないのかを尋ねると，彼女は，「私はみんなから『異常者』とか『病んでる』などと呼ばれても，ぜんぜん気にならないから」と答えた。学校でのアメリアには，社会的なつながりはまったくなかった。傷を見せることには，反抗と復讐のメッセージが込められていた。

　自傷のメッセージの受け取り手として想定されている人物は，クライエントの日常生活にかかわっている人であることが多い。しかし，セラピストがメッセージの受け手に想定されている場合もある。この場合，セラピストは，意図しないうちにクライエントの行動を強化していたのだろう。こうした事態が生じた場合，セラピストは，自分自身の行動を対象とした行動分析を行う必要がある。

　セッションのなかで，インゲは，たまにセッションに来る直前に切ることがあると打ちあけた。彼女によれば，セラピストは自傷について話すのが好きなように見えたし，「自分がつまらないクライエントではない」ということを伝えたかったのだという。この告白に対する反応として，セラピストは，自分は「インゲの」抱えている多くの問題について話すのが好きなのであって，自傷だけについて話すことが好きなわけではない，と答えた。またセラピストは，その後の数セッションにおいて，自傷についてインゲが話した際に，反応しないようにして，口をつぐむようにした。

自傷について語る際のクライエントのふるまい

「自傷について語る際のクライエントのふるまい」とは，自身の傷について話したり，実際に見せたりするときのクライエントの態度・行動のことを指している。こうしたふるまいからは，自傷を止める——もしくは，減らす——ための動機，自傷行為の頻度などについて，多くのことがわかる。ふたたび自傷をはじめてしまったことに反省の意を示す者もいる。自傷することで気持ちが落ち着くのだから，それは止めようのない習慣なのだとして，自傷行為をしてしまったことについて諦めの態度をみせる者もいる。なかには，自傷に対する世間の不支持に対して明らかに反抗的な態度をとり，絶対につづけるという意思表示をする者もいる。臨床家がとれる最善の対応は，推測を止め，それぞれの人に，細心の注意を払いながら傾聴することである。特定の傷やエピソードについてクライエントがどう感じるかを聞くことは，非常に啓発的なものである。以下に提示するのは，自傷する者から予期せぬ告白を聞いた例である。

13歳のベッツィーは，この6カ月のあいだ自傷を行っていた。2回目の面接の際に，セラピストは，腕にある傷跡を見せてくれるよう彼女に求めた。彼女は快く応じてくれた。彼女が左の長袖をまくり上げると，そこには二つのタイプの傷跡が見受けられた。前腕にはきれいに並行に並ぶ5，6個の傷があり，肘の内側には変色したぎざぎざのランダムな傷跡があった。セラピストは，「2種類の傷があるようですね」といった。ベッツィーは，「すごくナーバスになっているときは切るんですけど，すごく怒っているときは，爪でえぐるんです」と答えた。

答えているベッツィーを見ながら，セラピストは，傷口を見つめる彼女が至福の笑顔を浮かべていることに気づいた。その矛盾した反応に興味を覚えたセラピストは，自分が傷跡をみたときにどう思ったかベッツィーに尋ねてみた。すると，ベッツィーはこう答えた。「私にとって，これらの傷は美しいものなんです。だって，人生で出会った数々の痛みから学んだことのすべてを，私に思い出させてくれるから」

社会的強化

「社会的強化」とは，自傷をくりかえす可能性を高める，他者側の行動を指す。自傷に注目するような反応は，いずれも自傷を強化する可能性がある。社会的強化には，意図的になされるものもあれば，非意図的な場合もある。青年期の自傷する者に対して，友人が「わあ，その傷かっこいい！」ということは，直接的かつ意図的な社会的強化である。しかし，自傷行為を強く支持する人たち，また反対に，強く非難する人たちといった，非意図的な強化も，同様にかなり強力になりえる。第7章で，自傷に反応する際は謙虚で冷静なふるまいをするよう推奨しているのは，こうした理由からである。重要なのは，思いやりの気持ちを十分に持ちながらも，不用意な社会的強化をしてしまうことを避けることである。

社会的強化を得ることが自傷行為の一次的動機であることはめったにない。しかしながら，他者からの社会的反応は，重要な二次的動機になりえる。自傷行為は，ほぼすべてのケースにおいて，ある程度の心理的苦痛が必ず存在する。「注目を得るためだけ」に自傷する人はいない。しばしば，もっともらしく議論される点である。人が自傷するのは，内なる心理的ニーズを満たしてくれるものであり，なおかつそこに社会的強化がともなうからという場合はあるが，対人的な「報酬」だけを目的として自傷する可能性は低い。「他者の注目を得る」ための手段なら他にいくらでもあり，自

傷がそのためだけの手段であるという正当性は証明できるものではない。

自傷の徹底的な分析を行う際は，本人の環境における仲間，パートナー，配偶者，同級生，同僚，兄弟姉妹，両親，教師，監督者，他のセラピストなど，すべての人の反応に焦点をあてていく。不用意にも自傷行為を強化している人がいれば，治療に参加してもらい，第7章で紹介したように自傷の基本的管理について教育を受けてもらわねばならない場合もある。自傷を減らし，止めるための治療努力を成功させるためには，こうした人たちにも治療同盟に加わってもらう必要がある。

▍アセスメントにおける優先順位

自傷のアセスメントを行ううえで，まずすべきことは，クライエントに，セッションとセッションのあいだの状況を数週間にわたって自傷記録に記入してもらうことである。アセスメント過程のこの段階では，自傷に関連する環境的，生物学的，心理学的な次元すべてにおける出来事を検討していく。ここではあくまでも包括的なアプローチをとり，特定の出来事に関心を集中させるためのものではない。

2番目の段階としては，表9.2に示す簡易自傷記録に，クライエントに記入してもらう。これは表9.1に示す完全版の記録用紙を簡略化したものだが，優先順位付けをするように構成されている。私は，クライエントに簡易自傷記録に移行してもらうのは，徹底的なアセスメントの実施が終了し，信頼できるベースライン・データが得られてからにしている。現場ごとに実践のやり方は大きく異なるだろうが，簡易自傷記録の使用に関しては，8～10セッション後になることが多い。

簡易自傷記録で用いられている用語は，完全版自傷記録で使われているものとまったく同じであり，先行要因，自傷に関連する出来事，自傷の結果に関するものである。まだ若年のクライエント，あるいは知的能力に制限のあるクライエントの場合には，これらの用語をよりわかりやすいものに変えて，「トリガー」，「行動」，「結果」などとするとよいだろう。

簡易自傷記録では，クライエントと臨床家のそれぞれが，1～5の尺度を用いてそれぞれの要素の優先順位付けをすることができる。優先順位付けは，クライエントだけで，セラピストだけで，あるいは両者の協働的作業として行う。もっとも，最初のうちは，協働的作業で行うことが望ましく，その後，次第にクライエントがひとりで責任をもって記入できるように持っていくとよい。簡易自傷記録を使うことで，自傷に先行する主要要素から確実に焦点をあてていくことができる。治療が進むと，重要性の低い寄与因子へと焦点を移していく。

表9.3は，仮想事例における記入済みの簡易自傷記録である。この仮想事例では，「先行要因」のところに，クライエントは二つの最優先事例を挙げている。それらは，（1）学校での友人とのけんか，（2）悲しみ，空虚感，パニックの感情，である。したがって，治療のターゲットとなるのは，友人との葛藤を減らすことと社交スキルを高めること，そして，感情調節スキルと自分を癒すスキルを指導することになる。

同じように，「自傷に関する出来事」の欄で，クライエントは次のように優先順位付けをしている。（1）自傷することを予想しての興奮，（2）「これをしなければならない」という執拗な思考，である。よって，治療で優先するのは，予想にともなう感情に耐える，もしくは減らすこと，そして，非適応的思考の認知再構成になろう。

「結果」の欄にクライエントが優先したのは，（1）落ち着きと解放感，（2）「自分はこれに値す

表9.2　簡易自傷記録

名前：＿＿＿＿＿＿＿＿＿＿＿＿＿＿＿＿＿＿＿＿

次　元	先行要因	自傷イベント	そ の 後
環　　境			
生物学的			
認　　知			
感　　情			
行　　動			

自傷行為を生じさせた，あるいは，強化したもっとも強い役割を演じた出来事をそれぞれのコラムから評定する。1＝もっとも重要　2＝とても重要　3＝まあまあ重要　4＝ある程度重要　5＝あまり重要ではない。
Walsh（2005）copyright by Guilford Press.表のコピーはこの本の購買者で，個人的な使用に限る。（著作権のページ参照）

る！」という思考である。治療で優先するのは，代わりとなる自分を癒すスキルを指導することと，自己懲罰および自責の念に関する思考の再構成である。

　このシンプルなアセスメントツールは，治療と並行して継続的に使っていく。使用を止めるのは，クライエントが一定期間自傷を止めている場合のみである。再発した場合は，完全版記録を用いてアセスメントを再開するか，簡易記録を用いるかは，臨床家が決定する。

▌結　論

　以上を要約すると，自傷のアセスメントに際しては，臨床家は，一般に以下に従って行動するのがよい。

- 可能であれば，自傷記録を用いて系統的に情報を収集する
- 身体損傷の程度と傷をつけた身体部位（複数の場合あり）に特に注意する
- 自傷に関するクライエントごとの特異的な詳細を同定する。傷の数，パターンやシンボルが刻まれているかどうか，ツールの使用の有無，自傷を行う場所はどこか
- 自傷に先行してくりかえし認められる，環境，認知，感情，行動の次元における先行要因を

第9章　認知と行動のアセスメント　117

表9.3 簡易自傷記録

名前：16歳の女性

次　　元	先行要因	自傷イベント	そ の 後
環　　境	学校で仲間とけんか 1	ベッドルームに隠したカミソリを探した 4	特に結果はなかった，ひとりでベッドルームにいた 5
生物学的	すでにとても疲れていた，ハイではなかった 5	まだ非常に疲れていた，頭痛がはじまった 5	頭痛はなくなった，あとでよく眠れた 4
認　　知	「私はひとりで，友達がいない」 3	「やらなくちゃ！」 2	「そうすべきだ！　やっちまえ！」 1
感　　情	悲しい，空虚，パニック 2	興奮していて，自傷してしまいそうな感覚あり 1	かなり落ち着いて，解放感が得られた 1
行　　動	ベッドルームに退散，意図的に孤立 4	4回，前腕を切り，皮膚組織の損傷は，応急処置は必要ない 3	傷を洗った，バンドエイドを貼った，その後，宿題ができるようになった 3

自傷行為を生じさせた，あるいは，強化したもっとも強い役割を演じた出来事をそれぞれのコラムから評定する。1＝もっとも重要　2＝とても重要　3＝まあまあ重要　4＝ある程度重要　5＝あまり重要ではない。
Walsh（2005）copyright by Guilford Press. 表のコピーはこの本の購買者で，個人的な使用に限る（著作権のページ参照）。

同定する
- 自傷の結果生じる影響を同定する。感情的解放感など
- 環境における社会的好子に注意する
- クライエントの助けを借りて，自傷を引き起こし維持する可変要素のなかで重要なものを同定し，それらを治療のターゲットにする

第10章
随伴性マネジメント

　ベースラインのアセスメントが終了したら，自傷治療における介入の第1ステップである「随伴性マネジメント」，すなわち，非系統的もしくは系統的に，自傷を強化する要因に介入することである。非系統的な自傷を強化するものへの対処法については，すでに第7章で述べており，自傷に反応する際は，敬意ある好奇心と，謙虚で冷静な態度をとることを勧めている。治療介入としての随伴性マネジメントを正式的に行うことは，自傷の頻度を減らすうえでは有益であるが，それだけでその行為を消失させることはできないであろう。随伴性マネジメントの利点の一つとして，自傷を止める動機を欠いているクライエントにも用いることができるということがある。その場合は，自傷という行動を維持している感情的条件を分析・修正することに焦点をあてていく。

　不思議なことに，ただ単に随伴性マネジメントの準備としてベースライン・データを収集するだけでも，ときとして自傷の頻度の減少や消去につながることがある。こうした現象は，「反応性効果 reactivity effect」と呼ばれている（O'Leary & Wilson, 1987, p.27）。以下に例を挙げる。

　数年前に私は，自分を傷つける行動に関する複数の問題を呈するひとりのクライエントの治療を行った。このクライエントの女性は，腕，脚，腹部の皮膚を切り裂く行為を頻繁に行っていた。それに加えて，毎日自分の髪の毛を抜き（抜毛症），その結果として頭部には醜い斑状の禿げが点在し，また，頭皮をいつもむしっていたため傷があった。またこのクライエントは，治療薬の服用を中断したり，危険な行動をしたり，彼女を利用したり軽視したりする友人とのつきあいをするといった，間接的に自分を傷つける行為も多く呈していた。直接的・間接的な自分を傷つける行為の様式に関するアセスメントを行った後，それらの問題のうち彼女が最初に対処したい問題はどれかと尋ねたところ，彼女は，髪の毛を抜いてしまうことと答えた。彼女の説明によれば，社会的に一番恥ずかしい思いをしているのは抜毛なので，それを止めたいということであった。

　このような彼女の意向にもとづいて，私たちは，抜毛に関するベースライン・データの収集を開始した。私は，日々の抜毛行動の推移を示すために，コイセン，ステイン，クリステンセン（2001）の提唱したプロトコルを用いた。これは，クライエントに対して，できるかぎり正確に毎日自分の頭から抜いた髪の毛の本数をかぞえて，簡単なグラフに記録してくれるよう求めるものである。このクライエントは，多くの点で無秩序な日常生活を送っていたが，この要求には一貫性をもって応えてくれた。3週間ものあいだ，彼女は，抜いた髪の毛の数をかぞえ忘れることは一度もなかった。その数は，1日あたり0〜360本の範囲にわたり，その平均は約185本であった。

　この観察期間の最後に，このクライエントは，もう髪の毛を抜いていないといって，セラピスト

を驚かした。彼女いわく，このデータ収集は非常に面倒で時間もかかるので，「髪の毛を抜くのは割に合わない」ということであった。抜毛のない状態は，その後数カ月にわたって維持され，私の知るかぎりでは，いまのところ再発していない。また，抜毛データの収集期間中，彼女の自己破壊的行動が悪化したことを示すエビデンスがなかったことにも注目に値する。

なぜデータ収集は，問題行動を消失させるのに効果的であったのであろうか？　考えられる答えはいくつかある。

1. データ収集自体が嫌悪的であったため，その負の強化によって，彼女は抜毛を止めた
2. データ収集は反復性かつ時間のかかるものであり，その通常とは異なる劇的な性質は，慢性的な行動パターンを中断させるのに十分であった
3. クライエントはすでにその行動を止めたいという動機を持っており，データ収集をすることで，彼女の気持ちを抜毛からそらしたり，別の方法で自分を癒したりすることができるようになった。数をかぞえること自体に，多少とも自分を癒す効果があったのかもしれない
4. 私が知らない何か別の要因——たとえば，彼女の容姿について友人から何か新たにプレッシャーが加えられたなど——があったのかもしれない

これと似たような反応性効果が，遺糞症を呈していた17歳の男性のベースライン・データ収集を行った際にもみられた。この若い男性にとって，遺糞行為は，自傷というよりは間接的に自分を傷つける行為であったが，この症例は，アセスメントそのものに含まれる治療的な効果を示す例として適切である。この症例では，データ収集は非正式的なもので（数量をカウントするものではなかった），1回のセッション内で行っただけであったが，その結果は実に驚くべきものであった。この若い男性は知能指数が140もあったにもかかわらず，大便をもらしたままのズボンで長い時間あちこちを歩き回ったり，自宅の引き出し，クローゼット，学校のロッカーなどに汚れた下着をしまっておいたりという問題を抱えていた。当然ながら，そうした行動をとってしまった場所では，彼は敬遠された。そのうえ，彼の臀部には軽い組織損傷も生じていた。

私は，両親同席のもと，彼の予備的アセスメント面接を行った。このアセスメント面接では，遺糞行動に関する一連の非常に詳細な質問をした。質問の流れは以下のようなものであった。

「どのくらいの頻度で，両親の家のなかに汚れた下着を置きっぱなしにしていますか？」
「どのくらいの頻度で，学校の敷地内に汚れた下着を置きっぱなしにしていますか？」
「トイレに行かず，大便がパンツのなかにある状態で歩き回るという判断は，どのようにして決めますか？」
「大便を漏らしたズボンを履いているときの身体的な感覚について教えてください。不快ですか？　気持ちいいですか？　どちらでもありませんか？」
「漏らした大便がズボンに入っていることをつねに認識していますか，それともときどきですか？」
「匂いには気づいていますか？」
「便がゆるかったり，硬かったりすることは，あなたが便をもらしたままにしておくかどうかに関係がありますか？」

「あなたがよいと思う便はどういったタイプのものですか？」

　こういった質問を，謙虚で冷静なふるまいをするよう注意しながら，40分以上つづけた。このときの私は，善悪を裁く感じではなく，敬意深く，大きな好奇心を持っていると彼の目に映ったであろう。一連の質問をしていくなかで，次第にこのクライエントは明らかに居心地悪そうな様子になっていった。私は，彼が椅子の上できまり悪そうに身をよじらせ，額に汗が噴き出しているのに気づいた。彼に嫌な思いをさせたくはないとは思ったものの，アセスメントを完了させることが重要であると私は感じた。なにしろ彼は，何年ものあいだ遺糞症を抱えており，その問題のために何カ月もの期間を精神科病院で過ごしたことさえあったのである。この面接の驚くべき点は，面接終了後，彼は二度と大便を漏らすことがなかったということである。

　遺糞が止まった理由は他にも多数考えられるが，私は，アセスメントの過程が大きな役割を担ったのではないかと考える。どういうわけか，慢性的にくりかえされる自己破壊的な行動について詳細に質問することが，その行動を中断させたのである。したがって，臨床家は，ベースライン・データを収集することによって反応性効果が出現する可能性を注意深く見守らなければならない。アセスメント期間中に自傷が劇的になくなるというのはさすがにまれな例ではあるが，若干の変化がみられることはめずらしいことではない。

▌随伴性マネジメント契約

　ベースライン・データ収集により，即時的な治療効果が得られる場合もあるが，価値ある情報が得られるというのがデータ収集の成果である。ベースライン・データを用いて，自傷の頻度を減らすことを目的とした簡易な随伴性マネジメント契約をつくることができる。ベースライン・データを十分収集するためには，通常，少なくとも4〜5週を要する。しかしながら，自傷をするのが3カ月に1回といったように自傷頻度の低いクライエントの場合には，データ収集により長い期間をかけざるをえない。さらに自傷頻度が極端に少ないクライエントの場合（例：6カ月に1回）には，行動契約はおそらく役に立たないだろう。このような場合には，自傷の頻度を減らすために必要となるのは，随伴性マネジメントではなく，認知再構成スキルと認知置換スキルである。というのも，ベースラインの頻度があまりに少ないと，自傷頻度の減少を治療の第一ターゲットとすることには無理があるからである。

　一方，高頻度に自傷をくりかえすクライエントの場合には，ベースラインのアセスメントには2〜3週間もあれば十分である。第9章で提示したように，セラピストとクライエントは自傷記録をつけることからはじめるべきである。そして，詳細なベースライン・データが得られた後は，簡易自傷記録に切り替える。この段階にくると，クライエントとセラピストは，簡単な「自分を守る契約書」を交わすことができる。「自傷契約」という言葉もあるが，私は「自分を守る契約」という前向きな言葉を用いた名称を好んで使っている。またこの契約は，後に，他の自己破壊的行動や自己虐待的な行動をターゲットにする際にも使うことができる。

　「自分を守る契約」を使用する際の基本原則として，クライエントは，自傷行為の頻度を減らすことにコミットしなくてはならない。最初から，完全にその自傷行為を消去することを目標にする必

表10.1　33歳の女性クライエントのために作成した自分を守る契約書の例

ベースラインデータ（自傷の頻度）：最近4週間の私の自傷エピソードは，週平均3回で，1回に3〜8カ所切ります。

目標（自傷の頻度の減少）：私は，次週，自傷エピソードを1回，1回につき2，3カ所切る程度に減らしてみることに同意します。

自傷の代わりに用いるスキル：そのために，イライラしたり，不安になったときには，以下の気分を落ち着かせたり，紛らわせたりするスキルを使うことを約束します。

1. 音楽を聴く
2. 猫をなでる
3. 友人のサムに電話をする
4. 自分で作ったリラクゼーション・テープを聴く

目標達成の報酬：この契約をはたせたら，私は髪型を新しく変えるでしょう。契約がはたせなくても，ペナルティはありません。

約束：

署　　名　＿＿＿＿＿＿＿＿＿＿＿＿＿＿＿＿＿＿＿＿＿＿＿＿＿＿＿＿＿＿＿＿＿

証人（セラピスト，カウンセラーなど）　＿＿＿＿＿＿＿＿＿＿＿＿＿＿＿＿＿＿＿＿＿

日　　付　＿＿＿＿＿＿＿＿＿＿＿＿＿＿＿＿＿＿＿＿＿＿＿＿＿＿＿＿＿＿＿＿＿

実施期間　＿＿＿＿＿＿＿＿＿＿＿　〜　＿＿＿＿＿＿＿＿＿＿＿

要はない。ここでとりあげているのは決して「安全契約」ではないことに注意していただきたい。安全契約にはまったく別の戦略が必要であり，それについては後述するつもりである。ともあれ，「自分を守る契約」には，少なくとも以下の要素が含まれていなければならない。

1. 量的なベースライン・データ
2. 明文化された，測定可能な目標
3. 必要な置換スキルの確認
4. 目標を達成した場合の報酬の確認
5. 目標を達成できなかった場合の「免責」に関する文言
6. 署名，証人，日付，実施期間を付した宣誓文

　表10.1に，自傷をくりかえす33歳の女性クライエントととり交わした「自分を守る契約」の例を示す。表10.2は，この契約書の白紙のものである。

　表10.1に示す契約書は非常に個別化されたものであることに注目していただきたい。この契約書上では，自傷を回避するために有益なものとしてこのクライエントが以前に同定した，自分を癒すスキルと気をそらすスキルを確認している。また，契約書が書面であることによって，クライエントにとってもセラピストにとっても，この約束が，正式かつ実体のあるものとなる。また，短期間（1週間）のとり決めとなっていて，もしもクライエントが成功すれば報酬が与えられるが，成功しなくてもクライエントが責任を負うことはない，という点がポイントである。なぜクライエントを

122　　第II部　アセスメントと治療

表10.2　白紙の契約書

ベースラインデータ（自傷の頻度）：

目標（自傷の頻度の減少）：

自傷の代わりに用いるスキル：

1.
2.
3.
4.

目標達成の報酬：

約束：

署　　名 _____

証人（セラピスト，カウンセラーなど） _____

日　　付 _____

実施期間 _____ ～ _____

免責にすることが重要なのか？　自身の自傷について開示したことで罰を受けることがあれば，そのクライエントは，その後，自分を傷つけても隠すようになってしまう可能性があるからである。こうした危険については，このセクションの後の方，「安全契約」のところでくわしく述べたい。

　「自分を守る契約」のもう一つの例は，グループホーム入所中の青年期のクライエントとのあいだでとり交わしたものである（表10.3参照）。この16歳の男性は，グループホームに入所して3カ月を経過していた。彼は，他者に対する暴力，器物損壊，くりかえされる自傷（皮膚を焼く，切る，自分で施すタトゥ）のために，治療プログラムに入れられていた。彼の攻撃性に関しては，それをターゲットとした別の契約と治療戦略が用いられており，表10.3の契約書は，くりかえされる自傷に対処するためのものとして入所施設のスタッフが作成したものである。このクライエントは，スタッフが厳重に監視していても，巧みに道具を入手し自傷していた。

　このクライエントは治療を受けはじめてすでに3カ月が経過し，多くの置換スキルを学び練習してきていたこともあり，この契約書では目標をやや野心的な水準に設定した（自傷は1回だけにする）。その他の要素は，表10.1の「自分を守る契約」と同じであり，入所治療セッティングでは異例の「免責」条項も含まれている。こうした入所治療については，本書第18章でくわしく論じる。

表10.3　16歳の男性クライエントのために作成した自分を守る契約書の例

ベースラインデータ（自傷の頻度）：最近3カ月間の私の自傷エピソードは，週平均3回で，1回のエピソードで2〜4カ所焼くか，もしくは4〜6カ所切ります（タトゥはしていません）。

目標（自傷の頻度の減少）：私は，次週，自傷エピソードを1回に減らしてみることに同意します。

自傷の代わりに用いるスキル：そのために，イライラしたり，気分が落ち込んだりしたときには，以下の気分を落ち着かせたり，紛らわせたりするスキルを使うことを約束します。

1. ウェイト・リフティングをする
2. 入所施設カウンセラーのジムと話す
3. 深呼吸をする
4. 非暴力的な音楽を聴く

目標達成の報酬：この契約をはたせたら，私は，スタッフの同伴なしでプログラムを抜けて外出できる資格を手に入れるでしょう（ただし，自分に特に必要なプログラムには参加しなければなりません）。契約がはたせなくても，私の自傷が医学的治療を要さない程度であれば，現在得ている資格を失うことはありません。

約束：［表10.1の記載と同じである］

自傷の「安全契約」

　自傷に対する反応として「安全契約」を用いるべきかどうなのか，という質問をよく受けることがある。「安全契約」とは，通常，1日や1週間といった一定期間自傷をしない，という約束をクライエントととり交わす方法である。自傷に関する「安全契約」の使用は，外来クリニック，精神科救急部門，グループホームなど多くのセッティングでよく使われる戦略である。一般に安全契約の目的は，（1）その行動がくりかえされるのを防ぐため，そして，（2）後に自分を傷つける行為が起こった場合，専門家が責任を問われる危険から守るためである。シア（1999）が指摘しているように，いずれの目的に対しても安全契約はあまり効果がない。そもそも，安全契約の抑止機能に関する実証的エビデンスはほとんど存在せず，安全契約によって臨床家が賠償責任から保護される可能性も低い（Shea, 1999）。

　私は，自傷に対処する戦略として安全契約を使用することを推奨しない。なぜならその使用には，利益よりも危険の方が多くともなうからである。最大の危険は，安全契約のせいでクライエントが自傷を隠すようになり，治療の場から自傷の状況がみえなくなってしまうことである。ほとんどの場合，クライエントは，効果的な置換スキルを身につけるまで，自傷を止めることはできないものである。そういったスキルが行動レパートリーに加わっていないのにもかかわらず，「とにかく自傷行為を控えろ」というのは，不可能に近い要請である。クライエントにいつもの強い感情的苦痛が生じても，「好みの対処技法を用いることなく耐えろ」と期待（もしくは要求）していることになる。これは普通に考えて，あまりにも無謀な期待である。

　セラピストは，ともすればクライエントに自傷を止めろという強いプレッシャーをかけてしまいがちである。クライエントが自傷していないときには大げさに褒めちぎり，自傷した場合には失望，落胆，苛立ち，非難をあらわにすることで，こうしたプレッシャーがクライエントに伝わる。クライエントは，そうしたプレッシャーに反応して，理解されていないと感じたり，憤りを覚えたり，

自分は駄目な人間だと感じたりする。彼らは，相手から賞賛を引き出し，非難を避けるためにはどうすればよいか，非常にすばやく学んでしまうものである。すると，セラピスト（あるいは他の専門家）を喜ばせようとして，実際には自傷をしているのに，自傷していないというようになってしまう可能性がある。この手の偽りが起こるようになると，治療同盟は深刻な危機に瀕してしまう。クライエントは，正確な情報の提供を犠牲にして，セラピストからの負の反応を避けるようになる。こうした治療上の後退から回復するのはきわめてむずかしい。正しくない情報にもとづいて行われる心理療法を，生産的に進めていくことは不可能である。

　セラピストが安全契約を不適切に使用することのもう一つの弊害は，セラピストの期待に応えることができずセラピスト（および自分自身）を裏切ってしまったと感じたクライエントが，治療から脱落してしまうことである。自傷するクライエントのほとんどは，もう二度と失敗を体験したくないと思っている。それゆえ，クライエントが早い段階で治療から脱落してしまった場合には，彼らが将来改めて治療を求める可能性はきわめて低いと考えなければならない。要するに，治療のあまりに早い段階で自傷を「禁止する」ことの弊害は，あまりにも多いのである。

　私の経験則はこうである。身体の損傷が広範もしくは深刻なものでなければ，自傷する者の準備が整う前に自傷を止めろといってはいけない。そして，身体損傷が広範もしくは深刻なのであれば，そもそも安全契約は的外れな対応であろう。そのような場合は，精神科病棟への入院あるいは入所型のレスパイト・サービスによる保護的介入が必要である。

　だからといって，いかなる場合でも安全契約を使用すべきではない，といっているわけではない。自傷を回避するために有益だからと，クライエントの方から安全契約の使用を求められる場合もある。クライエントからこうした依頼があれば，私は，彼らが好む要素を取り入れた安全契約を作るのはやぶさかではない。

　シア（1999）は，自殺の危険がある者と安全契約を交わすことに関して，きわめて価値のあるレビューを行っている。彼の指摘の多くが，自傷に関する安全契約を構成するうえでも役立つ。彼いわく，もしも臨床家が安全契約を使おうとするならば，それは，予防的介入ではなく，アセスメントのためのツールとして捉えるべきであるという。また彼は，臨床家が有効な安全契約を作りたいと思うのであれば，クライエントがしっかりとしたアイコンタクトをとれているか，心から愛着を持ってくれているか，声のトーンは自然で躊躇するようなところがないか，といったことをまず確認すべきであると述べている。

　シアによれば，安全契約を効果的なものにするためには，最後に固い握手をし，正式な書面に署名するべきであるという。躊躇，迷い，偽りの態度などの兆候が見られる場合は，臨床家は，いちからやり直すか，安全契約にこだわらずに別の戦略に切り替えるべきである。

　私との治療において安全契約を生産的に使うことができたあるクライエントは，長い自傷歴を持つ29歳の女性であった。以前，別のところで心理療法を受けた時に役立った安全契約を，私の治療でも交わしたいと，彼女の方から依頼があった。彼女は表10.4のような安全契約を作成し，私は証人となりその書面に署名した。

　この契約書には，私が「自分を守る契約」に好んで含める要素すべてが含まれているわけではなかったが，クライエントが自分で手段を作成したいと願ったため，私はこれを受け入れることにした。後にこのクライエントは，この契約が自傷を減らすためにかなり役立ったと述べた。彼女によ

表10.4　安全契約

私＿＿＿＿＿＿＿＿は，最近は月に2，3回自分を切っておりますが，これを止めたいと思っています。私は，自分を切るということが，自分自身と自分の身体を大事にしていない証拠であることを理解しています。私は，自分自身を大事にし，愛することができるようになりたいと思います。私は，来週いっぱいは自分を切らないことを約束します。私は，来週水曜日に予約した面接のなかで，自分の成果を報告します。

署　　名 ＿＿＿＿＿＿＿＿＿＿　　　日　　付 ＿＿＿＿＿＿＿＿＿＿＿＿＿

証　　人 ＿＿＿＿＿＿＿＿＿＿　　　実施期間 ＿＿＿＿＿＿　〜　＿＿＿＿＿＿

れば，切りたいという衝動に襲われたとき，自分自身と私にそれをしないことを約束したことを思い出すよう自分を穏やかに鼓舞したという。こうした促しは，自分を傷つける行為を先延ばしにしたり，完全に回避したりするために効果的だったそうである。安全契約と置換スキルを組み合わせて活用することで，しばらくすると，彼女は自傷をずっと止めつづけることができるようになった。

　ほとんどの人にとって，もっとも効果的な随伴性マネジメントとは，非正式的な社会的強化である。自傷をするクライエントの多くは，虐待とネグレクトを受けた経験を持っているものである。彼らは，温かみと共感を持って関心を抱かれたり，ポジティブなフィードバックを他者から受けたりすることに慣れていない。私の戦略は，自傷をしていないことにではなく，クライエントが健全な認知再構成技法と置換スキルを活用していることに，社会的強化の大半をあてるというものである。次の二つの章では，治療におけるこれらの主要分野に焦点をあてていく。

▌結　論

　以上より，自傷の随伴性マネジメントにおいては，臨床家は以下を行うことが有用である。

- 自傷の頻度に関するベースライン・データを数週にわたって収集する
- 「自分を守る契約書」に含むべき事柄は，明文化された測定可能な目標，取り入れるべき置換スキルの確認，クライエントが受ける具体的な報酬である
- 情報の完全な開示を促進するために，目標が達成できなかった場合の「免責」に関する文言を含む
- 署名，証人，日付，実施期間を付した正式な宣誓文を取り入れる

治療：第2ステップ

第11章　置換スキルトレーニング ———————————— 128

第12章　認知療法 ———————————— 149

第13章　家族療法 ———————————— 162

第14章　薬物療法 ———————————— 169

第11章
置換スキルトレーニング

　段階的ケアモデル（p.67の図II.1参照）の第2ステップに治療が進むと，長期的に行われているより難解な自傷に対処しなくてはならないため，介入も複雑かつ積極的なものになる。第7章でとりあげた系統的ではない対応や，第8章および9章でとりあげたアセスメント戦略，第10章でとりあげた随伴性マネジメントを行っても自傷が改善しなかった者に対して，第2段階の介入を行う。第2段階の治療が必要となるのは，致死性の低い自傷をくりかえし行う者というもっともよくみられるタイプのクライエントであり，彼らに対しては，より包括的でありながら，同時にターゲットを絞った治療が必要となる。

　自傷の治療における第2ステップの一つ目の要素は，置換スキルを教えることである。セラピストの役割は，クライエントが自分に合うスキルを同定し，スキルを身につけ，それを利用することがとても大事なことであるという感覚を持てるよう手助けすることである。一方，クライエントの役割は，セラピストとともに慎重にスキルを選択し，そのスキルをくりかえし練習することである。アセスメントが終了してまもない治療初期においては，セラピストとクライエントは，どのスキルを選択するかという問題をくりかえし話し合い，セッション内で一緒に練習していく必要がある。ひとたび役に立つ適切なスキルが同定されれば，治療の重点は，クライエントが実生活のなかでスキルを使用することへと移っていく。クライエントは，そうしたスキルを，家，学校，職場，さらにその他のさまざまな社会的状況において練習することが求められる。そうした試みのなかで，クライエントはあるスキルはさほど有用でないことに気づいたり，非常に役立つ効果的なスキルがあることを見出したりするのである。あるスキルが重要ではないことに気づいたり，別のスキルが非常に優れていることに気づいたりするたびに，クライエントは，自分なりのスキルのリストを頻繁に改訂していくのである。目標は，本当に必要なときに頼りになる，対処技術の核となる一連のスキルを構築することである。

　スキルトレーニングの自傷行為に対する有効性には，たくさんのエビデンスがある，と断言できればよいのだが，スキルトレーニングの効果を検証した研究はまだ少ないのが現状である。そうしたなかで，リネハンら（1991）とミラーら（2007）は，さまざまな問題のうちの一つとして自傷をとりあげ，弁証法的行動療法（DBT）の効果を実証した。リネハンらの研究では，BPDと診断された成人女性を2群にわけ，DBTによる治療を受けている患者は，「通常治療 treatment-as-usual: TAU」を受けている者と比較して，治療経過中の「パラ自殺行動」が有意に少ないことが示されている（この研究における「パラ自殺」とは，自殺企図と致死性の低い自傷の両方を含んでいる）。リネハンらは，DBTによる治療を受けている者では，パラ自殺行動が，1年間の治療プロトコルの経過中，100％

128　第II部 アセスメントと治療

から37％までに減少したと報告している。それとは対照的に，TAUを受けている者においては，パラ自殺行動は100％から63％までの減少にとどまり，パラ自殺をくりかえしている者が少なくないと指摘されている。したがって，統計学的に有意に優れた治療効果が認められたのはDBTを受けている参加者であったわけだが，それでもまだ3割以上は，治療終了時に依然としてパラ自殺行動をつづけていたことになる。

コムトイ（2002）は，パラ自殺行動を減らすために構成された介入のレビューを行った。彼女の結論は，パラ自殺に対する有効な心理社会的介入を報告した研究は，わずかに四つしかないというものであった。そのうちの一つは，すでに引用したDBTの研究であり，もう一つは，英国で行われた認知行動療法による介入研究，他の二つは英国とベルギーで行われたアウトリーチ・モデルによる介入研究であった（ただし，これらの研究で扱われた問題は，自傷というよりも自殺に近いものであった）。DBTと認知行動療法は，問題解決と，治療プロトコルの遵守に焦点をあてるという，共通した特徴を持っている。結果研究がこのように不十分であることを考えると，この分野では，スキルトレーニングというアプローチを用いた自傷の治療に関する実証研究がさらに多く必要であることは明らかである。

とりあえず，本章では，過去の実証研究から，自傷治療に役立つことがわかっているスキルトレーニング・アプローチを提示する。他のスキルトレーニング・アプローチを用いた介入には，若年層の自殺行為（Miller, Rathus, Linehan, Wetzler, Leigh, 1997）や物質乱用（Marlatt & Vandenbos, 1997; Marlatt, 2012）といった問題の治療における効果が認められているものがあることからも，スキルトレーニング・アプローチが自傷治療にも役立つ可能性は高い。

▌置換スキルトレーニングをはじめる

治療の初期においては，クライエントが比較的落ち着いていて，集中できる状態のときをみはからって，スキルの練習をした方がよい。こうしたリハーサルを行っておかないと，心理的苦痛がきわめて高いときに，クライエントがそのスキルを使うことができない。セラピストは，クライエントに，「自転車に乗る練習をするなら，竜巻から離れていなければできません」と伝えていく必要がある。

▌適切なスキルを選択する

もしもクライエントが適切なスキルを同定することに成功し，それを一生懸命練習するのであれば，彼らの問題が改善する確率は高いだろう。反対に，彼らがあまり熱心に練習しなかったり，あるいはまったくしなかったりすれば，自傷の問題は依然としてつづく可能性が高い。もちろん，治療以外の方法では回復できないというわけではないが（Shaw, 2002），置き換えスキルを身につけることが回復への一番の近道であることはたしかである。

クライエントが自傷を克服するためには，彼らが，感情的苦痛（あるいは空虚感）に対処するうえで，少なくとも自傷行為と同程度の効果があるスキルを獲得しなければならない。スキルを教えられた当初，クライエントの多くは，皮膚を切ったり，焼いたり，傷口をむしったり，自分が好む他の方法と同じような効果があることを信じようとしない。セラピストの役割は，こうしたスキル

によっていかに多くの人たちが助けられたかを強調することである。そのために，セラピストは，次のような言葉をスローガンとしてくりかえし掲げるべきである。「置換スキルは，多くの人たちに効果がありました。あなたにとっても効果をもたらすためには，とにかく，練習・練習・練習あるのみです」（練習がいかに大切かという点については，Linehan, 1993b; Segal, Williams, & Teasdale, 2002; Miller et al., 2007を参照）。

■9種類の置換スキル

　感情的苦痛への対処に使うことのできるさまざまな種類のスキルを再検討した資料は多数ある（例：Nhat Hann, 1975, 1991; Davis, Eshelman, & McKay, 1982; Kabat-Zinn, 1990; Levey & Levey, 1991, 1999; Linehan, 1993b; Alderman, 1997; Conterio & Lader 1998; Seagal et al., 2002; Miller et al., 2007）。利用可能性のあるスキルは無数にあるが，私が自傷の治療に際して特に有益と思うスキルは9種類に絞られる。といっても，これらのスキルが突出して効果的であると主張しているのではなく，あくまでも私がクライエントに使用したところ何度もうまくいった経験のあるスキルということである。以下の9種類である。

1.　消極的な置換行動
2.　マインドフル呼吸スキル
3.　視覚化テクニック
4.　身体的エクササイズ
5.　書くこと
6.　芸術的表現
7.　音楽を演奏する・聴く
8.　他者とのコミュニケーション
9.　気紛らわしのテクニック

　これらのスキルについて順次説明していきたい。

消極的な置換行動

　このスキルは，自傷衝動を抑えるための技法として使われているものの，その内容が自傷と似た面があることから，さまざまな議論を呼んでもいる。コンテリオとレイダー（私信，2000）は，彼女らがいう「消極的な置換行動」を用いることに反対している。その理由は，この行動は，自傷との関連があまりに強いというものである。消極的な置換行動は，自分を傷つけることにこだわっている状態を変えないため，自傷の再発を招きやすいという。コンテリオらは，このような技法をセラピストが用いるのは避けるべきである——できれば禁止すべきであるとまで——述べている。こうした懸念は十分理解できるものの，私の経験では，少なくとも短期的には，この置換行動を生産的に用いて成功したクライエントは少なくないように思う。もちろん，消極的な置換行動だけに頼って自傷を消失させようとすべきではない。しかしながら，消極的な置換行動は何よりもなじみやすい方法であり，自傷から別の対処行動への橋渡しとして機能するため，治療の初期にはこれらを利

130　　第II部　アセスメントと治療

用することもある。消極的な置換行動には，以下のような例がある。

- 自分の身体を切ったり，火傷を負わせたりする代わりに，赤いマーカーで身体にしるしをつける（皮膚組織の損傷をともなわない，傷の象徴的な表現）
- 消炎鎮痛軟膏のような局所刺激剤を，以前自傷していた部位に塗る（皮膚組織の損傷をともなわない触覚感）
- これまで切ったり，火傷を負わせたりしていた腕や脚の部位に，輪ゴムをはじいて当てる（皮膚組織の損傷をともなわない触覚感，および刺すような不快感）
- いつも傷つけていた身体部位に，氷や携帯用の保冷剤をしばしのあいだ当てる（身体的刺激と不快感があるものの，皮膚組織の損傷はない）
- 冷凍ミカンを手に握る（氷や保冷剤を当てるのと同様の効果がある）
- シール式のタトゥを一時的に身体に貼った後，爪ではがす（皮膚組織の損傷をともなわない，いつも傷つけている場所への触覚刺激）
- 柔らかい化粧用ブラシやそのほかの柔らかい道具を使って，以前傷つけていた身体部位を優しくなでる（以前傷つけていた場所を慰撫する）
- 身体的部位に自傷の絵を描く（皮膚組織の損傷をともなわない，自傷を象徴する視覚的刺激）
- 自傷エピソードのはじまりから終わりまで，そのシナリオを実行することなく詳細に書き出す（言語による制御への移行をはじめる一方で，クライエントを自傷の緊急性から遠ざける）
- 自傷の連鎖を録音機器に口述して吹き込む（言語による制御，および，距離をとることにつながる）

　これらの戦略には，触覚，視覚，聴覚といった知覚の選択肢がある。自傷に対して触覚への刺激を求めているクライエントもいるし，また，視覚的なイメージを求めるクライエントや，自分自身に何かを命令する感覚を求めているクライエントもいる。多くは，これらの要素が組み合わさったものであろう。いずれにしても，クライエントは，直感的に自分にぴったりくると感じたものを選択すべきである。

　上記のすべての例において，自傷は象徴的に表現されており，実際の皮膚組織の損傷はともなわない。クライエントは自傷に似ている何かを経験するわけだが，実際には身体を傷つけることのない程度にコントロールを保ち，一連の流れをやり過ごす。このような技法の長所は，一部のクライエントにとっては，実際の自傷にとって代わるほど十分に鮮明で「現実的」と感じられる点にある。一方，短所は，こうした行動が実際の自傷のきっかけとなってしまう可能性があるということであろう。なぜなら，置換行動が，本物の自傷にあまりに類似しているからである。消極的な置換行動を行うのは，いってみれば，アルコール依存症の回復途中にある者に，飲み屋に行ってソフトドリンクか水を注文させるようなものである。それでも，自傷から他の対処行動に移行するうえで，消極的な置換行動が非常に助けになった，と報告するクライエントは実際にいる。以下にそうした例を示す。

　第9章で挙げたように，ニッキーの自傷パターンは，細かい格子柄を前腕に刻むというものであった。彼女は，置換行動は自傷の衝動をかわすために利用できると思った。そこで彼女は，美術用具

から3枚の画用紙をとりだした。1枚目の紙には深い赤を塗り，2枚目には黄色とオレンジを，3枚目には皮膚と同じ色を塗った。そして，この3枚の紙の角をホッチキスでとめた。今度は画材用ナイフを使って，層に重ねた紙に格子状の切り込みを入れていった。こうして最終的にできあがった図柄は，以前彼女が自分の腕に施していたものと同一のものであった。彼女によれば，この技法は，他の置換スキルを体得するまでの移行期間に，数回分の自傷を我慢するために役立ったという。

ニッキーの経験は，とりたててめずらしいものではない。自傷行為に似た行動をすることが，移行期間には有益であると感じるクライエントは多い。ただそれらの技法が長期にわたって有効に活用されつづけることは少ない。

マインドフル呼吸スキル

マインドフル呼吸スキルは，自傷を止めることを学ぶうえで，もっとも重要となることが多いスキルである。「マインドフル」という用語については，いくらか説明を要するであろう。マインドフルネススキルは，妥当性が証明されているさまざまな障害のための治療において，重要な役割を担うことがわかっている。カバット・ジン（1990）は，慢性的な身体的疼痛，心理的ストレスの治療にマインドフルネススキルを利用したことを報告している。リネハンらは，マインドフルネスは，BPDと診断された者にDBTを用いる際の「中核的要素」（core component）であると述べている（Linehan et al., 1991; Linehan, 1993a, 1993b; Miller et al., 2007）。シーガルら（2002），および，ウィリアムズ，ティーズデール，シーガル，カバット・ジン（2007）は，反復性うつ病に対する彼らの治療において，マインドフルネススキルのトレーニングに重要な役割を割りあてている。ヘイズ（2004）にいたっては，マインドフルネスを行動療法の新しい「第三の波」とみなしているほどである。マインドフルネスについての書物は，仏教僧のティク・ナット・ハン（1975, 1991）の著書に代表されるような，哲学的そして宗教的志向をもったものが数多く存在する。

ただ，私がクライエントに対して「マインドフルネス」という言葉を使う際には，もう少し単純な定義でこの言葉を用いている。なぜなら，クライエントの多くは，その実践による実際的な効果に関心があるのであって，哲学的な議論に興味はないからである。私は，「マインドフルネス」とは，「いまこの瞬間を，しっかりと，穏やかに認識することである」と説明している（Nhat Hanh, 1975; Linehan, 1993b）。あるいは，「マインドフルネスとは，一度に一つのことだけをすることである」と説明することもある。複数のことを同時に行うマルチタスクは，過去にとらわれたり，未来を案じたりすることと同様，マインドフルネスの真逆にあたる。ナット・ハンはこう記している。

私たちが，意識的呼吸を実践しているあいだ，思考はゆっくりとした速度となり，そこで本当の意味での休息を得ることができる。日常の多くの時間において，私たちはあまりにもたくさんのことを考えすぎている。マインドフル呼吸法は，みずからが心の落ち着きを得てリラックスし，平和な気持ちになることへと導いてくれる。いろいろなことを考えすぎる私たちの思考を止めて，過去の悲しみや未来への不安へのとらわれから解放してくれるのである（1991, p.8）

自傷する者の多くは，マインドフルネスの真逆にあたることをきわめて頻繁に経験しているものである。だからこそ，マインドフルネスを身につけることは大変役に立つのだ，と私はいつも説明

している。自傷する者は，心の落ち着きよりも，強烈な苦痛ばかりを味わっている。心の集中よりも，混乱して注意が散漫になった状態にある傾向がある。自傷する者の生活は，感情の不安定性と，まとまりを欠いた認知によって翻弄されているのである。したがって，クライエントは，マインドフルネスを身につけることで，みずからの心を落ち着かせ，効果的に問題を解決することができるようになるであろう。

いかなる活動（例：食べること，歩くこと，皿洗い，芝刈り）もマインドフルに行うことができるが，とりわけマインドフル呼吸法のスキルを推奨したい。それには以下のような理由がある。

- 簡単に身につけることができる
- 心拍数と呼吸回数が減少することを通じて，身体を落ち着かせることができる
- 練習や実用がいつでもできる
- 費用も器具も必要ない
- 副作用がない
- 他者からの援助や参加が必要ない
- 比較的わずかな練習で，早期によい結果を手にすることができる

青年期のクライエントに特に多くみられることであるが，最初にマインドフル呼吸法のスキルを提案されると，あからさまに不信感や不快感を示す者がいる。このスキルのことを，「変」あるいは「おかしい」ものとしてレッテルを貼り，ちっとも実践しようとしない。他にも，この呼吸法を練習しないうちから，呼吸法のスキルは以前試したが効果がなかったと主張する者もいる。こうした疑い深い者たちに対しては，「この呼吸法を練習すれば，その結果に必ず驚くだろう」と粘り強くくりかえし説得する必要がある。ときには，「自分にあった呼吸法スキルを使う際の最初のステップは，まず，このスキルには効果がないと確信するところからはじまります」と伝えることもある。マインドフル呼吸法のスキルは自分には効果がなかった，と述べるクライエントの多くにこう伝えるが，3カ月が経つ頃には，彼らは必ずそれらが効果的であったと知ることになる。

クライエントをその気にさせるには，セラピスト自身がどのようにマインドフル呼吸法スキルを用いているかを話すとよいであろう。これによって，マインドフル呼吸法が，だれでも使える「日常生活のためのスキル」であり，単なる治療技法ではないということを示せば，クライエントは受け入れやすくなる。私はクライエントに，以下の話をすることがある。

「数年前，私は，カリフォルニアの海岸沿いを車で南下していました。そこは実に見事な景色でしたが，道路はいずれも崖に面していて，運転するにはかなり怖い場所でした。なぜなら，その道路の何百フィート下方には海があり，いまにも落ちそうな不安に駆られたからです。道路にはガードレールのないところも多く，ほんのささいなミスが悲惨な事故につながって命を落としかねないという気がしました。元来，自分はそんなに臆病なドライバーではないはずでしたが，このときばかりは，さすがにいつもより怖かったです。額に汗が吹き出し，ハンドルを握る両手には不自然な力が入りました。海に突き出したヘアピンカーブを曲がるときは時速15マイルという遅さで進んでいました。幸運であったのは，後続車がいなかったことです」

「この運転を乗り越えさせてくれたのは，あるたった一つのことでした。運転中ストレスが高

まっていくなかで，私は，意識的に，マインドフル呼吸スキルを使いはじめたのです。数分の
うちに，落ち着きをとりもどすことができた私は，それほど恐怖を感じることなく集中して運
転することができるようになったのです」

　この話の最後に，私はクライエントに向かって，いままでに恐怖感や激しい感情に圧倒されたこ
とはないかと質問する。
　また，スポーツの競技会のとき，試験のとき，威圧的な上司に話しかけなければならないとき，
パートナーと口論になったとき，（そして，一番重要なのは）自傷の代わりとなる行為として，マ
インドフル呼吸法をうまく用いた昔のクライエントたちの成功談も話して聞かせるようにしている。
以下に示す症例は，そうした話のなかで，クライエントからの評判がとてもよいものの一つである。

　15歳の少年が治療を受けにやってきた。最近1年間，彼は，2週間に1回の頻度で自分の身体を
切っていた。この少年は，高校野球の秀でた選手であった。チームのなかでも年少であるにもかか
わらず，花形投手を務めていた。彼がとにかく困っていたのは，試合中のストレスへの対処であっ
た。彼は投球をミスして相手チームのバッターに打たれてしまうと，自分自身のふがいなさに怒り
を抑えられなくなり，「おまえはなんてばかなやつなんだ！　このグラウンドにいる資格なんかな
い。おまえのせいでチームは試合に負けるぞ」といった自虐的な言葉で自分を苛みはじめてしまう
のであった。
　このクライエントは，治療の一環としてマインドフル呼吸法を学んだ。彼は，毎晩就寝前に，一
生懸命練習にとりくんだ。彼にはこのスキルがとても役に立ち，マウンド上にいるときに意識して
ゆっくりとした呼吸ができるようになっていった。また，イニングのあいだにベンチに座っている
際にも，自分自身に否定的な判断を下すのではなく，呼吸に意識を集中させることができるように
なった。呼吸法スキルを使えるようになったことで，このクライエントが野球グラウンドで感じる
ストレスは大幅に減った。最終的に，治療を開始して8カ月以内で，彼は自傷しなくなった。

マインドフル呼吸法を教える

　マインドフル呼吸法を教える際には，クライエントの実生活内で練習させることがきわめて重要
である。口であれこれ説明するよりも，実演することがはるかに効果的である。一緒にスキルを練
習することで，具体的かつ鮮明なかたちでスキルを教えることができ，また，気まずさや疑念を抱
いているクライエントに見本を示すことでそれらを克服させることができる。セラピストが自分か
ら進んで「変」で「おかしい」ことをしようとするなら，さすがにクライエントもしないわけには
いかないであろう。
　治療初期に，マインドフル呼吸法を練習する際には，以下のような基本的指示を用いて行うよう
にしている。

　　「まずは，椅子かクッションにバランスよく座ってみましょう。座り心地のよい姿勢をみつけ
　　てください。背筋は無理のない程度に伸ばしてください。右や左に偏らないように。椅子に座
　　るのであれば，足の裏を床につけてください。両方の手は，膝の上か，椅子のひじ掛けに置い
　　てください。もたれていると眠ってしまいやすいため，横たわるよりは座っている方がよいで

134　　第II部　アセスメントと治療

しょう。マインドフルネスとは，心を穏やかに保ちながらも，注意を払った状態を意味します」

「あなたの意識を静かに呼吸へと集中させてください。呼吸するたびに，自分のお腹や胸が膨らんだり，収縮したりする身体の感覚に意識を向けてみてください……。空気が，口，鼻，喉に入ってきて，そして出ていくのを意識してみてください……。身体と呼吸の基本的なリズムを意識しましょう」

「もしも思考や感情，あるいは心配事によって気が逸れてしまったら，ゆっくりと注意を呼吸にもどしてください。気が逸れることは当然起こることですが，練習すればそれも減ってきます」

こうした基本的なやり方を教えた後には，治療が始まって1〜2カ月のあいだに，3種類のマインドフル呼吸法を教えるようにしている。これらの呼吸法をどういったペースで教えていくかは，クライエントがどれだけ心の準備ができていて，練習する意欲を持っているかによって変わってくる。3種類の呼吸法のすべてを最初の数週間で身につけてしまうクライエントもいれば，もっと時間が必要なクライエントもいる。

ここで強調しておかねばならないのは，ここで挙げる呼吸法エクササイズには，それらを支持するような実証的研究はない，ということである。これらは私自身にとって教えやすいものであり，また，多くのクライエントが反応してくれるものである。臨床家には，それぞれ自分が教えやすい呼吸法を選択する自由がある。以下が，私の使う3種類の呼吸法である。

「私はここにいる……私は落ち着いている」

一つ目の呼吸法を指導する際は，次のように述べる。「この呼吸法エクササイズには少し説明が必要です。『私はここにいる』とは，『私は，物事を決めつけずに，いまこの瞬間，ここにいる』を短縮したものです。『いまこの瞬間，ここにいる』とは，つまり，『過去について考えてはおらず，未来について心配することをせず，現在のこの瞬間にただ存在する』ということです。そして，『物事を決めつけずに』というのは，『いまは，自分自身や他者に関する善悪の判断を止めている。自分自身や他者に対する批判を完全に中断している』ということです。このエクササイズでは，息を吸いながら『私はここにいる』と心のなかでいいます。そして息を吐きながら，『私は落ち着いている』と心のなかでいいます。

注釈：理由はさまざまだが，私のいるブリッジ・オブ・セントラル・マサチューセッツでは，この呼吸エクササイズはもっともクライエントに人気がある。私の考えでは，このエクササイズは，マインドフルネスの本質を単純明快に伝えてくれると同時に，ある程度の複雑さもあるためクライエントを飽きさせず，また，ある程度意味深な雰囲気があるためクライエントの思い入れも育んでくれるから，人気があるのではないかと思う。

「1から10まで吐く」

二つ目の呼吸法を教える際の指示は以下のとおりである。

「息を吸い込むときは，心のなかでも何もいいません。息を吐くときに，『1』と心のなかでかぞえます。次に息を吸い込むときも何もいわず，息を吐くときに，『2』と心のなかでかぞえま

す。このようにして，息を吐くときだけかぞえながら，10までつづけます。10までかぞえたら，また1に戻ります。どこまでかぞえたか忘れたり，あるいは10を超えてかぞえてしまったら，また1に戻りやり直します」

　注釈：この呼吸法エクササイズは，単純性と複雑性のバランスが優れている。ある程度複雑であるため注意を要するが，非常に単純でもあるため覚えやすい。ただ数をかぞえるというエクササイズであるため，マインドフル呼吸法は「変」で「おかしい」「カルト的」なものではないかというクライエントの懸念を払拭することができる。宗教的な真言や外国語を学ぶ必要もなく，ただ数をかぞえるだけだが，実はこうした形態の呼吸法は，真摯に瞑想を追求する者たちによって，2,500年ものあいだ実践されてきたものであるという点には注目すべきである（Rosenberg, 1998）。

「……を手放す」

　三つ目の呼吸法は，ナット・ハン（1975）によって考案されたものに，修正が加えられたものである。

　　「息を吸いながら，『マインドフルに息を吸って』と心のなかでいいます。そして，息を吐きながら，『○○を手放して』と心のなかでいいます。○○の部分には，不安や緊張，怒り，判断，完璧主義など，あなたが減らしたいと思っている感情をなんでも入れてかまいません。○○に入れるものは，その瞬間，強力な力を持っているものか，あるいは自傷の重要な先行要因であることがわかっているものを選択しなければなりません。息を吐きながら，その感情もしくは思考が，身体から抜け出し，どんどんリラックスしていく自分を思い描いてください。「手放す」ものを一つだけ選んでそれをくりかえし唱えてもかまいませんし，いろいろな感情や思考を選んで手放してもかまいません。つまり，一度目は『マインドフルに息を吸って，不安を手放して』といい，二度目は『マインドフルに息を吸って，判断を手放して』などといってもよいということです。このエクササイズを数分つづけていると，自然と，息を吸うときに『マインドフルに息を吸って』といい，息を吐くときに「手放して」というだけになっていくものです」

　注釈：ここで重要なのは，思考や感情を「追い出そう」としたり禁止したりするのではなく，それらを認識して，通り過ぎていくのを見守ることである。このエクササイズは特にグループで行うとうまくいくことが多く，その場合，スタッフとクライエントが交互に「マインドフルに息を吸って，○○を手放して」と声に出して唱える。この行為によって，グループの団結力が高まり，また，だれしも減らしたいと願う感情や判断を持っているものだ，というメッセージが伝わる。自分の抱えている苦痛が特異なものであるとか，非常に極端なものであると思いこんでいるクライエントにとって，こうした経験は強力な「般化」につながる。もしもグループのなかに，他者の前で話すことを不安に思ったり，個人的な感情を人前にさらすのに抵抗を感じたりする者がいれば，そのメンバーは自分の順番が来たときに「パス」といってもよいことにしておく。

　この技法の欠点としては，やり方が複雑で，それなりの言語能力を必要とすることである。私は，発達障害のあるクライエントの場合には，息を吸い込むときに「息を吸って」といい，息を吐くと

きにただ「○○」というだけでいいことにしている（つまり，「マインドフルに」と「手放して」という言葉を省いて簡潔化するのである）。

　クライエントにとって効果的な呼吸法のテクニックは他にも多数ある。附録Aは，さまざまなマインドフル呼吸法の例を整理した『呼吸法マニュアル』である。本章では言及しなかった他の技法については，そちらを参照されたい。

　マインドフル呼吸法と瞑想のつながりに，インスピレーションを受けるクライエントもいる。世界の偉大な宗教——たとえば，仏教，キリスト教，イスラム教，ユダヤ教——には，瞑想もしくは黙想の伝統を持つものが少なくない。マインドフル呼吸法と瞑想におけるスピリチュアルな側面に反応を示すクライエントにとって役立つ資料として，関田（1985），ナット・ハン（1975, 1991），ベイダ（2002），フォンタナ（2001），ローゼンバーグ（1998）など，多数存在する。しかしながら，もう一度ここで強調しておきたいのは，マインドフル呼吸法は，哲学や宗教的伝統に言及することなく，完全に宗教と切り離して指導することが可能な技法だということである。セラピストの戦略として，クライエントの考え方を理解し，その姿勢や信念に合わせて進めていくべきである。

マインドフル呼吸法実践のためのヒント

　マインドフル呼吸法を教える際は，練習時間の長さとそれを行う頻度，練習を行う物理的な場所，さらに練習によって得られた結果を，セラピストがモニタリングする必要がある。マインドフル呼吸法が実際に役立つスキルとなるためには，たいていの場合，1週間のうちに3回以上練習する必要がある。マインドフル呼吸法追跡カード（表11.1）は，このスキルの練習をモニタリングするのに有用である。

　練習時間の長さはきわめて重要である。クライエントの多くは，1～2分だけ練習しては，効果がないと断じる。数分間のマインドフル呼吸法では，深い心の落ち着きや集中力の高まりの感覚が生まれることはないという点では，彼らは正しい。マインドフル呼吸法のスキルを効果的なものにするためには，クライエントは，通常，10分，もしくはそれ以上の時間をかけて練習する必要がある。シーガルら（2002）のマインドフルネスを用いたうつ病に対する認知療法では，1週間に数回，それぞれ40分を要する呼吸法の練習を行うことがクライエントに求められる。これほどの期待をクライエントに課すのは要求が大きすぎるとは思うが（特に青年期のクライエントの場合），目標とする練習時間の目安として15～20分が適切であろうと私は考える。マインドフル呼吸法を効果的なものにするためには，クライエントはまず，マインドフル呼吸法において気が逸れやすい最初の数分間を乗り越えて，10分以上経った後訪れる穏やかな状態まで到達しなければならない。マインドフル呼吸法を長時間できるようになるまでには，時間がかかるものである。クライエントの多くは，1カ月ほどすれば15～20分つづけられるようになる。数カ月練習をつづければ，このスキルは非常に好ましい効果を発揮するようになり，感情的に相当に興奮している場合でも使用することができるようになる。

　練習をする物理的な場所も，重要な事柄である。クライエントは，自宅の静かな場所や，どこか邪魔されない場所を選んで練習する必要がある。カオス的な環境のなかで生活しているクライエントの場合は，図書館，祈祷室，瞑想センター，野外の静かな場所などを探す必要がある。また，練習に際しては，座り心地のよい椅子，もしくは瞑想用の座布団を使うとよい。寝転がっての練習は，

表11.1　マインドフル呼吸法追跡カード

名　前：_____

何週目：_____

	月曜日	火曜日	水曜日	木曜日	金曜日	土曜日	日曜日
呼吸法のタイプ*							
場所							
練習の長さ							
主観的苦痛の単位 （SUDs 0-10）**							

* 　呼吸法のタイプ：「吸って・吐いて」呼吸，「1から10まで吐く」呼吸，深呼吸，手放す……呼吸，その他
** 　SUDs：0 ＝今までにないほどリラックスしている，10 ＝今までにないほどもっとも苦痛を感じている，5は中間。あなた自身のマ
　　　インドフル呼吸法の練習のはじめと終わりの際に評点してください。
Walsh（2012）copyright by Guilford Press. 表のコピーはこの本の購買者で，個人的な使用に限る（著作権のページ参照）。

先ほど挙げたような理由から好ましくない。しかし，ひとたびマインドフル呼吸法を身につけたならば，不眠症を抱える人の睡眠導入技法としても，かなりの効果が期待できる。

　ほかに考慮した方がよい問題としては，練習を行うときに，目を開けたままするのか，目を閉じてするのかということがある。私自身は，どちらでもよいと考えている。目を開けている方が安全だと感じ，居眠りすることがないのでよいという人もいれば，目を閉じている方が，視覚的刺激に邪魔されずに集中できるのでよいという人もいる。どちらの方法がより快適に練習できるかで，クライエント自身が決めればよい。一般的には，目を開けて行うのであれば，目線を床に保つことで，できるだけ気が逸れないようにする。

　クライエントとともに効果をモニタリングすることもまた有用である。私は，クライエントに，「主観的苦悩尺度」（subjective units of distress: SUDs; Wolpe, 1969）の概念を教えることが役に立つと考えている。クライエントには，マインドフル呼吸法追跡カードに，呼吸法の直前と直後にどのように感じたのかを記録してもらうのである。SUDs は，0が，いままでの人生のなかでもっともリラックスした状態をあらわし，10は，もっとも苦痛を感じている状態であり，5はおおむねその中間の状態である。ちなみにほとんどのクライエントは，10分もしくはそれ以上の時間をかけてマインドフル呼吸法を練習した後に，SUDs が減少したと報告する。

　SUDs が変化しない——あるいは，SUDs が上昇する——と一貫して訴えるクライエントの場合，まったく別の置換行動を検討した方がよいであろう。私が出会ったクライエントのなかには，マインドフル呼吸法を練習している最中に必ず不安が強まってしまうクライエントがひとりいた。練習をはじめた当初，このクライエントは，「呼吸法はとにかく私には効果がないんです」と説明していた。こうした主張をそれまで何度も耳にしていた私は，とにかくやりつづけてみてください，といってそのままつづけさせた。ところが，ある時，彼女は以下のようなことを打ち明けた。

　　「呼吸法はこれまで一度もうまくいきませんでした。かえって悪くなってしまうんです。呼吸
　　を練習するたびに，自分の呼吸音が聞こえてくると，私を虐待していた人が私を犯しながら耳元

で息を荒げていたときのことを思い出すんです。その男が耳元で呼吸しているような気がして，嫌な記憶がすべて蘇ってきてしまいます。私には呼吸法は効果がない，これがその理由です」

　このクライエントに執拗に呼吸法を学ばせようとしていた自分の高慢さに私は気づき，そうして，別の置換スキルを用いて治療を進めることにした（治療では後にトラウマ解決にもあたった）。

視覚化テクニック
　視覚化テクニックは，自分なりに快適でリラックスできる情景を探し出し，自分を癒す戦略として，それらを鮮明に想起する方法である（Schwartz, 1995）。視覚優位に物事を体験する傾向があるクライエントは，この種の技法に特によい反応を示す。そのようなクライエントの場合，「自分にはどんなスキルよりも視覚化が一番効く」とはっきりと口にすることが多い。
　長年，クライエントたちとともに練習してきたなかで，私は，視覚化エクササイズを用いるに際してもっとも効果的な方法は，クライエント自身が独自のやり方を作り上げられるようにしてあげることであると思うようになった。そのやり方は簡単なもので，自分自身の経験から，生活のなかで特に落ち着く場所や情景を想起するよう，クライエントに提案するだけでよい。その際，クライエントには，可能なかぎり鮮明に視覚化が行えるよう，五感すべてを使った視覚化を行うよう指示する。クライエントは，紙に書き出したり，スマートフォンに録音したり，単に記憶の中に思い浮かべたりして，そうした情景を作り出す。
　たとえば，あるとき私は，1週間のうちに何度も自傷を行うという大きな問題を抱えるクライエントの治療にあたっていた。このクライエントの女性は，乗馬をしたり馬の手入れをしたりできる日には，自分を傷つける行為を行っていないことに私は気づいた。はたしてこのクライエントは，馬と一緒にいることがもっともリラックスできる体験なんです，といった。落ち着くために視覚化を用いるというアイデアを紹介したところ，彼女は迷うことなく，大好きな馬の手入れをしているときの体験を選んだ。彼女は，馬を眺めているところ，馬小屋の匂いや味を感じているところ，ブラシで馬の毛づくろいをしている感覚，馬が尾を振る音などを想像した。
　また，発達障害を抱える別のクライエントは，彼女が世界のなかで一番平和を感じられる教会という場所で祈っているところを視覚化の対象として選んだ。統合失調症を抱えており自分を傷つける行為を行っていたもうひとりのクライエントは，幼少期に浜辺で過ごしていた時間の視覚化を，五感すべてを使って，構築・想起した。
　視覚化は，マインドフル呼吸法と一緒に行うことができる。あるクライエントの場合，快適な情景を想起する前に，数分かけて，マインドフル呼吸法を行って腰を落ち着けるようにしていた。数をかぞえる，または「手放す」に焦点をあてるマインドフル呼吸法は，くりかえし用いるなかで新鮮さを失うことがあるが，視覚化によって新鮮さをとりもどすことができる。
　まれには，癒しにならない，非生産的な情景を作り上げてしまうクライエントもいる。たとえば，私は，暴力シーンを想像してしまうクライエントに出会ったことがある。彼自身はその情景がとても癒しになると主張していたが，私は，そうした情景がはたして適切なものであるかどうかを疑問に思い，彼が用いる情景をもう少し向社会的な方向へと修正していった（例：カフェでギター音楽を聴いているところ）。このクライエントは，街から出たことがなかったため，牧歌的な情景では効果がないであろうと思われた。否定的または破壊的な内容を用いることがないよう，クライエント

が思い描く情景をモニターすることが重要である。

身体を使ったエクササイズや動作

ノック（2010）によると，身体を使ったエクササイズは，自傷の衝動を回避するために非常に有益であるということである。クライエントのなかには，身体を激しく使う活動を置換スキルとして用いることを好む者もいる。特に青年期のクライエントの場合，じっと座ったままで行う活動ばかりでは飽きてしまうのは当然であろう。自傷する者の生活を支配している強烈な感情状態には，しばしばアドレナリンの爆発がともなう。そうしたクライエントの場合，強烈なアドレナリン反応を正常レベルに戻すためには，身体的活動の助けが必要になる。そうした場合に用いる身体を使ったエクササイズについて，そのすべての選択肢をここで紹介する必要はないだろう。あえていうなら，散歩，ランニング，バスケットボール，水泳，カヤック，武道，ウェイトリフティングなどが置換スキルに適している。クライエントのなかには，置換スキルとして，標準的でない形態の「エクササイズ」を行う者もいる。たとえば，あるクライエントは，心をかき乱されたときには，自宅で掃除機をかけることを好んだ。掃除機をかけるときの身体の動きが心を落ち着かせてくれ，掃除機の音が感情的苦痛から気を逸らしてくれ，掃除機をかけ終わると小さな達成感が得られるそうであった。

重要なのは，苦痛のただなかにあっても，すぐに行える自分なりのエクササイズを用意しておくことである。たとえば，クライエントが置換スキルとして水泳を選んだ場合，夜間はプールが閉まっていて行うことができない。こうした事態に備えて，予備のエクササイズも用意しておく必要がある。

ここで付言しておきたいのは，ボクシングや，攻撃的衝動を表現するサイコドラマといった，暴力的な形態の身体的エクササイズを選ぶのは避けた方がよい，ということである。治療の目標は，適切な方法による衝動制御のスキルを身につけることである。その意味で，暴力的な活動は，自傷において自身に向けられる攻撃性とあまりにも似ている。

さらにもう一つ，セラピストは，クライエントが自己破壊的なやり方でエクササイズを行ってしまう可能性があるということを認識しておかねばならない。通常レベルの我慢の限界を超えてエクササイズを行い，何度も身体を傷つけてしまう者もいる。このような過度な身体的エクササイズは，往々にして摂食障害に関連しており，食事制限や嘔吐誘発，強迫的にエクササイズへと発展してしまう。摂食障害と自傷行為の密接な関係は，すでに多くの実証的研究によって明らかにされている（Walsh, 1987; Favazza, 1989; Warren et al., 1998; Favaro & Santonastaso, 1998, 2000; Rodriguez-Srednicki, 2001; Paul et al., 2002)。したがって，身体を使うエクササイズを置換行動として勧める前に，セラピストは，その行動が標準的な範囲内のものなのかどうかを慎重に評価しなければならない。エクササイズによる負傷をくりかえしているクライエントの場合，エクササイズを自己破壊的行動として利用している可能性がある。セラピストとクライエントはともに，選択したエクササイズの健全度をモニターし，エクササイズに費やす時間と，週に何回行うべきかについて，十分に話し合っておく必要がある。

運動のなかで有益なものの一つとして，「散歩をしながら行う瞑想」がある。これは，非常にゆっくり，意識的に歩きながら，自分の呼吸に集中するという方法で行う。瞑想歩行の具体的なやり方については，附録Aの呼吸法マニュアルに掲載している。

書くこと

　自傷の流れについて書くことは，すでに否定的な置換行動の項で論じた。自傷に関係しない内容を書くことで自傷を回避するために役立てる行為にも，さまざまな方法がある。もっとも典型的なやり方としては，日々の出来事を日記のように書くというものがある。言葉による表現は重要である。というのも，言葉こそが，圧倒的な感情を制圧するための基礎となるからである。クライエントが，自分がいままさに襲われている体験から距離をとってそれを文章に書いてみるという方法は，不快感情を行動化するのではなく，言葉によって表現できるようになるための重要なステップである。

　コンテリオとレイダー（1998）は，他のどんな研究者よりも，自傷の治療における「書く」作業の意義を強調している。彼女たちによる治療プログラムでは，書くことに関する15の課題を順序どおりこなすことが求められる。課題としてクライエントが書くのは，自分史，自分を褒める内容，自分の人生のなかでもっとも影響力の強い女性および男性について，自傷をめぐる感情，怒り，自分をいたわる内容，自傷にさようならを告げる，将来の計画などである。私自身はこの一連の流れを治療に取り入れたことはないが，コンテリオとレイダーの報告によれば，自傷の減少や消失にかなり有効であるという。こうした「書く」活動は，コンテリオらの治療アプローチの土台となっている。臨床家は，コンテリオとレイダーの論文を熟読し，もしもクライエントに合うと思えば，この「書く」治療を使ってみるとよいであろう。

　私が治療においてこうした課題を用いない理由は，私のクライエントには，言語的能力や計画的に物事を遂行する能力を欠いている者が多いからである。思うに，コンテリオとレイダーの場合，入院という時間制限のある治療構造の性質からも，他のクライエント状況よりも，こうして課題を仕上げていくことが実用的なのであろう。しかしながら，言語的能力が劣るクライエントの場合は，コンテリオとレイダーのアプローチについては慎重に検討しなければならない。

芸術的表現

　芸術的活動を効果的な置換行動として用いるクライエントも多い。芸術的表現を生産的に用いるのには，何も高度な技術を身につけている必要はない。必要なのは，自傷のトリガーが生じたときに，芸術を活用したいという意欲だけである。セラピストはまず，クライエントに芸術的な技術や趣味，特技があるかどうかを質問し，セッションのなかで好みの手段をクライエントに使ってもらい，活用できそうかどうか評価する。クライエントに実際にスキルを試してもらえるよう，セラピストは，診察室にさまざまな美術道具を用意しておくとよい。これは何もセラピストにアートセラピストになれといっているわけではなく，芸術的表現も置換スキルとなりうる可能性があるものとして実践すべきということである。

　私はかつて，彫刻の才能を持つあるクライエントの治療にあたったことがある。彼女は，自傷の先行要因に直面すると，必ず粘土をこねるようにしていた。粘土をこねているときの直感的な身体感覚は，彼女の癒しになっていた。彼女は，あるときには自身のすばらしい肖像を彫り，またあるときには，見る者に痛みを感じさせる，拷問によって苦しく捻じ曲げられたような彫刻を作成した。過去に自傷のトリガーとなった状況を経験すると，彼女は美術道具をとりだし，彫刻をはじめるのであった。そして，30分～1時間も作業していると，彼女はいつも自傷に対する強い衝動が減退していることに気づくのであった。そうしてようやく，彼女は，他の活動に移れるのであった。芸術活動が効果を示さないようなことがあれば，苦悩がかなり大きいということであり，そんなときは，

セラピストや友人に連絡をとって，支援，体制，援助を求める必要があるということを，彼女は自分で判断できた。

　別のクライエントは，また違ったやり方で芸術表現を用いた。治療をはじめた当初，このクライエントは，毎日のように高いストレスを感じていた。そうしたなかで，彼女は，仕事から帰宅すると，マインドフル呼吸法を行うか，あるいは自由な形式で絵を描くという儀式を作り上げていった。いずれの行動も，彼女には，気持ちを静めるのに役立ち，瞑想に近い効果があった。彼女は，毎日，その時の気分や直感に従って，これらのいずれか一方を選択していた。心をかき乱されたり，「そわそわして」気持ちが落ち着かなかったりしたときには，絵を描く行動を選び，不機嫌なときや瞑想にふけりたいときには，マインドフル呼吸法を行った。こうした単純なスキルの組み合わせは，このクライエントを転換させた。彼女の自傷行為はゼロになり，さらに，練習をたくさんしたおかげで芸術能力が高まるという付加的な利益まで得られた。

音楽を演奏する・聴く

　音楽が重要な置換スキルになる者も少なくない。一般的に，能動的に演奏する方が，受動的にただ聴くだけよりも効果がある。完全に没頭・集中し，マインドフルに音楽に耳を傾けることももちろんできるが，楽器を演奏するというのはある程度没頭する必要のある参加型のスキルである。私自身が治療にあたった自傷するクライエントのなかには，優れた音楽家が何人かいた。そのうちのひとりはチェロ演奏家で，彼女にとって演奏することは表現と感情調節の形態であった。これによって自傷の衝動を先送りにするのに成功したことが何度もあった。しかし同時に，音楽は彼女にとって，みずからに完璧主義を課す場でもあったため，「うまく弾けない」ときにはかえって気分が悪化してしまった。

　私が出会ったクライエントのなかには，音楽を聴くことを置換スキルとして用いている者が多かった。しかし，音楽を聴くことは部分的な集中だけでできるため，置換スキルとしては問題もある。音楽を「本腰を入れずに聴く」ことだけでは，感情的苦痛にほとんど効果がないことが多い。クライエントは，音楽の多様な局面に（メロディー，特定の楽器，強弱，リズム，ヴォーカル，ビート，ハーモニーなど），意識的にしっかりと集中することによって，マインドフルに音楽を聴くことができるよう学ぶとよい。青年期のクライエントは，他のいかなる置換スキルよりも，音楽を好むことが多い。そこで私は，彼らに，マインドフル呼吸法，視覚化，芸術創造などの，能動的に行う参加型のスキルも学ぶよう促すようにしている。

　青年期のクライエントがどのような音楽を選択するかは，しっかりと観察しておく必要がある。攻撃的かつ暴力的な音楽を選ぶクライエントもいるが，そうした音楽はかえって怒りの感情を高めたり，より心をかき乱したりすることがある。また，感傷的な悲しい音楽を聴く者もいるが，そうした音楽は抑うつや孤独感を高めてしまうことがある。音楽には，自傷のトリガーになるものと，自分を癒すスキルに活用できるものがある，ということを，青年期のクライエントに指導した方がよいであろう。そして，効果的な癒し効果のある音楽を集めたプレイリストを，携帯用音楽機器上に別途作成してもらうなどするとよい。

　音楽を聴くことは，真の意味での自分を癒すスキルというよりも，むしろ気紛らわしのテクニックであることが多い。それはそれで生産的なものではあるが，たえずその使い方をモニターしなければ，より能動的で没頭する必要のあるスキルの練習を避ける手段となってしまう。

他者とのコミュニケーション

　他者とコミュニケーションを持つことは，まちがいなく自傷の置換行動として役立つものであるが，その中身は詳細にいたるまで構造化されている必要がある。相手はだれか，その人とコンタクトをとるのは実際にどの程度可能なのか，また，その人たちの判断力，影響力，支援する能力，忍耐力はどの程度なのか，などといったことをあらかじめ明らかにしておく必要がある。可能であれば，こうした人たちも置換スキルの訓練を受けてもらうべきであるが，これについては家族メンバーを治療に参加させるという主題を扱ったのちの項で論じる。何を話すのかという問題も重要である。スキルの練習に移行することのない，目的のないまま気持ちを吐き出すばかりのコミュニケーションは，非生産的である。コミュニケーションの形態によっては，明らかに自傷を助長してしまうことさえある。以下に例を挙げる。

　あるクライエントは，気持ちが落ち込み自分を切りたくなってしまうことがあると，自分のことをけなす「友だち」に電話をかけるのであった。その男友だちは，電話で彼女の声を聞くやいなや，彼女のことを「サイコ」とか，「人に依存してばかりのばかな無能」などと嘲った。このような屈辱的な会話を30分以上もつづけているうちに，このクライエントの抑うつと絶望感はさらに高まった。彼女の場合，男友だちに電話をすることは，置換スキルではなく，彼女の自傷における一部をなすものである。アセスメントの過程において，こうした電話こそが，彼女が避けるべき重要な先行要因であることに彼女は気づいた。その代わりとして，私は彼女とともに，5人の保護的な人間のリストを作った。これは，彼女が電話をしたときにつかまりやすく，また十分な判断力のある者として，事前に定めた順に連絡するべき人たちであった。

　コミュニケーションの相手としてもっとも価値が高いのは，クライエントの自傷のトリガーになるものが何かを理解しており，自分を傷つけたいという衝動を乗り越えられるよう話をしてくれるような，友人や家族である。こうした人たちは，少なく見積もってもセラピストと同程度に役に立ってくれる。なぜなら，彼らをつかまえるのは比較的容易であるし，将来的にも長きにわたって本人にかかわる人たちだからである。クライエントが同意するのであれば，こうした重要他者に治療面接に同席してもらい，コーチや同盟者として彼らを利用することもできる。彼らには，報酬を与えるべき行動と，消去すべき行動に関して，強化の原理を教えるとよいであろう。また，自傷の流れにおいて彼ら自身が与えてしまう自傷のきっかけを減らすためにも，彼らは大きな助けになってくれる。もちろん，友人や家族メンバーは単なる補佐的なセラピストではなく，彼らの主な役割は，具体的な戦略的目的を持つことなく，本人をケアしサポートすることである。

　42歳のある女性クライエントの場合には，治療における置換スキルとしてコミュニケーションを活用した。彼女は自分と同年代の親友にはどんなことでも話すことができた。その親友は，彼女の乱用歴，それにともなう自傷，離婚などに関するさまざまなことをかなりくわしく知っていた。クライエントは，切りたいという強い衝動に駆られたときは，その親友に電話をかけ，自身が体験している感情を説明することが多かった。親友自身もいろいろな問題を抱えていたため，共感し，支えてくれていた。またこの親友は，ブラックユーモアのセンスも持ちあわせていて，しばしばそうしたユーモアで，クライエントの緊張やパニックをうまく紛らわせてくれた。クライエント自身が

心理療法で学んだスキルを彼女と共有するようになり，親友も彼女がそうするよう促してくれた。私はこの親友に一度も会ったことはなかったが，いつしか彼女をコ・セラピストとして見なしていた。彼女は，そのクライエントに対して，何時間にもおよぶ支援と優れた判断を与えており，それは，私が心理療法を通して与えていた影響をはるかに超えるものであった。

　社交スキルに問題があり，かつ，社会的支援を欠いているクライエントの場合には，電話サービスのホットラインを利用することで，役立つ対処法を教えてもらうことができる。こうしたホットラインの多くは，24時間対応という明らかな利点がある。「リピーター」や「常連」にも忍耐強く対応してくれるホットラインもある。ホットラインのスタッフは，くりかえし電話をかけてくる人に対しては，命にかかわる危機にある人を救うという本来の仕事を妨げるものと受けとることがある。しかし，1週間のうちに何度も電話をかけてくる人にもきちんと向き合って話をしようとしてくれ，それが自分の持つ使命であり，「仲良くなる」という役割に沿った行動であると考えてくれる人もいる（例：サマリタンズ・ホットライン）。孤立のひどいクライエントに対しては，セラピストが，常連のように電話をかけてくる人も受け入れてくれるホットラインをみつけてあげ，資源として利用するよう提案すべきである。実際，テキストメッセージやEメールよりも，人間の方がはるかに癒しになる，と感じているクライエントもいる。

　セラピストは，クライエントが，自傷関連のチャットルームに出入りしていないか，自傷を扱った動画をYouTubeで観てはいないか，といった点についてもアセスメントしておく必要がある。ネット上のこうした場所では，おぞましい行為の詳細な情報（自傷の方法，傷の程度，血液の量，傷の長さなど）が共有されていることが多い。こうしたサイトは競い合って相手を上回ろうとする雰囲気に満ちているせいで，トリガーになりやすい。しかしその一方で，おたがいの回復のために援助を行う人のいる小規模なチャットルームがあるということを，クライエントが話すのを聞いたことがある。したがって，セラピストは，そのチャットルームが援助となりうるものか，問題の一環となりうるものかをアセスメントする必要がある。

気紛らわしのテクニック

　気紛らわしのテクニックとは，自傷に関する思考，計画，衝動から関心を逸らす手段のことである。この方法は，置換スキルのなかでかなり特異なカテゴリーである。私が臨床のなかで遭遇したことがある気紛らわしの方法には，テレビを見る，猫をなでる，犬の毛づくろいをする，ソリティアのゲームをする，家の掃除をする，ビデオゲームをする，車を洗う，ブラウニーを焼く，本を読む，編み物をする，キルトを作るなどがある。なかには，なんと新しい税法（！）の勉強をすることで気を逸らす人もいた。

　クライエントは，自分のレパートリーのなかに複数の気紛らわしテクニックを用意しておく必要がある。なぜなら，ある状況でうまくいくものでも，別の状況では意味をなさないこともあるからである。忘れてはならないのは，気紛らわしテクニックは，置換スキルのなかで決して優先順位が高いものではないということである。気紛らわしテクニックは，その場をしのいで，危機をかわす役割をするだけであって，決して根本的な問題解決の方法ではない。通常，気紛らわしテクニックには，自分を癒すという機能はなく，感情的苦痛や空虚感からの解放という意味で自傷に拮抗できるものではないのである。したがって，気紛らわしテクニックの組み合わせの他にも，置換スキル

144　　第II部　アセスメントと治療

を身につけるようクライエントに促さねばならない。気紛らわしテクニックの限界は，次の事例からもわかるであろう。

　16歳のスコットは，マインドフル呼吸法も視覚化も試みようとしなかった。彼は，それらのスキルを「まやかし心理療法」と呼んで，セラピストから提案されるたびにそれらを嘲笑った。スコットは，ただ気紛らわしテクニックだけを使おうとした。スコットは，自分に火傷を負わせたり皮膚を切ったりしたいと感じはじめた場合には，ビデオゲーム，友人にテキストメッセージを送る，バスケットボールのシュートをするということには同意した。また，騒々しいオルタナティブロックの音楽を聴くということも彼自身が決めた。こうした計画の問題点は，スコットはすでにこれらの活動をかなり頻繁に行っているということであった。それらはすでに十分になじみ深いものであり，いまさらそれを行っても，自傷について考えてしまうのは変わらないのである。
　自傷する回数がいっこうに減らないので，スコットは，新しい気紛らわしテクニックを試みることにした。それは，家から2マイル離れたショッピングモールまで歩いていくというものであった。このテクニックはかなり成功した。おそらくその活動は身体的エクササイズとして，彼の注意を逸らさせるだけの新鮮さがあったのであろう。通行人や通り過ぎる車を眺めることにはかなりの意識の集中が必要であり，そのことが自傷にとらわれた思考を方向転換させるために役立つことに，スコットは気づいた。しかし，スコットが本当の意味で改善するためには，治療のなかで気紛らわしテクニック以上のスキルを身につける必要があった。

　一般にクライエントは，否定的な置換行動，マインドフル呼吸法，視覚化，書くこと，芸術的表現，他者とのコミュニケーションなどの新しいスキルを身につける前に，すでに気紛らわしテクニックに頼っているものである。自傷を減らし，さらには消失させるためには，みずからを落ち着かせ，意識を集中することを学ぶ必要がある。気紛らわしテクニックだけをやっていても，そこからは何も学ぶことができず，当然，真なる変化は生まれない。

▌置換行動としてのスキルの使用を追跡する

　新しいスキルを選択し，練習し，さらに実際の生活に取り入れることができたら，次は，その活用状況をモニタリングすることが治療上重要となってくる。第9章（表9.2参照）では，簡易自傷記録を紹介し，五つのタイプの自傷の先行要因，ならびに自傷の結果を追跡するためのものであると説明した。それと同じ書式を，自傷に対する置換スキルの使用をモニタリングするために用いていく。第9章における表9.2と同様，表11.2に示す簡易スキル練習記録においても，自傷にかかわる環境的次元，生物学的次元，認知的次元，感情的次元，行動的次元を追跡していくわけである。しかし，ここで重視されるようになってくるのは，自傷に置き代えてどのスキルを活用しているか，ということである。第9章の最後に提示した症例をここでもふたたびとりあげ，新たに置換行動に焦点をあてて論じている。
　図11.3の記入済み記録表が示すとおり，この16歳のクライエントは自傷の代わりに主に二つの置換スキルを使っている。彼女は，学校の図書館でマインドフル呼吸法を行い，学校カウンセラーとコミュニケーションをとるという行動をした。自分に対する認知的な指示（「私は落ち着かなくては

表11.2　簡易スキル練習記録

名前：＿＿＿＿＿＿＿＿＿＿＿＿＿＿＿＿＿＿

次　　元	先行要因	自傷行為	そ の 後
環　　境			
生物学的			
認　　知			
感　　情			
行　　動			

Walsh（2006）copyright by Guilford Press. 表のコピーはこの本の購買者で，個人的な使用に限る（著作権のページ参照）。

ならない」）もいくつか合わせて使ったところ，これらの置換スキルのおかげで自分を切る行為を回避することができた。解放感が得られたこと，そして，「よかった，本当に切らずにすんだわ！」といえることが報酬となり，これらの行動は強化された。

　このアセスメントツールは，ごく簡単なものなので，毎回のセッションの最初にクライエントと一緒に確認するとよい。クライエントは，モニタリングが不要なほど自動的にスキルが活用できるようになるまでは，毎週この用紙に記入しなければならない。スキルの正式なモニタリングを終了することにした際は，それを「卒業」とみなし，治療のなかで祝ってあげるとよいだろう。

　自傷が再発した場合には，簡易自傷記録と簡易スキル練習記録をつけるのを一時的に再開するようクライエントに求めるべきである。自傷行為が数週間止まった場合には，簡易自傷記録の記入は中止してもかまわない。

▎Eメールを利用したスキル支援

　私は，クライエントのスキル学習を援助するうえで，Eメールによる支援が効果的であると考えている。Eメールアカウントを持っているクライエントに対しては，セッションとセッションのあいだに連絡をくれるように依頼するか，あるいは，私から連絡することについて許可を得るようにしている（前者の方が望ましい）。私がEメールを活用するのは，練習を支援するためと，セッショ

146　第II部　アセスメントと治療

表11.3　簡易スキル練習記録の記入例

名前：16歳の女子

次　　元	先行要因	自傷行為	そ　の　後
環　　境	学校で友達との口論 1	友達から離れる 4	それ以上のその友達との接触を もたない 5
生物学的	すでにとても疲れていた。ハイ ではなかった。頭痛がしていた 5	まだ疲れていたが、大麻は吸わ なかった 5	頭痛はなくなった。あとでよく ねむれた 4
認　　知	「私はひとりぼっち。友達がい ない」 3	「落ち着かなくちゃ」 2	「ああ、切らずにすんだ」 2
感　　情	悲しみ、空虚、パニックの感情 2	とても不安、切りたい、切るこ とは避けたい 3	かなり落ち着いた。安心感が得 られた 1
行　　動	いつもの切る自傷をしないと決 めた 4	マインドフル呼吸法を学校の図 書館で行った。ガイダンスカウ ンセラーと話した。1時限後、 クラスに戻る　　　　　　1	あとで、友達と衝突について話 した。友達は私たちはまだ友達 だと再保障してくれた 3

ンとセッションのあいだにもフィードバックを交換するためである。Eメールは、私にとってもクライエントにとっても、電話やテキストメッセージよりもはるかに負担が少ない。日常生活を妨げることなく、ほどよく迅速に返信することができる。クライエントにスキルの練習を促す際には、セラピストはうまくバランスをとることが求められる。クライエントはしつこくされたり強制されたりするような感じは嫌がるが、その一方で、支えられていない感じがするのも嫌がるものである。セラピストはクライエントに、数日に1回程度の割合で、スキルの練習を行うことを思い出させてほしいかどうかを聞いておくとよい。それよりもさらによいのは、宿題の進み具合をクライエントからセラピストに伝えてくれるよう同意を得る、という方法である。治療が進むなかで、セッションとセッションのあいだにセラピストとクライエントがEメールによって1, 2回やりとりするようになるのはよくあることである。そうしたメールのなかで、クライエントは自身の生活状況と、コーピングの手段としてどのスキルを使ったかを簡単に報告するわけである。それに対して、セラピストは支援を申し出て、強化を与え、スキルの使用を改善するための提案をする。セラピストが注意すべき点は、Eメールにおいて重視すべきなのはスキル獲得と練習であり、生活の状況について細かな話をするのはあくまでもセッションのなかとすべき、ということである。特に、スキルの練習につながらないような、気持ちを吐き出したり不満を語ったりといったことを強化しないよう注意が必要である。もちろん、Eメールを確認できない時期が判明している場合には、あらかじめクライエントに伝えておくことも重要である。また、セラピストからすぐさま返事が来ることを期待し

ないようクライエントに念を押しておく必要もあろう。

▌重要他者との治療同盟

重要他者が治療にかかわることは少なくない。クライエントと一緒になって，家族や友人も積極的にスキルを練習してくれるならば，これは治療に大変役立つ状況である。治療において学習することが求められるスキルとは，そもそも通常の生活に役立つスキルであって，だれもがそれぞれの生活のなかで生産的に使用することができる。たとえば，当事者の家族の多くが，最初はクライエントに対する支援の一環として学んだマインドフル呼吸法スキルを，みずからも活用するようになったと報告している。さらに，こうした重要他者は，クライエントに対してスキルを練習するよう促したり，彼らが苦悩の最中にあるときにスキルを活用することを思い出させたりするといった重要な役割も担ってくれる。一緒にスキルを練習することにより，家族のあいだに肯定的な相互作用を新たに作り出すことができ，また，問題にばかり向けられていた家族の関心を他へと広げることもできる。なお，親というものは，青年期のクライエントに対してともすればスキル練習や活動を促そうとするとしつこく小言をいってしまう傾向があるが，これは非生産的なかかわりとなりやすく，練習に対する嫌悪感を生む場合があり，注意する必要がある。

▌結　論

以上をまとめると，臨床家などが自傷をするクライエントに置換スキルを教える際は，以下のようにすると最適である。

- クライエント本人に関連性があり，魅力的で，発達上適切で，効果的なスキルを選択すること
- 9種類の置換スキルのカテゴリーのなかからスキルを選ぶこと
- 消極的置換スキルはエピソードのトリガーとなる危険性があるため，できるだけそういった置換行動には頼らないようにする
- 特定のスキルの練習スケジュールを立て，モニターすること
- 可能であれば，簡易版スキル練習記録を使用すること
- Eメールを使ったり，重要他者の援助を得たりして，練習を促進し，モニターすること
- クライエントが行っているスキルの練習をしっかりと強化すること

第12章
認知療法

　段階的ケアモデル（p.67の図II.1参照）の第2ステップにおける第二の次元は，認知療法である。この要素は，自傷を維持している思考や推測，ルール，構え，中核信念を標的とするものである。第6章で論じたように，思考は，自傷における五つの重要な決定要因の一つであるが，さらにこのほかに，環境的，生物学的，感情的，行動的な要因がある。思考は，ありとあらゆるタイプの様式をとりうるが，いずれの場合でも自傷の発生と継続に根本的に関与している。切る，傷口をむしる，自分に火傷を負わせる，自分を殴るなどに関連する感情や行動には，必ず認知の過程が先行して存在する。包括的な治療を成功させるためには，クライエントと協力してそれらの認知を同定し，治療標的にしなくてはならない。

　認知療法は，現在行われているさまざまな心理療法のなかでも，有効性がもっとも実証されている治療法であり，その効果は多数の追試験で確認されている。認知療法は，構造化された，一連の流れに沿って行われるものであり，相当に標準化が進んでおり，なかにはすでにマニュアル化されているものもある。さらに，その技法は単純かつ直接的で，たやすく身につけることができる。短期間で実施可能であり，費用対効果にも優れている。

　認知療法は，抑うつおよび自殺念慮（Beck et al., 1979; Freeman & Reinecke, 1993），不安症／不安障害（Clark, 1986），摂食障害（Garner, Vitousek, & Pike, 1997; Wilson, Fairburn, & Agras, 1997），抜毛症（Rothbaum & Ninan, 1999; Keuthen et al., 2001），パーソナリティ障害（Beck, Freeman, Davis, Associates, 2003），PTSD（Foa & Rothbaum, 1998; Rothbaum, Meadows, Resick, & Foy, 2000; Mueser, Rosenberg, & Rosenberg, 2009），統合失調症（Kingdon & Turkington, 2005; Penn, Waldheter, Perkins, Mueser, & Lieberman, 2005）などをはじめとするさまざまな問題の治療に効果があることが実証されている。

　ジュディス・S・ベック（2005, 2011）は，認知過程をわかりやすく定式化したモデルを提示している。その簡易な認知モデルの図式は，図12.1に示すとおりである。セラピストが，自傷に関する認知をアセスメントする際には，この階層表を下から上へとさかのぼっていくことになる。まず自傷行為の行動そのものを分析し，次いで，自傷に先行する感情や生理学的な反応の分析をつづける。アセスメントにおけるこうした局面については，すでに第9章で論じた。さらにその次に，自動思考を，その次に中間的信念を分析の対象とし，最後に中核信念を検討するのである。これらの用語については，詳細な説明が必要であろう。

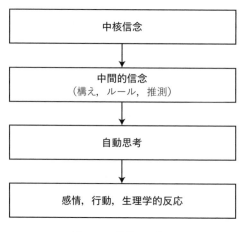

図12.1　認知モデル

自動思考

「自動思考」とは，その人の心のなかをよぎる実際の言葉やイメージのことである。それらは，思考のもっとも直接的な様式であり，状況特異性のあるものである（Beck, 2011）。このかたちの思考は，ふと浮かんでは消えるというパターンが習慣化したものであるため，「自動」という用語が使用されている。第9章で挙げた，車を運転しているときに「いま，左のウインカーを出さなくては」といったような自己指示も，自動思考の一例である。このタイプの思考は，あまりに身近で習慣的に行われるため，無意識のうちに起こっていることが多い。

中間的信念

「中間的信念」に含まれるのは，構え，ルール，推測などである（Beck, 2011）。認知におけるこれらの側面は，自動思考と中核信念とを媒介する役割を担っている。先ほどの運転の例をつづけて使うとすれば，たとえば，「安全運転することは重要である」というのが「構え」である。また「ルール」とは，「曲がる前にはウインカーを出すこと」といったものになる。さらに「推測」とは，「安全運転すれば，事故に遭うことはないであろう」などといったものになろう。

中核信念

「中核信念」は，もっとも基礎的で，強い影響力を持つ思考のかたちである。中核信念とは，包括的で，確固としたものであり，容易に訂正されるものではなく，しばしば「過度に般化」される傾向にある（Beck, 2011）。中核信念は，自己，世界，将来という認知の三徴に関する基礎的確信である場合が多い（Beck et al., 1979; Rush & Nowels, 1994）。中核信念を運転の例でいうならば，「私は有能である（よって，運転がうまいであろう）」となる。ベック（2011）によれば，非生産的な中核信念には，無能力 incompetence（例：「私は馬鹿な，負け犬だ」）と愛されないこと unlovability

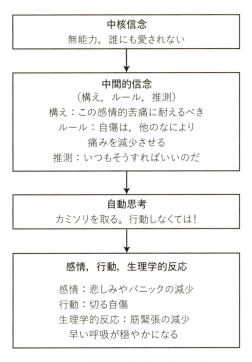

図12.2　自傷者の認知モデルの例

(例:「私には友だちがいない」という二つの基本的カテゴリーに分類される傾向があるという。

　あたりまえのことであるが,上述した概念モデルを自傷クライエントとのとりくみにあてはめると,自己卑下的な認知が同定される場合が多い。自己蔑視と自己批判は,自傷において重要な役割を担うということを示すエビデンスは増えつつある(Glassman, Weierich, Hooley, Deliberto, & Nock, 2007)。こうしたクライエントに対して徹底的な認知分析を行うと,否定的で悲観的な中核信念や構え,ルール,推測,自動思考が複雑な層をなしていることが少なくない。図12.2が示すのは,自傷にともなうこういった思考および信念の例であり,ここでもベックの認知モデルが使われている。
　自傷を支えている認知面での先行要因と結果を検討する際には,セラピストはまずクライエントに図12.1を提示し,その内容を説明することからはじめる。クライエントの多くは,その内容を容易に理解できるが,なかには複雑すぎて理解できないという者もいるかもしれない。そうした場合は,個々のクライエントに合わせたわかりやすい認知の例を出す必要がある。たとえば,車の運転をしないクライエントに対しては,歯磨き,着替え,料理,猫の餌やりなどを例として用いるのである。クライエントが脅威に感じないわかりやすい認知の例を挙げることができたら(例:車の運転),図12.2に示すように,自傷に関連する例を同定することができる。
　また,セラピストは,認知療法について以下の事柄をクライエントに説明しなければならない。

- 思考は,自傷をつづけさせている重要な要因であり,それは,感情と行動に先行して存在している
- 思考は,いくつもの層からなる,きわめて複雑な構造を持っており,これを理解し,実際に

第12章　認知療法　151

これにとりくめるようになるには，かなりの時間を要する
- セラピストとクライエントは，「協働的経験主義」の手法をもって治療を進めていく（Beck, 2005. 2011; Mueser et al., 2009）
- 思考はいままさに起こっていること（＝自動思考）であるが，同時に，個人の長い歴史に由来する部分もある（＝中核信念）
- 思考は事実とは異なるものであるが（Beck, 2011; Mueser et al., 2009），影響の大きい強力な意見によって煽られることがある
- 自傷を支えている機能不全な思考は修正可能であり，一連の治療を通して変えていかねばならない
- セラピストは，傲慢にもクライエントの思考に挑戦したりすることもなければ，正しくないまちがった思考とレッテル貼りをすることもせず，「すべてあなたの妄想だ」などとクライエントにいったりもしない（Linehan, 1993a）
- 思考について，クライエントが自身の目標に達するために役立つものであるか，妨げになるものであるか，という観点において話し合うことはある

　共感，暖かみ，支援，承認validation は，認知療法における重要な中核部分である。クライエントが，理解されていない，支援されていないと感じているようでは，心理療法はうまくいかないため，改善が必要である。この分野において不備を感じたらセラピストに伝えるようクライエントに要請しておかねばならない。
　自傷を支えている思考のアセスメントは，行動分析の一環として行われる。クライエントの多くははじめのうち自分の自傷について「たまたまそうなった」などと報告するため，根気強く，敬意をもって質問をくりかえさなければ，自動思考を明らかにすることはできない。第9章の認知的な先行要因の項ですでに同じような例を提示しているが，ここでもう一度，自動思考（および，それに関連する中核信念）と自傷との結びつきを明らかにする過程を例示しておく。

　　セラピスト：木製のハンガーで自分を叩いたことについて教えてください。どうしてそうしようと思ったのですか？
　　クライエント：サムが電話をかけてきてけなされたばかりだったので，気分が落ち込んで，自分は役立たずだと感じていたんです。
　　セラピスト：それはつらかったでしょうね。
　　クライエント：つらかったです。とても疲れていて，絶望して，ひとりぼっちだと感じました。
　　セラピスト：自分を叩くことでそうした気持ちにどのような影響がありましたか？
　　クライエント：気分が良くなったけれど，その後よけい悪化しました。
　　セラピスト：どういう意味か，説明してください。
　　クライエント：最初はとても気分がよくなりました。怒りと悲しみを追い出したような。自分の内側ではなく外側に出ていったように感じました。背中のミミズ腫れを鏡でみていると，安心しました。
　　セラピスト：それほどの安心感をもたらしてくれるのなら，自分を叩いたのがわかる気がします。
　　クライエント：そうなんです。

セラピスト：でも，気分はよけいに悪化したといいましたね。それはどういう意味ですか？

クライエント：しばらくすると，自分のしたことを後悔するんです。「なんて負け犬なの。また自分を叩いたりして。そんなことをしたってどうにもならないのに」って思うんです。

セラピスト：よかった。自分を殴るという行為を疑問視しはじめているようで，うれしく思います。自分を叩く直前，つまり，電話を切った直後，何を考えていましたか？

クライエント：よくないことです。「くそったれ，だれも私を愛してくれない。これからもずっと」と考えていました。

セラピスト：それは，これまでに話し合ってきた中核信念のようですね。電話を切った直後は何を考えていましたか？

クライエント：「あんたなんかくそったれだわ！ 痛いほど鞭打たれて，殴られろ！」と思っていました。

セラピスト：なんという思考の連鎖。ひどく心が痛かったことでしょう。

クライエント：ええ。

セラピスト：「痛いほど鞭打たれて殴られろ」というのがこの状況での自動思考のようですが，これをくわしくみていきましょう。

クライエント：（皮肉っぽく）それはおもしろそうだわ。

セラピスト：（ミラーリングをしながら）ええ，そうでしょう？ ここに来てよかったでしょう？ 気軽な話ばっかりで！

この一連のやりとりにおいて，セラピストは，注意深く共感と支持的な態度を示した。この会話には，実に多くの有用な情報がある。クライエントが「だれも私を愛してくれない。これからもずっと」といったときに，セラピストは中核信念に言及している。しかしその中核信念の向こうには，「自分は痛いほど鞭打たれて殴られるべき」という自動思考──自責の念の直前に先行する認知が存在している。

▍機能不全的思考を治療する際の5段階モデル

機能不全的思考に対処する認知療法戦略は多数あるが，私は，ミューザーら（2009）が示した5段階モデルが，特に明確で実践的であると思う。私は2010年から2011年にかけてこのモデルの訓練を集中的に受けた。元来この5段階モデルはPTSDを持つクライエントのために開発されたものであったが，認知の歪みを持つクライエントや自虐的なクライエントに対してこれを用いる認知療法セラピストは増えている。ここでは，自傷する者の治療というコンテクストにおいてこの5段階モデルを説明していきたい。再現可能な形態の5段階モデルについて詳細を知りたい場合は，ミューザーら（2009）による本1冊分にのぼる研究結果を参照されたい。

段階1：状況を同定する

最初のステップとして，まず，最近自傷につながった状況をクライエントに同定してもらう。5段階モデルを説明するため，ここではサラというひとりの人物を例として参照していく。このクライエントは，誘発状況を特定し，「5段階ワークシート」に以下のように書き出してくれた（図12.3

に未記入の5段階ワークシートを示す)。以下,サラの回答は下線で記載している。

「動揺した原因は何であったか？」と自問自答してください。その状況を具体的に書き出しましょう。
状況：<u>電話でボーイフレンドと口論になり,彼に電話を切られた。その直後,私は自分の腕を6回切った。</u>

　5段階モデル全体を通して非常に重要なことは,クライエントから状況,思考,感情を引き出すことであり,セラピストからそれらを提案してはならない。それらをあらわす言葉をセラピストが与えるのではなく,クライエント自身の言葉を引き出すことができれば,その方がよほど効果的であるとエビデンスが示している（Mueser et al., 2009）。ソクラテス式手法（＝積極的なオープンエンド形式の質問）をすることが,この治療ではきわめて重要である。つまり,5段階モデルの冒頭で状況を引き出そうとするならば,セラピストは,「ボーイフレンドとの状況について話してください」というのではなく,「この1週間の自傷に関して,あなたが特に焦点をあてたいことは何ですか？」と尋ねるのである。

段階2：感情（複数可）を同定する

　二つ目のステップでは,その状況によって引き起こされた感情（複数可）に焦点をあてる。ミューザーらのアプローチでは,苦痛を抱えているクライエントにもっとも多く共通する四つの感情カテゴリーにターゲットを絞っている。しかし,他に強い感情があれば,それらをターゲットにしてもかまわない。以下は,ボーイフレンドと嫌な電話をしたせいで直後に自分を切ったサラの例である。

　　　　一番強かった**感情**を丸で囲んでください。

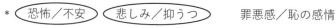

　この場合,サラは,(1) 恐怖／不安,(2) 悲しみ／抑うつ,(3) 怒りに丸をつけた。アスタリスクがついているものは,三つの感情のうちもっとも強力であるとクライエントが同定したものである。クライエントはしばしば,腹立たしい状況から,複数の激しい感情が発生していることを同定する。5段階モデルを促進するために,セラピストは,その特定の感情を選択したのはなぜか,また,もっとも強力な感情はどれであるかを,クライエントに尋ねなければならない。こうした質問が,思考を同定するという次のステップへとつながる。

段階3：根底にある思考を同定する

　このステップについて,ミューザーらはセラピストに対して,次のようにクライエントに尋ねるよう指示している。すなわち,「『何を考えていたために,このような気分になったのか？』と自分自身に尋ねてみてください」。感情と同様に,クライエントはしばしば,複数の思考を同定する。5段階ワークシートにそれらの思考を書き出すようクライエントに指示し（図12.3参照),「その感情にもっとも強く関連している思考に丸をつける」よう指示する（Mueser et al., 2009, p.341）。

1. 状況

「動揺した原因は何であったか？」と自問自答してください。その状況を具体的に書き出しましょう。

状況：＿＿＿＿＿＿＿＿＿＿＿＿＿＿＿＿＿＿＿＿＿＿＿＿＿＿＿＿＿＿＿＿＿＿＿＿＿＿

＿＿

＿＿

2. 感情

一番強かった**感情**を丸で囲んでください。

恐怖／不安　　　　悲しみ／抑うつ　　　　罪悪感／恥の感情　　　　怒り

3. 思考

「自分をこのように感じさせているのは何だと思う？」と自問自答してください。感情にともなう思考は複数ある場合もあります。それらの思考を以下に書き出し，もっとも感情に関連が強かったと思うものを丸で囲んでください。

思考：＿＿＿＿＿＿＿＿＿＿＿＿＿＿＿＿＿＿＿＿＿＿＿＿＿＿＿＿＿＿＿＿＿＿＿＿＿＿

＿＿

＿＿

以下のような思考は「**よくある思考の形式**」ですか？　あてはまるものがあれば丸で囲んでください。

全か無か　　　　　　　　　　　　感情的決めつけ

過度な般化　　　　　　　　　　　リスクの過大評価

ねばならない／べき／絶対に　　　不正確もしくは過剰な自責の念

破局化　　　　　　　　　　　　　精神的フィルター

信じている度合い：この思考はどのくらい正確ですか？　　　　＿＿＿＿

（0 ＝まったく真実ではない，100 ＝まさに真実である）

苦痛の度合い：この思考はどれくらいあなたの気持ちを乱しますか？　　＿＿＿＿

（0 ＝まったく気持ちを乱さない，100 ＝非常に気持ちを乱す）

4. 思考の評価

「この思考のエビデンスは何か？」「この状況を，他の見方をすることはできるか？」「この状況について他の人ならどのように考えるか？」と自分自身に尋ねてみましょう。あなたの思考を裏付ける回答と，反証する回答を書き出しましょう。

私の思考を裏付ける事柄：＿＿＿＿＿＿＿＿＿＿＿＿＿＿＿＿＿＿＿＿＿＿＿＿＿＿＿＿

＿＿

＿＿

図12.3　5段階ワークシート

私の思考を反証する事柄：_____

_____

_____

5.　行動を起こす！

　　思考を裏付けるエビデンスと反証するエビデンスを考慮すると，あなたの思考はどれくらい正確ですか？

信じている度合い：この思考はどのくらい正確ですか？　　　　　_____

　　（0＝まったく真実ではない，100＝まさに真実である）

　　それらのエビデンスは，あなたの思考を完全に裏付けるものですか？　あなたの信念は以前同様に強いですか？（ステップ3）

□　**はい**，エビデンスは私の思考を裏付けています。私の信念は強いままです。

□　**いいえ**，エビデンスは私の思考を完全には裏付けていません。信念は以前より弱まっています。

　　もしエビデンスがあなたの思考を完全に裏付けてはいないのであれば，エビデンスで裏付けることのできる新しい思考を考え出しましょう。そうした思考の方が，よりバランスがよく，有益なはずです。新しくより有益な思考を，以下のスペースに書き出しましょう。そして，今後また動揺させられるような状況について考えることがあれば，その無益な自動的思考を，新しくより正確な思考と置き換えることを忘れないようにしてください。

新しい思考：_____

_____

_____

信じている度合い：この思考はどのくらい正確ですか？　　　　　_____

　　（0＝まったく真実ではない，100＝まさに真実である）

苦痛の度合い：この思考はどれくらいあなたの気持ちを乱しますか？　　　_____

　　（0＝まったく気持ちを乱さない，100＝非常に気持ちを乱す）

　　もしエビデンスがあなたの思考を裏付けているのであれば，その状況に次回対処するために何をすべきか決めましょう。「自分の行動についてより多くの情報が必要？」「支援を受ける必要がある？」「自分の安全を保証するための手順をとる必要がある？」などと自問自答してください。動揺させられる状況に対照するための行動計画の手順を書き出しましょう。

1.　_____

2.　_____

3.　_____

4.　_____

図12.3　5段階ワークシート（つづき）

思考：またただ，また恋人と別れることになる。私はなんて負け犬なのかしら──と思った。
［しばらく考えた後サラは泣き出した。セラピストがもっと言葉を加えるよう促すと，サラは次のように書き加えた］：9歳のとき母親に置いて行かれたときと同じだ。みんなに捨てられる私には何か原因があるにちがいない。

よくある思考の形式

　段階3のもう一つの要素として，ここで同定したばかりの思考が「よくある思考の形式」（Mueser et al., 2009）であるかどうかを同定していく。これは，感情的苦痛を引き起こす不合理な思考パターン同定の先駆者アルバート・エリスの初期のとりくみを改良した手法である（例：Ellis, 1962）。ミューザーの5段階モデルでは，八つの思考を，よくある形式の不合理または非効果的なものとして挙げている。これら八つの思考を，臨床実践からの例，あるいは，サラの例（だけに限定はしていないが）にもとづいて以下に提示する。

- 全か無か──たとえば，「彼が私のすべてを愛してくれなければ，つきあいをつづけることはできない」
- 過度な般化──たとえば，「母は私が9歳のときに私を捨てた，したがって，残りの人生でも私はみんなに捨てられる」
- ねばならない／べき／絶対に──たとえば，「母に捨てられたということは，私は何かしたにちがいない」。または，「性的虐待を受けた自分の経歴を考慮すると，私はいっさいの性的関係を避けるべきである」
- 破局化──たとえば，「彼に電話を切られた。この関係は明らかに終わったということだ」。または，「切る行為が少し再発してしまった。これから悪化の一途をたどり，決して止められない」
- 感情的決めつけ──たとえば，「私はこれを深く信じている，つまり，これは真実である」。または，「こんなに怒らせるなんて，彼は意図的に私を傷つけようとしたにちがいない」
- リスクの過大評価──たとえば，「人間関係はすべてつらく苦しい終わりを迎えるものだ，だから頑張る意味などない」。または，「咳が出る，がんにちがいない」
- 不正確もしくは過剰な自責の念──たとえば，「虐待を止めるために何かすべきであった，あまりに長い間つづいた，私がそれを望んでいたからにちがいない」
- 精神的フィルター──たとえば，「このプロジェクトのある小さな一点が失敗した，したがって，すべて破壊せねばならない」。または，「職場で昇進したが，最高額の昇給は得られなかった，したがって，私は出来損ないである」

　サラは，彼女の現在の思考過程には，よくある思考の形式のいずれが該当するかを，以下のように同定した。

以下のような思考は,「よくある思考の形式」ですか？　あてはまるものがあれば丸で囲んでください（複数可）。

全か無か　　　　　　　　　感情的な決めつけ

(過度な般化)　　　　　　　　リスクの過大評価

(ねばならない／べき／絶対)　　　(不正確もしくは過剰な自責の念)

破局化　　　　　　　　　精神的フィルター

　これらのよくある思考の形式のなかで,このクライエントは（かなり正確に）あてはまるものに丸をつけた。過度な般化（「ほらまただ,私は負け犬だ」),ねばならない／べき／絶対に（自分にはおかしいところがあるにちがいない）,自責の念（「自分が悪いのにちがいない,だから,母親を含め,みんなに捨てられるのだ」）。おそらく,精神的フィルターおよび感情的決めつけも容易にあてはめられるであろう（「自分はひどい負け犬だ」）。

信念と苦痛の評価付け

　段階3の最後の局面では,上記で同定した思考に関連する信念および苦痛のレベルに,クライエント自身に評価付けをしてもらう。これをするために,さまざまな思考のうちでもっとも重要なもの,ストレスの大きいもの,自傷のような非効果的な行動に直接的に関連するものをクライエントに選択してもらう。サラの場合,次の思考をもっとも重要なものとして選択した。「9歳のとき母親に捨てられたときとまったく同じだ。みんなに捨てられるということは,自分には悪いところがあるのにちがいない」。この思考は,まちがいなく中核信念といってよいであろう。

　次にサラは,図12.3の段階3の最後に示されている簡単な尺度を使って,この思考に対する信念と,関連する苦痛のレベルを,以下のように評価付けした。

信じている度合い：この思考はどのくらい正確ですか？　　100

　（0＝まったく真実ではない,100＝まさに真実である）

苦痛の度合い：この思考はどれくらいあなたの気持ちを乱しますか？　　70

　（0＝まったく気持ちを乱さない,100＝非常に気持ちを乱す）

　サラは信じている度合いを100にしたことについて,次のように説明した。「私は長年このように考えつづけてきたから」,そして,「自分には好かれるようなところがあまりないと本当にそう信じています」。またサラは,苦痛の評価付けについて次のようにつけ加えた。「この思考には慣れているので70にしました。慣れてきたので,子どもの時代のように気持ちが乱されることはなくなりました」

段階4：思考の査定

　段階4は，5段階モデルの核心である。ここでクライエントは，かぎとなっている思考を裏付けるエビデンスと反証するエビデンスを検証する。上述のとおり，セラピストはソクラテス式手法を使って，クライエントが思考を査定する手助けをすることが，きわめて重要になってくる。クライエントは，自分の力で同定したエビデンスの方をより「認め」，信じるからである。セラピスト自身が「正確である」と思うエビデンスを提供することは，たとえそれが支援し手助けしようという気持ちからの行為であったとしても，クライエントの進歩を妨げるものとなってしまう。クライエントの思考に意義ある変化を生じさせるには，クライエント自身の力で自分の思考を裏付けるエビデンスと反証するエビデンスの両方を信じることができるようにならなければいけない。その際，クライエントに伝えるべきなのは，自分の思考を客観的に評価するには，「エビデンスは」(1)「裁判所で使われるエビデンス，または，(2)「科学的エビデンス」のいずれかの基準を満たすものでなくてはならない，ということである（Mueser et al., 2009）。とはいえ，深く根付いた意見や，染み付いた信念には，これだけでは不十分である。ミューザーら（2009, p.128；図12.3の段階4）は，以下のようにクライエントに指示している。

思考を評価しましょう

　「この思考のエビデンスは何か？」「この状況を，他の見方をすることはできるか？」「この状況について他の人ならどのように考えるか？」と自分自身に尋ねてみましょう。あなたの思考を裏付ける回答と，反証する回答を書き出しましょう。

　段階4の最後に，サラは，次のように書いた（くりかえすが，こうした内容はクライエントがみずからすすんで書くことが重要である）。

私の思考を裏付ける事柄：<u>私は生涯で多くの人たちに捨てられた</u>。[「エビデンス」に必要な具体性を求められると，彼女は次のようにいった]<u>母親は私を捨てた。3人いたボーイフレンドも私を捨てた</u>。[ふたたび具体性を求められると，彼女は次のように述べ，書いた]<u>そのうち2人はおたがいに話し合いをしたうえで別れた</u>。

私の思考を反証する事柄：<u>怒りの電話が一度あったからといって，ボーイフレンドとの関係が終わるというわけではない。以前も口論をしたことはあるが，別れなかった。ときどきではあるが，彼は私を愛しているといってはくれている</u>。[母親に捨てられたというより基礎的な思考に，このエビデンスを結び付けるよう促すと，サラは次のように述べ，書いた]<u>私の母親は薬物乱用者であり，私が9歳のときに私を置いて出ていった。薬物の問題は私が生まれる以前からあり，いまでもつづいているらしい。母が出ていったのは，私のせいではなかったのかもしれない。母はたくさんの問題を抱えていた</u>。[これを書いたあと，クライエントは泣きはじめ，それから，目に見えて落ち着きをとりもどした]

　段階4を促進するにあたって，セラピストはエビデンスを公平に引き出す必要がある。これを信頼性あるエクササイズにするためには，ジレンマに関わる両側の言い分を聞かねばならない。幸い

第12章　認知療法　159

なことに，自傷する者はあまりにも自虐的なので，彼らが挙げるエビデンスのほとんどは治療に生かすことができる。つまり，大多数の事例では，彼らの思考は——多くの場合，きわめて——不正確だということが発覚する，ということである。

段階5：行動を起こす

　最後のステップである段階5で，クライエントは，ここまで検討してきたエビデンスについて，最終的な結論を出してみる。クライエントに対して，エビデンスのよい点と悪い点を検討させ，その思考に対する自身の信念をふたたび評価するよう指示する。サラの評価は以下のようなものであった。

信じている度合い：この思考はどのくらい正確ですか？　　30
　（0＝まったく真実ではない，100＝まさに真実である）

　前回の評価付け100から30に下がったことについて，サラは以下のように説明した。「本当のエビデンスをみることはためになりました。このプロセスが気に入りました。子どものころから信じていたことだからといって，真実であるとはかぎらないんですね」。
　次に，クライエントに，そのエビデンスが本人の思考を完全に裏付けるものか否か，チェックボックスにしるしをつけさせる。サラの場合，後者にしるしをつけた。

　　　□　**はい**，エビデンスは私の思考を裏付けています。私の信念は強いままです。
　　　☒　**いいえ**，エビデンスは私の思考を完全には裏付けていません。信念は以前より弱まっています。

　エビデンスが思考を完全に裏付けないことを確認したならば，クライエントに対して，「もっと正確でバランスのとれた思考」を新たに考えてみるように促す。サラは，慎重に熟考したあと，新しい思考を書き出した。多くのクライエントにとって，新しい思考を考え出す作業はむずかしく，ストレスを感じるだろう。新しい思考は，これまでなじんできた考え方とは大きく異なっており，最初はどこか作り物っぽく，不自然で，ときには「嘘をついている」ような感覚にとらわれることもある。それでも，サラは新しい認知を考え出すことができた。

新しい思考：ボーイフレンドにふられるというわけではないし，もしもふられるとしても，私の母親のことはまったく関係のないことだ。母が私を置いていったのは私のせいではない。母を助けることができればよかったとは思うけれど，私は子どもだったし，母は親であるべきであった。ボーイフレンドと母親は別だ。

　最後に，この新しい思考に関する信念と苦痛を，段階3で用いたのと同じ0〜100の尺度で評価付けをする。

信じている度合い：この思考はどのくらい正確ですか？　　80
　（0＝まったく真実ではない，100＝まさに真実である）

160　　第II部　アセスメントと治療

苦痛の度合い：この思考はどれくらいあなたの気持ちを乱しますか？　　20

（0 ＝まったく気持ちを乱さない，100 ＝非常に気持ちを乱す）

　サラは，新しい思考は「かなり正確」だとは思うが，「慣れるまでに少し時間がかかる」と語った。さらにサラは，「それでも，この思考をしっかりと信じることができるようになれば苦痛は大きく減るだろう」とつけ加え，苦痛の度合いを20と低い評価にした。

　このセッションの最後に，「行動計画」を立てた（Mueser et al., 2009）。この行動計画を立てるにあたって，まずは，サラが自傷するきっかけを同定する段階1のおさらいをした。サラとセラピストは協力して，ボーイフレンドとの口論が自傷エピソードの重要なトリガーであるということを同定した。またサラは，現在みられるこうした衝突が，「母親に捨てられた」という過去に関する中核信念に結び付いていることにも気がついた。サラは，自身の行動計画の一環として，ボーイフレンドと意見の相違があった場合にはすぐに5段階モデルを行う，ということに同意した。これは，自傷の代わりにすべき重要な宿題となった。5段階モデルを行うことにより，サラは，自傷を介した自己懲罰が，何年も前に母親に置いていかれたことに関する自責の念に結び付いていることに気づいた。そこでサラは，この結び付きを学習棄却し，自分自身，また，現在の人間関係に関するより正確かつ有用な思考を持って生きることに専念するようになった。

▌結　論

　以上をまとめると，自傷の認知療法では，臨床家は，以下のようにするのが最善といえるであろう。

- 認知モデルについてクライエントに説明する：自動思考，中間的信念，中核信念
- そうした思考や信念が，どのようにして自傷を支え，持続させているかを説明する
- ミューザーらの5段階モデルを採用し，こうした機能不全的な認知に対処する
- 協働的経験主義に則って，クライエントの思考がどの程度正しいのかを評価する。セラピストは，思考およびエビデンスを自分から提供するのではなく，クライエントから引き出すよう注意する
- 無益で不正確な，自分を傷つける行為を促進するようなよくある思考の形式を同定する
- 治療を進めていくなかで，自傷に先立つ中間的信念および自動思考を支えている中核信念を同定する
- 根強いネガティブな思考と中核信念を，説得力のある，より有用で正確な認知に転換させる
- セッションとセッションのあいだには，宿題として5段階モデルを練習してもらうことで，進歩をより確固としたものにし，自然な環境への般化がなされるようにする

第12章　認知療法　161

第13章
家族療法

マイケル・ホランダー

　段階的ケアモデル（p.67の図II.1参照）の第2ステップの三つ目の要素は，家族療法である。自傷する者のだれもが家族療法を望む，あるいは，必要とするわけではないことから，第2ステップの家族療法はあくまでも任意的に実施されるものである。というのも，治療に際しては自分自身に対するとりくみだけに努力を傾注したいと思う人もいるし，参加してもらうような家族を持たない人や，家族がそうした治療への参加を拒むといった場合もあるからである。

　クライエントが家族療法を望む場合であっても，こうした心理療法はハイリスク・ハイリターンといわざるを得ない面がある。自傷を行っているのが，子ども，青年期の若者，成人期初期の場合には，特にこれがあてはまる。治療の実施において注意を怠ると，意図しない医原性効果が生じ，かえって自傷行為の可能性を高めてしまうことがある。反対にいうなら，注意深く計画と実施を行うことができれば，家族療法によって自傷を減らし，家族の有効的機能を高めることが可能になる。

　自傷の家族療法には，通常，四つの包括的目標がある。（1）自傷の機能について家族を教育する。（2）家庭内における自傷のトリガーとなっている行為を減らす。（3）親と子の年齢相応な役割を設定（もしくは再設定）する。（4）抑制の利かない感情表出を減らし，同時に，家族間における内的な心理状態に関する効果的コミュニケーションを増やす。

▌自傷者の家族に共通するテーマ

　親にとっては，子どもの自傷ほど恐ろしく，わけがわからない，そして，気がかりな行動はないだろう。というのも，自傷行為は，子どもの身体と幸福を守るという親としての重要な役割に逆らうことだからである。自傷をする子を持つことで，親はしばしば強い罪悪感を抱く。この罪悪感はほんの短期間のうちに親を消耗させ，親としての効果的なスキルを脅かしてしまう。また，そのような親の側の混乱は，親に大きな疑念を抱かせ，ひいては無力感を生じさせ，行動力を奪ってしまう。その一方で，感情的苦痛に苛まれた親が，十分な情報を得ることがないまま，自傷行為の意味と機能についてある種の「確信」を抱くにいたってしまうこともある。残念ながら，たとえ親の理解が正確であったとしても，親が青年期の子どもにその考えを示すやり方は，非常に問題がある場合が多い。親のこうした考えは，迅速に問題を解決しようという思いと組み合わさっており，あまりにも非承認的なものとなってしまいがちである。このような事態になると，親子間のやりとりの本質的な部分が感情調節不全になってしまう可能性が高まってしまう。また，正確に理解できていないにもかかわらず，感情的苦痛に煽られてしまった親の場合には，自分の考え方の裏付けとなる

エビデンスをみつけることに夢中になり，子どもがいっていることに耳を傾けなくなってしまうこともある。家族間におけるこうしたやりとりが行き着く先は，親子間の深刻な不和と，両親間の緊張感の高まりである。

　子どもに同胞がいる場合，状況はより複雑なものとなる。自傷をする子の問題について，その兄弟姉妹にどのように説明するか，親が頭を悩ませることはめずらしいことではない。弟や妹を怖がらせることを不安に思うのは当然のことであるが，「何も問題はない」ふりをしていれば，かえって混乱と暗黙の恐怖が広がってしまうばかりである。また，青年期の兄や姉がいれば，自傷する弟や妹に対して，ともすれば価値判断を決めつけたり，苛立ったりする。弟や妹の自傷行為や，親の（誤った）対処の仕方について，声高に糾弾することもある。その一方で，自傷する弟や妹に対して気をつかいすぎたり，かばいすぎたりすることによって，無意識のうちに機能不全行為を強化してしまうこともある。

　自傷する青年期の若者にとって，ささいなことで喪失感を体験したり，家族から疎遠であると感じたりする傾向がある。自傷行為が引き起こす恥辱感と罪悪感，そして親の反応に対する不安から，支援がもっとも必要なときにそれを求めることができなくなることも少なくない。加えて，親による自傷行為への対処は，しばしば効果的ではない方法でなされてしまう。あるいは，自分の親が懲罰的であることを理由に挙げて，自傷の責任を親になすりつけることもある。このような事情から，家族療法はしばしばよいアイデアであると考えられる。メンタルヘルスの専門家は，こうした場合ほぼ反射的に家族療法を勧めるものだが——家族療法が失敗し，事態が悪化してしまうことは，意外にも多い。なぜ頻繁にこのような結果につながるのだろうか，また，それに対してどうしたらよいのだろうか？

▌標準的な家族療法の問題点

　いかなるタイプの心理療法においても，家族療法を受けるクライエントには，自身の感情管理に非常に長けていることが求められている。想像してみてほしい。もしもあなたが青年期の子どもで，両親とセラピストと一緒に治療室に座り，あなたの「問題ある」行動に焦点をあてた話し合いが行われているとしたら，どうであろうか？　おそらくそうした状況では，いかなるクライエントであっても強い感情が引き起こされることだろうし，青年期年代の若者であれば，いっそうその傾向は強まるであろう。自傷する若者の群は，自身の感情に効果的に対処し調節する能力が劣っているということはよく知られている（Walsh, 2006; Klonsky, 2007, 2009; Nock, 2010）。実のところ自傷とは，そうした十代の若者にとって激しい感情体験に対処するための，もっとも効果的な戦略なのである。こうした若者にとって，従来型の終わりが見えない家族療法は，対処困難な強い感情を引き起こす。彼らの多くは，診察室を飛び出していったり，心を閉ざして身じろぎもせずそこに座っていたりする。いずれの行動も，ある視点からみれば非効果的かもしれないが，別の視点からみればつじつまは合っているのである。こうしたクライエントにとって，家族療法とは，泳げない人に泳ぎ方を教えようとして深い湖の真ん中で船から放り出されるようなものなのである。岸までたどり着くのを早々にあきらめて沈んでいくように，心を閉ざしてしまうクライエントもいる。長時間にわたって非生産的なほど暴れつづけて疲れ果ててしまうほど，激しい感情を表出させるクライエントもいる。いずれの場合も，自然と泳ぎ方が身につくものではない。家族療法を効果的なものにするためには，

自傷する者に，回避行動や逃避行動をとることなく激しい感情に耐えられる能力が備わっていなければならない。まだ対処スキルが備わっていないのに，そのような困難なことをクライエントにさせるべきではない。

　治療に訪れる親は，心配し，悩み，多くの場合恥辱感や罪悪感を持っているものである。自立性や自律性といった健全な対人関連の発達は，自傷によって頓挫させられるものである。状況は心の時限爆弾のようなもので，真の臨床的見識が必要である。家族療法が失敗すると，関係者のだれもが苛立ち，無力感と絶望感を感じる。しかし，それにもかかわらず，すでに述べたように，家族療法を行うべき正当な理由はたしかに存在する。そこで，抑制不能な感情調節不全を最小限に抑え，肯定的なアウトカムを最大化することのできる家族療法の実施方法を以下に記したい。

▌アセスメントと心理教育のフェーズ

　家族療法に進む前に，臨床家は，家族のメンバーの感情体験能力のアセスメントを行う必要がある。初期のこのフェーズには，家族療法の目標を明確にする目的もある。加えて，臨床家はこの期間を使って，子どもの生活において自傷がどのような機能を持っているかを家族のメンバーが理解できるよう支援する必要がある。自傷に関する心理教育を提供することで，親の心配を緩和し，自傷をしている子どもが抱えるジレンマを，家族のメンバーがより思いやりを持って理解できるよう支援することができる。セラピストにとって重要なことは，自傷行為に潜む「教え」を見つけ出し，その行為の背後にある理由を家族が理解できるよう支援することである。これは，自傷行為を是認することと同義ではなく，その意味を理解することが目的なのである。

　アセスメントのフェーズには，最初の2，3セッションをあてることをお勧めする。あらかじめ家族には，最初の数セッションでは，家族としてのとりくみを行うに足る能力があるのかどうかをアセスメントし，対処することが必要な課題について相互に確認する予定である，という説明をしておくとよいだろう。さらに家族に対して，家族療法を開始する前に，他の種類の介入が必要になるかもしれず，またそれは家族としてのとりくみ同様に重要なことである，ということに理解を求める必要もあろう。こうしたオリエンテーションが終わる頃には，家族のメンバーと臨床家は，その時点で家族療法を開始すべきかどうか，治療では何について論じるべきか，家族はどのような変化を期待することができるかなどについて，ある程度理解ができているはずである（Hollander, 2008）。

承認，苦悩耐性，感情調節に対する家族の能力をアセスメントする

　アセスメントのフェーズの冒頭では，家族の長所に焦点をあてて話し合うと有益な場合が多い。そうすることによって，家族は，希望の持てる，バランスのよい雰囲気でスタートすることができるからである。また，臨床家にとっても，その家族がどの分野におけるレジリエンスを有しているか同定することができる。加えて，家族の歴史において，皆が今より効果的に機能していた時期を検証することも役立つ。

　このフェーズでは，セラピストは家族の各メンバーが持つ，承認の能力と，他者の視点を理解する能力をアセスメントする。あからさまな敵意や決めつけるような意見は，セラピストが遮断し，行動学的な言葉にリフレームするようにする。リフレームする場合は中立的であるよう注意し，話し手の感情状態にも対処しなくてはならない。ほとんどの場合，敵意やネガティブな判断は，傷つ

けられた感情（悲しみ）や心配（恐れ）などから生じているものである。こうした瞬間は，セラピストにとって，家族の各メンバーの苦悩耐性，感情調節，対人関係において効果的になる能力を感じ取ることのできるよい機会である（Linehan, 1993a, 1993b）。承認，苦悩耐性，感情調節が非常に困難な家族の場合，家族療法を正式に開始する前に，まずスキル構築が必要ということになろう。

治療目標の設定

　アセスメントの重要な側面の一つは，明確に定義された一連の行動目標を協力して設定することである。臨床家はこの時点で，家族が衝突しがちな分野，また，歯車が狂ってしまう理由としてそれぞれのメンバーの考えを探りはじめる。治療のこの部分では臨床家は非常に積極的にならなくてはならず，また，感情調節不全の兆候を見逃さないよう注意せねばならない。アセスメントのこのフェーズにおいて，セラピストは，弁証法的視点から課題について考えるスキルに長けていなくてはならない（Linehan, 1993a; Hollander, 2008）。セラピストは，それぞれの参加者の見解に備わっている知恵を言語化し，明確化することを目的とした介入を行う。

　家族のメンバーそれぞれに対する思いやりと共感を見出し，それらを維持することは，私たち臨床家にとって容易なことではない。私たちは青年期の子どもの苦悩にばかり焦点をあてがちになることも多く，また反対に親の側に立ち，子どもの行動をとがめるべきもののように感じてしまうこともある。また，子どもの行為に対する親の怒りと厳格さが過剰なあまり，彼らの感情的苦痛を見逃してしまうこともある。不安が強すぎるせいで，必死で，無力で，混乱した様子で，私たち臨床家に子どもを「治せ」と求めてくる親もいる。いずれの場合でも，臨床家は，参加者それぞれに対する思いやりをみつけなくてはならず，臨床家がこの能力を欠いていると，家族の機能を最終的に高めるための目標を設定することはできず，各人の目標にとりくむことしかできなくなる。思いやりを持つのが困難な場合，または，思いやりを持てなくなりそうだと感じた場合，セラピストは，同僚や治療チームの仲間に相談するとよいだろう。

　アセスメントのフェーズが終わりに近づいてきたら，臨床家は家族と協力して治療計画を立てる。治療計画の策定において重要なのは，家族療法にだれが参加するかを決定することである。親，そして，自傷をしている若者と力を合わせて，セラピストもこのプロセスに加わらねばならない。私の経験によると，参加者として欠かせないのは，自傷をしているクライエントと，その親である。兄弟姉妹に関しては，問題に応じて参加を要請するだけでよい場合がほとんどである。目標を明確にし，各参加者から事前にとりくみに対するコミットメントを得ることが必要不可欠である。多くのセラピストは，多かれ少なかれ家族は協力体制にあるだろうと推測し，この過程を省略してしまう。私は，ここで治療上の約束を交わし，曖昧さがないようなかたちで治療を構造化し，アセスメントフェーズの正式な一環にすることを推奨する。具体的な約束の内容としては，出席，宿題にとりくむこと，家族が共有する目標へ向けて努力することなどとする。治療を毎週継続して行うのであれば，10〜12セッションごとにレビューを行うとよいだろう。レビューの役割は，目標に向けた進歩のモニタリングと，とりきめに従って新しい目標を導入することである。ここで重要なのは，目標がはっきりしないまま，焦点の定まらない心理療法を行うことを避けることである。

　アセスメントフェーズの終了点は，重要な岐路でもある。セラピストと家族が進む道は複数ある。一つは，家族療法に必要な感情調節スキルと対人スキルを身につけるための時間をとるよう家族に勧める道である。たとえばセラピストの側から，治療の最初の数カ月間を使って，一連のDBTスキ

ルを身につけてもらうことに主な焦点をあてたいという提案する。このような提案をする場合，承認スキルを練習し，また，子どもと親が二次的ターゲットに慣れるよう支援することも必要になる（Miller et al., 2007）。一つの家庭として，彼らに家族療法にとりくむのに十分な能力が備わっているようであれば，治療に進むとよい。最後に，家族によっては機能不全が深刻であるために家族療法が不可能なこともあるだろう。たとえば，過去に虐待をした歴史がある，あるいは，現在虐待が行われている家庭の場合には，この種の介入はふさわしくない。こうした介入をクライエントに推奨する際には，明確かつ直接的，率直であることがセラピストの義務である。

▌家族療法の進め方

　目標が特定でき，参加する人が決まったら，家族療法をはじめることができる。家族療法のセラピストが自傷をする若者の治療にあたっている個別療法セラピストではない場合，2人のセラピストがコミュニケーションをとれるようにする必要がある。いずれの場合でも，セラピストには，感情調節不全を最小限に抑えると同時に，必要に応じて自然な展開にまかせるなど，治療の時間を積極的に管理できる余裕が必要である。セラピストはフライフィッシングの釣り師のように，どこに向かって投げるべきか，いつ釣り糸をたらしておくか，いつ釣り糸を巻き取るかなどがわかるようでなければならない。それぞれの参加者の視点のなかから知恵を見つけ出し，それに明確な声を与え，しかし非効果的な行動を承認しないようにすることが，セラピストの義務である。また，セラピストの重要な仕事の一つは，参加者らが他の家族メンバーの視点に価値を見出して，相手の考え方を受け入れ，真の好奇心を持つ能力を育てられるよう支援することである。こうしたアプローチの根幹となるのは，家族の他のメンバーの行動について心からの好奇心を持つ能力である。これを得るためには，相手の動機および意図の確実性に挑戦する必要があり，また，よりオープンで探求的な視点を取り入れる必要がある。

　こうしたアプローチにおいて最大の敵となるのは，感情調節障害である。激しい感情は，おたがいに対する好奇心を保つ能力を妨げる可能性がある。抑えられない感情に支配されると，認知能力は，次の二つのいずれかのパターンに陥ってしまうものである。一つは，家族の考えが過度に頑なになり，コミュニケーションと共感が妨げられてしまうパターンである。相手の行動の背後にある動機に関して固定観念を持っていると，会話と理解が生まれなくなる。もう一つは，それとは反対に，多少とも仮説的な考えがないために治療が混乱し，秩序を失い，セラピストが，自身の見解を主張したり判断を下したりすることができなくなってしまうパターンである。いずれの状態においても，参加者は，他者の心理状態，行動，動機について，思い込みや勘違いにとらわれてしまう。通常，こうした過程は，誤って家族の他のメンバーにその責を負わすような判断につながってしまいやすい。これらの思いちがいは，不承認的なものとして体験され，さらなる感情調節障害を生む。こうしたことが起こると，青年期の若者はいっそう自傷をする危険にさらされる。したがって，セラピストがすべきもっとも重要なことは，治療におけるこうした瞬間に家族らが感情的にならずに対処できるよう積極的に支援することである。メンタライゼーション療法（Bateman & Fonagy, 2006）がこのような状況には非常に役に立つ。

　家族療法は，社会的儀式および明確な構造があると，もっともうまくいくであろう。セッションの冒頭で少し世間話をすることは，セッションへ移行するよい方法である。たとえば新しい髪形や

166　　第Ⅱ部　アセスメントと治療

洋服に気づいてあげたり，スポーツのチームについておしゃべりをしたり，異常気象について意見を述べたりすると，心が打ち解ける。とはいえ，世間話は数分だけにとどめて，その日のアジェンダを開始した方がよい。アジェンダは，参加者全員で協力して決める。しかし，アジェンダの順序の決定においては，ときにセラピストが主導権を握る必要がある。家族療法のセラピストは，課題の優先順位決めを行うために，決定木やその他のプロセスを用いる。DBTで使われる「ターゲット段階」（target hierarchy）は，優先順位決めに役立つ規範の一つである（Linehan, 1993a; Miller et al., 2007）。たとえば，自傷行為が最近1週間のあいだずっとつづいており，それが家族のやりとりにおいて引き起こされたものであったとしたら，セッションではこれがもっとも優先順位の高いターゲットとなる。家庭外の出来事によって引き起こされた自傷行為は，通常は優先されない。家族の連鎖分析（Linehan, 1993a; Miller et al., 2007; Hollander, 2008）を実施することにより，参加者それぞれに，その問題に対して自分たちがどのような影響を与えているか，また，等しく重要なこととして，そうした寄与を避けるために次はどのようにちがった行動をとるか，といったことを理解させることができる。次に優先順位が高くなるのは，家族だけでなくセラピストのものも含め，治療を進める妨げになっている可能性のある行動である。家庭内機能におけるQOLを脅かしているその他の課題は，優先順位が低くなる。

　アジェンダができあがったら，セラピストは，前回のセッションで課した宿題をすべて確認する。宿題の不遵守に関する問題はすべて前向きに理解しなければならない。この課題にも，連鎖分析を使うことが可能である。宿題の確認が終わったら，アジェンダの次の項目へと話し合いを進める。この時点で，セラピストは，アジェンダの各項目にあてる時間を管理し，家族のメンバーが好奇心とオープンさを保っていることを確かめながら，それぞれの視点を承認するという役割を積極的に担わねばならない。家族のメンバー間の衝突は必ず生じるものである。それぞれのメンバーが，自身の視点に欠けているものは何かを理解できるよう，また，相手の視点のなかにある知恵の核心は何かを理解できるよう支援するのが，家族療法セラピストの役割である。セラピストは中立的な立場を保ち――自傷をする若者や親のいずれにも共感しすぎてはならない。セラピストは交通警官のように，感情表出の流れを管理し，抑制できていない感情があらわれるのを制止し，同時に，家族のメンバーがその場で理解してもらおうと努めるよう後押しする。こうしたセラピストの仕事は大変だが，家族を癒すために必要な仕事である。

　心理療法の時間が終了に近づくと，セラピストがそのセッションを簡潔にまとめてあげるとよいだろう。話し合った重要な話題をふりかえり，参加者によるスキルフルな行動があればそれを強調し強化する。原則として，セッション時間が終わる前に各参加者の感情状態をアセスメントするのも有益である。アセスメントを行うことによって，感情調節不全に陥っているメンバーがいれば，その感情の強さを抑えるためにスキルを活用できるよう支援する機会が生まれる。アセスメントが終わったら，宿題を課し，最後に少し世間話をして終える。

▌結　論

　以上をまとめると，家族療法セラピストは自傷の治療における重要な要素となりうることがわかる。心理療法は，以下のように実施するとよい。

- すべての家族に，家族療法をすぐにはじめる能力が備わっているわけではないことを理解する。爆発的な感情調節不全の傾向がある家族の場合は，家族療法の前にDBTのような介入が必要である
- 家族療法では，まず，承認，アセスメント，自傷の機能に関する心理教育を行う
- 家族療法は構造化されたものでなくてはならず，明確に定義され，双方が合意する行動目標がなくてはならない
- セッションは毎回アジェンダにもとづいて行う。DBTターゲットのようなフォーマットが有用であり，このフォーマットにおける優先順位は，まず自傷行為，次に，治療を脅かす脅威，最後に，家族のQOLに関する課題がとりあげられる
- 通常，家族療法には，親（両親）と自傷をする若者が参加する。兄弟姉妹は，特定の問題に対処する際に適宜出席する
- 家族療法は，心理療法のなかでももっともトリガーになりやすいものの一つである。若者に対して，自身の問題行動に関する詳細な話し合いに集中させるのは酷な要求であり，強い感情調節障害を起こしかねない
- セラピストは，常に家族のメンバー全員を承認し，だれかの肩を持つことをせず，それぞれの視点のなかにある知恵を強調してあげなければならない
- セラピストは，制御の利かない感情表出を減らし，同時に，家族のメンバーの内的心理状態に関する効果的コミュニケーションを増やす，というむずかしい役割をこなさねばならない

第14章
薬物療法

ゴードン・P・ハーパー

　段階的ケアモデル（p.67の図Ⅱ.1参照）の第2ステップの四つ目の要素は，薬物療法である。家族療法同様，このタイプの治療はあくまでも任意であり，自傷する者のすべてがこの介入を必要とするわけではない。特に自傷をした経験が一，二度だけの者，または，一時的な自傷の伝染を受けている者には必要とされないことが多い。残念ながら，これまで行われた研究には，自傷者のうち薬物療法を受けた人の割合を明らかにしたものがない。本章では，このタイプの介入からもっとも利益を受けるであろう自傷する者のタイプはどれなのかについて論じたい。また，ここでは，詳細なアセスメントの重要性を強調し，もっとも有効性があることが証明されたや治療薬に関するレビューも行いたいと思う。

　薬物療法は，自傷する者の多くにとって有益である。しかし，症状からだけでは，どの治療薬を用いるか，あるいは，どのような種類の治療薬を用いるかは判断できない。精神科薬物療法は，（個人および臨床試験における）他のクライエントで実施した経験を参照しながら，集中的アセスメント，仮説の形成，実施後の検証で構成される。

▌ 自傷の生物学的メカニズム

問題は核心をどう理解するか？

　自傷する者を救うための努力はすべて，最終的には，全思考と全行動の源である脳に向けられる。しかし薬物療法は，心理社会学的介入とは異なり，神経系システムを調整することに向けられたものである。このため，生物学的な観点から自傷を捉え直すことが役に立つ。

　人間にかぎらず，すべての動物はみずからを守る本能がある。自己防衛——有害な刺激から逃れようとする行動は，人間以外の霊長類，他の哺乳類，他の脊椎動物（鳥類，爬虫類，魚類）にみることができる。無脊椎動物でさえ自己を守るもので，ミミズは熱や乾燥を避けるし，ゴキブリは光から逃げる。哺乳類のような「高尚な」動物は，目に見えて自分の身体をケアするもので，グルーミングや身体をなめる行動からそれがわかる。その意味で，自分の身を傷つけたり身体損傷を加えたりといったことは，長くつづいてきた進化的行動を覆すものであり——発達論的生物学の異常事態である。

　第5章で論じたような文化的に定着した身体改造の場合，文化というものが生物学的プログラムを改編した結果と考えることができる。しかしこうした実践は，心理社会的コンテクストによって，いわゆる「自己破壊的」と呼ばれる行動とは峻別されなければならない。たとえば宗教上の理由で

施される割礼や，サハラ以南の集団で行われるスカリフィケーションのような，文化的に定着した自傷は，個人と集団との結び付きを強化するものでもある（Favazza, 1996）。しかし病的な自傷というものは，そうした集団の拘束力なく起こるものであるという点で，文化的に定着した自傷とは異なる行動である。病的な自傷は自己を肯定するものではなく，強力な生物学的原則を無視した行動である。

　高等な哺乳類における自己防衛の発生は，非常に偶発的である。臨床経験および動物実験によると，高等な哺乳類における自己防衛は，鳥類や魚類のように「自動的」に起こるものではなく，ケアを受ける環境によって促進された場合のみ生じることがわかっている。

　自己防衛能力には，発達に関する複数の領域が関与していると思われる。たとえば，子は通常，ケアを提供してくれる大人と共鳴し，成長して自分自身のケアをするようになる。しかしこうした共鳴は，虐待やネグレクトのサバイバーの場合，歪められている場合が多い。同様に，人間および他の霊長類の場合，通常，相互的なケア提供の関係が発達する。しかし，当然の愛情深い世話を受けられなかった人間や他の霊長類の場合，そうした相互的ケアの関係が歪んでしまう。刺激を求めるのは通常の発達の一環として起こることだが，認知や近くに欠陥がある者，トラウマサバイバー，孤独のなかで育った者では，刺激を求める期間が長期化したり，好ましくない形であらわれたりする。歪んだセルフケア行動は，人間以外の哺乳類にも見ることができる――たとえばイヌ科の「肢端舐性症候群」がそれにあたる（Rapaport, Ryland, & Kriete, 1992）。また，抑うつをはじめとする気分障害や，精神病における妄想的思考を持つ者においても，自傷は起こる。セルフケアと自己防衛は，機能不全環境――つまり，自己を傷つけることが非意図的に強化される環境――によって阻まれるのである（Mace, Blum, Sierp, Delaney, & Mauk, 2001）。

媒介メカニズム

　自傷の生物学モデルに関する研究は，その行動を生理学的に理解したいという願い，あるいは，効果的な薬物療法を開発したいという願いが動機になった。障害のなかには，神経学的メカニズムがしっかりと解明されているものがある。たとえば，パーキンソン病は，黒質線条体路におけるドーパミン作動性細胞の死滅または機能不全から生じ，ドーパミン作動性物質の補充によって機能を増強することができる（Cookson, 2003）[*]。自傷の場合，発生機序についてはあまり明確ではなく，回復機序については経験的な議論がほとんどである。

　生物学的システムに関する既存のエビデンスをレビューすることは本章の範囲を超えるが，これについては，他に入手可能な文献がある（Villalba & Harrington, 2000; Tiefenbacher, Novak, Lutz, & Meyer, 2005）。ここでは，以下の点について確認しておけば十分であろう。

　1．自傷には複数の異なるシステムが作用する。一つは，辺縁系（気分，感情，痛みを調節する皮質下脳システム）と皮質とのあいだ，および皮質内におけるドーパミン作動系があり，別の一つと

---

[*]「作動性」というのは，その神経経路がドーパミン作動性もしくはセロトニン作動性といった具合に，どの神経伝達物質によって情報伝達をしているのかを示している。たとえば，ドーパミン作動性の神経経路の場合，ドーパミンはある神経から分泌されると，狭い空間（シナプス間隙）をわたって，次の神経細胞を活性化する。神経伝達物質の効果を増強する薬剤は「作動薬」と呼ばれ，効果を減弱させる薬剤は「拮抗薬」と呼ばれる。フルオキセチン（プロザックなど）やセルトラリン（ゾロフトなど）はセロトニン作動薬に分類され，シナプス間隙におけるセロトニンの再取り込みを阻害することから「選択的セロトニン再取り込み阻害薬（SSRI）」と呼ばれている。

しては，視床下部から下垂体，副腎などの内分泌器官へとつながっている内分泌系（いわゆる「HPA軸」）である（Tiefenbacher et al., 2005）

2．関連するエビデンスは複数ある。たとえば，典型的な自傷者や，あるいは，一般人口に比べて高率に自傷が起こりやすい重度発達障害者を対象とした生理学的研究がある。また，外科的ないしは薬理学的な手続きで障害を誘発した実験動物モデルを用いた，薬物療法反応に関する研究もある

3．非常に興味深いエビデンスもある。たとえば，ある研究によると，自傷の対象となる身体部位は，対象とならない身体部位に比べると，生物学的に特異な部位であることがわかっている（例：皮膚温度変化する部位）（Symons, Sutton, & Bodfish, 2001）

4．臨床的観察や生物学的研究の成果から，自傷という行動は，一つの経路やメカニズムにおける機能不全から生じるものではなく，その背景をさまざまに異にする不均質なものであることがわかっている

5．その背景にある問題に応じて，自傷の治療としてさまざまな種類の薬物が使われてきた。たとえば抗うつ薬，抗精神病薬，気分安定剤（Shapira, Lessig, Murphy, Driscoll, & Goodman, 2002），抗不安薬，オピエート拮抗薬（Sandman et al., 2000），α作動薬（Macy, Beattie, Morgenstern, & Arnsten, 2000）などである。動物実験レベルでは，カルシウム・チャンネル遮断薬ニフェジピン（Blake et al., 2007）なども用いられたことがある

6．これまでに刊行されている研究論文には，条件がコントロールされていない単一症例研究から，条件がきちんとコントロールされた本格的な臨床試験まで，さまざまな質のものが混在しており，研究結果を解釈する際には慎重に考える必要がある。コクラン系統的レビュー（Hawton et al., 2009）によれば，問題解決型心理療法，各種サービスの緊急連絡先を記したカードの提供，フルペンチキソール（第一世代の抗精神病薬：日本では未販売）の持効性注射薬，BPDと反復性自傷に悩む女性クライエントを対象とした長期の心理療法といった介入に関して，「効果が期待できるかもしれない」が，現在までのところは，そのいずれについても効果が確立された治療法とはいえないという

7．臨床研究，疫学研究，ならびに動物実験の成果を総合すると，自傷という現象は，長期にわたる脆弱性（発達障害のような先天的，生物学的要因に関連するもの，あるいは，ネグレクトや虐待被害といった後天的，心理社会的要因から生じるもの）という観点，ならびに，そうした背景が影響をおよぼす現在の条件・状況という観点の双方から理解する必要があるとされている

　たとえば，気分や幸福感の維持に必要不可欠な神経伝達物質セロトニン（5-ヒドロキシトリプタミンとしても知られる）の自傷における役割について考えてみよう。セロトニンレベルを促進する薬には，フルオキセチン（商品名プロザック［日本では販売していない］など），セルトラリン（商品名ジェイゾロフトなど），パロキセチン（商品名パキシルなど），フルボキサミン（商品名ルボックス，デプロメールなど），シタロプラム（商品名セレクサ［日本では販売していない］），エスシタロプサム（商品名レクサプロ）などがある。セロトニン作動薬は，うつ病の治療に効果的である。この有効性に関するエビデンスは，成人において実証されているが，子どもおよび青年期の若者におけるSSRIの使用に関してはさまざまな議論がある（最新の知見については，https://www.nimh.nih.gov/health/topics/child-and-adolescent-mental-health/antidepressant-medications-for-children-and-adolescents-information-for-parents-and-caregivers.shtml を参照）。

セルフケアにおけるセロトニン作動性経路の役割，あるいは，セロトニン不足が自傷にもたらす影響については，複数のエビデンスが存在する。たとえば，OCDスペクトラム障害を持つ人たちを対象としたセロトニン作動薬の臨床試験では，抜毛，皮膚への損傷をはじめとする自傷の減少が確認されている。また，単一症例の研究のなかには，重篤な皮膚むしり症のクライエントがSSRIに命を救われるほどの驚くべき効果が出たと報告しているものもある（O'Sullivan, Phillips, Keuthen, & Wilhelm, 1999; Velazquez, Ward-Chene, & Loosigian, 2000）。上述のとおり，皮膚がただれるほど重篤な舐性症候群の犬の場合にも，同様の効果が見られたという（Rapaport et al., 1992）。

しかし，SSRIのなかには，特に若者において問題行動を増加させる可能性を示すデータもある。SSRIを開始したクライエントにおいて，皮膚むしり症（Denys, van Megan, & Westenberg, 2003; Weintrob, 2001）や自殺念慮の誘発がみられたという症例報告もあるのである。こうした報告からわかるのは，皮膚むしり症などの自分を傷つける行為に関する生物学的知識に関して私たちはいまだ不完全である，という事実である。その意味では，特定のクライエント集団の治療においていかにすばらしい結果が得られたという報告があったとしても，薬理学的試験が開始される際には，必ず個々のクライエントに細心の注意を払う必要がある。

▌集中的アセスメント

薬物療法は，集中的アセスメントにもとづいて進められなければならない。クライエントが自傷をしているという，ただそれだけの理由から，いわば「魔法の特効薬」として治療薬を処方されることがあってはならない。

現在の行動

治療対象とする行動の特性を明らかにしなければならない。以下の質問をアセスメントの指針とするとよい。

その行動はどのようなもので構成されているか？
その行動のパターンはどのようなものか？
それはいつ起こるか？
その行動が起こるのは，クライエントが苛立っているときなのか？　不安なときなのか？　怒っているときなのか？　あるいは，悲しいときなのか？
それはどのくらいの期間持続しているのか？
その行動は，予想できる流れのなかで起こっているのか？
その行動は，同定可能なトリガーや要因に反応して起こるものなのか？
その行動が生じる際には，いつも側に世話をしている人がいるのか？

関連する臨床症候群

そのクライエントは，どのような診断を受けているか？　生涯にわたる発達障害と急性の精神障害の存在について検討する必要がある。発達障害があり，それに対する適切な治療がなされていない場合もある。うつ病などの急性精神障害については，ホウ，ヒューストン，タウンゼント，ホー

トン（2002）が，自傷するクライエントはうつ病の罹患率が高いことを，また，ツィオリス，コーエン，パッティ，コローシュ（2003）が，うつ病をはじめとする他の障害の治療によって自傷が減少したと報告している。たとえ明らかな精神病症状を欠いていたとしても，クライエントが重篤な精神的混乱を呈している場合には，精神病性障害についても検討してみる必要がある。

現在の状況

クライエントが抱えている現在の状況において何か自傷に関係しているものはないのか？　援助者の反応が，無意識のうちに自傷を強化している可能性はないか？　援助者が疲弊していないか？治療に関して今後の見通しの悪さ，あるいは，クライエント自身が自覚できないでいる怒りが影響してはいないか？

ある青年期の女性は，破壊的行動が原因で精神病棟に入院させられ，友人との連絡や病棟内での活動が制限されていた。ところが，彼女は，みずからの皮膚や身体開口部に小さな物体を挿入したため，急遽，救急医療センターに転院となった。「彼女の安全を守る」ために，一対一で対応するスタッフが配属され，「小さな物体」の利用が制限され，抗精神病薬，抗うつ薬，気分安定薬，オピエート拮抗薬が試された。しかし，自傷行為は止まらなかった。自傷行為の減少につながったのは，彼女に対する自分たちの反応（恐怖，怒り，無力感，絶望感）にスタッフら自身が気づき，自傷が起こるたびに別の病院に彼女を送るのを止め，より希望ある人間関係を築いたことであった。嫌悪的環境および病理を強化してしまう環境では，薬理学的介入は役には立たなかったのである。

同様に，メイスら（2001）も，薬理学的介入よりも行動的介入の方が，短期的には自傷行為の減少には効果的であると報告している。

生活状況

クライエントの現在における生活状況は？　クライエントの将来的展望は？「将来像」の欠如または喪失は，みずからの存在理由を疑わせる要因となり，その結果として，絶望感や退行現象を引き起こす可能性がある。家族のメンバー，他の援助者，入院・外来治療のスタッフのなかで，クライエントの将来像を握るのはだれなのか？

将来における適応に関する見通し

クライエントが期待する将来像の実現に向けて支援する際には，まずは臨床家が，そのクライエントに期待することができる機能の最高水準がどの程度なのか，という点を把握しておかねばならない。教育，職業，家族に関するアセスメントを行い，自傷が継続した場合と減少した場合，そのクライエントにはどの程度の機能を望むことができるかを判断する必要がある。

仮説の形成

集中的アセスメントにもとづいて，臨床家は，そのクライエントの自傷に寄与している可能性のある要因を同定する。そうした要因の同定にあたっては，何らかの介入によって変化させられるものを抽出する必要がある。また，そうした要因がクライエント自身にどの程度認識されているもの

なのか，あるいは，すでに何らかの対処がなされているものなのかを明確にしておくべきである。そのうえで，そうした要因にもとづいて，支援に役立つ定式化や仮説の立案を行う。臨床家が同定した要因の一例を，以下に示しておく（Mace et al., 2001）。

- 発達障害（治療されていない可能性がある）ゆえに，苛立ち（長年にわたる）への耐性が乏しくはないか
- 治療されていないうつ病が存在する可能性
- 認知および感情調節不全が重篤であり，明らかな精神病ではないものの，抗精神病薬に反応する可能性
- 現時点では未査定の，優れた能力と脆弱性とのアンバランスな混在
- 治療チームのスタッフと家族に，クライエントが持つ強みと問題，また，それらから推測される将来の適応水準について話し合うタイミングは？
- 援助者が機能不全な反応をしており，それが意図せず自傷を強化していることに気づかれていない可能性

　すべての要因を明確に一覧にすることで，発達論的・実存的・社会的な観点のいずれの領域でも見落としがないかどうかを確認しやすくなる。臨床家は，こうした可能性のある要因の一覧から，もっとも影響を与えるであろう，そして，ターゲットとする症状に変化を起こすであろう介入を選択することとなる。

実施後の評価

　検証可能な仮説として要因リストを作ることのメリットは，そうすることによって，かえって臨床家は特定の仮説や定式に「固執」（「これは……である」）しないですむという点にある。むしろ，こうしたリストにより，有用可能性のある治療薬を試し，その効果を検証しやすくなる。

　うつ病に罹患している可能性がある場合，それが深刻な抑うつ症状によるものであれ，クライエントが言葉にできない内心の失望によるものであれ，抗うつ薬の効果は期待できる。新しいタイプの抗うつ薬（SSRIなど）と第一世代の抗うつ薬（アミトリプチリンまたはノルトリプチリン，イミプラミンまたはデシプラミン）の両方を試みることを検討する。第一世代の薬剤は，SSRIと比較すると，副作用によって投与継続がむずかしくなる場合があるが，最近では，SSRIに関しても，服用中および中断による副作用が知られるようになっている。抗うつ薬を使用する場合，双極性障害の診断の有無にかかわらず，賦活現象（アクチベーション現象：抗うつ薬の投与初期に生じることがある，焦燥感や衝動性，攻撃性の亢進）には十分な注意を払わなければならない。

　自傷においては，不安の存在が明らかな場合と，はっきりしない場合がある。抗不安薬——特にロラゼパム（商品名ワイパックスなど）やジアゼパム（商品名セルシンなど）のようなベンゾジアゼピン——は有用な場合もあるが，クライエントによっては，こうした治療薬がターゲットとする症状を悪化させる場合もある。臨床的にしばしば観察されるベンゾジアゼピンによる脱抑制は，サルの自傷治療においても確認されている。ジアゼパムを投与された自傷するサルの反応は，その50％において自傷の減少が，そして，残りの50％において自傷の悪化がみられたという（Tiefenbacher et al., 2005)。

　妄想性の自傷を呈するクライエントの場合には，抗精神病薬の投与を試みる。今日，リスペリドン（商品名リスパダールなど）のような第二世代の抗精神病薬は，特に発達障害のクライエントが呈する自傷の治療においてその有効性が確認されており，その効果は，精神病性障害に対する以上の優れたものである。厳密にコントロールされたプラセボ対照試験において，リスペリドンは，発達障害の子どもにみられる自傷や，親が苦慮するさまざまな問題行動を減少させることが明らかにされている（McCracken et al., 2002; Arnold et al., 2003）。単一症例の報告ではあるが，クロザピンについては，BPD，精神病，自傷を持つクライエント（Chengappa, Ebeling, Kang, Levine, & Parepally, 1999），また，リスペリドン抵抗性の発達障害にともなう自傷（Beherec et al., 2011）に関してその有効性が指摘されている。抗精神病薬を用いた治療の場合，第二世代の治療薬では体重増加など代謝に関する副作用，そして，第一世代の治療薬では錐体外路系の運動障害によって，治療継続がむずかしくなることがある。また，クロザピンは骨髄抑制を引き起こすため，治療中は白血球数を定期的に監視する必要がある。

　気分安定化薬としては，バルプロ酸ナトリウム（商品名デパケンなど），カルバマゼピン（商品名テグレトールなど），炭酸リチウム（商品名リーマス），トピラマート（商品名トピナ）がある。気分安定化薬は，ランダム化対照試験では自傷に対する有効性が確認できていないが，単一症例の報告レベルでは，有効性を指摘する論文がいくつかみられる（Cassano et al., 2001）。クライエントが顕著な情緒不安定を呈する場合には，双極性障害の診断の有無にかかわらず，自傷に対する第二選択薬と考えるべきである。気分安定薬の副作用は多様で，薬剤の種類によってその程度はさまざまであるが，一部には重篤なものもある。

　痛みの抑制メカニズムにおける内因性オピオイドの役割から，ナルトレキソンをはじめとするオピエート拮抗薬の自傷に対する効果にも関心が集まりつつある（Sher & Stanley, 2008）。その仮説では，自傷は緊張や痛みの抑制におけるオピオイドと同様の機能を果たしており，オピオイド受容体を遮断することによって自傷によって得られる「解放」を遮断することが可能なのではないか，というものである。しかし，臨床経験からも，また，発表されている研究論文からも，そのような効果はなかなか得られないことがわかっている。

　α作動薬とよばれる治療薬には，クロニジン（商品名カタプレスなど）とグアンファシン（商品名テネックスなど）がある。他の精神作動性の薬剤と比べると，副作用が比較的軽微である。注意欠如・多動症／注意欠如・多動性障害（ADHD），チック症／チック障害，PTSDの治療では，α作動薬による症状緩和効果はすでに実証されている。症例報告のなかには，自傷の治療における役割を報告しているものもある（Macy et al., 2000）。

▌結　論

　自傷の生物学的メカニズムや薬物療法への関心は，近年，急速に高まっており，さまざまな議論を呼んでいる。そうした領域の研究から明らかにされているのは，自傷は不均質な現象であるという見解である。したがって，薬物療法は，以下にもとづいて行わねばならない。

- 先行研究に関する十分な知識
- 各クライエントの集中的アセスメント
- 考えられる要因に関する仮説の形成
- 自傷の背景に対する周到な注意
- さまざまな分類の治療薬に関する実施後の効果検証

　薬物療法を試みる際には，クライエントが抱えるさまざまな背景に注意をしながら行わねばならない。

- 発達に関する背景
- 精神障害に関する背景
- 実存的状況／現在の生活状況に関する背景
- 家族のメンバーおよび援助者，社会的な状況に関する背景

治療：第3ステップ

第15章 身体イメージへのとりくみ ———————————— 178

第16章 PTSDに関連する自傷の治療
　　　　——持続曝露と認知再構成 ———————————— 194

第15章
身体イメージへのとりくみ

　身体イメージへのとりくみでは，段階的ケアモデル（p.67の図II.1参照）の第3ステップの一つ目の構成要素に進む。第3ステップのケアを必要とするクライエントは，一般的に，身体的虐待と性的虐待の両方，またはいずれかの深刻な虐待を受けているものである。これらのクライエントは，第4章でとりあげたような一般人口に該当する比較的健全な層ではない。彼らが受けてきた虐待のせいで——また，生物学的脆弱性も加わって——，こうしたクライエントは，非自殺的な自傷だけでなく，複数の問題を示す場合が多い。複雑なPTSD症状，ときおり生じる自殺念慮／自殺行動，身体の疎隔化体験，摂食障害，物質乱用などである。身体イメージへのとりくみは，このような複雑な問題を抱える人を支援する際に，最初に着手するポイントとして適切である。第16章で論じるような複雑なトラウマ問題に対処する準備が整っていない人の場合は，身体の疎隔化体験に焦点をあてた治療の方が受け入れやすいであろう。

　第12章で述べたように，ベック（2012）によると，ネガティブな中核信念は，基本的に二つのカテゴリーに該当する。それらは，無能力incompetenceと愛されないことunlovabilityである。これに加えて，自傷する人にとって特に重要な三つ目の中核信念は，ネガティブな身体イメージであると，私は考えている。自傷をする人の多くがみずからの身体との関連性を傷つけてきたであろうことは，直感的に考えても明らかであろう。そうでなければ，なぜ自分の身体を切ったり，焼いたり，殴ったり，穴を空けたり，つねったり，傷跡をむしったり，自分の身体に暴行を加えたりするものか？　自分の身体を重んじる人であれば，自分自身をそのような攻撃の対象にすることはないだろう。しかし，自傷と身体イメージ問題の関連性を理解するのはむずかしい。本章の目標は，まさにその二つの関連を理解し，治療に効果的に生かすにはどうしたらよいのかを論じることである。

　身体イメージは，1930年代以来，一貫して非常に活発な研究領域である（例：Schilder, 1935; Secord & Jourard, 1953; Fisher, 1970; Tucker, 1981, 1983, 1985; Cash & Pruzinsky, 1990, 2002; Muehlenkamp, Claes, Smits, Peat, & Vandereycken, 2011）。これらの研究者のなかには，精神力動学的な定式化を重視する者もいるが（Schilder, 1935; Fisher, 1970），他方で，それとは反対に，より局所的な観点から行動特異的な問題に焦点をあてている者もいる。たとえば，身体サイズに関する主観的感覚（Thompson, Berland, Linton, & Weinsier, 1987），身体部位や身体部分に対する満足度（Secord & Jourard, 1953; Tucker, 1985），身体に関する自己効力感（Ryckman, Robbins, Thornton, & Cantrell, 1982）などである。最近では，キャッシュとプルジンスキー（2002）が，身体イメージとは，生物学的，認知的，感情的，発達的，社会的状況的といった無数の要因に影響される，多次元構造を持つものであると論じている。身体イメージに関する豊富な文献の系統的レビューは，本

書ではとりあげないが，キャッシュらのとりくみは一読に値する仕事である（Cash & Pruzinsky, 2002; Cash, 2004）。

さて，本章での目的に沿った「身体イメージ」の定義とは，身体に関する体験，身体サイズに関する主観的感覚，自身の身体に対する評価，満足度に関わる，一連の複雑な思考，感情，行動である。上記に挙げた身体イメージに関する先行研究に加えて，私自身が行った自傷する者の身体イメージに関する調査（Walsh, 1987; Walsh & Rosen, 1988; Walsh & Frost, 2005）も含めて整理すると，身体に関する自己概念を評価する際には，以下の六つの次元について検討する必要があると思われる。

- 魅力
- 有効性
- 健康
- 性徴
- 性行動
- 身体統合性

以下にこれらを定義する。

身体イメージの六つの次元

魅力

「魅力」とは，本人が自分は魅力的であると感じるかどうか，また，自身の魅力に関して他者からどのようなフィードバックを得ているのかを意味する。これは，身体イメージの次元のなかでもきわめて主観的なものである。自傷する者は，客観的にみると十分に魅力的なのに，自分は魅力的ではないと思っていることが少なくない。なかには，自分に対して「醜い」，「気色悪い」，「奇形である」などと，きわめて不当な評価を下しているものもいる。

魅力は，人の人生において重要なものである。とりわけ青年期にはその傾向が強いが，その後の人生においても，人気や社会的能力，さらには学業的達成などに影響を与えうる（Ashford, McCroy, Lortie, 2001）。人が社会環境において臆することなく活動するには，ある程度は，自分は魅力的であると感じることができている必要がある。自分にはまったく魅力がないと感じていれば，社交の場を避けたり，引きこもったりするようになる。自分の見た目が他者をひるませていると信じている者は，その環境において「他者に苦痛を与える」のを避けようとする。その他にも，自分はあまりにも魅力に欠けていると感じている者は，他者に食い物にされているのがわかっていても，少しでも注目されることをうれしく思い，他者が自分を利用するのを許容してしまうことがある。

有効性

「有効性」とは，まったく異なる身体イメージの次元である。調整，運動性，持久力などに関するものである（Ryckman et al., 1982）。どうやら人は，運動能力が非常に高くてもまったく魅力がないと感じたり，その逆であったりする。

たとえば，私が治療を担当していたある女性は，非常に優れた運動選手であったのに，自分自身の魅力について過度に卑下し，慢性的な自傷を行っていた。客観的にみると大変見目麗しかったが，彼女は自分のことをよく「ふとった，醜い，気色悪い豚」だといった。しかし，自身の身体的有効性については，彼女自身非常に肯定的に感じていた。高校・大学時代，彼女は運動で高い成果をあげてきていた。どうやら，運動での達成と自傷に関連性があるようであった。彼女いわく，「運動によって身体的痛みがあらわれると」，だいたいいつも「それに快感を得た」そうであった。彼女はいわゆる「エンドルフィン依存」の自傷する者であり，持続的な身体酷使にともなう内因性オピオイド放出を求めていたのである。この女性の場合，身体有効性は，身体イメージにおける唯一満足できる部分であった。その他のすべての分野において，彼女は非常にネガティブであり，自身の身体について自己批判的な思考と信念を持っていた。

健康

　身体イメージの「健康」の次元には，主観的局面と客観的局面の両方が関係する。客観的側面は，その者が医学的に診断された病態または疾患を持つかどうかに関係がある。重篤な，もしくは慢性的な身体的疾患を持つ人の身体イメージは，非常に複雑なものである可能性がある（Geist, 1979; Hughes, 1982; Cash & Pruzinsky, 2002）。疾患は，相当な身体的不快感を引き起こすおそれがあり，煩わしく，つらい医学的処置を余儀なくされる場合もある。疾患が持続した結果，家族や仲間から孤立したり，（学校や仕事，娯楽などから）遠ざけられたりする事態にもつながりうる。糖尿病，喘息，リウマチなどの慢性的疾患を持っていると，自分の身体を大変不便なものと，さらには「敵」として体験している場合もある。こうした者にとって，身体は自身のために動いてくれるものとは感じられず，望むような人生を生きるのを妨げる障害物であるとさえ感じてしまう。

　自傷する者にこうした疾患がみられることもあるが，それよりも主観的に不健康だと感じていることの方がはるかに多い。診断を下された病態や疾患があるわけではないにもかかわらず，頻繁に体調不良を感じるのである。身体のある部位で感じていた身体的愁訴が別の部位へと広がっていき，それが際限なくつづく——そのような症状を訴えるクライエントは少なくない。頻繁に，ほぼ毎日のように不快感に見舞われているこうした人たちは，さまざまな問題（頭痛，吐き気，腰痛，筋けいれん，内臓の不調等）を報告する。こうした症例を逆転移と考え「心気症」として他の診療科に回すのは簡単だが，身体の疎隔化体験として捉えてあげる方が，より思いやりがあり，より思慮深い。クライエントが身体的不快感を頻繁に訴えるのは，自身の身体に関するネガティブなあり方が根強くつづいていることを伝えようとしているのかもしれない。いったん内科医が身体的疾患の可能性はないと判断したら，臨床家は，自傷をする「慢性的に不調だが，身体医学的問題はない」とされた人に関して，その身体疎隔化の源は何なのかを考えるようにしなければならない。

性徴

　「性徴」の次元は，思春期における身体的変化にともなう快・不快に関するものである。身体が成熟し，成人のそれになっていく過程は，通常は不快なものではない。しかし，とりわけトラウマサバイバーや摂食障害を抱える者にとっては，身体成熟の過程を非常に不快と感じる。トラウマサバイバーのなかには，第一次性徴や第二次性徴がはじまると，自身の身体に「裏切られている」と感じる者もいる。自身の身体が成人のそれになることによって，加害者の身体をあまりにも思い出さ

180　　第II部　アセスメントと治療

せられるからである。他にも，自身の身体が成人のものになることで，他者から性的にアプローチされるようになることを特に懸念する者もいる。

摂食障害を持つ者の場合，身体の成長をはじめとする変化を，別の意味で恐れる。特に女性は，臀部，腹部，胸部の通常の成長を，体重制御ができておらず肥満になりつつある証拠と捉えることがある。

性行動

「性行動」の次元は，自分自身や他者（両方またはいずれか）との性行動にともなう快・不快に関するものである。成人期の過程で性行動をはじめることは発達の一環として標準的である。好ましくは個人の安全，自尊心，他者との相互的な親密さをともなう行為であることが望ましい。しかしながら，自傷する者のなかには，身体イメージにおける性行動の次元に問題があることが少なくない。性行動に関する不快感は，抑制，性行動に関する恐怖心から性欲過剰までと幅広い表現形をとる。特にトラウマサバイバーの場合には，あらゆる性的なことを避ける者もいる。現在の関係性のなかで性的親密さが生じそうになると，過去の虐待と関連付いて，苦しめられるのである。トラウマ歴に苦しむ者たちの場合，他者と性行動をとることを考えるだけでも耐えがたいことなのである。

トラウマサバイバーであっても，回避とは真逆の行動をする者もいる。安全なセックスを心がけることもせず，短期間で複数の相手と関係を持ったりする。彼らは，非常に短いあいだの性的接触でなければ，耐えられないのである。それと同時に，自己を辱めるという自己破壊的な意図から，危険なセックスをすることもある。破滅的な行動に「依存」している者にとっては，性的なリスクを冒すことが，自傷行為同様に爽快な気分をもたらすのである。また，他者に利用されるような行動をとるのは，自尊心が全体的に低下していることによる。

身体統合性

身体統合性は，身体イメージの次元のなかでも特に不思議で複雑である。その概念について適切に論じるためには，やや古めかしい言葉で語る必要がある。「身体統合性」とは，自分自身の身体を「所有」もしくは「占拠」しているのが自分自身であると感じていることを意味している。身体統合性があるということは，自分の身体に対する違和感がない——つまり，身体全体が一つのものである，と感じられることである。あるいは，長期的な解離状態や自身の身体から分断された感覚がない状態を指す。

幸運にも身体統合性がしっかりとあるクライエントの場合，上記のような言葉で質問されると，奇妙に感じるであろう。「私の身体を『所有』しているのは当然私ですよ。この身体があるから私が存在しているのですから！」などと答えるかもしれない。しかし，自傷するクライエントの多くにとって，身体統合性という感覚はそんなふうに自明の事柄ではなく，また，自然と感じられるものではないのである。

自傷するクライエントの多くは，たとえば身体態度尺度（Body Attitude Scale: BAS; Walsh & Frost, 2005; 附録Bに掲載）における身体統合性に関する質問に対して，「強く同意」と答える傾向がある。

「自分の身体から分断されたように感じることがある」

「自分の身体が制御不能であると感じることがある」
「自分の身体が敵であるかのように感じることがある」
「身体なしで生きられればよいのにと思う」
「身体のなかに戦場があるかのように感じることがよくある」

　上記のような項目に強く同意するということは，身体統合性の真逆──つまり，「身体疎隔化」を体験していることを意味する。自傷する者の多くは複雑なかたちで「身体疎隔化」を体験しているため，治療全体を通して身体疎隔化をターゲットにすることが重要である。

　特に自傷だけでなく摂食障害もある者の場合，身体疎隔化とそれに関連する解離状態に陥りやすい。ミューレンカンプら（2011）は，自傷と摂食障害の両方を抱える者に関する実証研究において次のように記した。「解離，もしくは身体から遮断される感覚は，摂食障害を持つ人たちの自傷を理解し，治療する際には，特に顕著な特性として心得ておく必要がある」（p.108）。

治療の焦点としての身体イメージ

　自傷するクライエントに，身体イメージの六つの次元について尋ねることは，非常に有益な行為である。その行為には，少なくとも以下のような生産的な利点がある。

1. 身体イメージについてくわしい問診を受けたことのあるクライエントは少なく，したがって，そうした質問によって新たな未知の次元が明らかになる。特に「ベテラン」クライエントの場合，身体イメージの話題によって，有益で新しい治療の方向性が切り開かれることがある
2. 身体イメージに関するネガティブな姿勢の有無により，自傷が重度であるか，比較的軽いかを鑑別することができる。ネガティブな姿勢の存在から，治療および自傷が長期におよぶであろうという予後が推測される
3. 顕著な身体疎隔化の存在は，性的または身体的（もしくはその両方）虐待のトラウマ歴，もしくはそれ以外の大きなストレス源がある可能性を示唆し，その点について深く検証し，問題を解消する必要があることを意味する
4. 六つの次元のいずれに問題があるかを同定することにより，治療においてターゲットにすべき次元が具体的にわかる

未知の領域としての身体イメージ

　すでに述べたように，自傷するクライエントの一部は，「治療のベテラン」である。複数年にわたって複数人のセラピストによる治療を受けつづけてきたベテランたちは，疲れ果てている。今度の新しい治療はちがったものになるかもしれないという希望はあるにはあるが，その希望は実にかすかなものである。なぜかすかな望みしか抱けないかというと，その理由の一つは，病院か外来クリニックで出会った多くのセラピストらに，くりかえし同じような質問ばかりされてきたせいであろう。クライエントと一緒に身体イメージを検証することによって，新たなテーマについて話し合うきっかけができる。私の経験では，クライエントの多くは，自身の身体との関係について質問さ

182　　第II部　アセスメントと治療

れると，最初は驚くものである。新たに重要なテーマを取り入れることにより，ベテランクライエントの興味をそそり，今回の治療は過去に受けてきたものより効果があるかもしれないという期待を抱かせることができる。希望と楽観性を作り出すことは，新しい治療を開始する際の基本である。

　しかし，なぜ多くのセラピストたちは身体イメージをあまりとりあげないのか？　治療において身体イメージというテーマが無視されやすい理由の一つとして，それが大学院教育であまりとりあげられていない，ということも考えられる。臨床家たちは，思考・感情・行動（認知行動主義），または，空想・欲動・葛藤（精神力動学的治療）といった一般的主題に注目するようにという教育を受けてはいるが，他方で，身体に特化した教育を受ける機会はほとんどない。身体イメージこそが，自己効力感と自尊心の基礎的構成要素である（Schilder, 1935; Secord & Jourard, 1953; Cash & Pruzinsky, 2002; Walsh & Frost, 2005）。だからこそ，自傷するクライエントの治療全体を通して注目していかねばならない，というのが本章での主張である。

身体イメージは予後予測因子である

　この主張を裏付ける詳細な実証データはないが，私の臨床経験では，身体イメージに関してきわめてネガティブな構えを持つクライエントは，予後が不良となる場合が多い，という印象がある。一般的に，身体疎隔化が顕著であるほど，自傷も長期化し，治療への反応にも時間がかかる。

　第4章で，臨床群と一般人口とで自傷の特徴を比較した。自傷する当事者の話にもとづいて考えると，一般人口における比較的社会的機能の高い自傷者は，みずからの身体に対してそこまでネガティブな構えを持っていない傾向がある。そのようなクライエントの場合，自身の魅力，有効性，健康，性，身体統合性について質問しても，ひどくネガティブな思考や信念を回答することはない。一般人口における青年期および若年成人の自傷者は，身体イメージについて年齢相応の自意識を示すが，自己嫌悪のような極端な姿勢を示すことはない。そして，身体統合性について質問すると（例：「自分の身体から切り離されたような感覚」や「自分の身体が敵であるような体験」），困惑した様子でそのような思考や信念はないと否定する。

　それとは対照的に，臨床現場で遭遇する自傷者の場合，身体イメージに対してネガティブな構えを示す者の割合が高い（Walsh & Rosen, 1988; Alderman, 1997; Conterio & Lader, 1998; Walsh & Frost, 2005）。こうした姿勢の背後には，以下のような，はなはだしく歪んだ思考が認められる。

　　「自分は醜く，汚らわしい外見をしている。鏡を見るのもいやだ」［魅力］
　　「自分には運動能力がまったくない。エクササイズにもスポーツにも興味がない。身体のバラン
　　　スをとってうまく動かすことができない」［有効性］
　　「自分の身体はいつも調子が悪い。頭痛，吐き気，筋肉痛ばかりで嫌になる」［健康］
　　「子どもの頃のような身体になりたい。こんな胸は気持ち悪いし，お腹もお尻も太すぎる！」
　　　［性徴］
　　「人に触られるのがすごく嫌。だれにも近寄られたくない！」［性行動］
　　「身体なんかなければいいのに。苦痛と恥辱感しかない」［身体統合性］

身体疎隔化とトラウマ／強いストレスとの関連性

　自傷と性的虐待トラウマとの関連を指摘する研究は多い（Walsh & Rosen, 1988; Darche, 1990; Shapiro & Dominiak, 1992; Miller, 1994; van der Kolk et al., 1996; Alderman, 1997; Favazza, 1998; Briere & Gil, 1998; Turell & Armsworth, 2000; Rodriguez-Srednicki, 2001; Paul et al., 2002; Muehlenkamp et al., 2011）。また，自傷は身体虐待（van der Kolk et al., 1991, 1996; Briere & Gil, 1998; Low et al., 2000）や，強いストレス源（後述）とも密接な関連があると考えられている。

　身体イメージの六つの次元に関する質問に対するクライエントの回答から顕著な身体疎隔化が認められる場合，トラウマ被害の既往がある可能性を検討しなければならない。ここで考えるべきは，「身体疎隔化がどのように始まったのか？」ということである。この過程で主たる原因として多いのは被虐待歴である。

　トラウマ経験についてクライエントと話そうとすると，まったく異なる二つの問題が生じる。一つは，その話題があまりにも苦痛であり，トラウマ体験がくりかえされるため，クライエントが虐待歴について話そうとしない，もしくは話すことができない，という問題である。もう一つは，過去の治療で自身のトラウマ歴について話しすぎた結果，クライエントがその内容について鈍感になってしまっており，身体的虐待や性的虐待について話していても，まるで買い物リストを読み上げているようになってしまう，という問題である。

　身体イメージの主題は，しばしば，虐待経験について生産的に検証するうえで新たな道を開いてくれる。身体イメージの話題は比較的脅威が少なく，トラウマに関する直接的質問より間接的なアプローチである。身体イメージに関する対話からトラウマ歴を開示するまでの一例を以下に挙げる。このクライエントの場合，虐待歴に関する直接的質問は効果がなかった。

　　　セラピスト：最近の自傷行為はどんな様子ですか？
　　　クライエント：減っています。先週2回でした。
　　　セラピスト：改善していますね。半年前は，1日1回でしたよね？
　　　クライエント：そうです。毎日でした。
　　　セラピスト：おめでとうございます！
　　　クライエント：ありがとうございます。（笑いながら）
　　　セラピスト：過去の自傷についてふりかえってみると，身体を切るという習慣はどのように始まったと思いますか？
　　　クライエント：ずっと，自分の身体が嫌いでした。
　　　セラピスト：強い語調ですね。なぜご自分の身体が「嫌い」なんでしょう？
　　　クライエント：複雑なんですが……。（目をそらし，明らかに不安な様子）
　　　セラピスト：この話題が不快な様子に見えますが，もしかすると重要なことかもしれません。もう少しくわしく話してみて，嫌だったら止める，というのは，どうでしょうか？
　　　クライエント：わかりました。
　　　セラピスト：なぜご自分の身体が嫌いなんですか？
　　　クライエント：もうずっと嫌いなんです。いつも，汚らわしい，汚らしいと感じてしまって……。（声が次第に小さくなる）
　　　セラピスト：特に嫌いな部分がありますか？

クライエント：（激しい口調で）ええ，ありますとも！

セラピスト：どの部分か聞いてもいいですか？

クライエント：セックスに関する部分はすべて……。（恥辱感と不快感が明らかに見てとれる）

セラピスト：大変な勇気を持ってよく話してくれましたね。もう少し話をつづけても大丈夫ですか？

クライエント：たぶん。

セラピスト：あなた個人の過去において，性に関する身体の部分を嫌いになるような経験がありましたか？

クライエント：はい……（長い溜息をつき）……きっと，話さなければいけないんでしょうね。それは父に関係することです。

セラピスト：それは，私とのこれまでの話で話してこなかったことですね？

クライエント：そうです。（泣き出す）

セラピスト：話をして，対処し，最終的には乗り越えられるように，治療を開始する頃合いだと思いますか？［希望を伝える］

クライエント：そうですね……。

セラピスト：結構です。あなたのペースでとりくんでいきましょう。重要なのは，対処することで，人生を前向きに生きられるようにすることです。［リスクと，希望と変化の必要性とのバランスをとる］

クライエント：そうですね。おっしゃる通りです（涙をぬぐいながら）……いまがその時期です。

　この種の対話は，身体と安心感がしっかりと構築された治療関係がなければすることができない。身体イメージの話題から，トラウマ被害の経験へとつながるケースは非常に多い。身体に関する話題は，非常に個人的かつ本質的なものである。クライエントは，身体について話すことで，自身の体験のより本質的で，身体的な局面に置かれる。身体イメージを介してその扉を開けることにより，虐待のトラウマへの対処を進めていく。このとりくみは「曝露療法」として知られており，本書第16章で本格的にとりあげる。

性的虐待のトラウマと自傷の具体的な関連性について

　自傷するクライエントのうち性的虐待を受けた経験のある者にとって，トラウマと身体を傷つけることとの関連性は，抽象的概念ではなく，確固とした体験である。そのようなトラウマによる心の傷は，自傷による身体の傷ときわめて直接的な結び付きがある。私は，何年もの年月のなかで，性的虐待と反復的に行われる自分を傷つける行為との関連性について，数多くのクライエントたちから多くのことを教えられてきた。説教じみた議論ではなく，性的虐待が中核を占める，苦渋に満ちた身の上話を共有することを通じて，彼らから教えられた。そして，彼らのトラウマ被害の経験とくりかえされる自傷の具体的関連性が，徐々に明らかになっていったのである。

　第9章で論じたように，こうしたクライエントを対象とした治療では，彼らの自傷の流れに関する徹底的な行動分析を最初に行う。図15.1は，自傷の流れについて話すなかで明らかになっていく事柄を概略的に示したものである。図の上段が示すのは，クライエントが話してくれる自傷の流れである。クライエントによって話し方はさまざまであるが，内容はいずれも一様に似通っている。

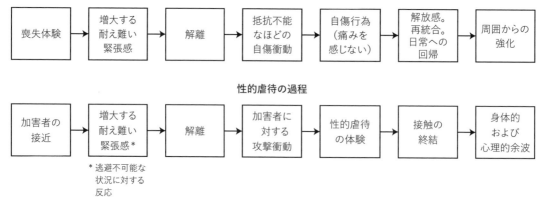

図15.1　自傷行為とくりかえされる性的虐待の対応関係

　治療のなかでクライエントが話す内容は，自傷の流れから被虐待歴の告白へと進んでいく。図15.1の下段が概略的に示すのは，クライエントが話してくれる性的虐待の流れである。まず，上段は，クライエントが話した通りの流れを記しており，次に，下段にて，二つの関連性を強調する形で解説している。

　図の上段からわかるように，クライエントの多くは，自傷は何らかの形態の喪失によって引き起こされると述べる。喪失は，人によって，人間関係における露骨な拒絶であったり，完全な決別であったり，死であることすらある。しかしなかには，仲間，同僚，家族のメンバーによる，ほんのわずかに無視されたと感じる体験がトリガーとなる人もいる。さらに，学校，職場，運動競技などにおけるパフォーマンスの問題に関連する喪失である場合もある。こうした喪失すべてに対して反応を示す者も多い。

　図15.1では，喪失の後に耐えがたい感情的緊張の増大がつづいているが，自傷の前にはこうした不快感情が先行すると，多くのクライエントはいう。不快感情の種類は，不安，悲しみ，抑うつ，寂しさ，怒り，恥辱感，侮蔑と幅広い。クライエントが報告する具体的感情がどのようなものであれ，それはきわめて不快であり，クライエントはただちに解消したいと思うのである。

　次の段階——これが重要な段階である——は，解離である。多くのクライエントは，感情の高まりへの反応として解離が起こると報告する。解離をあらわす言葉は人によって異なり，「まるで自分の身体の外側にいるように感じる」という人もいれば，「まるで映画を観るように自分自身を観ている感じがする」，「すべての人とすべての物から分断されているように感じる」という人もいる。具体的な用語には個人差があるが，全体としての体験はほぼ同じであり，だれもが自分自身の身体から，あるいは，いま現在の体験から分断されているように感じると報告する。

　流れの次の段階として，自分の身体を切ったり焼いたりして傷つけたいという拒むことのできない衝動が訪れる。くりかえし自傷を行う者がこの段階に達してしまうと，自分を傷つけたいという衝動を拒む可能性は低い。

　次に訪れるのは，自傷行為そのものである。注目すべきなのは，自傷するクライエントの多くは，行為の最中には痛みを感じないと報告している点である。こうした感覚消失は，おそらく解離体験ゆえに生じていると思われる。心と体が，何らかのかたちで著しく分断しており，痛みを感じなく

させているのであろう。自傷行為から数時間後から1日後になってようやく痛みや不快感を体験する，と述べる者が多い。

　次の段階は，不快の解消である。激しい感情的ストレスが減少し，解離体験が終了する。再統合する感覚および「正常」——人によって異なるであろうが——への回帰が起こる。

　自傷の流れにおける最後の段階は，自傷する者の環境に他者が存在するならば，その人の反応である。他者の反応には幅があり，感情むき出しの支援をあらわす人もいれば，自傷を辛辣に糾弾する人もいる。どのような反応にせよ，自傷するクライエントは他者の反応に満足する（または強化的と感じる）。それについては以下に説明する。

　図15.1の下段の流れが示しているのは，くりかえし行われる性的虐待の体験である。性的虐待の体験が自己に対する加虐の基盤となっている，というのがここでの前提であるため，自傷の流れの下段に示している。

　下段の一つ目の段階は，加害者の接近である。この行為は，複数の形で，後につづく喪失体験に強く結び付いている。虐待は通常，被害者のよく知る（信頼している）人によって行われる。祖父母や親，親のパートナー，兄姉，叔父や叔母，ベビーシッター，教師，コーチ，聖職者などが加害者になりうる。虐待が始まると，その関係は永久に穢れたものになる——つまり，「失われる」。

　虐待に関するもう一つの喪失の形として，身体統合性の感覚の崩壊がある。幼少期には，自身の身体を制御し，身体的統制をとることを学ぶのが，標準的な発達上の課題である（Ashford et al., 2001）。幼い子どもをみると，この課題の達成がどれほど脆いかがわかる。少し肌を引っかいたり打ったりするだけでも，子どもは必ず「けがをした」といって取り乱す。警戒反応を示したり，パニックになったりさえする。そのことから，身体の全体性や身体の統制が，彼らにとっていかに不完全であるかがわかる。発達途上にある身体統合性に対する暴行が，切り傷や打ち身ではなく，性器への暴行や性器挿入であると想像してみてほしい。子どもにとって，自身の身体との関係という観点において，これがいかに秩序を乱すことか，想像に難くない。

　三つ目の喪失として挙げられるのは，クライエントがしばしば報告する，自尊心の遡及的喪失である。性的虐待を受けた経験を持つ若者の多くは，虐待が行われた当時，それがまちがったことである，あるいは，虐待であるということに気づいていない。「○○にいわれるまで，加害者と性行為をすることは普通のことだと思っていました」と，私は多くのクライエントから聞いた。それを認識することは，虐待を受けていた子どもにとってショッキングなことであり，それが自尊心の著しい喪失，および，恥辱感と罪悪感につながる。

　性的虐待の流れにおける次の段階は，耐えがたい緊張感の増大である。これから起こることに気づいた子どもは，虐待に先立つきっかけ（キュー）が発生すると，感情を激しく刺激される。そこで感じるのは，恐怖，怒り，恥辱感，罪悪感であり——これらが混在すると，小さな子どもは容易には対処できない。子どもは，こうした感情や，虐待にともなう身体的不快感を，どのように乗り越えるのであろうか？　一連の流れにおける次の段階は解離であり，これは，不可能なほど恐ろしい状況への適応反応として起こる。解離によって，感情的苦痛と，虐待による身体的苦痛から逃れるのである。しかし，この「解決法」の問題点は，トラウマサバイバーらがこの反応を過度に身につけてしまうことである。成長したとき彼らは，虐待的状況に関係のない感情的苦痛が生じたとき，それに反応して解離を起こしてしまうのである。

　次の段階が重要である。虐待を受けている者は，その出来事を他者に話したい，反抗したい，加

害者に「やめろ」といいたい，虐待者を攻撃したいと思う。しかし，加害者は被害者に口をつぐませ，行動をとらせないようにすることに非常に長けている。「もしもだれかにこのことを話したら殺すぞ」，「告げ口をしたら，飼い犬を殺すぞ」などといって脅迫されたと報告するクライエントもいる。よりわかりづらい方法をとる虐待者もいる。巧みに人を操る手法を使い，「俺たちの特別な秘密を知ってしまったら，お母さんは悲しむよ」，「だれかに話したら，俺は刑務所に入れられて，家族はバラバラになってしまうだろうな」などという。

　こうした脅迫——あからさまでないものから，無理強いまで——のせいで，性的虐待のサバイバーらは，沈黙を余儀なくされるのである。心理的移行のかぎとなるのはこの沈黙である。サバイバーはしばしば，虐待は自分の身体のせいであった，少なくとも身体は「協力者」であったのだから，永久に穢れてしまったとみなすようになる。自身の身体について，嫌悪の感情を持って，虐待者を「誘惑」したり「魅了」したりしたのだと話す。その一方で，性的刺激に生理的に反応してしまったとして自身の身体に責任を課し，大きな恥辱感に苛まれる者もいる。こうした自責の念はすべて理不尽だが，治療で検証して解消するまでは，性的虐待のサバイバーを苦しめつづける。

　虐待における次の段階は，性的接触と虐待そのものである。これは，自傷の真下に位置していることに留意していただきたい。これら二つの出来事は自傷するクライエントにとって表裏一体である場合が多い。クライエントらは，「自分の身体が嫌いだから傷つけるのです」，「汚れ，穢れた，忌々しいこの身体は本当の自分ではない」といった風に判断する。または，「この身体は自分自身ではないのだから，どれだけ傷つけたってかまわないし，どうなったってかまわない」などという者もいる。こうした発言から，身体疎隔化や解離傾向の程度がわかる。

　性的虐待の終わりは，特定のエピソードの終わりを示唆する。虐待を受けた子どもはどのようなものであれ本人にとっての「正常」へと戻っていく。この一連の流れの再現は，身体的および心理的後遺症である。上段の自傷の流れにおける社会的強化の体験と同列である点に留意されたい。性的虐待の流れにおいて，サバイバーは，身体的苦痛と心理的不快感という後遺症を，沈黙のなかで耐えることを強いられる。このせいで，自傷に対する他者の反応を受けることを，なおさら強化と感じる。長年虐待にひとりで耐えてきたが，自傷の場合，苦しみ，だれかに気づいてもらえるからである。その反応が同情的なものか懲罰的なものかは問題ではない。いずれであっても，沈黙は破られ，他者からの反応を得られることは，本人にとっては満足なのである。

身体疎隔化の他の原因

　クライエントが身体に対してネガティブな姿勢を示すからといって，性的虐待歴のトラウマが必ず存在するとみなすべきではない。トラウマや，その他の重大なストレスのせいで，身体疎隔化を起こす群は他にも多数ある。

- 身体的（非性的）虐待を受けたことのある者
- 幼少期の深刻な病歴を持つ者
- ゲイ，レズビアン，バイセクシュアル，トランスジェンダー（LGBT）であり，いまでも自身のセクシュアリティを安心して受け入れることができていない者
- 非常に独特な身体的特徴など，他の特異性を持つ者

数多くの著者らが記しているように（van der Kolk et al., 1991, 1996; Briere & Gil, 1998; Low et al., 2000），自傷と身体的虐待の関連性も認められている。身体的虐待を受けていた者に身体疎隔化を引き起こす要因は，性的虐待からの誘発と非常に似ている。身体的虐待のサバイバーのなかには，暴行を，自分の身体のせいにするようになる。虐待者が彼らに見せた憎悪を内在化し，自分はそうした身体的懲罰を受けるに値する人間なのだと結論付ける者もいるのである。この内在化が，後に起こる自己に対する暴行に結び付く。虐待を受ける子どもは，親や世話人に抱きしめられたり，身体的に癒されたりといった経験をほとんど持っていない。すると，子どもは，自分の「可愛らしくない」「魅力的でない」身体のせいだと結論付ける。

　幼少期の持続的または重篤な病も，身体疎隔化を引き起こす。喘息，糖尿病，リウマチ，皮膚炎，乾癬などといった慢性的な身体疾患の病歴を持つ者は，自身の身体に対して非常に複雑でネガティブな姿勢を持つようになる。身体的苦痛，運動能力の制限，社会的な恥辱感，孤立といった負の影響が身体のせいで頻繁に生じるとしたら，その身体に対してネガティブな姿勢を持つようになるのも当然であろう。

　私が出会った事例のひとりに，糖尿病を抱える13歳の少年がいる。彼はときおり自傷を行っていたが，彼が治療に来ていたのは，主に糖尿病のコントロールがあまりにも不良だったからである。いつも血糖値の測定を拒み，インスリン投与を時間どおりにしなかったり，あるいはまったくしなかったりした。また，チョコレートバーやかき氷やジュースといった不健康な食事を摂取していた。身体態度尺度（BAS: Body Attitudes Scale）の値は桁外れに悪かった。治療において，彼はぶっきらぼうな態度で，バスケットボールもできず，友だちとはちがう，この，管理がめんどくさい身体が嫌いだといった。この少年は，トラウマ歴ではなく，大きな影響をおよぼしている身体疾患により身体疎隔化を起こしているケースのよい例である。

　身体イメージの問題を持つ自傷する者のもう一つの群は，青年期および若年成人のLGBTである。LGBTの人は，異性愛者の若者と比較して自傷の割合が高い（Nixon & Heath, 2009）。また，ウォルシュとフロスト（2005）の研究における，問題を抱える若者のサンプルでは，自己破壊的な群におけるLGBTの若者の割合がかなり高かった。臨床経験にもとづく私見では，LGBTの若者のなかでも身体イメージの問題が生じる危険がもっとも高いのは，「自分がLGBTであることを周囲にカミングアウトできていない」人たちであろう。「カミングアウト」していて，社会的ネットワークによる支援を受けている人の場合には，そのようなリスクはかなり減少する。身体イメージに対するネガティブな姿勢を持つゲイのクライエントの一例を以下に挙げる。

　14歳のジェームスは，同性愛者であるという自身のセクシュアリティに苦しんでいた。激しい感情に襲われたり，不安を感じたりしたとき，彼は頻繁に自分の皮膚を切っていた。彼は同年代の少女との交流が多く，そのうちのひとり，2人とは「つきあった」こともあると述べた。しかし，後になって彼はその発言を取り消し，セラピストに，「ぼく，馬鹿なことをいっていますよね？　だってゲイなんですから，でも，ゲイではいたくないんです」といった。ジェームスはゲイであることに苦悶し，両親の反応を恐れて家族にカミングアウトできないでいた。もしもカミングアウトすれば，自分はまちがいなく家から追い出されるだろうと考えており，おそらくその推測は正しかった。

ジェームスはよく，「なぜぼくはみんなと同じようになれないんだ？」とわめいていた。治療初期における彼のBAS得点は非常にネガティブな結果であった。しかし，仲のよい女性の友人2人にカミングアウトしてからは，少しずつ彼の気持ちも落ち着きはじめた。友人たちは支持的であり，彼が恐れていたのとは異なり，彼を見限るようなことはなかった。

家族に対してもアプローチをすることにより，ジェームスは家族にもカミングアウトすることができた。もちろん，家族の動揺はあったものの，ジェームスは実家に住みつづけた。これを契機に，自身の身体，また，人生全体に対するジェームスの姿勢はよい方向へと向かいはじめ，彼の自傷も大幅に改善した。

自傷するクライエントで身体疎隔化を体験する人の四つ目の群は，「特異的」としか呼びようのない人たちの一群である。この群では，身体イメージに関する問題は，独特な，普通でない状況から生じる。たとえば以下のようなクライエントが例に挙げられよう。

- 顔と身体に化膿したニキビが広がり，深刻な恥辱感から人前に出るのがいやになっている若い女性。彼女は頻繁に安全ピンや針でニキビをつぶしていた
- 白人ばかりが暮らす郊外の家庭に養子として迎えられ，育てられたせいで，みずからの人種を拒絶していたアジア系の青年期の女性。彼女は，アジア人という人種はよそ者でありつまらない人種であると思っていた。自分の目が「嫌い」で，自分は醜いと思っていると彼女は述べた。このクライエントは，苛立ちを感じると自身の髪の毛を抜いていた
- 背が低く，細身であることを気にしていた，青年期の男性。彼は，身長や体型を仲間にからかわれると，放課後，ひそかに自分の皮膚を焼くことが多かった
- 太っていることを長年からかわれてきた13歳の女性。自分の身体に対する彼女の自己嫌悪は慢性的であった。過食エピソードの後，自分の腹部の皮膚を切ることが多かった

これらの例が示すように，身体疎隔化を起こす原因はさまざまである。セラピストは，クライエントに身体疎隔化の問題がないかどうかをつきとめ，もしもあるようならば，それに対処するための治療方針を考える必要がある。

具体的な身体イメージの次元を治療のターゲットにする

治療のなかで身体イメージの問題をとりあげることで，セラピストとクライエントは，注目すべき特定の次元を同定することができる。具体的な方法としては，系統的でないかたちで六つの次元について尋ねるか，あるいは，附録Bに掲載した36項目からなるBASを使用する。いずれの方略を選択するかは，個々のクライエントに合わせ，質問紙に回答できるかどうかを参考にして決めればよい。私は，青年期のクライエントや，慎重で警戒心の強いクライエントには，系統的ではないやり方でアプローチするようにしているが，質問紙の方が，六つの次元すべてに関する具体的な詳細が得られるというメリットがある。したがって，可能なかぎり質問紙を使用する方がよい。できれば，治療経過中の変化を追えるように，くりかえし質問紙を実施するのも有益である。

ここでは，クライエントがセッション内でBASに記入し，それをセラピストと共有することに同意してくれた場合を仮定し，以下に説明をつづけたい。BASの結果から，魅力，健康，身体統合性

の次元における問題が同定されたとしよう。これら三つの次元については，治療のなかでくわしく検証していく。その方法の一つは，ネガティブな姿勢を支持する自動思考・中間的信念・中核信念に焦点をあてる認知行動的アプローチである。一連の治療の目標は，歪んだ認知の正確性を査定し，より正確で有益な思考を築き，心理療法の内外でそれらを練習することができるよう，クライエントを援助することである。認知療法のアプローチに関する詳細は第12章ですでに論じた。

　身体イメージに関するネガティブな姿勢にとりくむもう一つの方略として，実生活内で，身体に関するポジティブな体験をする方法がある。もしもクライエントが以前からずっと「自分には魅力がない」と感じてきた人ならば，魅力的であるという感覚を促進するために構成された課題を，心理療法外で行うよう指示する。たとえば，身なりに力を入れる，新しい髪形や洋服を手に入れるといったことを課題にする。楽しく，冒険的な課題にすることで，こうした宿題を出すことをクライエントと交渉する。魅力がない，醜いといったネガティブな認知が慢性的にあり，それに関連するネガティブな行動があることについて，セラピストは，ユーモアと熱意を持って挑戦しなければならない。以下のようなやり取りがその一例である。

　　　セラピスト：魅力に関する宿題の調子はどうですか？
　　　クライエント：いやだ，またその話ですか！
　　　セラピスト：残念ながら，またその話ですよ！
　　　クライエント：散髪はしませんでした……。（不安そうに笑う）
　　　セラピスト：そうですよね。私は観察眼がある方なんですが，先週とまったく同じ髪形に見え
　　　　　　ますから。
　　　クライエント：たぶん今週は行きます！
　　　セラピスト：阻止しているのは何でしょう？
　　　クライエント：ほんの25年ほど持っている，自分は醜いというネガティブな思考ですよ！（笑って）
　　　セラピスト：まあでも，ひどく不正確な判断について，いまは笑えているからよかったです。
　　　クライエント：不正確だということを心から信じられればいいんですけど。
　　　セラピスト：だんだん近づいていると思いません？
　　　クライエント：そうかもしれません。来週こそ，まったく新しい自分になってきますよ……少
　　　　　　なくとも髪形くらいは。髪形は本当に変えたいと思っているんですよ。
　　　セラピスト：よかった！

　身体イメージの機能不全に実生活内で対処するための宿題の例を，表15.1に挙げる。これらの多くは，クライエントら自身が提案したものである。こうした試みが身体イメージにもたらす改善はほんのわずかであるが，複数を混ぜ合わせて使用することで，ゆっくりとではあるものの，かなりポジティブな変化を生じさせることが可能である。

　どのような新しいスキルを学ぶときもそうであるように，こうしたポジティブな身体体験を獲得するには，長期的・反復的な練習が必要である。セラピストは，最後まで監督し，どのような小さな努力も強化する必要がある。クライエントが楽しめるようにすることも重要である。身体イメージのうちターゲットにすべき次元の優先度を特定し，注意深く，しかし親身になって進めていく。何度かBASをくりかえし実施すると，選択した身体イメージの次元にかなりの改善がみられるだろう。

第15章　身体イメージへのとりくみ　191

表15.1　身体イメージを改善するための宿題例

身体的魅力

エステでスキンケアをする

ダイエットで減っていく体重をグラフにする

脱毛手術や皮膚剥離手術

歯科矯正を受ける，歯を白くしてもらう

「自分の身体で，もっとも魅力的な部分や特徴」を10個見つける

有効性

スポーツジムに通う

ウォーキングやバレーボール，ラケットボール，テニス教室，ダンス教室など，新しいスポーツ活動をやってみる

楽器や絵，彫刻，ゲートボールなど，手先の器用さが要求される新しい習い事に参加してみる

身体的健康

認知・感情・行動面で起こった出来事の後，体のどの部分に不調感を覚えるのか記録し，両者に関連がないかどう
　　か調べてみる

ダイエットや，より健康的な食生活をはじめる

コーヒーやアルコールの摂取量を減らす

内服薬の種類や量を変えてもらうよう主治医に相談してみる

ヨーガや太極拳，カヌーなどをはじめる

健康診断を受けてみて，結果が良好なら，将来病気になるかもしれないなどと，できるだけ想像しないようにする

身体の不調感は，感情が身体を通して表れてきた結果であることを受けいれ，感情をより健康的な方向へ変えてい
　　くようセラピストと話し合っていく

性　徴

大人の体を持つことのよい面をすべて列挙してみる

体を隠したり見せたりと，変えることができるようなデザインの服を探す

大人になった身体へのご褒美として，温泉やマッサージに行く

中性的な洋服を着たり，格好をしたりすることを一つのファッションとして楽しむ

最新のモードの服で，露出度の低いものを探す

自宅の誰にも見られない部屋で，露出度の高い服を着てみる

性行動

性行動は他者に左右されるものではなく，性的関係を持つ／持たない，あるいはどれくらいの頻度で持つかは，自
　　分で完全にコントロールできるものであることを理解する

自慰行為を正常なことと理解する

性的関係を一切絶つことも人生の選択肢の一つであることを理解する

不特定多数の相手との性行為には，避妊・感染予防を必ず行うよう注意する

自分の性をとりもどすため，トラウマについてセラピストと話し合う

恋人紹介サービスを利用してみる

身体統合性

鏡で自分を見る時間を少しずつ長くしていく練習をする

身体の全体性に力点を置いた，体を内面から見渡す瞑想法を練習する（付録Aを参照）

バブルバスに入浴する

呼吸のリズムに集中しながら，マインドフル（気づき）歩行を行う

雪や砂で天使を作ってみる

砂浜で，心地よい暖かさの海水に身を浸してリラックスする

ゴムボートに横たわって海を漂ってみる

マッサージを受ける

浮かんだり，飛んだり，揺らされたりするイメージを思い浮かべてみる

皿洗いや，枯葉掃除，雪かき，薪割りなど，リズム感や，全身のバランス，柔軟性を実感できるような作業をやっ
　　てみる

▌結 論

　以上をまとめると，自傷する者を対象とした身体イメージに関するとりくみにおいては，臨床家および他者は以下のことを行うことが重要である。

- 身体イメージの六つの次元を理解してとりくむ。六つの次元とは，魅力・有効性・健康・性徴・性行動・身体統合性である
- 六つの次元という観点から，正式な手続きに従って，あるいは，BASを使って，クライエントを評価する
- 身体疎隔化が存在するかどうか判断する
- 身体疎隔化につながった性的虐待，身体的虐待，重篤な身体疾患，その他の形態のトラウマ／ストレスをクライエントが体験したことがあれば，それを解明する
- 治療では身体イメージの具体的次元をターゲットにする
- 身体イメージに対する構えおよび体験をクライエントが改善していけるような，身体に関する活動を同定する

第16章
PTSDに関連する自傷の治療
持続曝露と認知再構成

　本章では，段階的ケアモデル（p.67の図II.1参照）の第3ステップの二つ目の構成要素に関するレビューを行う。段階的ケアモデルの第3ステップは，自傷をはじめとする自分を傷つける行為が複数混在している者のためのものである。第3ステップを必要とする者は，通常，第15章でとりあげたように，身体的虐待や性的虐待，あるいは，他のトラウマや深刻なストレスに長期間耐えてきた人である。本章では，こうした問題に効果的であることがわかっている二つの治療をとりあげ，概説したい。

そんなことはどうでもよいです

　　地下鉄車両の前に突き落とされて片足を負傷したある舞踏家が，前角老師（ロサンゼルス禅センターの創始者）の静修会に参加したときのことである。この舞踏家の女性は，足のけがについて気にして，いつも靴下で覆っていた。

　　前角老師とはじめて会ったとき，彼女は老師の禅の実践について質問してみた。すると，老師はこう答えた。「そんなことはどうでもよいことです。あなたの足について話してください」。

　　「何でもありません，老師」とその女性は答え，禅の実践についての会話に戻そうとした。「事故に遭っただけですから」

　　前角老師は譲らなかった。女性は，最終的に彼女の人生について語り，涙を流し，靴下を脱いで老師に見せた。前角は，黙ってその足に手を置いた。彼女が見上げると，老師も泣いていた。

　　2人のそうした会話はしばらくつづいた。禅の実践について彼女が尋ねるたびに，老師は彼女の足について質問し，2人はともに泣いた。「ひどいカルマに苦しめられてきたとお思いのことでしょう」と前角は彼女にいった。「ですが，それは正しい考え方ではありません。損を大きな得へと変える方法を習得するのが，実践なのです」。最終日，彼女は面接室に入り，負傷について語りはじめたが，涙は出なくなっていた。

　　「そんなことはどうでもよいです」と前角老師はいった。「あなたの実践について話しましょう」（Murphy, 2002, p.24）

　本章では，トラウマ被害の経験を持つ自傷するクライエントの治療として，持続曝露（PET: Prolonged Exposure Treatment）（Foa, Hembree, & Rothbaum, 2007）と，PTSDのための認知再構成（CR: Cognitive Restructuring）（Mueser et al., 2009）に焦点をあてる。PETはPTSDに対する治療技法の一つである。現在までにその有効性について多くの実証的裏付けがなされており，性的暴

行，自然災害，戦争体験者（一般市民および軍人）をはじめとして，世界中でさまざまなトラウマを抱えるクライエントの治療に実施されている（Foa et al., 2007）。しかし，PETはクライエントにトラウマ的出来事を系統的に再体験させるという手法をとっており，心理的な負担が大きく，当然，治療に耐えられないクライエントも出てくる。そのような理由から，本章では，CRを用いたPTSD治療についても概説することとした。CRのPTSDに対する有効性についても，すでに実証的裏付けがある（Mueser et al., 2009）。

ウォルサーとヘイズ（1998）が，この分野における治療について以下のように紹介している。

　「『トラウマ』という語の語源に，この問題に対するアプローチの仕方に関するヒントが隠されている。『トラウマ』の語源はラテン語の『傷』である。傷とは，単なる痛みではなく，創傷や身体を傷つけることである。傷跡ができる。治るまで，おそらく長い時間を要する（p.256）。

　自傷するクライエントの場合についていえば，内的（精神的）傷跡と，外的（目に見える）傷跡が残ることとなる。

▌PTSDの症状

　トラウマともっとも関連性のある診断名は，当然ながらPTSDである。PTSDと診断される自傷するクライエントは，うつ病，不安症／不安障害，パニック障害，BPDなど，他の診断も受ける者が少なくない。フォアら（2007），ミューザーら（2009）によると，PTSDの症状は基本的に，（1）侵入，（2）回避，（3）過覚醒の3群に分類されるという。この3群のいずれの症状も自傷行為に影響を与えうる。

　1．「侵入」群の症状としては，フラッシュバック，悪夢，反復性の思考とイメージ，トラウマを思い出させるような事柄に対する反応などがある（Foa et al., 2007; Mueser et al., 2009）。自傷するトラウマサバイバーは，しばしばこれらすべての侵入的な体験を語るものである。実際，自傷するクライエントが，そうした侵入性体験を終わらせるために自傷をくりかえすのは，まったくめずらしいことではない。あるクライエントは，たとえフラッシュバックが起こったとしても，自分の身体を切るか焼くかすれば，フラッシュバックは「消えてしまう」と語った。こうした「成功体験」により，侵入的なトラウマ関連体験を処理する方法として，自傷行為が選択されるようになってしまうことがある。

　2．「回避」群の症状としては，トラウマに関する思考，感情，行動，あるいはトラウマを連想させる環境などを意図的に避けようとするなどがある。この群に関する他の症状としては，感情麻痺，他の人たちからの疎隔感，以前は行っていた活動に対する関心の減退，感情体験の幅の狭小化などがある（Foa et al., 2007; Mueser et al., 2009）。そして，そうした患者の多くがもっとも好む，究極の回避行動が，自傷行為なのである。それは思い出したくもない思い（例：「私を虐待した人の顔を思い浮かべた」）や感じたくない感情（例：「裸のとき，強い差恥心を感じる」）などを終わらせることができる。トラウマの心理的苦痛から，没頭させる力のきわめて強い，自分を傷つける行為プロセスへと注意を移すことができるからである。あるクライエントはこう語っていた。「私にとって自

傷行為は逃避なの。私を苦しめているものは，何もかもいなくなる。自分の身体を切ったり焼いたりすれば，その瞬間，何かを感じていたとしても，全部消去することができるから」

3.「過覚醒」群の症状としては，睡眠障害，集中困難，過度の警戒心，頻回に強い感情が喚起される状態などといった，多彩な症状がある（Foa et al., 2007; Mueser et al., 2009）。ロスバウムら（2000）は，トラウマサバイバーにおいて喚起される感情には，恐怖や悲哀，怒りなどの一次感情と，罪悪感や羞恥心などの二次感情があると論じている。それらの感情こそ，まさにほとんどの自傷する者たちが，自傷行為の直前に経験していると語るものに他ならない。自傷する者たちがみずからの身体を傷つける理由の一つには，それがPTSDに関連した過覚醒状態を軽減させるということが挙げられるわけである。

睡眠障害や集中困難，過度の警戒心といった，その他の過覚醒症状もまた，自傷行為を行うクライエントたちから報告されることが多い。それらの症状は，クライエントらの感情面での苦しみを悪化させる。睡眠障害は感情の傷つきやすさを強めてしまうし，過度の警戒心は，すでに十分心理的負担の大きい自傷する者の集中力を枯渇させ，心身ともに消耗させてしまう。

このようにPTSDに関連した三つの症状群はいずれも自傷行為の発症を促し，これを持続させる重要な要因である。トラウマに苦しめられるクライエントが自傷行為を止めていくには，総合的な治療を受けることで，それら三つの症状群をコントロールする技術を習得しなければならない。

▌トラウマの治療法

PTSDとその関連症状の治療には，さまざまなタイプの治療が用いられてきた。フォア，キーン，フリードマン（2000）が，それら多様な治療手段に関する詳細なレビューを行っている。彼らの著書でとりあげられている治療法は，認知行動療法，薬物療法，眼球運動による脱感作および再処理法（EMDR），集団療法，力動的精神療法，入院治療，催眠療法，心理社会的リハビリテーション，芸術療法などがある。フォアらはこのレビューにおいて，それらのなかで認知行動療法の有効性がもっとも実証的な裏付けを持つものであると結論している（Foa et al., 2000, 2007）。以上を踏まえ，本章では二つのタイプの認知行動療法をとりあげる。

▌持続曝露療法（Prolonged Exposure Treatment: PET）

PETは，系統的な手法を使って，クライエントがPTSDの三つの症状群に対処できるよう支援するものである。さまざまな臨床家や研究者が示しているとおり（例：Foa & Rothbaum, 1998; Meadows & Foa, 1998; Rothbaum et al., 2000; Foa et al., 2007），PETには五つの構成要素がある。これら五つの構成要素に段階的にとりくむ確立されたプロトコルがある（例：Foa et al., 2007）。

段階1：情報収集

PET実施における第一段階は，情報収集である（Foa et al., 2007）。フォアらは，情報収集には，標準化された診断法（例：Standardized Assault Interview）をできるだけ用いることを推奨している。

メドーズとフォア（1998）は，「情報収集の段階で困難を経験するクライエントはほとんどいな

い」（p.108）と述べている。しかし私の経験では，一部に，トラウマ体験をはじめて語る際に非常に大きな苦痛を体験するクライエントがいる。トラウマに関する情報を得ようとする臨床家の質問に応じて話をしようとすること自体が，トラウマの再体験につながる可能性があるのである。つまり，情報収集は「小型」の曝露療法と考えるべきであり，クライエントがそれに耐えられるようになるまで何度か試みる必要がある。自傷するトラウマサバイバーを対象としたとりくみでは，幼少期の虐待に関する情報を収集する過程は「のるかそるか運任せ」である場合が多く，ときには混乱を呈することもある。以下に例を挙げる。

　治療を開始して数カ月が過ぎたとき，そのクライエントは，父親が自分と性行為をしているというトラウマ的で侵入的な夢を見ると打ちあけた。そして，それは悪夢だ，現実世界ではそんなことは一度も起こったことがないのに，と強く苦痛を訴えた。3週間後，ふたたび（みずからすすんで）その内容について話しはじめたとき，そのクライエントは，実はその体験は真実で，何度もくりかえし起こったことであったといった。しかしすぐさま，父親についてそんなひどいことをいうべきではなかった，とその発言を撤回した。このクライエントが，そうした虐待が最初に描写したようなかたちでくりかえし行われていた，と毅然とした態度で認めたのは，その1週間後のことであった。その時点からこのクライエントが意見を変えることはなくなり，また，同様の虐待を受けてきた兄もその意見を裏付けた。

　何が起こったのか，だれがだれに何をしたのか，確固とした結論に達するまでクライエントの態度は揺らぐが，セラピストはそれを許さなければならない。この過程には何週間もの時間を要するかもしれないが，急かしてはならないのは明らかであろう。

段階2：呼吸再訓練

　PETの第二段階は，呼吸再訓練である（Foa et al., 2007）。同様のスキルについて，本書の第11章および附録Aの呼吸法の項で詳細に述べている。メドーズとフォア（1998）は，PTSDの治療では指定した呼吸法の練習を推奨している。

　　呼吸再訓練を指導する際は，クライエントに対して，息を吸いながら4までかぞえ，心の中で「落ち着いて」といいながらゆっくりと息を吐くように，と教える。次に息を吸う前に4秒おくことで，呼吸はさらにゆっくりになる。最初はセラピストが4までかぞえ，「落ち着いて」とクライエントに向けていうようにし，リズムが確立できたら，クライエントが自分でそれを行う。この方法が身についたら，1日2回各10〜20分ずつ呼吸の練習をすることを宿題として課す（p.109）。

　この技法は，不安感に対処し，生理学的な意味で身体を落ち着かせるものであり，不快な感情をコントロールすることを学んでもらうためのものである。私は，この呼吸の技法は非常に有益であると考えており，クライエントに勧め，一緒に練習するようにしている。しかし，治療初期においては，1日2回各10〜20分練習しようという意欲のあるクライエントはなかなかいないだろう。そのような水準の参加意欲を得るまでには，多大なコーチングとシェイピングを長期間かけて行わね

ばならない。

また，情報収集を試みる前に呼吸再訓練をクライエントに指導するというのも，私が推奨する方法の一つである。トラウマ経験に関する情報を話そうとするクライエントにとって，呼吸の技法は非常に有益である場合がある。マインドフル呼吸法により，苦痛な感情とつらいイメージ（またはその他の感覚）に，より長時間耐えることができる。この能力が高まることにより，クライエントはより強い制御感を持って治療を進めていくことができる。

段階3：暴力に対する一般的反応の説明

PETの第三の局面では，自身のトラウマについて話す際のクライエントの反応について，説明し，「般化」する（Foa et al., 2007）。セラピストは，PTSDの三つの症状群を説明し，いずれがあてはまるか，クライエントに尋ねる。多くの場合，三つすべてがあてはまる。トラウマに関する事柄にとりくみはじめたクライエントが「発狂しそうだ」と感じるのはめずらしいことではない。侵入的イメージ，フラッシュバック，触覚の記憶は，あたかも幻覚であるかのように感じる。恐ろしい悪夢のせいで，自身の心や睡眠パターンが制御不能のように感じる。抑えることのできない激しい怒りと恥の感情が生じることもある。

あふれる感情（または，逆に無感覚）が生じた結果，自傷行為の頻度や重症度が，一時的に増大する場合がある。治療のこの時点では，改善ではなく悪化に向かっているとクライエントは感じるかもしれない。この非常に困難なフェーズにおいて，セラピストは，まずクライエントの安全を確保しなければならない。クライエントの現在の安全度を確認するための方法の一つとして，直接的，または間接的に自分を傷つける行為の形態に関する徹底的な再評価を行う（第3章および第9章）。自殺，または重大な自傷の危険がないとセラピストが自信を持って判断することができたら，このつらい期間は必ず通り過ぎ，ふたたび前進することができる，とクライエントに保証してあげる。過去に成功したクライエントの物語を共有すると，クライエントの安心につながる。

この段階では，PTSDの症状群について説明してあげること，また，自傷が再発するであろうことを予言しておくことが，クライエントにとって非常に役立つ。自分が体験している苦痛は標準的なものであり，精神病になりかかっているわけではなく，自傷の増加（あったとして）はいまだけのことである——特に，これまでに学んだ置換スキルを活用することができれば——ということを，クライエントに教えてあげるのである。

段階4：想像曝露

PETの第四段階である想像曝露では，クライエントは，トラウマ体験とその記憶について詳細に描写しながら，感情的リラクゼーションと平穏の達成にとりくむ（Foa et al., 2007）。ここでの目標は，「自身を曝露させる」ことである（＝トラウマ記憶をくりかえし体験し，その威力を少しずつ弱めていき，乗り越える）。トラウマ体験についてくりかえし話すという行為は，不安を弱め，また，中立的出来事や肯定的出来事と，トラウマ体験をクライエント自身が区別するために役立つことがわかっている（Foa & Rothbaum, 1998）。メドーズとフォア（1998）は，想像曝露を開始する際，クライエントに以下のように説明することを勧めている。

「悪夢，侵入的思考，フラッシュバックといったPTSDの症状が示しているのは，まだその記

表16.1　トラウマ体験の階層表：イメージ暴露

体　　　験	SUDs点数
朝食時，食卓で兄を見る	20
他の家族がいるとき，台所で父の側を通る	40
電話に出て，父の声を聞く	50
兄に服の上から体をまさぐられる	60
兄に納屋でいたずらされる	70
父と納屋でセックスする	80
他の家族が在宅中に，2階で父とセックスする	90
母が同じベッドで「寝ている」横で，父とセックスする	100

憶に対処できていないということです。想像曝露では，トラウマに関する思考と記憶を追い払うのではなく，意図的に対峙していきます。記憶のなかの暴行を再体験することによって，その体験を処理することができ，他の嫌な記憶同様に心の中にしまい込むことができ，現実的なもののように感じなくてすむようになるのです……」（p.111）。

　想像曝露のプロセスには複数のステップがある。

　1．第1ステップでは，トラウマ体験を，苦痛レベルの低いものから高いものへと，階層または順番に並べる。フォアら（2007）は，階層順に並べるには，主観的苦痛尺度（SUDs；第11章参照）を使用し，まったく苦痛がないものを0，想像できる最大の苦痛を100として並べることを推奨している。私があるクライエントと一緒に作った階層表を例として表16.1に示す。なかには信じられないような項目もあるが，これらは信頼できる人が実際に挙げたものである。この階層表は，クライエントの過去（20年前）に関するものであることに留意されたい。これがすべてではまったくないが，例としては十分であろう。

　この階層表を作るまでには数週間を要した。私との信頼関係を十分築くことができた後，ようやくこの作業にとりくむことができた。想像曝露の目的が，悪夢，フラッシュバック，深い悲しみ，激情，自責，自傷の改善である，と説明することが重要であった。

　2．階層表を作ることができたら，階層の中程度に位置する項目を一つ選び，治療を進める。中程度の項目を最初に選択するのは，おそらくはそれがある程度難しく，しかしあまりに圧倒的すぎることはないであろう理由からである。

　3．次に，クライエントに，階層表における特定の項目について，完全な詳細を話すよう指示する。セラピストは，クライエントが飛ばしたがっている，または完全に避けたがっている局面があればそれに応じる。そして，後に，検証・解消すべく，その局面にゆっくりと話を戻す。

　4．三つの症状群を大幅に減少させる（望ましくは消去する）ためには，特定の出来事について何度も話す必要がある。

　5．メドーズとフォア（1998）は，想像曝露の最中にはクライエントにSUDsの度合いを5分ごとに尋ねることを推奨している。苦痛が高まっていれば，それに対処しSUDsを下げるべく，呼吸法

第16章　PTSDに関連する自傷の治療　199

を使う。私の場合は，SUDsが50〜60を超えたら，呼吸エクササイズを行うようにしている。セラピストが一緒に呼吸法を行ってあげると，クライエントは支援的に感じる。あるクライエント曰く，「おかげで心理療法が協働的作業だと感じることができる」そうである。

6．SUDsが30以下に下がるまで呼吸法をつづけるとよい。苦痛の程度が高いままであるとクライエントが報告するようなら，休憩が必要である。しかし，休憩を挟むことで，回避のパターンがさらに強化される危険もある。呼吸法の効果がみられ，くりかえし話すことが馴化されるまで「頑張りつづける」ことが最適な対処法である。

7．フォアらは，想像曝露中はクライエントに「現在形」で話してもらうことを推奨している（Foa & Rothbaum, 1998; Meadows & Foa, 1998）。これに関しては，クライエントが否定的な反応をするため，私は必ずしも従っていない。クライエントに自身のトラウマ歴について話してもらうとき，私は，体験について話すことは，それをふたたび体験することとはまったく別ものである，ということを伝えるよう配慮している。いまは安全であり，危険はないと，クライエントに対して何度も請け負うようにしている。現在形でトラウマ体験について話させると，この区別があいまいになる。クライエントはトラウマを再体験し，安全であると感じられなくなることが多いようである。決して私のアプローチの方がフォアのものより優れていると主張しているのではなく，実際にはその真逆であり，フォアの説には実証的な裏付けもある。とはいえ，私なりには，クライエントからいくつもフィードバックを得るなかで，アプローチ法を改編することにした次第である。

8．さらにフォアらは，想像曝露中はクライエントに目を閉じるよう指示することを提案している（Meadows & Foa, 1998）。この提案の意図は，クライエントが外部に気をとられることなく鮮明に記憶を取り戻せるよう促進することである。トラウマサバイバーであり，自傷を行うクライエントの多くは，他者がいる場所で目を閉じることに安心できない場合が多い。そこで私は，強要することなくこれを提案するようにしているが，目を開けていることを望むクライエントの割合が多いことにいつも驚かされる。

9．階層表における全項目に対処し克服できるまで，想像曝露のプロセスをつづける。この作業のペースは，クライエントによって大きく異なる。一つの項目に何週間もの時間を要することもあれば，1回のセッションで複数の項目に対処できることもある。

10．想像曝露を行う際には，呼吸法に加えて置換スキルを活用するとよい。階層表の項目にとりくむとき，癒しの音楽を聞いたり，ハーブティーを飲んだり，面接室内での瞑想歩行などをクライエントが好む場合がある。セッション内で置換スキルを使うのはSUDsの程度を下げるためであり，トラウマに関する記憶や関連する体験の不快感から逃避するためではないと強調することが重要である。

11．クライエントのなかには，過度に構造化された治療アプローチを拒む者がいる。とりわけ，青年期後期から若年成人期の若者にこれがあてはまる。階層表を用いたとりくみは形式ばりすぎていて嫌だというクライエントには，形式ばっていないかたちでセッションを進めるようにしている。階層表を作るにしても，紙に書き出したりせずにとりくむこともできる。形式に則らないアプローチを用いることのリスクとして，厳密性に欠けるという点が挙げられる。厳密性に欠けると，かぎとなるトラウマ体験への対処がなされない可能性がある。しかし，忍耐力と洞察力があれば，臨床家は，自身の心のなかで階層表を組み立てながらも，クライエントに対して「形式ばらない」態度を保つことができ，このリスクを回避することができる。

段階5：実生活内曝露

　五つ目であり，かつ最後の段階である段階5では，実生活内曝露を行う。この技法は，本質的には想像曝露と同じであるが，治療を実生活に取り入れるものである（Foa et al., 2007）。クライエントの多くは，実際の生活環境に大きな変化を起こそうとする前に，トラウマ記憶に関する想像曝露を行わねばならない。実生活内曝露は，クライエントの現在の生活において，トラウマによってネガティブな影響を受けている活動に焦点をあてる。侵入，回避，過覚醒といった症状群を引き起こす活動である。想像曝露同様，セラピストとクライエントは，まず階層表を作る。次にクライエントは，みずから進んで実生活内でそれらに曝露し，克服する。実生活内曝露の階層表例を表16.2に挙げる。この階層表は，表16.1で想像曝露のための階層表を作った同クライエントによるものである。特定されている体験はすべて，現在クライエントが問題であると感じているものである。

　SUDsスコアからわかるように，この階層表における項目には，さまざまな程度の過覚醒と回避行動がともなっている。たとえば，父親に似た男性の写真を新聞で見かけると，明らかな不快感が生じるが，新聞を読みつづけることはできる。しかし，父親に似た男性や警察を道で見かけると，即座に強い恐怖が生じる。相手が自分に向かって歩いてきている場合，反対側の道に渡ったり，建物のなかに入ったりして，回避する。同様に，エレベーターを待っているときに男性がひとりでやってきたら，そのエレベーターには乗らずに次を待つ。こうした回避行動は，当然クライエントにとって大変不便であり，また，きわめて大きな恐怖をもたらしていた。

　このクライエントの実生活内曝露は，複数のステップに分けて進められた。まず，父親に似た人物の写真を持ってきてもらった。不快感がほんの少し，またはまったくなくなるまで，その写真を眺める練習をした。次に，その練習を自宅で行ってもらった。さらに心理療法に向かう道中で，実生活内曝露を行ってもらった。普段苦痛を引き起こす状況だが，道で男性の横を意図的にすれ違うようにした。男性が自分の方に歩いてくるあいだ，呼吸法を実践し，自分の進路を変えないようにした。その結果について，直後のセッションで話してもらった（SUDsの程度も評価してもらった）。何度もこれを行ううちに，このクライエントは，自身の前進に大きな満足感を覚えた。こうした回避行動に長年悩まされてきていたが，ようやく脱することができたのだった。

　この後，このクライエントは，父親の写真を使った曝露を開始した。まずは私の診察室で，その後自宅でこれを行った。練習を重ねていくと，SUDsはほぼ0まで下がった。次に，兄から電話がかかってきたときに効果的に感情に対処するというむずかしい課題に挑戦し，最終的には，母と父が暮らす実家を訪れた。彼女自身とその夫との性に関する問題はより複雑であったため，さらに数回の治療を要した。

　もう一つ注釈を添えておくべき問題として，セラピストは，現実世界における状況が実際に危険なものであるかどうか評価せねばならない，ということが挙げられる。上記のクライエントには宿題として日中の街中で男性とすれ違う練習をしてもらったが，夜間これを行わせるようなことは決してなかった。真に危険な状況と，不合理な恐怖の区別という点において，判断力に欠けるクライエントも存在する。そうしたクライエントの場合，正しく区別し，自分自身を守るということについて，多くの支援を行うようにせねばならない。

表16.2　トラウマ体験の階層表：実生活内の暴露

体　　験	SUDs点数
父に似た男性の写真を新聞の紙面上で見る	20
街角で警察官の側を通る	30
街角で父に似た男性の側を通る	40
知らない男性と2人きりでエレベーターに乗る	50
父の写真を見る	50
兄からの電話に出る	60
実家で母か父と会う	80
「嫌な時に」夫から性交渉を求められる	90

置換スキルとPETを用いたトラウマ治療の一例

　22歳でペニーが治療をはじめたとき，彼女は私が経験してきた自傷する者のなかでも重症な部類に入る方であった。彼女は腕や脚を何百回も切り，手足は数多くの傷跡を残していた。彼女はときおり，皮膚を焼いたり，抜毛したり，あるいは発作的に過食行動を呈することもあった。ペニーは若くて知的な女子大生であった。しかしすでに4年生であるにもかかわらず，何度も授業や試験を欠席し，レポートを提出しなかったため，卒業には程遠い状況だった。有能であるにもかかわらず，自分を貶しめ，自分を憎み，自分を破壊しつづけていたのである。

　治療をはじめたばかりの頃は，ペニーはまさに不信感の塊だった。ほとんど目を合わせようとせず，腕の傷跡も見せようとはしなかった。質問に対する答えも，「なんでそんなこと知りたいの？」，「そんなことあなたに関係ないでしょ？」，「一体何でそんなことに関心があるの？」などといった，殻に閉じこもるようなものばかりであった。彼女の問いはぶっきらぼうで，取りつく島もないようなものだったが，斜に構えた皮肉なユーモアのセンスをともなうことも多かった。彼女の知性と機知を見て，治療の希望はかなりあると感じられた。

　数カ月にわたってゆっくりと行動分析を進めていった結果，彼女の自傷行為が明確に浮かび上がってきた。ペニーは主に三つの状況に反応して自傷していた。（1）試験やレポートの期限やプレッシャー，（2）同級生との人間関係，（3）身体イメージに関連した，この時点では特定されていない何らかの不快感。治療初期において，彼女の身体と彼女自身との関係について話すことは明らかに重すぎる題材であると思われたので，まず大学の試験や人間関係に焦点をあてた。その過程で数多くの置換スキルが見つかったが，なかでも彼女が特に気に入っていたのは，マインドフル呼吸法と，絵画や粘土細工などの芸術制作活動，そして瞑想歩行であった。また，授業で出される課題を，非常に小さな手順に分けることで，一つ一つがそれほどプレッシャーにならないように工夫もした。

　ペニーが定期的にそれらの置換スキルを用いるようになると，大学の成績も向上した。レポートを書いたり，試験勉強をしたりしている際にパニックになるのを避けるため，置換スキルを用いた。同級生たちと一緒にいて，「身体が硬く」なりはじめたと感じた際には，呼吸法を使った。その結果，週数回行っていた自傷行為は，治療開始から6カ月で月1，2回に減少した。

　それ自体はよい結果であったが，治療は問題の核心にはまだ触れていなかった。その核心とは，彼女の身体との関係性である。自傷行為以外にも，自分の身体に対する嫌悪感はさまざまな形であ

られていた。彼女ははっきりと，自分の体が「嫌い」だといい切っていた。また自分の外見について，「醜いことって，対人関係上，とても長所とはいえませんよね」，「ノートルダムのせむし男がまだ生きていれば，ときどき私とデートしてくれたかもね」，あるいは，「私はステンレス製の鏡しか買わないんです」などと嘲っていた。また，BAS（附録B参照）の六つの下位項目すべてがきわめて低いスコアであった。

タイミングを見計らって，なぜ彼女がそれほど自分の身体を嫌いになり，なぜ頻回に身体を傷つけるのか尋ねてみた。するとその質問が突破口になって，ペニーは何分間も泣きつづけ，言葉を発することができなくなった。それに対して，できるかぎり冷静に耳を傾け，「ようやく吐き出せた」ことはよいことであると彼女に伝えた。しばらくして，虐待と搾取に満ちた彼女の物語がはじまった。それらを語りつくすには何カ月もかかった。

ペニーの物語は10年におよぶ虐待の歴史であった。6〜16歳までのあいだ，はじめは実の父から，次いで実の兄から虐待を受けつづけた。父による虐待は完全な性行為で，兄は性器への接触のみだった。虐待の歴史が明らかになった後は，曝露療法の作業に入った。はじめに想像曝露を，つづいて実生活内曝露を行った。治療において使用した階層表からの抜粋が，本章ですでにとりあげたものである。

想像曝露を行う際，彼女が耐えつづけた虐待のすべての状況を扱うことはできなかった。あまりに虐待の期間が長く，頻度も高かったため，体験の数はざっと計算しても数千にのぼった。その10年のなかで，ペニーと父との性交渉が週2〜4回に上ることも少なくはなかった。したがって，階層表にすべての経験を列挙するのではなく，「兄に服の上からまさぐられた」，「納屋で父と性行為をした」，「家に他の家族がいるとき，2階で父と性交渉をした」などと虐待の類型を表記することにした。

こうした話題を思い起こさせる過程で，当然のことながら，ペニーに非常に強い感情がわき起こった。彼女は怒りや悲しみ，空虚感，全般的な恐怖などを，何週間にもわたって表出した。次第に，強い羞恥心と罪悪感も，感情のるつぼに加わっていった。彼女は自分自身に対し，なぜ発見されもせず，止まることもなく，10年間も虐待がつづいてきたのか，何度も問いつづけた。彼女は自分自身を「共犯者」，「拒否せずに受け入れていた」などと責めていた。この段階の治療では，彼女を尊重しつつ，その非合理的で自責的な認知を問題としてとりあげることが必要であった。彼女の父は，感情のコントロールが効かない慢性的なアルコール依存者であった。何年にもわたって妻を殴り，また，怒りに任せて飼い猫を殺したこともあった。ペニーに対しては，もしもだれかに告げ口したら「警官がやってきてお前は連れていかれるぞ」といっていた。これが，後にペニーが警察官を避けるようになったことの理由であった。この時期には，何度もペニーの側に立って，彼女が完全に無力な状況にいたこと，絶対に何の責任も彼女にはないことを強調した。

ペニーの治療においてもっとも困難だったのは，性的虐待に関する曝露療法ではなかった。最大の困難な時期は，ペニーの母が虐待について知りながら，何ら介入したり，彼女を保護したりしなかったことに，彼女が気づいてから起こった。それを彼女に気づかせたもっとも強烈な例は，彼女の母が同じベッドで「寝ている」ときに，父に性行為を強要された状況であった。この記憶を取り戻すことはペニーにとってもっとも過酷な打撃となり，明らかな精神状態の悪化が短期間生じた。それまで半年間止まっていた自傷行為が，彼女の母の役割について語り出した途端，再燃した。何度も身体を切りつけただけでなく，数年来やっていなかった皮膚を焼く行為もはじまった。一時は

自殺念慮も抱くようになり、「薬をまとめ飲みして、もう全部終わらせたい」というようになった。彼女はこういった。「私の父や兄が獣だってことはずっとわかっていました。だけど、母までがそうだったなんて、あんまりだわ！」。この時期、入院も検討したが、結局行わなかった。診察の回数を増やし、電話やEメールでのやりとりを頻回に行った。ペニーはこの試練を乗り越えることができた。やがて彼女は3人の家族全員に直接、彼らの虐待について問い詰めることを決意した。まず父からはじめ、セラピスト同席のもと、面接室で対話することを選んだ。そうすることで、彼女は安全であると感じることができ、暴力を受ける心配なく話すことができた（私は、すぐそばに職員らを待機させていた）。その後、彼女は母と兄にも個人的に会って話をした。

　ペニーは自傷とトラウマを乗り越えて前進しはじめた。みずからの重い不幸を、職業に変え、のちにソーシャルワーカーとなり、虐待を受けた子どもたちを保護する仕事をつづけている。

もう一つのアプローチ方法：PTSDに対する認知再構成（Cognitive Restructuring: CR）

　PETは実証的な裏付けのあるPTSDの治療法であるが、自傷するクライエントのなかには、曝露の厳しさに耐えられない者も少なくない。つまり、PTSDの治療において求められる、トラウマ的記憶への反復的かつ直接的な曝露に耐えられないのである。このような場合、クライエントは深刻な自己破壊的傾向を呈したり（自殺企図や非定型自傷など）、精神病状態に陥ったりする。しかし幸運なことに、曝露を用いない、エビデンスが確立された治療法が現在では利用可能である。それが、PTSDのための認知再構成（Cognitive Restructuring: CR）である（Mueser et al., 2009）。CRは、クライエントの人生において起こったトラウマ的出来事の追体験や再体験を要さない。CRを用いた治療では、トラウマから派生した思考と信念に焦点をあてる。この治療は、12～16週におよぶ非常に構造的な治療セッションを通して実施する。研究によると、この治療は非常に効果的であり、多くのクライエントが、PTSD症状によって日常生活が妨げられることはなくなったと報告している（Mueser et al., 2009）。また、クライエントらは、QOLの改善も報告している。

　PTSDのためのCRは、個人療法での実施が想定されている。この治療の基準を満たす人であるかどうかを判断するため、クライエントには三つの評価質問紙に回答してもらう。これらの質問紙とは、ストレスイベントスクリーニング質問票（Stressful Events Screening Questionnaire）、PTSDチェックリスト（PTSD Checklist: PCL）、ベックうつ病尺度（Beck Depression Inventory: BDI）である。以降、3週間ごとにPCLとBDIを使って進度をモニタリングする（Mueser et al., 2009）。

治療要素

　PTSDのためのCRプログラムは、呼吸再訓練、トラウマに対する一般的反応の学習、気持ちを乱す思考と感情に対処するためのスキルの修得から構成されている。これらの技法を練習すると、PTSD症状だけでなく他の症状（不安、苦悩、イライラ、全身のひどい緊張）をやわらげることができる。この治療の結果、抑うつ症状が減少したと感じるクライエントも多い（Mueser et al., 2009）。PTSDのためのCRの三つの主な要素を、以下に簡単に説明したい。

呼吸再訓練

呼吸再訓練は，初回セッションで指導・練習し，治療の最初の3週間，宿題として課す。PET同様，治療初期でこれを教えることによって，クライエントはPTSDに関する不安，過覚醒などをいくらか解消することができるようになる。この呼吸技法は，前述した，フォアらがPETにおいて使っているものと非常によく似ている（治療のこの要素，および他の要素に関する詳細は，Mueserら［2009］による詳細な論文を参照されたい）。

心理教育

治療の二つ目の段階では心理教育を行う。トラウマ的出来事を体験したときによくみられる反応（＝侵入，回避，過覚醒）について指導する。PTSD症状は学習されたものであるため，学習を消去することも可能であるということをクライエントは学ぶ。PTSDのためのCRプログラムでは，このような学習された反応を変える方法を教える。また，治療のこのフェーズで，クライエントは，物質乱用や人間関係問題などもトラウマに対する一般的反応であるということを学ぶ。

認知再構成

認知再構成（CR）こそがこの治療の中核である。苦痛のもととなっている思考と信念を特定し，対処する方法を学ぶのである。まず，苦痛な思考に対する認識を高める方法を学ぶ。このフェーズでは，ミューザーら（2009）による5段階モデルをくりかえし行う（5段階モデルに関する詳細と活用例は第12章を参照のこと）。また，ネガティブな感情に影響を与えている自身の思考パターンを同定し，そのような思考に対処し，苦痛を減らす方法を検討する。治療セッションの大半の時間はCRのこうした作業に費やされる。

この治療では，宿題もまた重視されている。クライエントは，ミューザーら（2009）の論文に掲載されている何種類かのシートを，各心理療法セッションの宿題として受け取り，その題材の理解を深め，現実世界に般化するよう求められる。宿題についてはセラピストとクライエントがともに話し合い，セッション終了前に十分な説明を行う。

▌PTSDに対するCRの成功事例

私は，ブリッジ・オブ・セントラル・マサチューセッツに所属する7人の同僚とともに，2010〜2011年にかけて集中的にこの治療法のトレーニングを受けた。私たちは，PETに耐えることができなかったクライエントに対して，PTSDのためのCRを提供することとした。これまでのところ，この治療は大きな効果を示し，クライエントらのPTSDおよびそれに関連する自傷は大幅に解消されている。成功した事例の一部を以下に提示したい。

- 35歳女性。4〜10歳までのあいだ，ずっと兄から性的虐待を受けてきた。この女性は，自傷，フラッシュバック，解離，社会的孤立に苦しんでいた。これらの症状は，治療後大幅に寛解した
- 25歳女性。13歳のとき，母親の交際相手に性的ないたずらを受けた。この女性は，抑うつ，

不安，自傷，摂食障害，くりかえし生じるPTSD関連のイメージと悪夢に苦しんでいた。治療によってほぼすべての症状が解消されたが，摂食障害だけは引きつづき集中的治療を要した

- 20歳女性。母親の交際相手に強姦されただけでなく，十代前半のときにその男性によって風俗店に売り飛ばされた。彼女の症状は，フラッシュバック，解離，深刻な社会的引きこもり，自傷，自殺行動の反復であった。治療後，すべての症状は大幅に改善した。フラッシュバックと解離については完全になくなった

- 42歳男性。彼を虐待してきた継父を殺害しようとして，殺人未遂により10年間刑務所にて服役していた。彼のPTSD症状は，フラッシュバック，身体機能を奪うほどの恥辱感，社会的孤立，物質乱用であった。治療によって，自身の暴力犯罪に関してより公正にふりかえることができるようになり，人生に対して前向きな気持ちになることができた。注目すべきなのは，この男性は20年以上，この事件以外に暴力を働いたことなどなかったにもかかわらず，みずからを常習犯罪者と判断していた点である

▍結　論

　以上をまとめると，自傷するクライエントに対してPTSDの治療を行う場合，臨床家は以下の事柄を行わねばならない。

- PTSDの症状群に関する理解を深める（侵入，過覚醒，回避）
- これら三つの症状群が自傷と直接的に関連していること，また，これらの症状群に対処するために自傷が用いられていることを理解する
  - PTSDの治療には，有効性に関するエビデンスが確立されたPET，もしくはCRのいずれかを実施することが望ましい
  - PETは，PTSDに対する有効性に関して強力なエビデンスが確認されている治療法である。PETは，(1) 情報収集，(2) 呼吸再訓練の指導，(3) トラウマに対する一般的反応の説明，(4) 想像曝露の実施，(5) 実生活内曝露の実施といった要素から構成されている
  - PTSDのためのCRは，曝露にもとづかない治療であり，その有効性も実証されている。この治療法は，トラウマに関する記憶の細部にいたる想起に耐えることのできない者に対して選択される。PTSD症状に対する系統的な評価を行った後，CRでは以下の主要要素を実施する。(1) 呼吸再訓練，(2) トラウマに対する一般的反応に関する心理教育の実施，(3) CRの5段階モデルを用いた，トラウマに起因する機能不全思考および信念への対処である

治療：第4ステップ

第17章 複数の自傷行動を呈する者の治療 ———————— 208

第18章 青年期の自傷・自殺行動をターゲットとした入所治療
———————————————————————— 214

第17章
複数の自傷行動を呈する者の治療

　段階的ケアモデル（p.67の図Ⅱ.1参照）の第4ステップを必要とする者は，複雑かつ深刻な問題を抱えている。本書の初版（Walsh, 2006）において，私はこうした人たちのことを「複数様式の自己破壊的」行動を呈する者と呼んでおり，直接的および間接的な自分を傷つける複数の行動が組み合わさって存在していることを意味している（第3章参照）。たとえば，くりかえされる自殺企図，非定型／重篤な自傷（例：縫合を要する自傷行為，縫合された傷跡をみずから離開させる行為，性器への自傷，異物飲み込み）といった直接的な形態の自分を傷つける行為に加えて，よくみられる致死性の低い自傷行為の両方を呈する場合である。間接的に自分を傷つける行為としては，たとえば，物質乱用，摂食障害，多様な危険行動，医師の指示から逸脱した精神科治療薬の乱用などが挙げられる。こうした人たちは，彼ら自身が「自傷行為の歩く見本市」であるかのようにさまざまな形態の自傷を行っており，治療がきわめて困難である。こうした人に必要な第4ステップの介入について，本章と次章で論じていきたい。

▌リスク階層表の必要性

　こうした人の治療にあたるセラピストが起こしがちなミスとして，「クライエントが1カ月間自傷行為なしでいられるようにする」といった目標を掲げることが挙げられる。州立病院，私立の精神科入院病棟，グループホーム，寄宿学校などでコンサルタントを務める際，こうした目標が治療計画に掲げられているのを何度も目にしてきた。この種の目標には，複数の問題がある。第一に，あまりにも包括的かつ具体性を欠いている。第二に，多数の自傷行為を呈している人に一度にすべてを止めてもらうなど，到底，現実的とはいえない。第三に，こうした目標をみると，すべての自傷行為を——まったくそうではないのに——等しく重要であるかのように扱おうとする態度が読みとれる。治療の重要性という点で，致死性の高い行為は致死性の低い行為とは比較にならない。したがって，対応方法も異なると考えるのが自然である。

　そこで私は，複数様式の自己破壊的行動を呈するクライエントの場合，「リスク階層表」を作ることを推奨している。リスクの階層表の基本的原理は，致死性がもっとも高い行為を最優先し，それから致死性の低いものへと順に進めていくことである。ある非常に困難なクライエントのリスク階層表を，例として表17.1に示す。州立病院に入院していた28歳の女性クライエントのものであり，私はこの女性の自傷への対処に関してコンサルタントを務めた。この女性には自殺既往歴があり，これが最優先されるべき事項であった。自殺行為の消去に関して前進することができれば，大きな

表17.1　ある非常に困難なクライエントのリスク階層表

1. 自殺企図（縊死や過量服薬におよんだ既往）
2. 神経性無食欲症（現在体重は標準的なレベルにあるが，不食や嘔吐のエピソードがある）
3. 非典型的で極端な様式の自傷（異物飲み込み，治癒しかかった創口を開く）
4. ハードドラッグの使用（過去に静脈注射で薬物を使用したり，クラックコカインを使用したことがあり，現在は施設内に収容されていることでクリーンな状態にある）
5. 中等度の身体的な危険行動（走っている車から飛び降りたことが複数回以上ある）
6. 一般的な致死性の低い自傷（切る，皮膚をこする，自分を殴る）

成果といえるだろう。つまり，すべての自傷行為に同時に対処しようとすることは，現実的ではなかった。

　この女性は神経性やせ症／神経性無食欲症も呈しており，これは二つの理由から第二の優先事項となった。一つ目の理由として，死にいたる可能性の高い深刻な摂食障害であること。加えて，トーマス・ジョイナー（2005）によると，この診断を受けた者は，他の精神病診断を受けた者と比較して自殺による死亡率が高く，これが二つ目の理由となった。

　9カ月の治療期間を通して，このクライエントは大きく前進することができ，ターゲットとすべき自傷行為が，より具体的かつ現実的に定義された。治療にあたっていたチームとの話し合いのなかで，この女性は，自殺企図，神経性やせ症／神経性無食欲症，非定型自傷行為（傷口を開く，異物飲み込み）があるかぎり，退院してコミュニティに復帰することができないことが明らかになった。彼女はチームとともにまず自殺傾向にとりくみ，次に摂食障害などにとりくんだ。よくみられる致死性の低い自傷行為については，リスク階層表の下の方に位置していたため，この9カ月のあいだに優先的にとりくむことはなかった。そうしたことによって，「完璧」でなければならない（＝自分を傷つける行為をすべて止めなければならない）という大きなプレッシャーが取り除かれた。リスク階層表を用いたアプローチに加えて，集中型DBT（以下参照）を大きく組み入れたことで，このクライエントは1年以内に，地域の入所プログラムでの治療へと移行することができた。

　リスク階層表を用いた実施には，汎用性がある。以下に，まったく異なる問題に対処した例を二つ挙げる。

　エミリーは19歳の高校3年生で，特別支援学級に通っていた。彼女は，切る，髪の毛を抜くといった行為に加えて，マリファナを頻繁に吸っていた。これらの行為のなかでもっとも対応が急がれる問題はどれかとセラピストが尋ねたところ，彼女は，髪の毛を抜く行為を止めたいといった。なぜなら，頭に禿げた部分があることは社会的に恥ずかしいことだが，切る行為や「マリファナ喫煙」については他者の目には単なる問題行為としてしか映らないから，ということであった。セラピストは，5週間の認知行動アプローチ（Keuthen et al., 2001）を通して抜毛行為にとりくみ，これは成功した。この「勝利」が得られたことで，エミリーは最終的に切る行為にもとりくむことを決意した。

　サマンサは40歳の女性で，20年以上にわたって皮膚をむしる行為を行っていた。治療開始当初，

サマンサの身体にはさまざまな部位に30カ所以上もの傷跡があった。セラピストはリスク階層表を使って，身体のどの部位から対処をはじめたいか，サマンサに尋ねた。サマンサは，人にもっとも気づかれやすい部位だという理由から，顔を選んだ。その一方で，彼女は，顔の皮膚をむしる行為をターゲットにするが，他の部位をむしる行為を止めるつもりはない，と決めた。置換スキルも熱心に練習した（第11章参照）。6週間後には顔の傷はなくなった。この成功によって活力を得たサマンサは，次に腕を，さらにその次に脚をターゲットにした。最後に対処した身体の部位は，髪の毛の生え際より後ろの部位であった。1年のうちに，彼女は皮膚をむしる行為をしなくなった。

▌複数の自傷行為を持つ者を支援するための包括的治療

　複数の自傷行為を持つ者に対処する際は，積極的な包括的治療がなければ進歩は得られない。こうした治療は二つあり，一つは，本章でもすでにその名を挙げ，第18章でくわしくとりあげるDBT（Linehan, 1993a; Miller et al., 2007; Dimeff, Koerner, & Linehan, 2007）であり，もう一つは，疾病管理とリカバリー（Illness Management and Recovery: IMR; Mueser et al., 2006）である。エビデンスにもとづく主要な実践であるこれら二つの取り入れ方として，わが施設ブリッジ・オブ・セントラル・マサチューセッツでは，次のようにごくシンプルに考えている。すなわち，もしもそのクライエントに広汎な感情調節不全があり，対人関係が不安定であるようならば，DBTを推奨する。むしろその反対に，もしもそのクライエントに重篤な精神疾患（特に精神病性障害）の症状があり，代償不全による再発が頻繁に起こっているようなら，IMRを推奨する。両治療法について，以下に簡単に説明する。

弁証法的行動療法

　弁証法的行動療法（DBT）は，仏教の禅におけるマインドフルネスの実践から導き出された，認知行動療法であり，その妥当性はすでに実証されている。DBTは次の四つの主な構成要素ならなる，複数のモダリティを持つ治療法である。（1）毎週行われる，構造化された個人心理療法（行動ターゲットの階層表とダイアリー・カードを用いる），（2）毎週行われる，「マインドフルネス」，「苦悩耐性」，「感情調節」，「効果的な対人関係」の四つの主要スキル分野に焦点をあてたグループ・スキルトレーニング，（3）必要に応じてセッションとセッションのあいだに行う，クライエントによるスキル取得と般化を支援するためのコーチング，（4）毎週行う，DBT習得促進と，同僚セラピストによるサポートと監督の提供を目的とした，治療チームによるコンサルテーション・ミーティング。これらの治療モダリティは，自己破壊的で自滅的なクライエントに，より健全な感情調節と対人関係スキルを身につけてもらい，それによって，新しくよりよい生活――「生きる価値のある生活」を達成してもらうべく，開発されたものである（Linehan, 1993a）。また，コンサルテーションチームの存在により「セラピストを治療する」という要素があることも，DBTならではの特徴といえるであろう。

　上であげたDBTの中核的要素からわかるように，DBTは，複雑で集中的な総合的治療法であり，だれに対しても使用できる類のものではない。ミラーら（2007）は，自殺傾向のある青年期の若者に対するDBTの使用について以下のように記している。

［DBT］は，情緒不安定性が比較的軽い若者の治療には適さない。またDBTは，うつ病エピソードが一度しか起こったことがなく，急激なストレス要因のせいではじめて自殺企図におよんでしまった，という青年期の若者にも適さない。DBTがもっとも適しているのは，感情調節不全が慢性的であり，同時に多数の問題を抱えている，自殺傾向の高い十代の若者である（p.1）。

いいかえれば，DBTは，自傷治療のための段階的ケアモデルの第3および第4段階にあるクライエントに適しているといえる（p.67の図II.1参照）。わが施設ブリッジ・オブ・セントラル・マサチューセッツでは，独自のプロトコルに従って，非常に複雑な自傷行為を呈するクライエントにDBTを使うようにしている。私たちがDBTを用いるクライエントは多様であり，感情調節障害を抱える青年期の若者（第18章参照），メンタルヘルスに関する深刻な問題を持つ若年成人，発達遅延の成人，脳損傷や身体障害を持つ女性，重度かつ慢性の精神障害に罹患し，州立病院で何年も過ごした経験のある成人を対象としている。

DBTは，複数の自傷行動を呈し，それにともなう感情調節不全が顕著であり，対人関係が慢性的に不安定な者に，特に適合する場合が多い。このアプローチの成功を示すアウトカムデータについては，自傷を行う自殺傾向のある青年期の若者に対する入所型DBTをとりあげた第18章で提供するつもりである。

疾病管理とリカバリー（IMR: Illness Management and Recovery）

複数様式の自己破壊的行動を呈する者に対するDBTと対照的なのが，IMR（Mueser et al., 2006）である。この治療法は，代償不全および再発の傾向がある重篤な精神疾患（特に精神病性障害）を持つ者のために開発されたものである。IMRは高度に構造化，マニュアル化されており，認知面での障害を抱える人にも使いやすいことから，そのような特徴を持つクライエントの自傷行為を減らすのにはきわめて有用である。なお，IMRは，個人の主体的選択や自己決定を重視したリカバリーモデルにもとづいている（Mueser et al., 2006）。

IMRでは次の3種類の治療戦略が用いられる。（1）クライエントが短期的目標と長期的目標を達成する支援をするための動機付け戦略，（2）精神疾患の特徴と再発防止の方法に関する基本的情報を提供する，教育的戦略，そして，（3）認知行動的戦略である。認知行動的戦略で焦点をあてるのは，ポジティブな強化子とネガティブな強化子を通した行動変容，具体的には，目標達成を志向する行動シェイピング，スキル修得と新しい行動のモデリング，実践・ロールプレイ・宿題の活用，CR（第12章および16章でとりあげている）といったものである。

IMRは10のモジュールに分かれており，マニュアル化されている。通常，障害が著しいクライエントに対して全10モジュールを実施するためには1年以上を要する。各モジュールを以下に簡単にまとめる。

1. **リカバリー戦略**。このモジュールでクライエントが焦点をあてるのは，希望を与えること，リカバリー（回復）に向けた戦略の同定と活用，重要な個人的目標の同定，それらの目標を達成するための具体的計画の構築である。
2. **精神疾患に関する実用的な事実**。このモジュールでクライエントが得るのは，未来に関する楽観的メッセージ，精神疾患があるのはクライエント自身のせいではないという保証，

症状および兆候を同定するための支援，精神疾患を持ちながらも有意義で生産的な人生を送った人たちの例である。

3. **ストレス－脆弱性モデル**。このモジュールでは，ストレスおよび生物学的な脆弱性がどのように症状を引き起こす一因となっているかを説明し，治療によって症状を減らし，目標を達成することができるということを理解してもらい，意思決定の手助けをする。

4. **社会的支援の構築**。このモジュールでは，社会的支援の利点に関する情報を伝え，クライエントに社会的なつながりを強化することができるという自信を持ってもらい，より多くの人たちとのつながりを作って親しくなる方法をみつけ，練習してもらう。

5. **治療薬を効果的に使用する**。このモジュールでは，精神疾患のための薬に関する正確な情報を提供する。たとえば，薬の利点と欠点を知ってもらい，さまざまな薬を服用することに関するクライエント自身の思いや経験についてオープンに話す機会を提供する。そして，服薬の利点と欠点を比較する手助けをし，服薬すると決めたクライエントに対して定期的に服薬するための方法を一緒に考えるなどを行う。

6. **再発を減らす**。このモジュールでは，再発が起こりそうになときのトリガーと兆候を同定し，再発防止計画を立てる。さらに，クライエントに対し，再発防止計画の構築および実施に家族や他の支援者に関与してもらうよう促す。

7. **ストレスに対処する**。このモジュールでは，クライエントに対し，ストレスを減らすとともに，ストレスへの対処能力を高めることができる，という自信をつけさせる。また，ストレスの原因となる生活上の出来事や「日常的な悩み」を同定し，ストレス源を防止し対処したり，または管理したりする方法を同定する。さらには，対処計画に家族や他の支援的な人たちに関与してもらうよう，クライエントを促す。

8. **問題および症状に対処する**。このモジュールでは，自身の問題や症状に効果的に対処できるという自信をつけさせ，クライエントが抱える問題や症状を同定する手助けをし，問題解決および目標達成のための段階的手法を紹介する。

9. **メンタルヘルスシステムを活用し，ニーズを満たす**。このモジュールでは，自分で意思決定することができるという自信をつけさせ，意思決定の役に立つメンタルヘルスサービスや補助制度に関する情報を提供する。また，受けているサービスや受けたいと願うサービスに関する話題を提供するとともに，効果的な「アドボカシー」を受けるための方法を教える。

10. **薬物／アルコールの使用**。このモジュールでは，アルコールや薬物などの精神作用物質が精神疾患におよぼす影響に関する情報を提供し，物質使用を減らしたり止めたりすることが回復目標の達成につながるということについて話し合う。そのなかでは，物質使用のよい点・悪い点についての話し合いを行ったり，物質使用を止めたいと思っているクライエントが，その目標を達成するための3－ステップ計画を作れるよう手助けをしたりする。

IMRマニュアルはオンラインについては，無料で入手可能である（http://store.samhsa.gov/product/Illness-Management-and-Recovery-Evidence-Based-Practices-EBP-KIT/SMA09-4463）。以上に述べた10のモジュールからも明らかなように，IMRでは，クライエント自身の主体的な選択，さらには，クライエント自身が回復目標を定め，支援者はそれをエンパワメントする，というプロセスが

重視される。こうした基本原理は，厳格に管理され，個人的選択や自由がほとんどない州立精神科病院に入院していたことのあるクライエントの共感を得やすい。こうしたクライエントは，過去に受けてきた多くの治療的介入と比べて，IMRは非常に解放的であると感じる場合が多い。

　施設収容および自分を傷つける行為からの回復にIMRが中心的役割を果たした症例をもって，本章の締めくくりとする。

　31歳の女性ゾーイは，15歳の頃から施設に収容されていた。ゾーイは統合失調感情障害の診断を受けていた。州立病院に長く入院していた理由は，過量服薬による自殺企図，異物飲み込みや頭を壁に打ちつける自傷行為が頻回にくりかえされており，加えて，致死性は低いものの慢性的な自傷行為や性的な危険行動がつづいていたことであった。入院時，DBTに参加したが，プログラムの決まり事が多く，参加6カ月後には参加を中断していた。また，入院期間中，PTSDのためのCR（第16章参照）も勧められ，これについては，幼少期に受けた近親相姦による虐待から生じる症状を大幅に減らしてくれた。

　最終的にゾーイは，31歳のとき，IMRを中核的な治療モデルとして取り入れている地域のグループホームに紹介された。入所当初より，ゾーイは，クライエント自身にリカバリー目標を定義させるIMRの考え方に夢中になった。ゾーイは熱心にIMRを活用して，自身にとってのトリガー，兆候，再発行動を同定した。最終的には，ゾーイは対処スキルをうまく活用できるようになっていたが，施設スタッフによる多大な支援なくしては，ふたたび州立病院に収容されていたはずである。地元の入院施設への数日間の入院を何度かしたことを除けば，ゾーイはもう2年半病院から離れ，地域で生活している。彼女いわく，「IMRがなければここまでこられなかったでしょう」とのことである。

▌ 結　論

- 本章では，複数の自傷行為を呈する者にはリスク階層表を用いることを推奨した。リスク階層表のなかから治療のターゲットとできる自傷行為は，一度に一つずつである。ターゲットの選択にあたっては，もっとも致死性が高いもの，または身体的に必要なものを優先する
- 複数様式の自己破壊的行動を呈する者が回復するためには，複数のモダリティを持つ複雑な治療が必要である。そのような治療法には，DBTとIMRの二つがある。いずれも，エビデンスにもとづく，高度に構造化された，マニュアル化された治療法である
  - DBTは，広汎な感情調節障害をもち，対人関係のあり方が慢性的に不安定なクライエントに適している
  - IMRは，精神病性障害やその他の重篤な精神障害を持つ者に適している。IMRでは，個人のエンパワメントと自己決定が重視されている

第18章
青年期の
自傷・自殺行動をターゲットとした
入所治療

レオナルド・A・デルフラー　アリアナ・ペリー

　本章では，段階的ケアモデル（p.67の図II.1参照）の第4ステップにおける最後の要素をとりあげる。クライエントのなかには，段階的ケアモデルの最初の三つの段階に反応しない者もいる。外来スキルトレーニング，さまざまな形態の認知行動療法（PTSD治療を含む），短期的な入院，保健所や精神保健センターなどの公的機関によるアウトリーチ支援やホームヘルプでは効果が得られない人たちである。本章では，青年期の若者における自傷およびそれに関連する問題に対する入所治療をとりあげたい。もちろん，このような形態の治療は，集中度の低い治療では効果が得られなかった場合にのみ実施することとなる。

　ここでいう「入所」という用語が指しているのは，地域にもとづくグループホーム，入所治療施設，特殊教育を行う寄宿制の学校である。刑事施設もしくは矯正施設における自傷の治療については，本章ではなく，第24章で論じるつもりである。

　自分を傷つける行為に対する入所治療は，自傷研究の分野でももっとも調査が進んでいないテーマである。私が自傷に対する入所治療に関する最初の研究（Walsh & Doerfler, 2009）の準備をしていた頃，入院治療に関する実証的調査はほとんど見つけることができず，また，グループホームや寄宿学校といったセッティングにいたってはまったくといっていいほどなかった。グループホーム／寄宿学校に在籍する子どもや青年の数は1980年代以降大幅に増加していることを考えると（Connor, Doerfler, Toscano, Volungis, & Steingard, 2004），こうした治療セッティングに関する実証的調査がなかったというのは，きわめて遺憾なことである。さらに，「解析によると，入院治療が利用しにくくなるにともなって入所治療が増加し，入所治療施設は入院による精神科治療の代わりとして使われることが増えた」（Connor et al., 2004, p.498）。こうした増加の背景には，マネージド・ケア（管理型医療）が登場し，コストの高い入院治療を減らすとりくみがなされるようになった影響が無視できない。マネージド・ケアの専門家にとっては，入所治療は，入院治療に取って代わる費用対効果の優れた方法であった。はたして入所治療がどれほどの効果があるのかはわからないが，現在までのところ，これに取って代わる治療法は出現していない。

▌自傷の入所治療に関する先行研究

　自傷に関する初期の臨床研究は，入院治療というセッティングにおいてなされたものが多い（例：Offer & Barglow, 1960; Podvoll, 1969; Pao, 1969）。これらの研究は，大半が行動の様態を記述したものか，そうでなければ，自傷の動機や精神力動的特徴に関して考察したものだった。病院やグルー

プホームといったセッティングにおける自傷の研究に実証的手法を用いようとする予備的試みが行われはじめたのが，1970年代から1980年代にかけてであった。たとえば，ロスとマッケイ（1979）は，大規模な女子寄宿学校における自傷の発生率，臨床的相関，人間関係の力動に関する研究を行った。彼らの報告によると，136名のサンプル中，驚くべきことに86％の少女に自傷経験があり，これは，刊行されている自傷の伝染に関する報告のなかでは突出した高い数値を示している。また，ローゼンと私は，入院セッティングとグループホームセッティングの両方における青年期の若者を対象とした調査を行い，虐待，疎外，自傷経験とのあいだに密接な関連があることを報告した（Walsh & Rosen, 1988）。さらに私たちとファヴァッツァ（1987）は，自傷の治療に関して議論を行ったが，その当時は，治療の有効性に関する実証的なデータを示すことはできなかった。

　研究者が自傷治療の効果検証に関心を持つようになったのは，比較的最近のことである。ミューレンカンプ（2006）は自傷治療の実証的知見をレビューしているが，その考察によると，問題解決心理療法（PST: Problem-Solving Therapy; D'Zurilla & Goldfried, 1971; D'Zurilla & Nezu, 2001）とDBT（Linehan 1993a, 1993b; Miller et al., 2007）という二つの認知行動療法が，もっとも多くの効果検証がなされていると結論している。とはいえ，PSTにしてもDBTにしても，入院患者に実施した場合の有効性に関してはほとんど効果検証を行っておらず，グループホームや寄宿学校で実施した場合の効果については，現在までのところまったく検証がなされていない状況である。

　ミューレンカンプ（2006）は，ホートンら（1998）が実施したPSTに関する20の研究を対象としたメタ分析を行っている。その結果は，それらの研究のほとんどは，自傷の減少にはまったくつながらなかった，もしくは，対照群を上回るほどの自傷の減少にはつながらなかった，というものであった。以上のことを踏まえて，ミューレンカンプ（2006, p.170）は次のように結論している。「総合的にみて，PSTが自傷に対して有効である，と結論することはできない」

　DBTの入所治療の効果に関しては，PSTよりは多少有望である。DBTはもともと，BPDを捉える自殺傾向のある女性のための外来治療として開発されたものである。第11章ですでに触れた，初のランダム化対照試験（RCT: Randomized Controlled Trial）では，DBTは通常治療を受けた群と比較して，精神科入院，パラ自殺，治療からの脱落を有意に減少させることが明らかにされた（Linehan et al., 1991）。（注：この研究を含むDBTに関する研究では，「パラ自殺parasuicide」の操作的定義は，本著で用いられている自傷の定義に似ているがまったく同じではない。パラ自殺には一般的な形態の自傷が含まれるだけでなく，非致死性の過量服薬のような行動も含まれる）。このDBTに関する最初の効果検証以降，多数のRCTが実施されてきたが（Miller et al., 2007），入院や地域の入所プログラムといったセッティングでの研究はいまのところ存在しない。

　カッツ，コックス，グナセカラ，ミラー（2004）は，青年期の若者のための2週間の入院プログラムについて記している。彼らは，ミラー（2007）の16週間の外来DBTプロトコルを修正し，週2回の個人DBTに加えて，グループによる毎日のスキルトレーニング，ダイアリー・カード，行動分析・解決策分析を実施した。カッツらは，標準的な測定方法を使って，DBTを受けた26名の青年と，通常治療を受けた27名の患者とのあいだで，抑うつ，自殺念慮，絶望感，パラ自殺行動，入院などをアウトカムとして比較を行った。その結果，DBT群の方が通常治療群よりも，病棟内でのこれらインシデントの発生が有意に少なかった。さらに1年後のフォローアップ時には，DBTと通常治療群の患者の両方において，パラ自殺行為，抑うつ，自殺念慮の有意な減少が確認された。以上の結果を踏まえると，DBT群の改善がDBT独自の効果によるものであったかどうかについては，や

やあいまいな点が残る。

　ボーフス，ハーフら（2000）は，3カ月間の入院治療プログラムに参加する24名の成人女性に対して，標準型DBTを実施した。その結果，DBT群では自傷回数が有意に減少していた。ちなみに，この研究では対照群は用いられていない。次いで，ボーフスら（2004）は，DBTを受けた入院患者の治療効果に関して，治療待機群および通常治療群を対照群として用いる研究を行った。その結果，DBT群では，退院1カ月後の時点における自傷発生率が対照群に比べて有意に少なかった（31% vs. 62%）。とはいえ，31%が自傷をしていたというのは，やはり相当な再発率といわざるを得ない。

　以上の入院セッティングにおけるさまざまな研究結果にもとづいて，ミラーら（2007）は次のように結論付けた。「自殺行為および非自殺性自傷の減少に，入院治療が効果的であることを示すデータは存在しない」（p.33）。しかし，これはあまりにも慎重すぎる結論である。なるほど，非自殺性自傷の治療に対する入院DBTの有効性を裏付けるRCTが存在しないのは確かである。とはいえ，そうした研究結果のなかには，少なくともその治療法が正しい方向であることを示唆する知見がないわけではない。こうした事実を踏まえて，次に，青年期の若者の自傷に対する地域の入所治療プログラムに関して論じたい。

▌地域の入所プログラムにおける自傷の治療

　すでに述べたように，現在までのところ，グループホームや寄宿学校における自傷治療に関する実証的研究はなされていない。そのようなセッティングならば集中的かつ長期的な治療を提供することができるだけに，治療効果に関する検証がなされていないのはとても残念なことである。入所プログラムでは，クライエントは，長期間にわたって毎日何時間もケアを受けることになる。その期間，クライエントは，じっくりと時間をかけて，自傷や他の自分を傷つける行為を止めるのに役立つスキルを修得し，その実践を試みる機会を得ることができるのである。もちろん，入所という集中度の高いセッティングでは，リスクも生じる。感情調節不全および機能不全行動を抱える人たちが複数同居することによって，そうした症状が悪化してしまうこともある。なお，自傷の伝染については，第20章にくわしくとりあげるつもりである。

　コナーら（2004）は，「入所治療は，汎用的なものであってはならず，特徴的なそれぞれの群特有のニーズに適した具体的かつ実証的に証明された治療に発展しなければならない」（p.497）と主張している。これを実現するために，私が実務最高責任者を務める非営利福祉機関ブリッジ・オブ・セントラル・マサチューセッツでは，多様なクライエントのニーズに対応すべく修正を加えてきたグループホームプログラムおよび支援型住宅プログラムに，1999年，さらにエビデンスにもとづく治療実践も取り入れることを決定した。私たちの機関にとって，自殺傾向があり自傷をする青年期の若者は重要な支援対象の一つである。自己破壊的傾向を持つ人の治療に関する先行研究をレビューした結果，私たちが支援する青年期の若者に対してはDBTがもっとも有望であり，しかも，有効性が実証されたアプローチである，という結論に達した。私たちは，DBTに関する集中的なトレーニングを受けた後，重篤な若者のための一般的な「通常治療」のグループホームを，総合的なDBTプログラムへと転換させるという一大プロジェクトに着手したわけである。以下には，このプログラムの構成要素を簡単に記述し，その後，そのアウトカムデータを紹介したい。

ブリッジ・オブ・セントラル・マサチューセッツにおける青年期向けDBT

　2001年5月，ブリッジ・オブ・セントラルマサチューセッツは，13歳から19歳の若い男女を支援するための，収容人員10名の施設グローブストリートを開設した。このプログラムは，中流階級の地区にある3階建ての単一家族向け住宅においてはじめられた。グローブストリートでは，感情調節に大きな問題があり，衝動的かつ自己破壊的な行動をする若者の支援を行った。彼らの多くは，うつ病と不安症／不安障害を抱え，攻撃的で，物質乱用，摂食障害，ADHDといった問題も併存していた。また，多くの者が，精神科病棟への複数回におよぶ長期的入院を経験していた。この住居への入所が認められたのは，集中的な治療がなされなければ問題が重症化すると予想され，自宅では本人もしくは家族に危険がおよぶとの判断がなされ，過去に比較的制限の少ないセッティングでの治療を受けたものの，それが成功しなかった者であった。

　グローブストリートプログラムでは，表18.1にまとめたかたちのDBTが提供された。この表が示すのは，グローブストリートにおけるDBT提供の，リネハン（1993a）によるオリジナルの外来DBT形式との違いである。このプログラムでは，集中訓練を受けた熟練者である常勤セラピストが，個人DBTおよびスキルトレーニングを行った。

　表からもわかるように，標準的な外来DBTに多数の修正が加えられた。これらの変更は，クライエントである若者が抱えていた感情や行動，および発達の問題に適応させるために加えられたものである。たとえば，集中力の低い青年の場合，2時間半のセッションより，1時間のグループ・ミーティングの方が耐えやすい。また，アクティビティを用いた学習の方が，正式な講義形式の指示を受けるより効果的である。DBTのターゲットにもとづく「ポイント・アンド・レベル」制度の行動マネジメントを採用することで，スキル練習と般化のとりくみを増やした。住居のスタッフは全員DBTの承認validationの原理に関する訓練を受けた。カウンセリングで重視されたのは受容acceptanceであり，また，問題行動を減らしQOLを高めるための新しいスキルの学習促進であった。この住居ではまた，家族療法や，親子が一緒に参加するスキルトレーニングも提供された。このプログラムが重視したのは，治療中および退所後においてDBTスキルが自宅環境にまで般化されることであった。週末や定期的な外出許可時に自宅でDBTスキルを使うよう，本人とその家族に指導が行われた。

　修正したとはいえ，このプログラムではDBTをプロトコルに沿って実施するよう努めてきた。住居での個人心理療法では，標準的なDBTのセッションを提供し，それぞれの若者のニーズに適した連鎖解析とダイアリー・カードを実施した。また，DBTスキルトレーニングでも，リネハンが外来治療の時間枠として掲げていた6カ月という期間内に，マニュアルにあるすべてのスキルにとりくんだ。

グローブストリートプログラムの治療転帰（2001～2010）

クライエントの特徴

　グローブストリートプログラムの治療転帰に関する最初の論文（Walsh & Doerfler, 2009）を刊行して以降，私は同僚たちとともに継続してデータベースと解析を更新しつづけている。これからここに示すデータは，プログラムが実施された9年間（2001～2010）に収集されたものである。この

表18.1 標準的な外来DBT vs. グローブ・ストリートDBT

治療モダリティ	標準的な外来DBT	グローブ・ストリート
個人セラピー	外来の臨床家が実施する	施設の臨床家が実施する
グループ・スキルトレーニング	臨床家と副リーダーが統率する，週1回2時間半のグループセッション	臨床家と複数の住居カウンセラーが統率する，週2回1時間のグループセッション
ダイアリー・カード	クライエントの自己監視	住居のスタッフが指示，毎日監視する
危機時のコーチング	臨床家（電話）が行う	施設で臨床家または住居カウンセラーが行う
環境構築	必要に応じて，非正式的に行う	DBTのターゲットに基づくプログラム構成
家族療法とスキルトレーニング	ミラーら（2007）以外には含まれない	月1回以上，施設で家族療法を行う。家族のメンバーはDBTスキルを学ぶ
コンサルテーションチーム	チームの全臨床家が毎週行う	DBTのターゲットに基づくプログラム構成臨床家と住居スタッフが毎週行う
薬物療法，ケースマネジメント	必要に応じて外来で行う	施設内で実施

　調査期間中にプログラムに参加した青年の数は66名であった。そのうち47名は女性で，19名が男性であった。年齢層は13〜19歳で，平均年齢は16.59歳であった。クライエントの施設滞在期間は1〜26カ月と幅があり，平均滞在期間は10.03カ月であった。

　クライエントは全員，グローブストリートプログラムを創設したマサチューセッツ州精神保健部門から紹介された人たちであり，強制的にプログラムに参加させられていた。やって来たクライエントは全員，DSM-IV-TRにもとづく診断面接を複数回受けており，その診断の内訳は，うつ病65.15%，双極性障害（I型・II型）59.09%，反抗挑発症／反抗挑戦性障害34.85%，PTSD45.45%，物質使用障害16.67%，ADHD43.94%，不安症／不安障害16.67%，摂食障害16.67%であった。クライエントの多くは五つ以上の診断があり，このことから，過去の援助者らにとっても，これらのクライエントの機能不全を理解するのは困難だったであろうと予想される（注：BPDの診断については，厳密には18歳未満の者には下せないことから，調査対象となっているクライエントのなかには，BPDと診断された者はいなかった）。

　グローブストリートは青年を対象とした唯一のDBTにもとづく住居であり，入所希望者を長期にわたって待機させて対照群としたり，クライエントをランダムに異なる治療条件に割り付けて比較したりすることはできなかった。そのようななかで，このプログラムを立ち上げた初期の段階から，一連のDBTプログラムを2クール修了時点（そのほとんどが全課程を修了した）での改善状況は，1クール修了時点よりも優れていることがわかった。ここでいう「一連の」とは，DBTマニュアル（Linehan, 1993b）に掲載されている全スキルにとりくむ6カ月の治療期間を指している。私たちはこの結果について，1クールのDBTでは予備的な修得にとどまった対処スキルが，2クールに参加することで確固としたものとして身につき，日常生活において効果的に適用できるようになったであろう，と解釈した。また2クールやることで，退所後に自宅環境でのスキル般化させるための練習の機会が増えた，というのも改善した理由の一つであろう。

　そこで私たちは，次の二つの群を比較することにした。一つは，DBTに1クール以上参加したクライエントの群（ここでの定義は，入所期間7カ月以上の入所者）であり，もう一つは，DBTを1

クール未満しか参加しなかったクライエント（入所期間6カ月以下）である。前者の群は「More-DBT群」とし、そのプログラム滞在期間は7カ月から24カ月であり、平均期間は12.73カ月であった。一方、後者の対照群は「Less-DBT群」とし、そのプログラム滞在期間は2〜6カ月、平均期間は4.23カ月であった。これら2群では、参加したDBTセッションの量が大幅に異なるわけである。私たちは、DBTをより多く受けたクライエントの方が、すべてのアウトカム変数において良好な結果になるであろうという仮説を立てた。

More-DBT群は45名からなり、これは治療を受けた全体の68％を占めた。性構成は女性28名（62％）と男性17名（38％）であり、人種構成は、白人39名、ヒスパニック系3名、黒人3名であった。Less-DBT群は21名の若者からなり、19名が女性（90％）、2名（10％）が男性で、人種構成は、白人14名、ヒスパニック系6名、黒人1名であった。したがって、2群は性別の点で異なったが、人種の点ではよく似ていた。

二つのDBT群のあいだにみられた差異

次に私たちは、可変要素の2×3分析を用いて、DBTをより多く受けた者と、より少なく受けた者の比較を行うための解析を行った。2群の比較は次の三つの期間を通して行った。（1）グローブストリート入所前の6カ月間、（2）グローブストリートでの最初の6カ月間、（3）退所後の6カ月間である。また、次の三つの臨床的に関連のある可変要素も検討した。（1）精神科入院、（2）自傷インシデント、（3）自殺企図である。これらの問題を検討することにしたのは、参加者である若者が入所ケアを受けることになった中核的役割を担う事柄だからである。

分析の結果、調査期間を通して、青年たちに有意な改善が（統計的にも臨床的にも）みられた。群間には「治療」効果には変数がみられたが、それ以外にはなかった。

精神科入院の回数

精神科入院に関する分析結果から、回数という点における有意な効果があった（＝三つの期間の入院回数の有意な減少）。また、群による効果にも有意差があった（Less-DBT群は三つの期間すべてにおいてMore-DBT群より入院回数が多かった）。これらの分析結果を解釈すると、両群ともに一連の治療期間を通して等しく改善がみられたが、Less-DBT群の方が開始時点で劣っており、また、効果は治療中もフォローアップ時でも劣っていた。図18.1は精神科入院のデータを示している。

自傷率

自傷に関する分析結果によると、DBTの多少にかかわらず有意差はなかったが、回数という点では有意な効果があった（自傷エピソードの回数の有意な減少）。治療期間の長さにかかわらず、両群とも、自傷エピソードが同程度減少した。非常に驚くべきことに、両治療群とも6カ月のフォローアップ期間には自傷がほぼゼロまで減少した。こうした成功が自傷に焦点をあてた研究のアウトカムとして得られるのはめずらしいことである。これらのアウトカムを図18.2に示す。

自殺企図の回数

図18.3が示すように、自殺企図と自傷エピソードのパターンは同じであった。回数という点では有意な効果があった（自殺企図の回数の有意な減少）が、DBTの多少による有意差はなかった。つ

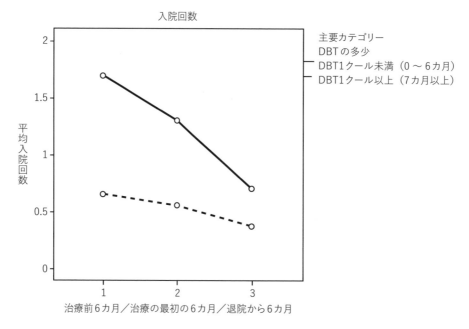

図18.1 More-DBT群とLess-DBT群の精神科入院回数

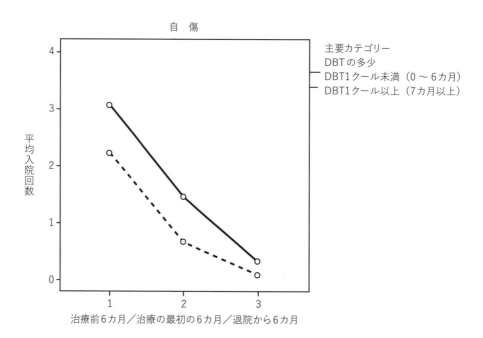

図18.2 More-DBT群とLess-DBT群の自傷エピソードの回数

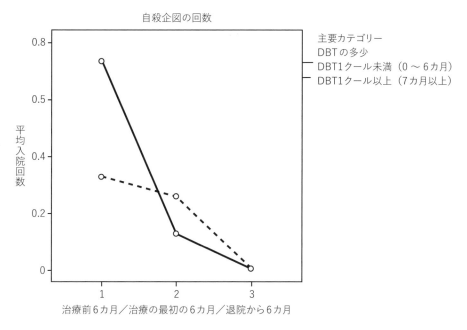

図18.3　More-DBT群とLess-DBT群の自殺企図の回数

まり，両DBT群には，一連の治療を通して自殺企図が同じくらい減少したということがわかる。さらに，6カ月のフォローアップでは自殺企図が実質ゼロであった。自殺企図（およびそれにともなう危険）は，グローブストリート退所後（Less-DBT群でも）劇的に減少した。

退所後の居住状況

　私たちはまた，入所前と退所後の居住状況を，More-DBT群とLess-DBT群で比較した。その分析結果を表18.2，表18.3に示す。グローブストリートプログラム入所前の居住状況の分類については，群間に有意差はなかった。これをはっきりとさせておくことは，インテーク時点では群間に大差はなかったことを示すため，重要であった。要するに，両群の参加者の居住状況分類が同じであったということは，彼らの機能不全のレベルは同じであったということである。
　しかしながら，グローブストリート退所後の最初の6カ月間の居住状況という点では，2群には有意差があった。図18.3が示すとおり，DBTに1クール以上参加した青年は，自宅に住んでいる割合（67% vs. 43%），もしくは成人向けグループホームに居住する割合（27% vs.10%）が有意に多かったのである。対照的に，DBTを1クール以下しか受けなかった青年は，入院セッティング（33% vs. 2%）または閉鎖病棟のようなセッティング（14% vs. 4%）に収容されている割合が多かった。More-DBT群のクライエントは，QOLに関する考察だけでなく，費用の観点でも安価な治療セッティングにあった――それどころか，自宅で家族とともに暮らすことができていたのである。

結果の要約

　これらの結果は私たちの仮説と完全一致はしていなかったが，More-DBT群もLess-DBT群も，自傷行為と自殺行為の両方が治療を受けるなかで大幅に減少したことは，喜ぶべきことである。自傷

表18.2　グローブ・ストリート入所前6カ月の居住状況

	DBT1クール未満	DBT1クール以上
病院	n = 4 (19%)	n = 7 (16%)
閉鎖型住居	n = 10 (48%)	n = 14 (31%)
グループ型住居	n = 5 (24%)	n = 10 (22%)
自宅	n = 2 (10%)	n = 14 (31%)

表18.3　グローブ・ストリート退所後6カ月の居住状況

	DBT1クール未満	DBT1クール以上
病院	n = 7 (33%)	n = 1 (2%)
閉鎖型住居	n = 3 (14%)	n = 2 (4%)
グループ型住居	n = 2 (10%)	n = 12 (27%)
自宅	n = 9 (43%)	n = 30 (67%)

行為と自殺行為はともに，退所後6カ月間でほぼすべて消失した。これらは，私たちにとって非常に励みになる結果であった。

　私たちの仮説と一致していた調査結果として，More-DBT群はLess-DBT群と比べて，精神科入院の数が有意に減少した。またMore-DBT群はLess-DBT群と比べて，退所後6カ月間で自宅に居住した割合，または，より制限の少ない治療セッティングにあった割合が有意に高かった。これらの調査結果から，予想どおり治療の「量」による影響があることがわかる。

　当然のことながら，ここで紹介しているデータにはいくつかの限界があった。サンプル数が非常に少なかったこと（N=66），マサチューセッツ州における単一施設から得たデータであること，治療効果の観点において2群を比較したものの，ランダム化はなされていなかったこと，性構成の点で2群は同質な集団とはいえなかったことなどである。さらに，Less-DBT群のクライエントの方がMore-DBT群と比較して，三つの期間のいずれにおいても入院率が高かった。このことは，Less-DBT群の方において機能不全が深刻であった可能性を示唆する。逆に，More-DBT群において治療転帰が良好であった理由は，介入前の時点ですでに障害と機能不全行動の水準に群間差があったためであるとも考えられる。要するに，Less-DBT群のクライエントにおいて転帰が不良であったのは，受けたDBTセッションが少なかったからではなく，障害がより大きかったからという可能性も十分にありえる。

　More-DBT群の優れた治療転帰に影響を与えた要因としては，他に，成熟効果，平均回帰，あるいは，私たちが把握できていない，過去の体験および現在の状況が何らかの影響を与えた可能性もあろう。また，退所後6カ月の時点で治療転帰を評価したという点も気になるところである。理想をいえば，追加的評価は退所後1年および2年後に実施すべきであった。

　肯定的な見方をするならば，ここで報告しているデータと結果は，私たちを一歩前進させてくれるものであった。本研究は，自傷および関連問題に関する，地域の入所セッティングにおける治療

に関する初の研究であった。本研究の調査結果から，DBTは，入院，自傷，自殺行為の割合を減少させるという意味で，また，家族との生活に戻れる成功率が高いという意味で，クライエントの大部分にとって非常に効果的であるということがわかる。自傷する若者の多くはこうしたセッティングで治療を受けることが多いため，治療の妥当性が実証されたという点で，本研究は重要である。こうした入所セッティングにおける今後の研究では，より大きくサンプル，あるいは多様な属性のサンプルを対象とし，ランダム化対照試験などの研究デザインを用いて，精緻な解析を行っていく必要があるだろう。

▋ 入所プログラムにおける自傷の伝染

　本章でとりあげる最後の主題は，自傷の伝染という現象である。前項で述べたとおり，入所という治療セッティングの利点の一つとして，長期間をかけて集中的に治療を行うことが可能であるということが挙げられる。しかし，集団生活は問題の悪化につながる場合もある。こうしたジレンマのなかでもこれまで数多く指摘されてきたのは，自傷の伝染である。この主題については，第20章でくわしく論じる。

　自傷の伝染に影響をおよぼすと考えられるものとして，私は第20章において以下の点を挙げている。

- 認識されたいという欲求（例：「私に注目して」）
- 自分を罰したいという欲求（例：「あなたのせいで，私はこんなことをしてしまったじゃないか」）
- 人を遠ざけたいという欲求（例：「こうすれば，放っておいてくれるんじゃないだろうか」）
- 他者をコントロールしたいという欲求（例：「あなたが○○をしなければ，私は自分を切ることはないだろう」）
- 支援資源をめぐる競争（特に，スタッフという支援資源が不足しがちな入所セッティングにおいて）
- 嫌悪的な結果の予期（例：「人に暴行を加えたら，刑務所に行くことになる。自分を切るだけなら，罰は大したことがない」
- 直接的なモデリングによる影響（＝明らかな随伴性がなくとも，行動はモデリングのみによっても影響される）
- 脱抑制（＝他者の自傷を目にすることによって行動が引き起こされる）
- 仲間同士の競争（＝自傷において「一番」になりたいという願いにより行動が引き起こされる）

　この一覧の上の6項目と最後の項目は，ノックとプリンスタイン（2004）の機能的アプローチの概念と合致している。つまり，自傷伝染にこれらがおよぼす影響には，ネガティブな社会的強化（例：他者に引き下がらせる，嫌悪的結果を回避する），また，ポジティブな社会的強化（例：注目を得る，他者を制圧する）が含まれるということである。しかし，直接的な模倣または脱抑制などのモデリング効果の役割は，ノックとプリンスタインの枠組みに収まるものではない。

　いずれにせよ，入所セッティングにおいては，どのようにして自傷の伝染をできるだけ予防する

第18章　青年期の自傷・自殺行動をターゲットとした入所治療　223

か，あるいは，伝染が起こった場合どのように対処するか，といったことが重要な課題となる。第21章では，学校というセッティングにおける自傷への対処プロトコル，ならびに，学校における伝染への対処と予防の基本原則について論じるつもりである。これと同じ基本原則を，入所プログラムや入院といったセッティングにおける自傷の伝染の予防および退所にも用いることが可能である。ここでは，これらの原則を入所施設という状況に適用するわけである。

1. 自傷をしているクライエントには，他の入所者に自傷行為のことを話さないようにお願いする。そうした話題がトリガーになり，伝染を引き起こし，ひいては「友だちを傷つける」ことになりえるということを説明する
2. 他の入所者に話す代わりに，信頼できる成人（施設のカウンセラー，セラピスト，親など）に，プライバシーが守られた場所で自傷について話すようにする
3. このアプローチに従って，入所環境で自傷をするクライエントは，傷口，傷跡，絆創膏などの視覚的きっかけもトリガーになりえるので，これらを隠すことを求められる
4. グループ療法では，スキルトレーニングに集中し，自傷についての話題は避ける，もしくは禁止されるべきである
5. 自傷に関しては，個人療法のかたちで丁寧に扱うべきである
6. これらの要望を尊重してくれないクライエントに対しては，その行動が伝染を助長すると判断した場合には，入所プログラム内でネガティブな結果を負うこととする（例：こうしたクライエントの安全レベルを下げる，特権を失う，DBTのやり直しを求められる）

グローブストリートにおける自傷の伝染に関する実証的研究

グローブストリートのDBTプログラムにおいて，私たちは，上記に挙げた六つの原則に沿うよう努めた。このため，当プログラムでは，自傷に関するクライエントのコミュニケーションについてきわめてはっきりした規則が設けられていた。当プログラムでは，クライエントが自傷について話したり，仲間の前で傷口や傷跡を見せたりすることは，重大な規則違反と定められている。これに加えて，スキルトレーニンググループでも，自傷や他の自分を傷つける行為について話してはならないという厳格な規則がある。自傷については，個人DBTで詳細に話すことになっており，また，ダイアリー・カードおよび行動連鎖解析を介したふりかえりが重視されている。個人心理療法における問題解決およびスキル練習では，健康的なマインドフルネス，感情調節，苦悩耐性，効果的な対人関係といったスキルを学習し，自傷と置き換えることを第一の優先課題とされている。このプログラムが自傷と自殺企図の減少に非常に効果的であったというデータは上記ですでに示した。

グローブストリートプログラムで自傷の伝染が起こっていたかどうかを検証すべく，私たちは，初期のデザイン（Walsh & Rosen, 1985）を再現する実証的研究を実施した。私たちは2年半にわたって自傷の発生・非発生に関するデータを毎日とった。次に，その行為が統計的に他とは区別される下位集団の「群発」として起こったのか，それとも「一斉」に起こったのかを判断するために，自傷の発生分布について解析した。その結果，有意な群は認められず，むしろ自傷はランダムに発生していることがわかった。以上の結果に，かつて論じた，グループセッティングにおける自傷伝染のメカニズムに関する考察（Walsh & Rosen, 1985; Rosen & Walsh, 1989）を合わせて考えると，私たちは，上述した戦略は自傷の伝染予防に効果的であると結論できると考えた。

224 第II部 アセスメントと治療

結　論

- 自傷に加えて，他の機能不全行動も呈するクライエントのなかには，外来治療，短期入院，アウトリーチ／自宅で受けるサービスといった介入に反応しない者がいる
- こうしたクライエントは，高度に専門化した，集中的でターゲットを定めたサービスを提供する入所治療には反応することがある
- 本章でとりあげた，こうした治療の一つである入所プログラムは，青年期の若者を対象とし，プロトコルに沿ってDBTを提供するものである
- 本プログラムのアウトカムデータによると，DBTは，サービスを受けた若者における精神科入院，自傷，自殺企図の減少に効果的であったことがわかる
- 好ましいアウトカムのなかにはDBTの量による影響を受けたものもあり，「量的効果」があったことがわかる。DBTセッションを比較的多く受けたクライエント（7カ月以上）は，受けたDBTセッションが比較的少なかった者（6カ月以下）と比較して，退所後に自宅または制限のより少ないセッティングで暮らす割合が高かった
- 入所セッティングにおける治療効果については，十分な調査がなされていない。ここで報告した入所プログラムのアウトカム研究は，この問題に関する最初の報告である
- 入所プログラムにおける自傷の伝染を予防する戦略について，その戦略の効果を示すデータとともに概説した

第18章　青年期の自傷・自殺行動をターゲットとした入所治療　225

特殊な主題

III

▌はじめに

　本書では，第Ⅰ部で自傷の定義とその背景について概説し，第Ⅱ部で段階的ケアモデルに沿った自傷のアセスメントと治療について論じた。この最後のセクションでは，自傷に関連する特殊な主題をとりあげていきたい。最初の章（第19章）では，臨床家と他の専門家のセルフケアについてとりあげる。自傷は援助者の強い反応を引き起こす。その理由の一つは，自傷とはみずからの身体をくりかえし傷つける行為であることであろう。セラピストのストレス反応は当然のことであり，それを否定的に判断すべきではない。むしろ援助者にも自傷に対処する戦略が必要であり，それによって，クライエントとともにとりくむための共感的かつ治療的な枠組みを維持すべきである。

　この最後のセクションでは，まず第19章で，援助者が自傷に対して強烈な反応を示す状況をとりあげ，そうした状況のマネジメントのあり方を論じる。第20章では，自傷の伝染——とりわけ若者のあいだにおける——についてとりあげ，第21章では，その現象を予防する具体的戦略とともに，学校セッティングにおける自傷に対処するためのエビデンスにもとづくプロトコルを概説する。

　本書の最後に，自分を傷つける行為のなかでも特に憂慮すべきものについてくわしく論じる。第22章でとりあげる，「首絞めゲーム」に関する，エイミー・M・ブローシュによる学術的かつ実用的な論考もその一つである。また，第24章には，ケネス・L・アッペルバウムによる，矯正施設——特に深刻な自分を傷つける行動が行われやすい環境である——における自傷に関する鋭い論考を掲載してある。また，「重篤かつ憂慮すべき」カテゴリーに入るものとして，異物飲み込み（第23章），重篤型自傷（第25章）をとりあげて，本著を締めくくっている。

第19章
自傷に対する反応のマネジメント
セラピストや他の援助者のためのガイド

ファヴァッツァ（1998, p.265）が記したところによると，自傷の治療に関する文献といえば，「基本的には，逆転移に関するものばかりだ」。この発言はいささか誇張を含んでいるが，とはいえ，自傷が援助者の極端な反応を引き出すということについては，疑う余地はあるまい。自傷するクライエントに対する各種専門職のネガティブな反応については，リネハン（1993a），オルダーマン（1997），コンテリオとレイダー（1998），ハイマン（1999），ファーバー（2000），ショー（2002）をはじめとする多くの研究者が論じている。こうした反応の一例として，オルダーマン（1997）は，彼女自身が初めての自傷患者を受け持ったときの体験を鮮明に記述している。

　　当時すでに私はそれなりの年数，自傷に関する研究を行っていたが，［患者の］腕にあるギザギザの新しい傷口をみるたびに，強い衝撃を受けていた。私は，まるで自分自身が傷つけられたかのように感じたのだ。この少女が自分を切るにいたるまで感じたであろう多大な苦痛を想像し，とても悲しくなった。苦痛について話してほしい，自分を傷つけるときにどのようなことを体験しているのか教えてほしい，と思った。もう二度と自分を傷つけはしない，と約束してほしいと思った。止めさせたかった。治療関係においてしばしば生じるように，私が望んだこととクライエントが望んでいたことは，大きく食い違っていた。彼女は自分の身体を傷つけることを止めなかった。私はずっと止めさせたがった。彼女が私の望みどおりにしてくれなかったせいで，私はやる気を失い，苛立つようになった。（p.192）。

オルダーマンの言葉ほど，このテーマへの導入にふさわしい言葉はないだろう。本章では，援助者の自傷に対するさまざまなネガティブな反応について考えてみたい。併せて本章では，こうした反応をどうマネジメントするかについても，私なりの提案をしてみたい。本章は，そもそもは専門家を想定して書かれたものであるが，ここに記されている内容は，家族や配偶者にも関連しているといえるだろう。

　本書の理論的枠組み（第6章参照）にしたがうなら，自傷に対する援助者の反応を，生物心理社会的現象として概念化することができる。セラピスト，看護師，医師，入所施設のカウンセラー，ケース・マネージャー，教育者，その他の専門家は，物理的，心理的，対人的に自傷に反応する。もっとも懸念すべきなのは，クライエントを傷つけたり，治療を脱線させたりする脅威となりうる反応である。リネハン（1993a）は次のように記している。「セラピストが起こす治療阻害的行動は医原性の要素を持つものであり，不必要な苦痛を患者に引き起こし，患者の進歩を妨げてしまう」

(p.138)。

　以下に，自傷するクライエントを受け持つ専門家が経験するネガティブな反応を列挙してみたい。

- **生物学的反応**

　心拍数および呼吸数の増加，悪心，めまい，身体的興奮，苛立ち，一過性の不眠，その他の心因性の症状

- **心理的反応**

　これには以下の三つの要素がある

　○ **認知**

　　混乱，失見当識，判断力の低下，自傷するクライエントを排斥するような判断，治療に対する悲観的な見解，専門的能力に関する自信喪失，過剰な「救世主」幻想

　○ **感情**

　　不安，恐怖，ショック，嫌悪，パニック，怒り，苛立ち，反感，激情，悲しみ，落胆，絶望，無力感

　○ **行動**

　　過度に同情的，感情的，興奮した反応をする，非難的な言葉（専門用語でも俗語でも）を使ってクライエントのことを話す，「安全契約」を要求してその行動を抑圧・制御・消滅させようとする，感情的に引きこもる，患者を避ける，患者を転院させる，治療を終結するなど，クライエントに過度に関わったり，自傷にばかり気をとられたりして，専門家としての境界線を放棄する

- **社会的／環境的反応**

　クライエントの特権を剥奪したり，学校を停学にしたり，治療を一時中断したりなどして，専門家がクライエントを罰することがある。また，精神科病棟への不必要な入院を強いたり，成人であるクライエントに対し，本人の許可なく配偶者や雇用主に連絡をとったりして守秘義務を破ったり，他のクライエントに，自傷するクライエントを「避ける」よう注意したりなど，治療以外の場面でクライエントの生活に不適切な形で介入する

　ここに挙げたのは，生物心理社会的現象のほんの一部である。

　なぜ自傷行為は，苦痛を抱える人たちを支援すべくトレーニングを受けた専門家から，このような強い反応を引き出してしまうのか？　それは，セラピストにせよ，他の援助者にせよ，彼らもまた，みずから自分の身体を傷つける行為に対して負の反応をしてしまう一般の人たちと同じ人間だからである。人はだれでも自然と苦痛を避け，喜びを求めようとするはず，という期待を裏切るのが，自傷行為なのである。自傷の多くは，皮膚組織に直接ダメージを与えるものであり，それを目にするのは確かにショッキングなことである。血，傷口，かさぶた，傷跡，縫合跡は，普通の人間

が持つ形態を損なうものである。また，血液やその他の体液からは，重篤であり致死的ですらある病気を他者にもたらす危険も否定はできない。

　人はだれしも自傷の傷に直面すると，理屈抜きかつ自動的に気持ちがひるんでしまうものである。自身の身体に意図的にダメージを与える人から離れよう，避けようとすることは，人体に生まれつき「本能として組み込まれている」ことなのなもしれない。逃げたいという衝動は，それがひどい水準の自傷（self-injury/self-mutilation）である場合にはいっそう強いものとなる。目，顔，胸，性器などを醜く傷つけたり，医療的処置が必要なほど大がかりに自身の身体を傷つけたりしている人に遭遇すると，私たちはひとりの人間として衝撃を受け，その人から（少なくとも一時的に）離れたいと思ってしまう。

　では，援助者は，こうした当然のネガティブな反応をどのようにマネジメントし，克服すべきなのか？　それには，生物−心理−社会的領域それぞれにおける一般的な反応を「学習棄却」することが必要である。クライエントが，専門家だったら，自分の自己破壊的な行動にも思いやりのある，治療的な反応をしてくれるだろう，と期待するのは当然である。自傷に対して効果的な援助者になるためには，専門家は，少なくとも以下の一連のスキルを身につけ，実際にそれを用いていく必要がある。

▌自分の身体を落ち着かせる

　専門家は，自傷に対して自分が生理学的な反応をしていることに気づいたら，自身を落ち着かせられるようでなくてはならない。落ち着いた状態になるために最適な方法は，第11章で紹介した呼吸スキル（および他の自分を癒す技法）を練習し，取り入れることである。呼吸スキルは，呼吸数および心拍数を緩やかにし，ひいては身体的な落ち着きを促進してくれることが証明されている（Foa & Rothbaum, 1998; Williams et al., 2007）。身体がリラックスした状態であれば，不安や興奮を感じるのは非常にむずかしい。つまり，自傷するクライエントの治療にあたっている専門家は，その治療においてクライエントが自身の感情をマネジメントするために使うのと同じ置換スキルを使う必要がある，ということである。

▌認知再構成

　専門家は，認知的なセルフモニタリングとCRを用いて，自身の自傷に対するネガティブな反応をマネジメントすべきである。強烈な生理学的反応，感情反応，行動反応，社会／環境的反応は，いずれも思考のプロセスからはじまるのがつねである。ありふれた，致死性の低い自傷行為を「自殺の危機」だと解釈してしまうと，その状況に対して過剰反応してしまいやすい。また，クライエントがすぐ「よくなる」ことを求めるセラピストの場合には，自傷が何カ月もつづくことに苛立ちを感じるようにもなるだろう。クライエントがくりかえし自傷するせいで自身の能力に疑問を持ちはじめてしまった場合には，その非現実的な期待を修正する必要がある。青年期の若者や成人の行動をコントロールし，「彼らをよくしてあげる」べきだと考える臨床家の場合，みずから不必要な葛藤と主導権争いのお膳立てを自分でしているようなものである。自傷する人の治療を行う際は，冷静で忍耐強い態度が必要不可欠なのである。

第19章 自傷に対する反応のマネジメント　231

自傷するクライエントに対するネガティブな反応に対処することのむずかしさは，すでに多くの研究者によって指摘されている（Alderman, 1997; Favazza, 1998; Farber, 2000; Linehan, 1993a）。残念ながら，専門家が自傷するクライエントのことを話題にするとき，ともすれば非難めいた表現となってしまいやすい。私は，援助者が以下のような言葉を使うのをよく耳にする。

- 「巧みに操作しようとしてくる」
- 「注目されたいだけ」
- 「自殺のそぶりをしているだけ」
- 「ただやってるだけ」（＝クライエントは本当に動揺しているのではなく，戦略的に行動を利用しているだけだ，という意味で）
- 「単なるゲーム」
- 「悪性の境界例」（＝実際よりひどい精神病診断をすることでクライエントを侮辱する）
- 「ふりをしているだけ」
- 「嘘っぽい」
- 「ケアを搾取している」
- 「支援システムを悪用している」
- 「詐欺師」

　援助者がこのような用語を使ってクライエントのことを話すようになったならば，それは，すでに支援に役立つ視点を失いはじめていることを意味する。このような言葉を使う専門家というのは，たいてい，深刻な「共感疲労」に陥っている。このような状態に陥った場合には，同僚によるスーパービジョン，または，スタッフ・コンサルテーションチームによる定期的なミーティング（Linehan, 1993a）を行うとよい。それによって，セラピストの苛立ちがやわらぎ，ふたたび治療の軌道を戻すことができる。セラピストは，自傷するクライエントに対して自分がときに負の反応をしてしまう可能性がある，ということを心得ておくべきである。つまり，非生産的な思考や感情はどうしても避けがたい，ということを知っておくべきなのである。こうしたネガティブな反応が生じることは決して不名誉なことではない。問題は，みずからの反応を認識し，対処しないことなのである。臨床家は，認知的もしくは感情的なレベルにとどまっているうちに，みずからのネガティブな反応に対処し，治療関係のなかで行動化しないようにすべきである。

　クライエントの自傷に反応して苦悩を感じはじめたら，第12章で挙げたミューザーら（2009）の5段階モデルを取り入れるのもよいだろう。このモデルにより，専門家は，以下の事柄を同定することが可能になる。

1. 苦悩のトリガーとなった状況——たとえば，「クライエントが自傷を止めず，悪化しているようにもみえる」
2. その状況によって引き起こされた感情。たとえば，恐怖，敗北感，絶望感
3. そういった感情の根底をなす思考。たとえば，「クライエントがよくならないのは自分のせいだ。自分は，自傷する人の治療にはあたるべきではない」
4. それらの思考を裏付ける，または反証するエビデンス。裏付けるエビデンスの例としては，

「このクライエントの自傷率は，4カ月間一定の割合を保っている。つまり，悪化している
わけではない」。反証するエビデンスの例としては，「私はこれまで他の自傷するクライエ
ントの治療に成功してきたし，そういった人たちの治療にも時間はかかった。このクライ
エントは，自傷以外の領域では前進している」

5. 新しく，より正確で，より有益な思考を構築する。たとえば，「私は，このクライエントに
対して，エビデンスにもとづく治療を一生懸命行っている。治療には時間を要するのがつ
ねであり，私にできるのは彼女に影響を与えることだけであり，彼女をコントロールする
ことはできない」

感情反応の調節

私の見解では，セラピストは，クライエントの自傷に関して主に次の三つのカテゴリーにおいて
ネガティブな感情を体験する。

1. 不安，恐怖，それに関連する回避の感情
2. 苛立ち，怒り，それに関連する攻撃的な感情
3. 悲しみ，落胆，それに関連する絶望／無力といった感情

こうした感情が起こった場合，それを認識し，そして，治療的な反応へと「変える」のがセラピ
ストの仕事である。たとえば，不安と恐怖は肯定的な配慮へと変えることができる。不安や恐怖と
いった回避の感情からは，クライエントが危険を警戒していることがわかる。セラピストはこうし
た「警戒反応」を生産的に利用し，自傷のアセスメントとモニタリングへと生かしていくことがで
きる。過剰な警戒があるならば，それを，自傷行為の詳細やそこに込められた意味合いを理解する
のに活用すればよいわけである。

怒りの反応も，クライエントを支援し，戦略的に問題と「闘う」という約束に変えることができ
れば，有益なものになる。攻撃的な感情は，クライエントが有益な置換行動を身につけるのを支援
しようという意欲へと活用できるとよい。情熱も行きすぎなければ，クライエントが持つ自虐的な
認知や自己嫌悪的な感情に対して精力的に向き合うのに役立つだろう。特に，理不尽な自責感に苛
まれやすい虐待サバイバーの場合，適切な憤りを加害者に向けることを学ぶ必要があるが，こうし
たセラピストの態度はそのよい見本となるであろう。

さらに，セラピスト側の悲しみや落胆は，自傷の治療には存在する余地がないことを肝に銘じて
ほしい。セラピストの頭のなかに悲観的な姿勢があると，クライエントはすぐにそれを見抜くだろ
う。セラピストの否定的な考えは，ただちにクライエントの絶望につながってしまう。落胆を積極
性へと変える方法は，セラピスト自身が使える心理療法のレパートリーの豊富さに依拠している。
治療的介入には，薬物療法，認知療法，置換スキルトレーニング，身体イメージへのとりくみ，曝
露療法などがあり，セラピストには多くの選択肢があることを忘れてはならない。使う手法がなく
なるということはめったになく，おそらくはいずれかの治療が奏効するはずである。

ネガティブな行動のマネジメント

オルダーマン（1997, p.196）は，自傷に関連して生じうるセラピストのさまざまな非生産的行動について，以下のようなリストを提示している。

- セッションに遅刻する，セッションの予定を忘れる
- セッション中，注意散漫になる
- セッション中，自傷について話すことを拒む
- クライエントに議論をしかける
- クライエントに対して価値や評価を決めつけるような発言をする
- 自傷に関する契約を強制的にもちかける
- 入院させるとクライエントを脅す
- 不適切なほど料金を吊り上げる

私は，自傷するクライエントのセラピストにこのような行動がないことを願っている。また，援助者が，クライエントを非難するような判断（前述の認知再構成［CR］の項で挙げたような）をしている自分に早く気づくことができれば，クライエントに対してここまでひどい行動をとることはないであろう。セッション内でセラピストが自身の行動を適切にマネジメントするには，以下の基本的な「クライエントに寄り添う際のルール」をたえず念頭に置いておくことである。

- 自傷は，多くの場合，自殺につながるものではなく，自殺の危機として扱うべきではない。セラピストは，自傷は警戒すべき行動ではあるが，生命を脅かすような危機ではない，ということをいつも忘れないようにする。そうすれば，冷静かつ戦略的，そして支持的でありつづけることができる
- 自傷への反応としてもっともよい態度は，謙虚かつ冷静なふるまいであり，それに，敬意ある好奇心を組み合わせることである（第7章参照）
- クライエントは感情調節のために自傷に頼っているので，ただちにそれを手放すことはできない。セラピストは，なぜそのクライエントが自傷をするのかを理解し，粘り強く変化を待ちつづける
- 自傷を手放すには，クライエントは，少なくとも自傷行為と同程度に効果的な置換スキルを身につける必要がある
- 治療で重視すべきは，自傷を手放すことではなく，新しいスキルを学習することである。引き算よりも足し算の方が簡単なのである

クライエントの環境に対する適切な介入

自傷するクライエントの生活環境への介入は，ポジティブかつ非侵入的に行うべきである。クライエントが自傷のために罰せられることがあってはならない。自傷は罰せられるべきものではなく，治療をされるべき問題である。決して不遵守，反抗，挑発などのあらわれとして捉えてはならない。

クライエントの生活環境への強制的な介入は，通常は起こってはならないことである。自傷は非自殺的なものであると適切に捉えられていれば，環境における緊急保護介入は通常は不必要である。それよりも，外来における介入を調節する方がより適切であろう。クライエントの生活環境に介入する場合は，可能なかぎり本人の同意を得る。つまり，もしもセラピストが，クライエントの配偶者，パートナー，親しい友人などと話をしたいと思ったならば，クライエントから書面にもとづく許可を得るべきである。しかし，このルールには，以下の例外がある。

未成年の自傷

子どもまたは青年期の未成年が自傷をしている場合，親または保護者にすぐに連絡すべきである。学校セッティングにおける未成年者の自傷への対処プロトコルについては，第21章で記す。

よく見られる致死性の低い自傷のレベルを超える，非定型／重篤型自傷が起こっている場合

目，顔，胸（女性），性器を自傷している場合，または，医療的介入を必要なほど自身の身体にダメージを与えている場合，クライエントは自身の治療を決める権利を（少なくとも一時的に）失う。このような場合，クライエントの安全を確保するために，精神科での評価，入院，あるいは，その両方といった保護的介入が必要である。

自傷が悪化しており，自殺行為に移行する可能性がある場合

こういった状況は，一つ上の項目より，さらに急を要する。頻繁に自傷をしていると，その自傷行為には「もう効果がない」と気づくことがある。こうしたクライエントは，身体的ダメージのレベルをあげたり，身体の別の部位を傷つけたりすることによって，解放感を得ようとする。それらの方法でもやはり解放感が得られない場合，積極的に自殺へと向かうようになり——こうなると保護的介入が必要になる。

▌結　論

セラピストは，共感，楽観性，技術的スキルのすべてを同じ割合で用いて，自傷するクライエントの治療にあたるとよい。援助の専門家としてのアイデンティティは，どの職種にしてもクライエントの苦悩を取り除く手助けをしたいという願いにもとづいている。自傷は，臨床家のそうした善意に重い負担を課すものであるが，適切なセルフモニタリングを行い，スキルを活用すれば，落とし穴にはまるのを回避できるであろう。ネガティブな思考，感情，行動が生じる危険を積極的に認識するようにしていけば，おのずと治療において非生産的な行動はしなくなるだろう。クライエントには，やる気と前向きな気持ち，そして高い技術力を備えたケアを受ける権利がある。

以上を要約すると，自傷するクライエントに治療を提供する際は，臨床家およびその他の援助者は，以下に従って行動するとよい。

- 自傷に対してネガティブな反応が生じる危険は避けがたいものであることを，たえず念頭に置いておく
- 自身の，自傷に対する認知的・感情的・行動的反応を注意深くモニタリングする

- 自傷するクライエントに関して非難めいた表現をするのは，ネガティブな反応の兆候であるので，つねに警戒するようにする
- 自傷に関する非難めいた決めつけやネガティブな感情が，治療関係のなかで行動としてあらわれてしまう前に，対処し，消去する
- 自傷に対するネガティブな反応に効果的に対処するためには，クライエントが学んでいるのと同じスキルを練習する

第20章
伝染と自傷

　自傷の伝染の主題には長い歴史があり，ロスとマッケイ（1979），ウォルシュとローゼン（1988），ファヴァッツァ（1996），タイミネン，カリオ・ソウカイネン，ノスコ・コイヴィスト，カルヨネン，ヘレイウス（1998），ファーバー（2000），ノック（2008），ウォルシュとデルフラー（2009）が総説を書いている。ローゼンと私は，「自傷の伝染」の定義として次の二つの条件を挙げている。それは，（1）同グループ内において，24時間以内に自傷が2人以上に起こること（Rosen & Walsh, 1989），および，（2）同グループ内において，統計学的に他とは区別される集団内に，もしくは，グループ全体にまんべんなくいっせいに（bursts）自傷が発生することである（Walsh & Rosen, 1985）。これら二つの条件はそれぞれ異なる点を強調しており，両方を満たす必要がある。

　施設や治療セッティング——たとえば孤児院（Holdin-Davis, 1914），入院病棟（Offer & Barglow, 1960; Crabtree & Grossman, 1974; Kroll, 1978; Taiminen et al., 1998），刑務所（Virkkunen, 1976），少年院（Ross & McKay, 1979），グループホーム（Walsh & Rosen, 1985; Walsh & Doerfler, 2009），特殊教育学校（Rosen & Walsh, 1989）——に暮らす子ども，青年，若年成人らにおける伝染エピソードに関する報告については，これまでも少しずつ行われてきた。しかし，公立学校や大学，あるいは，コミュニティ全体といった，一般人口のセッティングにおける自傷の伝染については，いまだに大規模な研究はなされていない。こうした施設での自傷の伝染に関しては，非公式な報告がいくつかあるだけである（例：Walsh & Rosen, 1988; Farber, 2000）。

　この現象は約100年にわたって事例として語られてきているが，自傷の伝染に関して実証的エビデンスを提供したのは，ローゼンと私が初めてであった（Walsh & Rosen, 1985）。私たちは，地域にもとづく治療プログラムを受けた25名の青年の群を，1年間にわたって研究した。その結果，自傷以外の問題（例：攻撃性，物質乱用，自殺に関する話題，精神科入院）とは違って，自傷は統計的に有意な集団もしくはいっせいに起こったことがわかった。

　タイミネンら（1998）は，私たちの研究結果をフィンランドで再現した。彼らは，精神科に入院している51名の青年患者の群を1年間研究した。彼らの研究でも，自傷は統計的に有意な集団内で起こることがわかった。彼らの報告で特に興味深かったのは，対象者のうち2名は，精神科病棟にいるときに初めての自傷を行ったという点であった。タイミネンらは，閉鎖された場所で青年期の若者に起こる自傷の大半は伝染によって引き起こされるものであり，また，それまで自傷をしたことがない青年にも自傷は伝染する場合がある，と結論した。したがって，治療プログラムは伝染の温床となる可能性があり，医原性効果が生じる場合があるといえる。いいかえれば，助けを得ようとしてこうした施設に入ったのに，自傷のような新たな問題を抱えてしまう可能性があるわけであ

る。その意味でも，伝染を理解し，管理し，予防することはきわめて重要である。

▌自傷と伝染の動機

　なぜ自傷をするのかと問われれば，おそらく個人内の（内面の心理的な）理由がもっとも重要であろう。しかし，そうした内面に着目した説明とは対照的に，個人間の問題や伝染によって説明される自傷もある。たとえば，オスフ，ノル，パトナム（1999）は，75名の自傷を呈する成人の入院患者を対象として研究を行った。彼らは，自己報告データを集め，因子分析を行い，自傷の動機を検証した。すると，六つの因子が，次の順番で抽出された。すなわち，（1）感情調節，（2）孤独感（孤立感または空虚感から逃避したいという欲求），（3）自己懲罰もしくはそれに似た動機，（4）他者への影響，（5）他者に対する魔術的コントロール，（6）自己刺激である。ここから明らかなように，（1）～（3）および（6）の因子は個人内の次元に属し，一方，（4）と（5）の因子はより個人と個人とのあいだの次元に属する問題である。このことは，この研究の対象となったサンプルについていえば，個人間よりも個人内の因子の方が重要である可能性を示唆する。

　ノックとプリンスタイン（2004）もまた，自傷の予測においては，個人間の因子よりも個人内の動機の方が強力である，ということを明らかにしている。彼らは，自傷の主な機能として，次の四つを仮定し，その検証を行った。(1) 自生的−ネガティブな強化子（例：喜ばしくない感情を除去するため），(2) 自生的−ポジティブな強化子（例：たとえば別の種類の痛みであっても，何らかの好ましい気分を得るため），(3) 社会的−ネガティブな強化子（例：他者からの罰を避けるため），(4) 社会的−ポジティブな強化子（例：他者の注目を得たり，自身の苦境を他者に伝えたりするため）。

　ノックとプリンスタイン（2004）による研究では，精神科病棟に入院する108名の成人患者を対象とした。この群では，89名が過去に少なくとも一度は自傷をしたことがあった。患者による自己申告データの因子分析を行ったところ，「自生的−強化機能に関する項目は，社会的−強化機能に関する項目より，報告に挙げられる頻度がかなり高かった」（p.889）という。これらの自傷する青年の半数以上が，「嫌な気分を止める」ために自傷行為をすると報告した。自生的強化子の下位尺度を挙げた参加者は24〜53％にものぼったが，社会的強化子の下位尺度を挙げたのは6〜24％のみであった。この結果にもとづいて，彼らは，この参加者らは「他者の行動に影響を与えるという目的よりも，自身の感情を調節するという目的のために［自傷を］行う頻度の方がかなり多いと報告した」（p.889）と結論している。

　ロッダムら（2004）も，意図的に自分を傷つける行為をする青年期の若者に関する研究において，同様の報告をしている。彼らの研究では，英国の学校セッティングにおける220名の切るタイプの自傷をする若者（15〜16歳）をサンプルとした。切る行為の理由としてもっとも頻繁に選択されたのは（八つの項目から），個人内の性質を持つものであった。たとえば，「最悪の心の状態から解放されたかった」，「自分を罰したかった」などである。個人間の性質を持つ項目である「だれかが自分のことを本当に愛してくれているか知りたかった」，「注目されたかった」，「人を怖がらせたかった」などが選ばれる頻度は少なかった（Rodham et al., 2004, p.82）。これらの結果から，彼らは，自分を切る行為をする若者は，他者との口論への反応や注目されたいといった対人関係的な問題よりも，抑うつ，プレッシャーの増加，困難な問題から気を逸らしたいといった事柄を挙げることが多かった，と結論している（Rodham et al., 2004）。

238　　第III部　特殊な主題

これらの研究結果もまた，自傷の背景にある問題としては，一般的には個人間の要因は比較的重要度が低いことを示唆している。しかしながら，ノック（2008）の最近のとりくみにより，自傷を促進する社会的強化子の役割が明らかになったのである。ノックによれば，「非自殺性自傷は，少なくとも特殊な少数集団においては社会的強化子によって維持されている」（Nock, 2008, p.159）という。ノックは自傷の社会的強化子に関して，3要素からなる理論モデルを構築した。それらの要素とは，（1）自傷は苦悩のあらわれであり，話す，叫ぶ，泣く，引っかく，切るといった一連の行為における最たるものである，（2）自傷は強さのあらわれである（例：「自傷は，私が危険であるということを周囲の者に知らしめる――どんなことができるか見せてやる」），（3）自傷は価値ある社会的グループと関係を持ちたいという欲求を反映している（例：「自傷する者のあいだには特別なつながりがある」というのはよく聞く発言である）。

とはいえ，ノックは，自傷する人のなかの「特殊な少数集団」という表現を用いており，この表現は，米国内の公立学校や大学における近年の自傷蔓延状況とは矛盾している。自傷の伝染に関して，上述した実証的知見と，地域セッティングから聞こえてくる情報の矛盾を説明する解釈はいくつも考えられる。

一つに，すでに紹介した研究では，対象としたサンプルの内部では伝染という要素が機能しなかった可能性がある。サンプルを構成していた人たちは相互に強く結び付くことがなく，そのため，個人間の因子が顕著ではなかった可能性がある（入院病棟または学校では人との距離が近いということだけでは，結び付きは生じない）。

加えて，往々にして人は，自身の自傷が戦略的または道具的なものであるとは認めないものである。つまり，自分の行為が「人を操る」ことを目的としたものだとは認めたがらないのである。なぜなら，そうした行為は歪んだ，搾取的なものだからである。心理的苦痛を減らしたいという欲求から自傷をする，という方が，自傷の説明として当事者にははるかに受け入れやすい。「人の真似」とか「策士」などと捉えられるよりも，「感情調節」という理由付けの方が望ましい。痛みを訴えれば共感が得られるが，模倣や操作と捉えられると，蔑視や拒絶を引き起こすからである。

▌伝染の背景にある個人間の次元

自傷の伝染においては，個人間の次元が中心的な役割を担う対人関係の因子には，少なくとも次の四つのカテゴリーの行動がある。（1）制限のあるコミュニケーションスキル，（2）他者の行動を変えようとする試み，（3）援助者，家族メンバー，配偶者への反応，（4）新しく加わった仲間グループの影響である。

コミュニケーションスキルの不足
気づかれたいという欲求

あるグループのなかで複数の人が自傷する理由の一つは，効果的なコミュニケーションスキルが不足していることである。自傷する人の多くは，怒り，悲しみ，不安，抑うつを感じたときに他者にそれを知らせるために自傷をすると述べることが少なくない。そうした不快感を伝えるために言葉を使わないのはなぜかと問うと，「メッセージの強さを伝えるためには言葉では強さが足りない」と，言葉によるコミュニケーションを軽視したような回答をするクライエントがいる。要するに，

自分の苦悩を他者に本当に理解させるためには，確固とした，目に見える，劇的なコミュニケーションが必要だと信じているのである。さもなければ，自分の苦痛は重要でないとみなされ，無視されたり，真剣に受け取ってもらえなかったりすることを恐れているのだろう。また，ノック（2008）が指摘しているように，話す，怒鳴る，泣くといった，劇的な性質が少ないタイプのコミュニケーションではだれも反応しない環境に暮らしている人もいる。こうした人は，わかりにくいコミュニケーションでは非効果的だとして，自分でも気づかないうちに自傷が条件付けされてしまう。

罰したいという欲求

　自傷はときに攻撃や非難を示す場合がある。つまり，自傷には，「私が自分の身体に何をしたか見てみろ！」という劇的な表現方法としての側面がある。このようなかたちの自傷にともなう感情は，激情と復讐心である。動機として考えられるのは，すぐ近くの環境にいる他者に自傷に対して恐怖や罪悪感を持って反応してほしい，という欲求である。その場合，他者の反応が軽蔑的なものであったり，あるいは，単に中立的なものであったりすれば，そのコミュニケーションは失敗したことになる。

他者の行動を変えようとする試み
引き下がらせたいという欲求

　多くの場合，グループ内における自傷には，コミュニケーション以上の意図がある。つまり，他者の行動を変えるために自傷をするのである。場合によっては，引き下がらせるためにショックを与える，不快にさせることが目的であることもある。たとえば，ゴシックファッション，オルタナティブ系の音楽，暴力的なビデオゲームに関心を持っている5人の高校生男子からなるグループがあった。彼らはいつもマリファナを持ち歩いていることも手伝って，グループの周囲には仲間に入りたがっている男子や女子が多かった。グループの5人のメンバーはおたがいの腕にタバコで根性焼きをしていた。この行為は，取り巻きたちを怖がらせ追い払ったが，それこそがまさにグループのメンバーが意図したことであった。

強制したいという欲求

　自傷行為は，他者に自分の望む行動をとらせるための効果的な手段である。ここでいう「強制」という言葉には，パターソン（1975）が述べた「痛みを与えることで他者をコントロールする」という意味がある。愛する者の自傷に気づいた親や配偶者は，恐怖，パニックといった激しい苦痛を体験する場合が多い。自分の子どもが皮膚を切ったり焼いたりしていることを知った親は，おそらく半狂乱になるだろう。何としてでもその行為を止めさせたいと，必死になるだろう。なかには，少数ながら，こうした反応をうまく利用する若者もいるかもしれない。ただし，自傷する人がこうした行動を完全に意識的，もしくは意図的に行っているわけではない。むしろ，「望みどおりにしてくれないと，ひどい目に遭うぞ！」と，要求を強要するためのきわめて原始的なコミュニケーションの一種と考えるべきであろう。

援助者，家族，重要他者への反応

援助者の資源をめぐる競争

　自傷の伝染を意図せず強化してしまう要因の三つ目は，特に援助者に向けられる行動である。援助者とは，治療セッティングであれば，自傷する者に直接かかわる治療スタッフ，セラピスト，事務員などであり，学校であれば，教師，部活のコーチ，カウンセラー，事務員であるし，家庭であれば，親，関係のあるその他の重要な成人である。

　上記のようなセッティングでは，援助者のかぎられた資源を争奪しようとするなかで，結果的に自傷が許容されてしまうことがある。専門家も家族も，何人もの自傷者が競い合うようにして訴えてくる要求に対応しなければならない。自傷は無視することがむずかしく，援助者を苦しい立場に立たせる行動であり，それゆえに，ある環境においてより多くの注目を得るためには，非常に効果的な方法である。したがって，十分に配慮し，支持的にかかわることで，かえって自傷を強化してしまう危険もある。といって，無視するのは倫理的に問題であり，場合によってはむしろ自傷を悪化させる可能性もある（Offer & Barglow, 1960; Lester, 1972）。

　自傷する人は，援助者が直面するジレンマを認識していることが多い。そして，わかっていながらも，環境を支配するために自傷を使ってそうした状況を利用してしまうのである。問題は，自傷しない人たちが自傷する者のそうした行動——自傷することで医学的評価や心理療法，スキルトレーニングの練習，治療薬の増量などを獲得していく様子——を目撃することである。やがて自傷しない人たちのなかで，自傷する人たちの先例に倣い，自傷することで得られる利益を手にしようと考える者が出現することがある。さらにひとたび伝染エピソードが発生すると，周囲の者のあいだに，「このままでは自分が援助してもらう余地がなくなってしまうのではないか」という危惧が生じる。その結果，自傷の発生率が急上昇する。つまり，もっと自分に配慮ある関心を注いでもらえるように，もっとも新しく，もっとも深刻な自傷をしようという動機が生じてしまうのである。

嫌悪的結果の予期

　治療プログラムなどのセッティングでは，クライエントは，好ましい結果と不快な結果（嫌悪的結果）とを理解している。暴力や物質乱用を行うと，プログラムへの参加を一時停止されたり，ときには，治療グループから除外されたりすることもありえる。しかし，自傷の場合には，そこまで極端な，懲罰的な事態にはならない。結果として，これまで述べてきた機制とは違ったかたちで自傷が強化されてしまうのである。強い感情を表現したいと思っても，暴力をふるえば，司法的な対応や治療から排除される危険がある。それに比べると，自傷は実に好都合かつ戦略的行為である。なぜなら，感情を表現することができるにもかかわらず，それによって被る嫌悪的な結果はそれほど大きくない。それどころか，これまで述べてきたような好ましい結果につながる可能性さえあるからである。

新たに加わった仲間グループの影響

直接的モデリングの影響

　バンデューラ（1977）は，相当早い時期から，行動は直接的モデリングによって大きく影響される，ということを主張してきた。人間はしばしば，外的な随伴性がなくとも，他者の行動を模倣してしまう。たとえば，感情的苦痛を軽減したり，社会的に強化されたりする効果が期待できない場

合であっても，つい仲間の自傷を模倣してしまう，という若者は確かに存在するのである。

　バーマンとウォーリー（2003）は，伝染による攻撃的行動の誘発に関する理論を検証するために，興味深い実験を行っている。彼らは，実験室条件における症例対照研究のデザインで，自己攻撃モデルが他者の自己攻撃行動に与える影響を検証した。具体的には，94名の成人に対して，架空の敵と競うなかで自己にショックを与える，という反応時間課題を与えた。そのなかで，参加者に対して，衝撃の程度を強めていく敵（自己攻撃モデル）と，一定して軽い衝撃を与える敵（非自己攻撃モデル）を提示した。その結果，両方のモデル条件において，参加者は敵が自己に与えたショックに注意を向け，観察したモデルが自身に与えたのと同じ衝撃をみずからも自身に対する衝撃として選択することがわかった。このことは，社会情報が自己攻撃行動の表現に影響をおよぼすことを示唆している。

　こうした知見を踏まえると，グループ内で自傷が伝染する理由の一つとして，直接的なモデリングの影響を無視できないことがわかる。実際，複数の若者は私に次のように話してくれている。「友だちがやるのをみたから，『なんてことをするんだろう。どれ，自分も一つ試してみようか』と思ったんです」。こうした青年たちは，自分を傷つける行動に付随する出来事に無頓着なのである。

脱抑制

　伝染発生の二つ目の要因は，脱抑制である。これは，ある人の自傷行動が，別の人の自傷に対する抑制力を減少または消失させる，という現象を意味する。このような現象は，ときにきわめて明確なかたちをとって出現することがある。たとえば，ある人が別の人に，「ほら，やってみなよ，気に入ると思うから」と声をかけるといったものがそれにあたる。反対に，もう少し間接的に観察を通じて生じる場合もある。たとえば，「彼女の腕に傷跡があるのをみて，彼女にできるのなら自分にもできるだろう，と思ったんです。だって彼女は特に根性のあるタイプってわけじゃなかったし……」などという場合がそれにあたる。

仲間同士の競争

　自傷する若者のグループでは，競争が生まれることがある。使う道具の種類，身体的ダメージの多さ，傷の異形のひどさ，傷口の多少，暴行を加えた身体部位などで，相手より上に立とうとするのである。このような場合，自己防衛という人間の本能が覆され，極端な行動がはびこるようになる。もっとも多い例が，「度胸試し」としておたがいの腕に火のついた煙草を押しつける行為である。「ギブアップ」せず，もっとも痛みに耐えた者が「勝者」となる。そして，たとえ短期間にすぎないとはいえ，もっともタフで勇気ある者という地位を手にすることなるのである。

▌仲間内でのヒエラルキーが持つ役割

　伝染を理解する際には，行動に影響をおよぼす仲間内でのヒエラルキーという観点も忘れてはならない。マシューズ（1968），ロスとマッケイ（1979），そしてローゼンと私（Walsh & Rosen, 1988）は，「地位の高い扇動者」がグループ内における自傷の拡散に影響を与えることを指摘している。このような影響がグループ内で働いているかどうかを評価する際に，図20.1に示すようなソシオグラムを作るという方法がある。ローゼンとウォルシュ（1989）が論じているように，図内のそれぞれ

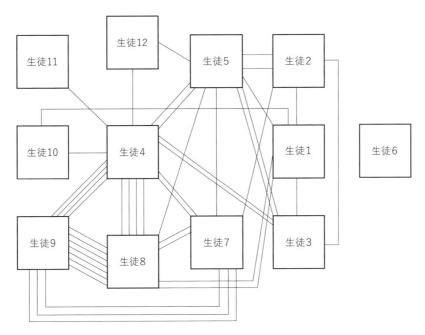

図20.1　10カ月間にわたる自傷の伝染を図示したソシオグラム

の枠が示すのは，特殊支援学校に入学して10カ月の期間中に自傷をした生徒である。この研究では，「伝染エピソード」を，24時間以内に2名以上が自傷をした場合と定義している。こうしたエピソードが発生すると，ソシオグラム上でその2人の学生を線でつなぐ。図20.1からわかるように，生徒8と生徒9が，10カ月間で6回と，もっとも伝染エピソードを共有している。

　自傷の同時発生は偶然である場合もあるが，くりかえし起こるようなら，対人関係因子が働いていると私たちは考える。生徒たちと行った面接でも，この結論は裏付けられた。たとえば，生徒4と生徒7によると，生徒8と生徒9のことをもっとも尊敬しており，「彼らとつるみたい」ということであった。生徒4と生徒7は，生徒8と生徒9が彼らの環境にもたらす「刺激」が面白いといい，「あの人たちといっしょにいると退屈しないんです。スタッフの人たちをすごく怒らせたりして！」といった。また生徒4と生徒7は，自傷をすると生徒8と生徒9が注目してくれるともいった。この期間中，生徒4と生徒7は彼らに受け入れられていると感じ，また，グループ全体でも重要視されていると感じたそうであった。

　仲間グループのソシオグラムを作成し，自傷する人のデブリーフィングを行うことによって，グループ内で元も地位が高く影響力の強い人物が判明する。その判明した人を介入のターゲットにすることで，援助者は伝染を管理し抑えることが可能になる。タイミネンら（1998）は，このソシオグラムの技法を使って青年入院患者の研究を行った。

　ロスとマッケイ（1979）も同様の方法を使い，歴史上おそらくもっとも広範に伝染が拡大した事態の打開を試みた。彼らの研究により，カナダのある女子少年院では，収監されていた少女の86％（136名中117名）が1回以上自身の身体を傷つけたことがあることが明らかになった。ロスとマッケイによると，この学校の運営者は，随伴性の操作など，あらゆる方法を使ってこの伝染を鎮めようとしたそうである。より魅力的な報奨を与えたり，より重い罰を与えたりしても，功を奏さなかっ

たばかりか，伝染は悪化した。仲間グループの地位の高いリーダーたちをスタッフ側に「引き入れる」という決断をして，ようやく成功に結び付いた。仲間内のリーダーらの協力を得ると，伝染エピソードは大幅に減少した。

グループとしての結束への欲求

　グループ内で自傷へと向かう気運が生じるもう一つの理由は，「結束したい」という欲求である。みずからの身体を切ったり焼いたりして傷つける人たちのあいだには特別な結び付きがある，と語る自傷者は少なくない。こうした結束は，開放的でもあり，排他的でもある。自傷という問題を共有する者たちは，大半の人にはできない一歩を踏み出した者たちである。このような同志の「クラブ」に入ったメンバーは，激しく，危険で，深い独特の体験を共有していると感じられる。肌を切り裂くときの感覚，流血への対処法，傷口の処置についてくわしく情報交換し合ったりする。こうした会話によって，排他的な親密さが育まれる。そこには，自傷したことがない人には加われない。自傷の伝染エピソードの一翼を担う人たちは，直感的なレベルでおたがいの痛みを理解できると信じている。「自傷者ほど他の自傷する者のことを理解できる者はいない」とか，自傷する者同士ほど共感的な支援を提供できる者はいない，などという。

　伝染エピソードの発生時には，興奮がエスカレートしていく感覚が生じる。グループ内における人たちは，他の手段ではなしとげられないような親密さと高揚感とを得る。伝染エピソードは圧倒的な爽快感をもたらすが，それは爽快感が途切れ，「クラッシュ」と呼ばれる虚脱状態を呈すると終わってしまう。自傷の伝染では，持続的で安定した，本当の意味での親密さを得ることはできない。

自傷伝染の事例

　ここまで論じてきたような個人間の精神力動は，以下に示す事例のなかに数多く見出すことができるだろう。

　数年前，私は，大学のラクロスチームのキャプテンを務めていた女性の治療を担当した。当時私は，他のチームメンバーの治療にあたっていた同僚セラピストと一緒にオンコール勤務も務めていた。この同僚の不在時は私が彼のクライエントの「バックアップ」セラピストであったため，結果的に私はこのクライエントの状況を知ることになった。2人のクライエントを通して，私はこのラクロスチームの5名の女性が関与していた持続的な伝染現象について知った。この女性たちは非常に強烈な人間関係にあり，その関係性は性的なものから非常に親密でパーソナルなものまで幅広く，激しい意見の不一致や人間関係の破綻が起こっていた。

　このグループの心理的苦悩の主な測定手段となったのは，自傷の頻度と深刻さであった。5人の女性は全員大学生活のいずれかの時点で自傷した経験があった。私のクライエントにいたっては何百回と自傷を行っていた。自己破壊的行動の点において，彼女はこのグループの最大のリーダーであった。他のメンバーの自傷率は，2，3回～50回（同僚のクライエント）であった。

　私のクライエントであったＯさんの治療初期，このグループで伝染エピソードが発生した。ラクロスチームが試合に負けた後，自傷がこのグループ内で群発したのである。このチームは前シーズ

ンによい記録を残しており，前シーズンからの継続選手も多かったため，シーズン開始当初から大きく期待されていた。しかし，チームは最初の4試合すべてで負けた。なかでも，明らかに自分たちより弱い相手チームに負けた3試合目は，彼女らを深刻に落胆させた。

この負け試合後の夜，Oさんは自分の前腕を8回切り，次にふくらはぎを数回切った。自傷行為の直後，彼女は寮の階下に降りていって，チームメイトのひとりがいる部屋に入った（モデリングの影響）。そのチームメイトは，友人の四肢を血が流れるのを見て息をのみ，「いったい何をしたの!?」といった。Oさんは，「もうたくさんなのよ！　このチームは最悪だし，記録も最悪だ，なによりも私自身が最悪なの！」といった（この発言は，Oさんが明らかにチーム随一の選手である，という事実に反する）。それからOさんは涙を流したそうだが，後に私に，「何分間も泣きつづけて馬鹿みたいだった」といった（コミュニケーションスキルの欠如）。Oさんが怒りをぶちまけた相手の女性はZさんといい，自傷経験はグループ内で2番目に多かった。私の同僚との治療を開始して以来Zさんは数カ月間自傷をしていなかった。しかし，その夜，Zさんは自身の前腕を4回切った。後に彼女が私の同僚に話したところによると，「あんなにたくさんの血を見て，泣き声を聞いていると，堪えられなくなったんです。もう自分を抑えられなくなりました」ということであった（脱抑制）。

次にZさんはOさんと他のチームメンバーに，自分が自傷したことを知らせた。Oさんは，自分のせいでZさんが再発を起こしたのだと思い罪悪感を持ち，ふたたびその日の午後に複数回自分の皮膚を切った（制限あるコミュニケーションスキル，競争，結束したいという欲求？）。Zさんが自傷したことを伝えたもうひとりの人物であるXさんはすぐに，「Oさんが狂ったみたいに自分の皮膚を切っている」とグループの別の2人のメンバーに教えた。Xさんとその2人のメンバーは，Oさんのもとへとやってきて，手放しで心配した。彼女たちはOさんに花を贈り，ランチに連れ出した。これらの支援のおかげでOさんは落ち着くことができたようにみえた。そしてOさんは，強く支援してくれたチームメイトたちと，過度な時間をいっしょに過ごすようになった（結束達成）。

まもなく，Zさんは無視されていると感じはじめた。この新しい，強固なグループから「締め出されている」と感じ，自分が何か悪いことをしたのかと思うようになった。この孤立感への反応として，Zさんはさらに何度か自分の皮膚を切り，その出来事をXさんと2人のチームメイトにしっかりと知らせた（コミュニケーションスキルの欠如，不足している資源をめぐる競争）。するとこのグループの関心がZさんへと戻った。チームメンバーのひとりが，「ストレスを感じている」Zさんにマッサージを行った。別のメンバーは，「切る行為を止められるように」と，Zさんに夕食をふるまった。

最終的に，Xさんと，もっとも自傷経験が少なかった（2，3回）2人のチームメンバーは，一緒に自身の腕をひっかくようになった（脱抑制，コミュニケーションスキルの欠如，不足している資源をめぐる競争，結束したいという欲求）。OさんとZさんに向けられている支援に圧倒されたのだと，彼女たちは報告した。彼女たちはグループでは地位の低い方だったにもかかわらず，この行動のおかげでグループの関心は短期的に彼らのニーズに向けられた（結束達成）。

Oさんが別の自傷行為を行ったことで，このエピソードは終わった。上記のさまざまな騒動に反応したOさんは，さらに深く自分の皮膚を切り，左腕を11針も縫うことになった（脱抑制，競争）。この自傷行為によって引き起こされたダメージの大きさにショックを受けたグループのメンバーたちは，一連の自傷行為を止めたのであった。それから数週間，自傷行為は起こらなかった。

不思議なことに，この伝染エピソード以後，ラクロスチームの記録は伸びた。ひとりの女性が次の

ようにいった。「切ることはよいことではありませんでしたが，そのおかげで私たちは一つになれたんです。あれ以降私たちはとても親密になり，チームとしてよいプレイができるようになりました」

伝染に関するその他の異常な問題

偽伝染エピソード

「偽伝染」エピソードというものが起こることも（まれに）ある。この場合，個人間ではなく，平行して偶然生じた個人的なジレンマによって，グループ内でいっせいに自傷が発生する。たとえば，好きな先生やスタッフの異動を知った仲間グループがあるとする。このグループに結束がなければ，グループの各メンバーは，それぞれ別々に，この喪失に対する感情的苦痛を体験する。こうしたグループの場合，喪失に関する共通の体験についてコミュニケーションが交わされない。しかし，ひとたび偽伝染エピソードが起こると，個々の者が共通のトリガーに反応して同時に自傷を開始する。このエピソードは個人間における伝染現象のようにみえるが，実はそうではない。これは，別々に起こった一連の出来事が，たまたま平行して同時に起こっているだけである。

電子的コミュニケーションによる伝染エピソード

比較的最近の現象として，一度も会ったことのない人同士のあいだで起こる伝染エピソードがある。これは，インターネット上の掲示板，チャットルーム，テキストメッセージ，YouTube，ウェブサイトといった電子的コミュニケーションメディアの存在により起こるようになった現象である。私自身，自傷に関するチャットルームやFacebookページに頻繁に参加していたクライエントに対して心理療法を実施した経験が何度かある。他にも，自分の身体を切るところを撮影した動画をYouTubeで頻繁に閲覧する者もいる（Lewis et al., 2011）。すでに論じてきた伝染のメカニズムは，ほぼすべて電子的環境においても同様の影響をおよぼすことが可能である。こうした環境のメンバーは，自傷に関する事柄を開示することにより，強い感情を相手に伝えたり（例：「二日間も私からのメッセージを無視するなんて信じられない！　おかげで自分の身体を切ってしまった」），他者に強制したり（例：「あなたの助けがなければ私は自分の身体を切ってしまう」），他者のモデルとなったり（例：「私はいつも画材用ナイフを使うんです。正確に切れるから」），他者と競争したり（例：「あなたが今日切ったということを知ったいま，私もしないではいられない」）する。こうした環境では序列も生じ，一番強い「信念」を持って自傷する者がもっとも地位が高くなる。自傷する者のなかには，自傷に関するウェブサイトを作る者までいる。その多くは，他者を支援し助けるためにこうしたウェブサイトを作ったと主張するが，そうしたサイトの多くは，治療的なものではなく，トリガーになるようなものが多い。

このような電子的に発生する伝染エピソードのもっとも特異な点は，実際には一度も会ったことのない人たちのあいだで生じる，ということであろう。メンバーたちは，おたがいが打ちあける自傷が，正確であり真実であると信じているようである。しかし，その自傷が本当に起こったことかどうかを知ることはできないし（写真という「証拠」があったとしても），それは鮮明な想像力を持つ人の創造であるかもしれない。このような承認の欠如は，電子コミュニケーション以前の，実際に会うことのできるグループでは不可能なことであったといえるであろう。

▌結　論

- 自傷の伝染に関する複雑な因子を理解しようとする際の最終的な目標は，管理方法と予防方法を知ることである
- 自傷の伝染は，社会的コミュニケーションスキルが未発達であること，そして仲間によるモデリングである。これは，主に青年期の若者と若年成人に起こる
- 伝染エピソードを理解するためには，意図せず生じるポジティブな社会的強化子とネガティブな社会的強化子を注意深く観察することが必要である
- 最近では，インターネットが自傷の伝染の主な一因となっている。自傷のアセスメントにおいて，専門家は，自傷する者の人間関係だけでなく，インターネットの影響も検討する必要がある（例：自傷に関するウェブサイト，チャットルーム，YouTube動画）

　次章では，自傷への対処として公立学校が用いるプロトコルを紹介する。このプロトコルの目的の一つは，学校というセッティングにおける自傷の伝染を予防することである。

第21章
学校セッティングにおける
自傷に対処するためのプロトコル

　2006年，本書の第1版刊行以後，本章でとりあげる学校用プログラムは，スクリーニング・フォー・メンタルヘルスとブリッジ・オブ・セントラル・マサチューセッツとが共同開発した自傷予防プログラムで取り入れられてきた（Jacobs, Walsh, & Pigeon, 2009）。このプログラムは次の二つの要素で構成されている。(1) 学校スタッフ用のマニュアルおよび教育DVD（以下で挙げるプロトコルが含まれている），(2) 高校生用教育DVDおよびディスカッションガイドである。生徒用DVDは三つの章から構成されており，若い俳優が，仲間内における自傷に関するジレンマの場面を演じている。DVDには，若者に学んでほしいこととして，次の二つのメッセージが込められている。(1) 仲間の自傷に気づいたら，心配しているということを本人に伝え，責任を持って対応できる成人に教える（学校カウンセラーなど），(2) 自傷について話すことで他者にもその行動を引き起こしてしまう傾向がある（＝伝染する反社会的なメッセージとなる）ため，仲間同士で話さないようにする。

　最近私は，同僚らとともに，自傷予防プログラムの効果検証を行った（Muehlenkamp, Walsh, & McDade, 2009）。この研究では，マサチューセッツ在住の274名の青年を対象とした（平均年齢16.07歳，女性51.5％，ヨーロッパ系米国人73％）。このプログラムによる医原性効果（＝プログラム実施により自傷が誘発されること）は認められなかった。むしろこのプログラムは，学生たちの自傷に関する正確な知識を増やし，援助希求に関する肯定的な態度と意識を高める効果が認められた（Muehlenkamp, Walsh, & McDade, 2009）。加えて，その実施のしやすさから，学校職員からの評価も高かった。

　この学校用プログラムは，米国だけでなく，ドイツと日本でも採用されている。このことは，本プログラムの汎用性の高さを物語っているといえるだろう。なお，このプログラムに関する詳細についてはオンラインで入手できる（www.mentalhealthscreening.org/programs/youth-prevention-program/sosi）。

■ プログラムの概要

　21世紀以降，米国や他の国々の中学校や高校では生徒の自傷が急激に増加している。米国およびカナダの学校・地域サンプルでは，青年期の若者における生涯自傷経験率は平均15〜20％と推定されている（Heath et al., 2009）。こうした状況は，自傷への対処に不慣れな学校職員を混乱させ，過剰な警戒心を引き起こす。それはある意味で当然のことである。というのも，学校とは，つまるところは学習施設であって精神保健施設ではないからである。

学校職員が自傷に効果的に反応できるようになるには，ここで紹介するプロトコルのような系統的なアプローチが必要になってくる。このプロトコルが十分に効果を発揮するには，まずは数時間におよぶスタッフのトレーニングが必要である。トレーニングにおいては，少なくとも以下のことを身につける必要がある。

1．学校職員はまず，直接的に自分を傷つける行為や間接的に自分を傷つける行為（第3章）など，さまざまな自己破壊的行動について学ぶ必要がある。学校職員は最前線でアセスメントを行わなければならないことから，自己破壊的行動のすべてのスペクトラムを理解し，生徒に適切に質問できるようでなくてはならない。そのためには，主要な症候（例：自傷，物質乱用，摂食障害）はもとより，直接的および間接的に自分を傷つける行為（第3章，図3.2参照）のあらゆる様式に関しても質問する必要がある。それによって，その生徒に複数の自己破壊的行動があるかどうかを判断し，もしもあった場合には，即時的な介入を要する危機にあるかどうかを判断しなければならない。多くの学校では，予備的アセスメントはソーシャルワーカーや心理士が行うものと想定されているが，最初の連絡窓口となるのは進路相談カウンセラーや養護教諭，ときには教頭や校長である場合もある。

2．学校職員は，自傷と自殺行為を区別するためのトレーニングを受ける必要がある（第1章，第2章）。そこでは，いずれの行動が自殺的なもの（例：銃の使用，過量服薬，首吊り，高所からの飛び降り，服毒）で，いずれの行動が自傷（例：みずからの身体を切る，焼く，削る，殴る，噛む，傷口をむしるといった行為の大多数）であるかを学ぶ。前者の行動は致死性の高い手段・方法であるが，後者の場合には致死性は低い。そのことを学校職員は知っておく必要がある。学校職員では自傷と自殺企図の違いを明確に判断できない場合は，必ずメンタルヘルスの専門家に判断を任せるべきである。

3．また，学校職員は，自傷のなかには迅速に精神科救急サービスによるアセスメントにつなげなければならないものもあることを理解しておかねばならない。たとえば，皮膚組織に大きな身体損傷があり，治療（縫合など）を要する場合，あるいは，顔，目，胸，性器などに身体損傷がある場合である（第9章参照）。

4．学校職員は，身体改造（例：専門家によって施されるタトゥやボディピアス）は自傷と同じではない，ということを認識しなければならない（第5章）。

5．学校職員は，よくみられる種類の自傷には，謙虚で冷静なふるまい，そして敬意ある好奇心（第7章）を用いて反応するのが最善の方法である，ということを学ばねばならない。ヒステリック反応してはならないが，かといって，突き放したり，軽視したり，「よくあること」であるかのように反応してもいけない。

6．学校職員は，自傷は複雑な現象であり，生物学的，環境的，心理的要因が組み合わさって生じるものである，ということを理解せねばならない。そして，これらのさまざまな要因に対処することで，自傷行動を除去しなければならない（第6章）。なお，その治療には時間を要する場合がほとんどである。したがって，学校職員は，その行動がすぐに消失する，などといった期待をすべきではない。その意味では，「完全に自傷が止められるまでは復学できない」などといった要求は，あまりにも非現実的なことである。

学校職員が，以上のような多様なテーマに関するトレーニングを修了したら，ようやくその学校

は，自傷に対処するためのプロトコルを実施する準備が整ったということになる。そして，書面として しっかりと定められたプロトコルがあることが，学校職員が，系統的かつ戦略的に自傷に対処 するうえでのメリットとなる。生徒や親にとっても，プロトコルの存在は安心材料となろう。

　ここで紹介するプロトコルは，多くの学校現場で効果的に利用されてきた。しかし，すべての学 校に適用可能な「ひな形」というわけではない。独自のプロトコルの構成内容を最終的に決めるの は，それぞれの学校である。構成内容は，それぞれの教育文化および環境に応じたものでなくては ならない。下記のプロトコルに，自傷をはじめとする自己破壊的行動のアセスメントと対処の手順 をみることができる。学校職員の責任および，生徒とその家族に対して行うべきやり取りが描写さ れている。

▌自己破壊的行動への対処プロトコル

1. いずれの学校職員も，生徒が以下の行動のいずれかを呈した場合は，迅速に，指定の担当 者（例：学校のソーシャルワーカー，進路相談カウンセラー，心理士，保健師）に連絡し なければならない。

    a. 自殺に関する話題，脅し，「冗談」，ノートなどへの書き込み，詩，その他の手記，芸 術作品，携帯メール，インターネットへの投稿，その他自殺に関するすべてのコミュ ニケーション。

    b. 手首，腕，身体を切る，引っかく，焼く，殴るといった行為，傷口をむしる行為，自 分で手荒く彫り込んだタトゥ，ひどい抜毛行為，過剰な事故多発などの自傷行為。

       注：この種の自傷は，通常，自殺を意図したものではなく，死にいたる可能性は少な い。しかし，重篤な心理的苦悩のあらわれであり，可能なかぎり迅速に専門的なアセ スメントおよび治療が必要である。

    c. 自己誘発性嘔吐，持続的な断食，持続的かつ大幅な体重の増減，ダイエット用錠剤や 下剤の使用といった摂食障害の行動。

    d. 以下のような危険行為に関する情報開示。
       • 身体的危険（例：高速で行き交う車のあいだを歩く，高い鉄道橋を歩く，屋上のへ りを歩く）
       • 状況的危険（例：見ず知らずの人の車に乗り込む，危険区域を夜遅くひとりで歩く）
       • 性的危険（例：複数の性的パートナーを持つ，見ず知らずの人と避妊せずセックス をする）

    e. 青年期の若者が試すような「普通の」量を超えており，物質乱用や依存症が疑われる ような物質使用（例：登校前の薬物使用，週複数回の飲酒やマリファナ喫煙）。

    f. 処方した医師の許可なく服薬を中断する。

    g. 制御不能なほど泣く，爆発的な怒り，頻繁なけんか，小さな出来事への過剰反応，深 刻な孤立，非常に悪い衛生状態など，深刻な感情的苦悩または調節不全を示すような 行動。

2. 上記のような行動に関する情報を受け取った学校のソーシャルワーカー，スクールカウンセラー，養護教諭は，慎重に生徒に連絡をとり，内密で調査する希望があれば，ソーシャルワーカー，スクールカウンセラー，養護教諭は，連絡をした学校職員の身柄を秘密にする。

　生徒本人，仲間，学校職員との面接で得られる情報にもとづいて生じる結果には，三つの可能性がある。

a. その出来事は深刻なものではない，またはすでに解決済みである，もしくはその両方である場合，生徒との面接以上の行動は起こさない。ふたたび苦悩を抱えることがあれば，ソーシャルワーカー，スクールカウンセラー，養護教諭に連絡をとるよう，生徒本人に促す。

　　注：ソーシャルワーカー，スクールカウンセラー，養護教諭に連絡をとった学校職員には，守秘義務の範囲内で，できるだけ早くこの結果を知らせる。このようにフィードバックの輪を保つことで，連絡をとった学校職員の報告が介入につながったと知らせることになる，という点で重要である。

b. もしもその出来事は重要であるとみなされ，さらなる介入が必要とされる場合には，その子どもの親または保護者に，ソーシャルワーカー，スクールカウンセラー，養護教諭からすぐに電話をかけ，概要を伝えなくてはならない。その際，生徒本人には電話をかけることを事前に伝えておく。保護者に電話をかけるのは，生徒を十分な支援，保護，援助しやすくする目的があることを説明する。ソーシャルワーカーもしくは養護教諭は，懲罰が目的で電話をするのではないということを強調しなければならない。また，可能であれば，コミュニケーションの内容を本人が認識できるよう，生徒が同席する場で親または保護者に電話をかける。

c. 上記のような自己破壊的行動を生徒が呈する場合は，生徒を援助するために可能な複数の選択肢を実行するよう，親または保護者に指示する。
   • 生徒本人と家族，またはいずれかのために外来カウンセリングの受診を開始する
   • 重篤な認知障害または気分障害のための向精神薬を探す（例：うつ病，OCD などの不安症／不安障害，思考障害）
   • 学校セッティングのなかで，教育に関する強化支援，カウンセリングなどを子どもが受けることに同意する
   • 生徒を支援する外部の専門家と，学校のソーシャルワーカーや養護教諭が連絡し合えるよう，学校に対して情報公開する

d. ソーシャルワーカー，スクールカウンセラー，養護教諭が専門家の支援を受けることを親または保護者に勧めた場合，親または保護者に1週間以内に再連絡し，紹介の手続きが進んでいるかどうかを尋ねる。もしも手続きが進んでいないようなら，専門家への紹介を受けることの重要性と，行動に移すことの重要性を強調する。何度伝えてもメンタルヘルスに関する支援を受ける手続きが進められないようなら，州の児童保護法により義務付けられているとおり，親または保護者によるネグレクトまたは虐待の報告の理由となる。

注：くりかえすが，ソーシャルワーカー，スクールカウンセラー，養護教諭に連絡を
とった学校職員には，守秘義務の範囲内で，できるだけ早くこの結果を知らせる。こ
のようにフィードバックの輪を保つことで，連絡をとった学校職員の報告が介入につ
ながったと知らせてあげることになるため，重要である。

e. その出来事が差し迫った危険がある緊急事態とみなされる場合，ソーシャルワーカー，
スクールカウンセラー，養護教諭は，地域の精神科医療機関もしくは救急医療サービ
スにおける迅速なスクリーニング，あるいは警察の介入，もしくはその両方を手配す
る。たとえば，生徒自身が，過量服薬，銃，首吊り，飛び降りなどによる自殺をその
日のうちに行うなどといった，具体的な計画を開示した場合などがそれにあたる。こ
のような場合，まずその危機に対処し，安定が確保でき次第，親または保護者に知ら
せる。

注：もう一度くりかえすが，ソーシャルワーカー，スクールカウンセラー，養護教諭
に連絡をとった学校職員には，守秘義務の範囲内で，できるだけ早くこの結果を知ら
せる。このようにフィードバックの輪を保つことで，連絡をとった学校職員の報告が
介入につながったと知らせることになり，重要な意義がある。

▎自傷のためのプロトコルの実施と活用

　ここまで紹介してきたプロトコルは，さまざまな自分を傷つける行動に対して学校職員が一貫性
ある対処をできるよう，厳密な表現で記述されている。実際，このプロトコルがどのように生かさ
れているのかを理解してもらうために，以下にわかりやすい実例を挙げておきたい。

　エイミーは14歳であった。ある日エイミーの友人のベスが，学校のソーシャルワーカーである
ジェームス氏に，エイミーがみずからの身体を切っていることを涙ながらに打ちあけた。ベスは
ジェームス氏に，だれにもいわないと約束したのにエイミーが身体を切っていることを話してしまっ
たことに罪悪感を覚えていると語った。しかしベスは，「自殺企図」によって友人であるエイミーが
死んでしまうのではないかと怖くなり，「これ以上秘密にはしておけない」と思ったという。ソー
シャルワーカーはベスに対して，彼女のしたことは正しいことだと保証した。そして，身体を切る
行為は通常は死にはいたらないが，そこには深刻な苦悩があることを意味する行動なのだ，とベス
に教えた。ジェームス氏は，ここからは自分が責任を引き継ぎ，エイミーが支援を得られるように
する，とベスに伝えた。また，ベスとエイミーの友情を守るために，情報源は知られないようにす
るとベスに約束した。
　1時間もしないうちにジェームス氏は休み時間にエイミーに声をかけ，話をしたいと申し出た。
「心配しないで！　何か問題を起こしたわけじゃないんだから！」と冗談めかしていうと，エイミー
は，「何も悪いことはしていない」と保証されたことで安心したようであった。ジェームス氏は彼の
オフィスで，穏やかに，「あなたが自分の身体を切っていることを知った」とエイミーに話した。エ
イミーは涙を流して，「だれがいったんですか？」と尋ねた。ジェームス氏は，「重要なのはだれが

いったかではない。あなたが自分を傷つける行為をしているという事実が重要だよ」といった。そして，彼女の切る行為がどのような特徴を持っているのか，アセスメントを開始した。その結果，エイミーは左前腕と左脚を「約3カ月間」切っていることがわかった。腕の傷を見せてもらったところ，皮膚組織の損傷は軽度であり，傷の数も10以下であることがわかり，ジェームス氏は安心した。エイミーいわく，脚の傷も「腕と同じくらいだけど，数はもっと少ない」ということであった。ジェームス氏の予備的アセスメントによると，エイミーの自傷はよくみられる程度の致死性の低い種類のものであり，精神科救急サービスへの紹介を要するものではなかった。

　ジェームス氏はさらに非系統的なアセスメントを行った。その結果，エイミーはこれ以外の方法で自分を傷つけることはしておらず，過去も現在も自殺の計画は持っておらず，危険行動をとってもいないということがわかった。エイミーの報告によると，週末にマリファナ喫煙やビール飲酒をすることはあるが，そうした物質使用は頻繁ではないということであった。摂食障害についてはエイミー本人が否定し，向精神薬も服用していなかった。

　この情報から，ジェームス氏は，差し迫った危険はないが，自傷のための外来支援が必要であると結論付けた。ジェームス氏が次にとる行動は，切る行為に対する支援をエイミーに得させるために母親に連絡することであった。

　母親との電話では，ジェームス氏はプロトコルに従って話を進めた。母親との会話では，最初に，懲罰を要する問題があったから連絡をしているわけではないこと，しかし，ここ3カ月ほどカミソリで腕や脚を切っていることがわかったことを説明した。母親はこの情報にショックを受け，「なぜ娘は自殺しようとしているんでしょうか？」といった。ジェームスは母親を安心させるために，自傷は，通常，自殺とはほとんど関係がないが，深刻な感情的苦悩を示唆するものであると説明した。またジェームス氏は，残念ながら切る行為は最近の十代の若者のあいだで比較的一般的な問題になっている，とも説明した。次にジェームス氏は，この問題に関する支援を娘に得させるために，外来カウンセリングを受けるつもりはあるかどうか，母親に尋ねた。また，薬に関するアセスメントを受けることも勧めた。エイミーの母親は，それらの提案にすぐに従うと肯定的に答えた。ジェームス氏は次に，地元のカウンセラー3人の名前と電話番号を提供した。これらのカウンセラーは全員精神科医と提携している人たちであった。そして，予約がとれたら電話をくれるよう母親に頼んだ。母親は同意し，電話は終わった。

　「大きな隠しごとがばれて」しまったが，幸い「母親は怒っていない」ことに，エイミーは安堵した様子であった。ジェームスはエイミーに，明日様子を見にいくからねと伝え，彼女を教室に戻らせた。後日談として追記すると，母親は翌日ジェームス氏に電話をかけてきて，心理療法の予約が3日後にとれたこと，そのセラピストが薬物療法の要否に関して精神科医とも相談できるように手配してくれるつもりだと語った。ジェームスは，エイミーの今後の治療状況をモニタリングするために，今後も連絡をとりあうことを母親と約束した。

　もちろん，この実例ほどスムーズにことが進む場合ばかりではない。家族の反応には大きな差がある。親や保護者のなかには，「注目されたいだけ」，とか「ちょっとしたきまぐれ」などと主張して真剣に受けとらない者もいる。このような場合，もっと思いやりを持って敏感に対処するよう，彼ら自身にカウンセリングが必要である。また，「非行」「家族の恥さらし」などといって子どもに激昂するなど，極端な反応をする親や保護者もいる。このような反応をする場合は，他になにか家

族の問題があり，外来家族療法などで対処が必要なこともある。学校職員はこうした家族に対して，穏やかだが確固とした態度で，「短期的なカウンセリング」を受けて「むずかしい青年期の若者」に効果的に対処する方法を学ぶことを推奨する必要がある。その際，「問題は子ども自身にある」という説明をして導入した方が，家族の防衛的な構えや，メンタルヘルス領域の専門職に対する不信感を解きほぐしやすい。

　自傷する若者のなかには，家族という資源をまったく，あるいは，ほとんど持っていない者もいる。児童養護施設，あるいは，一時保護施設を生活の拠点としている場合や，縁の薄い親戚と暮らしている場合などである。こうしたケースでは，学校が率先して，本人のためにメンタルヘルスサービスを探してあげる必要がある。地元のメンタルクリニックから配属されたメンタルヘルスの臨床家が校内にいる場合もあるだろう。こうしたサービスへの支払いは，第三者保険会社より請求される。こうした資源は，フォローアップケアの手配を担ってくれる家族を持たない生徒にとっては，重要な支援資源である。

▌伝染のマネジメントと予防

　学校が直面するもう一つの一般的な問題は，第20章で述べた，自傷の異常発生または伝染である。これは，知り合い同士の生徒が，短期間のうちに同時に自傷行為におよぶという現象を意味している。こうした生徒は自傷について頻繁に話をするため，おたがいの自傷を誘発し合っていることが少なくない。このような状況では，伝染は即時的かつ直接的に起こりうる。つまり，おたがいがいる場所で自傷を行うのである。仲間同士で同じ道具ややり方を用いたり，ときには順番に自傷をし合ったりすることもある。

　第20章に記したように，若者同士が自傷を誘発し合う理由としては次のようなものがある。(1)自傷行為は結束感を生む（例：ある十代の若者は次のようにいった。「自分の身体を切る人たちのあいだには特別な絆がある」），(2)自傷行為には強力なコミュニケーションとしての一面がある（例：「あれほど何度も自分の身体を切るなんて，彼女の動揺は相当なものであったにちがいない」），(3)自傷行為は，インパクトが強く挑発的である（例：「自傷することで両親をビビらせることができる」），(4)自傷行為は，大人によって意図しないうちに強化されてしまうことがある（例：「私がどれほどつらい思いをしているか，ようやく親が信じてくれた」）。

　学校職員は，伝染のリスクを最小限に抑えるため，主に三つの介入を検討すべきである。すなわち，それは，(1)仲間グループ内での自傷に関する話題を減らす，(2)学校環境において，傷跡や傷口を他者に見せる機会を減らす，(3)いくつかの例外を除いて，自傷行為にはグループ心理療法ではなく個人カウンセリングで対処する。

仲間グループ内での自傷に関する話題を減らす

　生徒同士が自傷について話すことは，おたがいの自傷を引き起こすうえで，絶大な効果がある。若者は，傷や火傷の数や，自分を傷つける方法の重篤さを競い合う傾向がある。また，手当てをする側と手当てされる側という役割を順番に交代することもある。ある若者は私にこういった。「ぼくの友だちグループはみんなクレイジーなんですよ！　いつもだれかが自分を切っている！　そして，必ずだれか手当を必要としている人がいるんです！」

254　　第III部　特殊な主題

伝染予防には，自傷について話をしている生徒（テキストメッセージを送っている者や，インターネットに投稿している者）に対して，学校職員から，「自傷行為について話すことには仲間に自傷をさせてしまうというネガティブな影響がある」と説明するのは，ときとして有効である。自傷する生徒の側には，自傷について話すこと自体には良心の呵責がないことが多いが，他方で，それが友人を傷つける可能性があると知ると，罪悪感が生じる。その意味で，社会的良心を持つ生徒に対しては，自傷についてのコミュニケーションを減らしたり止めたりするようアプローチすることは効果的である。ひとりの若者が私に次のようにいった。「ぼくがプライベートな時間に自宅で自分の身体を切るのはぼくの勝手だけど，他の人を巻き込みたくはない」。もちろん，他者の自傷を引き起こしても気にしない，さらには「騒ぎを起こす」ことに喜びを感じさえする者もいる。このような若者が，意図的に，くりかえし他者の自傷を引き起こしている場合は，懲罰を用いて伝染を減らす必要がある。まれな事態ではあるが，学校での伝染防止に協力することを拒む生徒がいた場合には，その生徒を停学処分としなければならない場合もありうる。このような場合は，学校復帰の条件として，伝染を誘発する行動を控えるように，生徒とのあいだで書面をもって約束をとりつける必要がある。

学校で傷跡や傷口を人に見せる場面を減らす

生徒が学校内において自分の傷跡や傷口をおおっぴらに見せている場合も，同様の問題が生じる。学校というコミュニティで，傷跡を隠さず半袖のシャツ，短パン，短いスカートなどを着てくる。こうした傷跡や傷口を目にすることは，脆弱な生徒たちにとって大変トリガーになりやすい。傷口や傷跡を見せびらかす生徒がいる場合，まず本人ひとりと面接することを勧める。そして，学校内では傷跡の隠れるような衣服（アクセサリー，バンダナなど）を着用するよう直接依頼する。大きめの絆創膏でかろうじて隠す，といったかたちでは不十分である。なぜなら，その下に傷口があるのはだれの目にも明らかだからである。伝染について説明すると，ほとんどの生徒は傷跡を隠すことに同意してくれる。

同意しない生徒には，次のステップとして親に連絡をとる。学校職員から，傷口や傷跡が見えると学校というコミュニティで他の生徒の自傷を引き起こす可能性があることを説明する。生徒の選ぶ衣服を監視するよう親に支援を求める場合もある。この依頼にはたいていの親が同意してくれるため，問題は迅速に鎮まることが多い。

しかし，生徒も親も同意してくれないような場合は，より制限的な手段をとらねばならなくなる。まず親に衣類を一式準備してもらい，学校に保管しておいて，その生徒が学校に無分別な格好をしてきた日に着替えさせる。ときには，いったん帰宅させて，傷口の見えづらい格好に着替えてから学校に戻るよう指示しなければならないこともある。

グループではなく，個別の方法を用いた自傷治療

ずいぶんと昔のことになるが，私は，自傷の流行に見舞われていた中学校からコンサルテーションを求められたことがある。中学1年生の8名の知り合い同士の女子生徒たちが，数カ月間にわたって自分の皮膚を切る行為を行っていた。その女子生徒らを受け持っていたソーシャルワーカーは，彼女たちがおたがいに影響を与え合って切る行為にいたっていると信じていた。そこでソーシャルワーカーは，「切る行為をする人たちのグループ」を設置し，状況への対処を試みた。しかし，別の

女子生徒がやってきて，「どのくらい切れば，そのグループに入れますか？」と尋ねられたとき，何かがおかしいと感じたという。

　何かがおかしい，という学校のソーシャルワーカーの評価は正しかった。このソーシャルワーカーの行為は善意にもとづくものであったが，実際には自傷エピソードの伝染に非意図的に寄与してしまったのである。このスタッフに対して，私は，「切る行為をする人たちのグループ」を解散し，女子生徒らを個人心理療法に紹介するよう勧めた。ソーシャルワーカーはこの提案に従い，上述したプロトコルを忠実に実行した。1年後，この8名の女子生徒らのいずれも切る行為を行っていないという報告を受けた。

　このエピソードには，自傷の伝染予防に関する基本的な教訓がある。つまり，自傷の先行自傷，自傷行為，自傷の結果生じる影響についてオープンに話し合うことは大きなトリガーになる可能性があり，だからこそ，グループによる自傷治療はきわめて危険であることが少なくない，ということである。それよりも，個人心理療法に紹介し，置換スキル，認知療法，トラウマ解消といった具体的ニーズに焦点をあててもらう方が，はるかに効果的である。

　このルールの明らかな例外として，グループを利用して置換スキルのトレーニングを行う場合がある。この場合，グループに対して，「自傷の詳細について話し合うのは禁止」という厳格なルールを適用しなければならない。「自傷について具体的に話すことはとても重要ですが，それは，グループ心理療法ではなく個人心理療法で行わねばなりません」とメンバーに指示する必要がある。このようなグループでとりあげるべきことは，スキルの学習，練習，そして実生活への般化である。第11章で述べたように，置換スキルは自傷する若者のグループで非常に効果的に指導することが可能ではあるが，焦点は必ず，スキル獲得に保たねばならない。しかし，メンバーは自傷について話したがるため，この焦点を維持することはセラピストにとってむずかしい。グループ心理療法を成功させるには，スキルトレーニングの主題に方向をすばやく向けなおさせることが重要になってくる。このプロセスを，グループセッションの様子を描いた以下の会話で例示する。

　　　グループリーダー：みなさん，こんにちは。先週宿題として課したマインドフル呼吸法についての報告からはじめましょう。では，「マインドフル呼吸法記録カード」を持ってきた人はいるかな？

　　　メンバー1：今週は，呼吸はうまくできました。

　　　グループリーダー：すばらしい！　どんなことが起きましたか？

　　　メンバー1：4回練習したんですが，うまくいきました。切りたいと思ったときにも，一度使ったんです。

　　　グループリーダー：すばらしい！　苦痛を感じているときに呼吸法を使うことができるとよいでしょう？　役に立ちましたか？

　　　メンバー1：はい，落ち着くことができたので，切らずにすみました。

　　　メンバー2：（割って入ってきて）切りたいという衝動があるとき，呼吸法は私には役に立ちません。すごく腹が立つと，とにかく寝室へいって，それから……。

　　　グループリーダー：（すばやく手で「ストップ」というジェスチャーをして，穏やかに，しかし断固として話をさえぎる）。思い出してください。自分を傷つける行為の詳細については，グループでは話さず，個人心理療法でしっかりと検証することが大切ですね。

メンバー2：ああ，そうでした，忘れてた。

グループリーダー：（メンバー1に向き直って）では，さきほど呼吸法の活用について話しかけていたことにもどりましょうか？

　自傷を行う青年期の若者複数名のいるスキルトレーニンググループの運営には，副リーダーが必要である。主リーダーはその日のスキルトレーニングの進行を行い，副リーダーは，トリガーとなる行為の抑制や，その他の課題（苦痛を感じていそうな人がいないか，グループを見回す）に焦点をあてる。スキルトレーニングをグループで効果的に指導するためには，リーダーらが自身の役割に集中し，伝染を生みそうな脱線が起こらないよう警戒することが重要である。私の経験では，学校で運営するのがうまくいったスキルグループとしては，たとえば，自分を癒すスキル，暴力防止，デートのためのスキル，悲嘆のスキル（親の死を体験した生徒のため）などがある。自傷する若者を支援するグループでは，自分を傷つける行為の頻度の減少につながる新しいスキルを必ず教えるようにすべきである。

▌結　論

　本章では，学校セッティングにおける自傷の管理に焦点をあてた。

- 徹底的なスタッフトレーニングの内容を一通り概説した
- 生徒の自己破壊的行動に対処するためのプロトコルについても解説した
- 最後に，学校における伝染の予防・マネジメントのための具体的提案を提唱した

　伝染に関するさらに広範にわたる議論は，第18章と，とりわけ第20章を参照されたい。

第22章
窒息という危険行動
(「首絞めゲーム」)

エイミー・M・ブローシュ

　青年期の若者は，この数十年のあいだ，さまざまな危険行動を冒してきた。その一つが，ここ5年ほどのあいだ，ふたたび問題化してきた，「首絞めゲーム」である。この俗称だけ聞くと，さして危険をともなわない，一種の悪ふざけのような印象を受けるかもしれないが，必ずしもそうともいいきれないところがある。というのも，この行為の結果，深刻な事態を引き起こし，死につながってしまったケースもあるからである。最近の出版物，とりわけ医学分野における論文などでは，この行為の名称を別の用語に変えるべきである，という提言がなされるようになった。いまのところ，もっとも望ましい呼称として，「故意の自己窒息による危険行動」（SAB: Self-Asphyxial risk taking Behavior）という用語が提案されている。たいていの場合，青年期の若者は，集団でこうした行動におよんでいる。具体的には，自分自身や他者に対して，さまざまな手段を用いて一時的に脳への酸素供給を止め，それによってめまい感や「頭がスッキリする感じ」，「ハイになる」といった刺激的な体験を得ようとしている。しかしこの行動には，意識喪失以上の危険が潜んでいる。SABに参加する青年期の若者のなかには，低酸素によるけいれんを起こす者が少なくなく，一部には，脳に障害をきたしたり，誤って死亡してしまう者もいる。

　この行為による快感を得ようとして，若者たちはさまざまな方法を用いている。その一つが過換気による方法であり，次いで使われるのが，意識を失うまで首や胸に圧力をかける方法である。他にも，一瞬意識を失うまで，おたがいに「スリーパーホールド」（訳注：「裸絞め」とも呼ばれる格闘技術。相手の頸部に自身の片腕を巻きつけ，前腕と上腕で頸部を挟むことで気管や頸動脈を圧迫し，脳の低酸素状態を引き起こす技）という技をかけ合う方法もある。また，器具（ロープ，犬用の紐，ベルトなど）を使って，負傷しない程度に首を絞めてはゆるめるというのをくりかえす方法もしばしば用いられている。この行動について特に警戒すべき点は，青年期の若者のなかには，自身のこうした行為を撮影した動画や画像を，Facebook，YouTubeといったSNSに投稿する者がいることである。最近の研究で，SABを行っている青年期の若者がYouTubeに投稿した動画について調べたものがある（Linkletter, Gordon, & Dooley, 2010）。その研究では，全部で65の動画が同定されたが，そのいずれもが，2人以上の人物を撮影したものであった。全動画のうち，年齢が12～18歳と思われる人物が映っているものが半数，動画に登場する人物全員が白人系米国人であるものが72%，全員が男性であったものが90%であった。動画では，意識喪失した者全員が意識を回復していたが，登場していた若者の半数あまりが低酸素によるけいれんを起こしていた。

　米国厚生省疾病対策センター（CDC: Center for Disease Conrtol）(2008) は，独自に収集したデータにもとづいて，SABによる死亡リスクがもっとも高い群の特徴について検討している。1995～

2007年のあいだに起こった，SABによる全死亡事例の大多数は，11〜16歳の少年であった。SABによる死亡は少女より少年の方が断然多く，また，死亡した若者のほぼ全員が，死亡時にひとりであったことがわかっている。SABの経験率については，地方の方が多いとする研究が少なくとも一つはあったが（以下参照），CDC（2008）には，SABによる死亡事件は米国全土からまんべんなく報告されていると指摘している。

経験率

CDC（2008）によると，1995〜2007年のあいだにSABにより死亡した子どもおよび青年期の若者は全部で82名であった。これらの死のほとんどは2005年から2007年に報告されており，86%が男性であった。SABの経験率の推定を試みた研究はほんのわずかしかない。オンタリオ州およびテキサス州の若者を対象とした調査によると，中学生・高校生でSABをしたことがあるのは7%であり，その行為に関する知識があったのは68%であった（Macnab, Deevska, Gagnon, Cannon, & Andrew, 2009）。2008年に行われたオレゴン州十代健康調査では，州全域の8年生（日本の中学2年生に相当）の5.7%がSABをしたことがあることが明らかになった（Ramowski, Nystrom, Chaumeton, Rosenberg, & Gilchrist, 2010）。SABの経験率に男女差はなかったが，地方に暮らす若者で経験率が高かった。SABにおよぶリスクを高める他の因子には，（1）アルコールや薬物の使用，（2）メンタルヘルス関連の危険因子を少なくとも一つは持っていること（Ramowski et al., 2010）が同定されている。最後にもう一つ，米国中西部で実施された調査によると，高校生でSABを行った経験のある者の割合は16%であったという（Brausch, Decker, & Hadley, 2011）。

SABの機能

臨床家および研究者らが，自傷のトリガーとなる出来事と，自傷する者の感情状態についての研究をつづけている一方で，SABの基底にある原因と動機の検証についてはやっと端緒についたばかりというところである。医学分野以外でSABに関する情報はほとんど公表されておらず，また，情報があったとしても，せいぜい生理学的な影響や，青年期の若者にみられるSABの兆候に焦点をあてたものがかろうじてある程度である。上述のオレゴン州十代健康調査では，物質使用，メンタルヘルス問題の存在（この調査の著者らの定義によると，自殺念慮，ギャンブル，メンタルヘルスに関するニーズが満たされていない，メンタルヘルスに関する自己評価が「まあまあ」「悪い」である）といった危険因子がSABと併存する，ということが示されている（Ramowski et al., 2010）。

最近行われた研究では，高校生の大規模サンプルにおけるSABと自傷の重複の可能性を検証している（Brausch et al., 2011）。この研究では高校生を，SABと自傷の両方をしたことがある者，自傷だけをしたことがある者，SABだけをしたことがある者，いずれの行動もしたことがない者の四つのグループに分けた。統計分析によると，この四つのグループは，評価尺度上の自殺念慮と自殺行為，物質使用，摂食障害傾向に関して有意差があった。具体的には，両方の危険行動をしたことがある若者が，四つのグループのなかでもっとも自殺念慮に関する尺度得点が高かった。また，このグループは，不健康な食事と運動不足傾向が顕著であり，物質使用の経験者がもっとも多かった。要するに，この研究から，SABと自傷の両方に関与する若者は，自殺念慮と自殺企図などの危険因

子を持つ者が多い，ということが明らかにされた。

　SABとその機能に関するさらに具体的な情報を収集する必要性から，最近になってある追跡調査が行われた（Brausch, 2011）。この調査のために開発された質問紙は，自傷の発生と機能性の両方に焦点をあてた既存の自傷行為評価をもとに開発された。中西部にある州立大学の学生215名がこの質問紙に回答した。その結果，215名中18名が，自分自身または他者の首を絞める「首絞めゲーム」を少なくとも1回はしたことがあると回答した。しかも，このゲームの経験者は全員，グループでそのゲームを行っており，半数あまりの者が，そのゲームをした結果，意識を失ったことが明らかにされた。SABの頻度は1～20回で，2～4回と回答した者がもっとも多かった。SABをした年齢については，初めて行った年齢として10歳がもっとも若く，最近行った年齢として20歳がもっとも上であった。ほとんどの学生は11～15歳のあいだにSABをしたと回答した。さらに，「首絞めゲーム」の一環として他者に首を絞めてもらったり胸を押してもらったりしたと報告した学生にかぎった場合，その経験者のほとんどが意識を喪失したと回答していた。頻度は1～10回で，該当する学生のほとんどはこの行為を1～4回行ったと回答した。この行為の場合には，SAB経験者全体に比べると，年齢幅はわずかに高く，13～17歳であった。窒息という危険行為を自分で行ったにせよ他者にやってもらったにせよ，その行為が危険であるということはわかっていた，という者が大半を占め，また，この行為の動画や画像撮影はしていないことが判明した。それから，SABをする理由についてはさまざまなものがあったが，回答数の多かったものがいくつかあり，「どんな感じか知りたかった」という理由がもっとも多かった。他に比較的多くみられた回答としては，「楽しむため」，「快感やハイな気分を得るため」，「グループの一員であると感じたかったから」などがあった。この，SABに関する予備的調査の結果から，青年期の若者の多くがSABをはじめて行う理由は，好奇心，仲間からのプレッシャー，興奮を得るため，であることが確認された。もっとも，この問題に関する調査はまだはじまったばかりであり，現時点では，SABを行う動機，目的，SABの機能に関して確定的結論を導き出せるほどは，十分な情報が得られてはいないと考えるべきであろう。

▌兆　候

　SABについては，他の自分を傷つける行為に比べると，その実態や特徴についてはいまだ多くのことが知られていない状況にあるが，CDC（2008）は，親，学校職員，仲間，保健分野の援助者が警戒すべき前兆に関してはすでにいくつか同定している。若者がSABに関与している可能性を示す兆候の一つは，彼らがこの行為──いろいろ仮称や隠語があるが──について話をしていることである。たとえば，ここ数年，メディアはこの行為を「首絞めゲーム」と呼んでいるが，若者たちのあいだでは，「意識喪失ゲーム」，「スペース・モンキー」，「窒息ルーレット」，「失神ゲーム」，「ブラックアウト」，「フラットライナー」「スペース・カウボーイ」などといった名前で呼んでいる。また，充血した目，顔の皮下の点状出血，首の周りの赤い跡といった，目に見える身体的特徴から，SABをしていることがわかる場合もある。他にも，重篤な頭痛を訴える，ひとりで時間を過ごした後に失見当識の症状がみられる，といった兆候にも注意すべきであろう。さらに親からの報告のなかには，青年期の子どもがひとりで過ごす時間が顕著に増え，その子らしくない苛立ちや敵意の増加といった行動の変化によって，親が，子どもがそうした行為をしていることに気づく場合もある。ハイネックの衣服を着ること（天候にそぐわないにもかかわらず）が増える，子ども部屋に犬用の

260　　第III部　特殊な主題

鎖や紐，縄跳びなどがあるのに気づいたと報告する親もいる。ロープなどを何度も括りつけるために，ベッドの脚や家具にその痕跡が残っていることから，子どもがその行為におよんでいるのに気づくこともある。子どもの携帯電話やFacebookの投稿記事のなかに，子どもがひとりで，または，友人と一緒にSABを行っている画像や動画が見つかることもある（CDC, 2008）。

▌教育・予防・介入

　SAB以外の危険行動により生じる結果については，すでに学校のカリキュラムに組み込まれている場合もあるが（例：薬物乱用防止教育など），SABについては，学校やクリニック，あるいは，メンタルヘルス支援の専門機関で扱われることはほとんどない。近年では，SABによる事故死が新聞やその他のメディアで報じられることが増えたこともあり，かつてよりは多少認識が高まっている可能性はあるが，それでもなお，ほとんどの親はこういった行為について知らず，さらに，青年期の若者の多くはこの行為がはらむ危険性について十分に認識していない（Macnab et al., 2009）。実際，SABによって子どもを喪った親の多くは，「首絞めゲーム」という言葉をそれまでに耳にしたことはなく，まさか自分の子どもが試しているなど思いもしなかった，と語っている。明らかに，SABという行為，そしてその危険性に関する教育や啓発は依然として不十分であるといえるであろう。

　SABの予防には，親の関与と監視が大きな役割を担う。子どもの生活に密接にかかわっている親ならば，危険な記事やメディアへのアクセスを積極的に制限するはずである。たとえば専門家は，家庭に置かれているパソコンにペアレンタル・コントロールを設定し，オンラインのポルノや危険人物から子どもを保護することを強く推奨している。親ができるSABの予防として推奨されているものの一つに，YouTubeのようなサイトを感知するための監視ツールがあり，これを用いれば，「首絞めゲーム」のような動画にはアクセスできなくなる。また，携帯電話やFacebookアカウントに関しても，親子のあいだで何らかの監視のルールや合意を形成しておく必要もあろう。さらに，親や教師は，「首絞めゲーム」に名付けられた俗称（上記参照）を親と教師が学び，子どもたちがテキストメッセージやEメール，SNSでSABに言及していることがないかどうか，監視しておくことも重要である。

　わが子のSABを防ぐために親にできるもう一つの方法は，子どもの成長過程で生じてくるさまざまなデリケートな話題であっても，親子間でオープンに話し合える関係性を築いておくことである。青年期というライフステージでみられるさまざまな問題（性行動，薬物・アルコール使用，いじめなど）について，親が子どもと率直に話し合えることは，とても重要である。あるいはまた，親子で一緒にテレビを観て，番組の内容や，その番組が伝えようとしているメッセージは何か，あるいは，そのメッセージは自分たちの家庭の価値観に合っているかどうか，といったことを話し合うのも，とてもよいことである。親子間で日常的に率直に話し合う機会があり，それによってさまざまな問題を解決する習慣があれば，若者は危険を早い段階で認識できるようになり，そうした事態に対して適切に対応できるようになるだろう。現時点では「首絞めゲーム」に関してはまだ情報に乏しく，SAB予防の実践に関する研究はなされていない，という理由から，CDC（2008）も，親子が直接この行為について話し合うことを推奨してはいない。しかし，CDCによれば，親がSABという行為やその俗称，あるいはその兆候を知っており，自分の子どもがその行為におよんでいる疑いがあれば，それについて話し合うことについては推奨している。今後，経験率，危険因子，予防に関

してさらなる情報が得られ，いっそう広く知られるところとなれば，こうした推奨事項は変わってくるであろう。このことは，SABにかぎった話ではない。これまで親子間で他の危険行為がはらむ危険性について話し合ったことがあれば，仲間にSABを行っている者がいても，その子どもは仲間に巻き込まれないという選択ができる可能性が高い。事実，親のサポートと家族の強い団結力を実感できている若者は，総合的にみても危険行為におよぶ可能性が低いことが明らかにされている（Garnefski & Diekstra, 1996）。

　もう少し広い観点から，SABの危険性に関する啓発活動やSABの予防活動をするために創設された機関もある。なかでももっとも活動的な機関は，GASP（Games Adolescents Shouldn't Play：若者がやってはいけないゲーム：www.gaspinfo.com）という非営利団体である。この団体は，SABによるさまざまな被害を体験したボランティアらにより創設・運営されている。GASPが行う教育が対象としているのは，主に学校職員，親，医療関係者である。GASPは独自の教育ツールを開発しており，そのツールはウェブサイトからダウンロードしたり，メールで依頼して送ってもらったりして簡単に入手できる。そのツールのなかには，学校で活用できるパンフレットやスライドショー，あるいは，SABの危険性に関する十代向けの短い動画がある。この機関が目標としているのは，SABに関する情報を薬物乱用防止教育のカリキュラムに統合することである。というのも，薬物乱用防止教育は，すでに全米の学校機関において広く実施されているからである。さらにGASPは，全米50州とカナダのすべての州・準州でSAB予防プログラムを実施するとともに，GASP公式資格を有するトレーナー育成プログラムを策定することも目指している。

　教育において重要なのは，若者たちが信頼できる大人に危険な行動を打ちあけるように促すことである（自身が行っている場合でも，他の若者が行っている場合でも）。そうすれば，教育と介入が個人レベルで行えるようになる。同様に，若者が親に仲間のSABを打ちあけた場合，それを聞いた親は，そのSABを行っている子どもの親と話すことを検討しなければならない。また，親や教師が若者のSABを知った場合には，その若者をしっかりと監視するとともに，適切な支援サービスにつなげるようにしなければならない。

　現状では，SABに対する具体的介入をどのような方法で行うべきかといった情報は，ほとんどない状況である。ただ，最初の第一歩として重要なのは，その行動の頻度と経過，あるいは機能に関して，注意深く詳細なアセスメントを行うことである。これまでの研究から，SABは，物質乱用，自殺念慮，摂食障害の症状，その他の衝動的行動（例：Brausch et al., 2011）などと関連することがわかっている。したがって，その若者がSABや併発している他の危険行動の動機を探り，それにもとづいて適切な介入アプローチを選択するとよいだろう。たとえば，「ハイな気分になるため」にSABを行っている若者ならば，他にも物質を使用している可能性があり，物質乱用治療の枠組みを用いた介入が効果的かもしれない。また，グループへの所属感を得ることが動機となっている場合には，その根底には自尊心の問題や仲間との関係性に問題がある可能性があり，問題解決スキル，社交スキルトレーニング，自己主張トレーニング，自信の構築などが役立つかもしれない。ウォルシュの「複数様式の自己破壊的行動を呈する若者」理論にもとづけば，1種類の危険行動を行っている若者のサブグループは，別の危険行動も行っている可能性が高い（Walsh & Frost, 2005）。アドレナリンが体内をめぐる感覚を生きがいにしている人は自分が無敵であるかのように感じるもので，そうした若者にとっては，「首絞めゲーム」は単に興奮を得るための行動として機能している可能性もある。そのような若者の治療には動機付け面接を用い，危険な行動により生じる可能性のある結

果と，将来的な目標に対する影響について天秤にかけて話し合う必要があろう。なかには，危険行動を行うことが，内的苦悩の存在を示唆している可能性もある。青年期の若者による自傷は，ネガティブな気分を減らしたり，ストレス・不安といった感情を解消したりするために行われることが多い。SABと自傷との関連に関する実証的調査はまだはじまったばかりだが，予備的調査によればSABと自傷には重複がみられ，さらに，SABと自傷の両方に関与している場合は，他の危険行動におよぶリスクも高まることがわかっている。したがって，SABを行っている若者の紹介を受けた臨床家と学校職員は，自傷をはじめとする他の危険行動についても注意深くアセスメントを行うべきである。SABと自傷の両方の危険行為に関与している若者の場合，認知行動療法，問題解決技法といった，すでに自傷の治療に対する有効性が証明されている手法が役立つであろう。

■ 介入しなかった事例

　14歳のケビンは，地方の田舎町で両親，妹と暮らしていた。バスケットボールと陸上をはじめとする学校活動に参加しており，成績はつねに平均から平均より少し上を維持していた。ケビンは大人数の仲間グループに所属しており，学校外ではチームメイトと過ごすことが多かった。陸上部のメンバー数名と友人宅に泊まった翌日の土曜日の朝，ケビンは帰宅した。彼の母は，友人宅で一晩過ごしてきたとはいえあまりに疲れた様子のケビンに，どうだった，と尋ねた。ケビンはもごもごと口ごもり，自分の部屋に行った。その後，母親は，電話で友人と会話していたケビンが，YouTubeに何かを投稿したことを笑いながら話しているのを耳にした。また，「スペース・モンキー」という遊びをしたといったようにも聞こえた。後でケビンにその会話のことについて尋ねると，ケビンは肩をすくめて，なんでもないといった。「友だちとやったばかばかしい遊びだよ」。母親は，YouTubeに動画を投稿したことを注意し，今後はいっさい投稿しないようにと伝えた。

　それからの数週間，ケビンは友人たちと過ごす時間が多かったが，親とは話そうとしなかった。両親は「そういう年頃なのだろう」と考え，放っておいた。さらに数週間，家にいるときのケビンは自室で過ごす時間が増え，妹や両親にキレることが多くなった。ある朝ケビンはひどい頭痛がすると母親にいい，母親は頭痛薬を飲んで休んでいるようにといった。ケビンの部屋についていった母親は，床にベルトが落ちているのに気づいた。ケビンがベルトを着用するのは特別なときだけだったので，なぜクローゼットから出したのかと尋ねた。ケビンは母親にキレ，部屋から出ていくよう荒々しく母親にいった。ここでも母親は「思春期ってそういう年頃」なのだろうと考え，彼を休ませておいた。

　数日後，ケビンの妹の学校行事から帰ってきた両親と妹は，リビングのテレビがつきっぱなしであることに気づいた。しかしケビンはどこにもおらず，コーヒーテーブルに置いてあったノートパソコンの画面には複数のサイトが開かれていた。呼んでも返事のないケビンの様子を見に，両親は彼の部屋に行った。そこで彼らは，ベッドの脚につないだベルトを首に巻きつけたまま息をしていないケビンをみつけた。警察を呼んだが，無酸素状態が長すぎた。ケビンが友人たちとの集まりで「スペース・モンキー」をやっていたこと，そしてその行為をひとりでもするようになっていたことを，彼の両親は知らなかった。ケビンの携帯電話には「気を失っている」ケビンと友人らの画像があり，その画像には「ゲーム中」という文章があった。同様の画像がFacebookにも投稿されていた。彼の両親は「ゲーム」について知り驚き，また，そのような危険な行為に自分たちの息子が関

与していたことにショックを受けた。

教育と介入がなされた事例

　15歳のクリスティは，中西部の小さな町で暮らしていた。クリスティは，シャイで控えめな性格だったので，友人の数は少なかった。両親はいつも部活動に入るよう勧めていたが，彼女は部活に参加しようとはしなかった。クリスティの両親は，この数カ月，彼女がよそよそしく，引きこもりがちで，ひとり自室で過ごす時間が多くなっていることを懸念していた。娘が内向的で，自分のプライバシーとパーソナルスペースを大事にしていたことはわかっていたが，もう少し介入すべきなのではないかと悩んでいた。ある日，洗濯をしていた母親は，クリスティのジーパンのポケットに小さな紙をみつけた。最初はクリスティがよく何気なく描いている絵のようなものだろうと思ったが，よく見ると，そこには字も書かれており，どうやら「痛い」，「息が苦しい」と書いてあるようであった。その晩，母親がクリスティにその紙を見せると，クリスティは激怒した。プライバシーの侵害だといって母親を責め，絵と文字については話したくないといった。母親は心配していることを伝え，学校で問題はないかと尋ねた。クリスティは涙を流しはじめ，自室に走って戻ってしまった。

　翌日，明らかに苦悩している娘の様子について何かヒントはないかと，母親はクリスティの部屋のなかを探した。机の引き出しにカミソリの刃が何枚か入っているのをみつけ，すぐに，クリスティが自殺することを考えているのではないかと考えた。母親は，同じく十代の娘を持ち学校のカウンセラーとして働いている親しい友人に話した。この友人は自傷について母親に教え，もっと娘と話すよう促した。クリスティの母親が見つけた紙のことを話すと，友人は，「首絞めゲーム」のことを書いてあるのかもしれない，といった。クリスティの母親はその何カ月か前にニュースでその話を聞いた記憶があるが，まさか自分の娘が自傷と「ゲーム」の両方をしているのかと思うだけでも，大きなショックであった。その晩，クリスティの母親がふたたび娘に話しかけると，娘は以前より話してくれた。クリスティはふたたび涙を流しはじめ，最近ひどくストレスを感じていること，学校で女子生徒との関係で悩んでいると話した。クリスティがいうには，友人のひとりが皮膚を切ると気分がよくなるといったので自分もやってみた，というのである。また，中学時代の友人たちの集まりで，他の女子たちと一緒に「首絞めゲーム」をしたらハイな気分になったことがあり，それを思い出して，最近，何度かやってみたことも告白した。話し合いをするなかで，母親と本人とは，ストレスと圧倒的な感情に対処するために専門家の支援を受けた方がよいだろう，という結論で一致した。母親はセラピストの予約をとり，最初のセッションに2人で一緒に参加した。セラピストとの治療のなかで，クリスティは，ネガティブな感情に対処するための，より効果的な代替スキルを身につけた。

結　論

- SABまたは「首絞めゲーム」は，青年期の若者が，通常はグループで試す行動である。SABには危険な結果がともない，死にいたる可能性がある
- 事例をみると，最初はパーティーなどのグループの集まりでこの行動に出会い，その後，ひとりで行うようになることがわかっている。SABによって得られる「ハイ」な気分や「興奮」

には一種の依存性がある，と指摘する者もいる

- GASPのような活動団体では，青年期の若者，親，教師，あるいは，若者の治療・援助に携わる専門職を対象とした研修会を開催し，SABに関する教育と予防のための情報提供をはじめている

- SABに対する介入方法は，併発する他の危険行為，あるいは，その行動がどのような機能をはたしているのかによって異なる。したがって，SABを呈する若者の支援にあたっては，すべての危険行動に対する徹底的なアセスメントが必要である

第23章
異物飲み込みの理解，
マネジメント，治療

アリアナ・ペリー

　自分を傷つける行為のなかでも，異例にして驚くべき行動の一つが，異物飲み込み（FBI：Foreign-Body Ingestion）である。鉛筆，歯ブラシ，カミソリの刃，ナットやボルト，硬貨，電池，その他いろいろな物を意図的に飲み込む行為である。このFBIがもっともよくみられるのは，精神科病院・矯正施設といった強制的収容が行われるセッティングである。私（バレント・W・ウォルシュ）は，この数年のあいだ，このきわめてむずかしい問題行動を呈する者を収容する病院や刑務所から，多くのコンサルテーションの要請を受けてきた。そして，そのなかで，この問題に関する多くの先行研究や各施設の安全対策設備，さらには患者や被収容者から，実に多くのことを学んできた。

　本章では，まず，他の自分を傷つける行為と比べて，FBIにはどのような特徴があるのかについて論じられている。つづいて，FBIに関する先行研究が概観されている。その後，九つの事例について，幼少期におけるネガティブな体験と現在における臨床的特徴という観点から解説が試みられている。また，内的な感情調節から社会的・環境的な影響やコントロールにいたるまで，この行動が持つ機能についても検討されている。そして本章の最後に，FBIの予防，マネジメント，治療に関して推奨される方法について述べられる。

▌FBIの分類

　第3章では，直接的に自分を傷つける行為と，間接的に自分を傷つける行為の被害がとりあげられ，各分類における自分を傷つける行動の例が多数紹介されている。しかしFBIについては，他とは異なる特徴があり，分類するのは容易ではない。実際，「FBIは自殺行動なのか，非自殺性自傷なのか，それともまた別の形態の自分を傷つける行為なのか？」という質問を受けることは少なくない。私は次のような理由から，FBIは『非定型ではあるが，重篤な非自殺性自傷』であると考える。その理由とは，

- 意図的な自己破壊行動ではあるが，自殺の意図については，この行為におよんだ者の多くが否定している
- そうした意図に関する自己申告のとおり，FBIにより死亡する者はきわめて少ない
- 他の様式による自傷と同様，直接的に身体を傷つける結果につながる。胃炎，食道炎，胃食道逆流症（GERD）が起こる頻度がもっとも高く，また，まれにではあるが，閉塞，穿孔，腹膜炎などの深刻な結果につながることもある（American Society for Gastrointestinal Endos-

copy, 2002)。また，消化管粘膜における微視的損傷が起こる場合もある

　しかし，FBIの場合，本人や他者がその身体損傷をただちに目で確認することができないというのが特徴である。四肢や他の身体部位に傷口がただちにあらわれるものではないという点で，他のどのような様式の自傷とも違っている。その身体損傷は，何時間も，何日も，何週間も，本人にも他者にも見えないままなのである。それでもやはり，FBIは，第1章で挙げた自傷の定義に合致する。すなわち，FBIという行為は，「みずからの意思の影響下で行われる，致死性の低い身体損傷であり，その行為は，社会的に容認されるものではなく，心理的苦痛を軽減したり伝達したりするために行われる」ものである。

FBIに関する先行研究

　地域で活動するメンタルヘルス問題の専門職のなかには，その職業的なキャリアにおいて一度もFBIを呈するクライエントに遭遇しない者も少なくないだろうが，精神科病院や矯正施設に勤務する専門職の場合にとっては，この種の行為と遭遇することはそれほどまれなことではない。FBIに関しては，一つだけ総説論文があるが，そのなかでとりあげられている先行研究は大半が事例報告である。そうした事例のなかにはにわかには事実とは信じがたい，非常に極端な様式の行動もあるが，それらが事実であることは，単にクライエントから申告された情報だけでなく，十分な医学的データ（レントゲン写真や磁気共鳴画像，内視鏡検査の写真など）によって保証されている。

飲み込んだ異物の種類

　飲み込んだ異物には，驚くほどさまざまな種類がある。そのなかでも特に異例なものを以下に列挙しておく。

- 204個の実弾を飲み込んだ者（McNutt, Chambers, Dethlefsen, & Shah, 2001）
- 10〜12cmの鉄棒を5本，針を2本摂取した者（Khan & Ali, 2006）
- 腕時計を飲み込んだ者。この時計は，摂取から1カ月後に内視鏡検査を行った時点でまだ作動していた（Aggarwal & Sinha, 2006）
- レンチ，線ばね，ボタン，電灯のフィニアル，眼鏡などをはじめとする金属製の物を71個摂取した者（Slovis, Tyler-Worman, & Solightly, 1982）
- 21個以上の縫い針を摂取した女性（Nicol, 1908）
- 461枚の硬貨を飲み込んだもの（Bennett et al., 1997）
- 1927〜1929年のあいだに，釘453本，ボルト9個，ヘアピン115本，ねじ42本，種々のボタン，多数の小石，種々の金属片を摂取した，ミズーリ州の精神病院に入院していた女性（Capello, 2011）。摂取した物だけでなく，おそらくは未発達な手術技術のせいで，手術台の上で死亡した

　他にも，安全ピン（ピンが開いたもの・閉じたものの両方のタイプがある），針，押しピン，カミソリの刃，ペン，さまざまなサイズの電池，歯ブラシ，クリップ，ねじ，ボルト，釘，ワッシャー，

指輪，ペンダント，ネックレス，ヘアピン，バレッタ，ゲームの駒，ガラス片，CDやCDケースのかけら，小石，石，スプレー缶のつまみ，マットレスの通風孔，ナイフ，体温計などの物質がFBIに関する文献で報告されている。

人口動態的特徴と精神医学的診断

　異物飲み込みをする者の大半は，すでに述べたように，精神科病院入院患者や矯正施設被収容者である。大規模サンプルを用いた研究がないために，その性差はいまだ明らかにはなっていない。年齢層は主に若年成人から中年に集中しているが，十代の若者や高齢者の事例についても少数ながら報告がなされている。推定発生率に関するデータは存在しない。台湾で行われた研究では，6,112名の精神科入院患者のうち7名（サンプルの0.12％）がFBIを呈したという報告がなされている（Tsai, 1997）。また，精神科病棟（Hindley, Gordon, Newrith, & Mohan, 1999）や刑務所（Best, 1946）におけるFBIの高い発生率と伝染エピソードを報告した論文もある。私がコンサルタントを務めたある病院では，入院患者96名中6名（6％）が反復性のFBIを呈していた。オサリバンら（1996）が，36名のクライエントのうち14名（39％）がFBIを反復したと報告しているように，FBIを経年的に複数回起こす者がいると記した論文は少なくない。

　先行研究で報告されている，FBIに関連する精神医学的診断にはさまざまな種類のものがある。FBIを呈する者は，主に次の四つの診断群に該当する。それらは，発生率の高い順に，（1）BPDと反社会性パーソナリティ障害をはじめとするパーソナリティ障害，（2）大うつ病性障害または双極性障害，（3）物質使用障害や摂食障害（神経性過食症／神経性大食症で多い傾向がある），またはその両方，（4）統合失調症や他の精神病性障害である。なお，基底に発達障害が存在する者の群については，ここではとりあげない。

医学的処置と治療の流れ

　消化不可能なものを摂取したら，医学的処置が必要になるのは当然である。先行研究でもっともよく挙げられる医療的介入は（手間と危険の少ない順に），頻回のレントゲン検査の実施，緩下剤の使用，腸内洗浄，内視鏡検査，開腹手術である。

　異物の80〜90％は医療的介入をしなくとも消化管を通して排出される，という報告が多い（例：Velitchkov, Grigorov, Losonoff, & Kjossev, 1996; Palta et al., 2009）。具体的には，パルタら（2009）によれば，異物の80〜90％は自然に消化管から排泄され，内視鏡検査を要するものが10〜20％，手術による診察と摘出を要するものは1％であるという。医師の多くは，医学的処置は慎重にすべきと指摘している（Tsai, 1997; Palta et al., 2009）。腸管閉塞の防止のためには異物の動きを監視する必要があり，頻回にレントゲン検査を実施することが望ましい。鋭利な物（例：ピン，針，カミソリの刃，ペン，押しピン）の場合には，塞栓，閉塞，穿孔の危険がきわめて大きい。

援助者のネガティブな反応

　FBIに対して援助者がネガティブな反応をすることが多いのは，先行研究でもくりかえし指摘されてきた。確かに，クライエントが内的苦痛への対処として意図的に異物を飲み込んだと知った専門家が，驚き，おびえたとしても，無理もないことである。またFBIは，援助者の苛立ち，共感疲労，陰性逆転移，治療阻害的行動を引き起こすことも多い（Linehan, 1993a）。「仮病」，「操作的」，

「注目されたがり」，「支配的」，「責任回避」といった軽蔑的ニュアンスを持つ言葉が使われることも少なくない。医師やその他の援助者はしばしば，FBIを呈する患者に関して，「『本物の』患者の時間を奪っている」といった不満を口にする傾向がある。あたかも自分がFBIの治療に積極的にとりくんでいるかのような口ぶりで，「手間がかかることをしやがって」と迷惑そうにいうわけである。FBIによって援助者の苛立ちがどのように増大していくのか，以下の引用で確認してみたい。

> FBIは外からみて明らかなダメージがないだけに，かえってたちが悪い……皮膚を切ったり焼いたりする行為なら患者の周りの環境にあるものを制限すればよいが，摂取できる異物をすべて取り除くことは不可能だからである……物を取り除くことができなければ，それは，あたかも「人質をとられている」ようなものである。そのため，（FBI患者の）セラピストには，その物を安全に撤去できるまではずっと不安のなかで仕事をしなければならないのである（Gitlin et al., 2007, pp.162-163）。

　援助者の感情的反応はもとより，次なるFBIの発生を防ぐには，強制的・侵入的介入が必要である。これは，決して特例的なものとしてではなく，施設の規則としてあくまでも規範的に行われることが重要であろう。FBIを完全に止めるために，援助者や矯正施設職員は，拘束，隔離，1対1（ときに2対1）のスタッフによる監視，全室・全身チェック，全所有物の没収，手で食べられる食事（食事用の道具を使わせないため）といった手段をとらねばならないことも多い。このような対応によって二次的に発生する，非意図的で，おそらく医原的な弊害については，以下のマネジメントと治療の項でとりあげるつもりである。

▌FBIに関する小規模サンプル研究

　この数年間，私たちは，FBIを呈する者に関する予備的な研究にとりくんできたが，最近，そのプロジェクトが修了した。そこから得た結果は，サンプル数があまりにも少ない（N＝9）という限界こそあったものの，得られた知見は臨床的に有用なものであった。今後の研究においては，私たちの研究で同定された変数に注目し，その知見を深めていくとよいだろう。

　この研究では，私たちは9名の参加者全員に1時間以上の面接を行った。場合によっては複数回面接を行った者もいる。各参加者の症例に関して広範な資料を確認するという作業も行った。彼らは全員州立精神科病院の長期入院患者であり，入院期間には2〜10年という幅があった。各回の入院日数は7〜30日であった。9名中8名は女性であり，全員がヨーロッパ系米国人であった。8名の女性の年齢は20〜29歳で，平均年齢は24歳であった。唯一の男性は46歳であった。彼らのIQは72〜108であったが，9名中3名に関してはIQデータが欠損していた。

幼少期のトラウマ体験

　FBIの発生に寄与した可能性のある要因を確認すべく，幼少期の経歴を調査した。すると，9名全員（100％）が幼少期に性的虐待を受けていたことがわかった。加えて，9名中6名（67％）が身体的虐待を受けていた。以上のことから，彼らが非常に問題の大きい幼少期をすごしてきたことは明らかといえた。

精神医学的診断と身体医学的診断

　彼らには，未成年の頃からはじまる長い精神障害の病歴が認められた。精神医学的診断の数は，対象ひとりあたり3～11個であった。9名中7名（78%）がPTSDと診断されており，BPD診断も同じ割合であった。加えて，9名中4名（44%）が，うつ病または双極性障害を含む気分障害と診断されていた。統合失調感情障害と統合失調症の両方もしくはいずれか一方と診断されていた者の割合も同じであった。このようなあまり一貫しない，実に複雑な診断状況を見てみると，診断にかかわった専門医が彼らの病態を理解するのに苦慮しながらも，必死に援助してきた様子が見てとれる。

　これら9名の患者は，ひとりあたり1～6個と，実に多くの身体医学的診断も受けていた。胃食道逆流症，逆流性食道炎，甲状腺機能障害，悪性貧血，狭心症，高血圧，大動脈弁閉鎖不全症，大動脈瘤，気管支喘息，慢性頭痛，軟口蓋帆・心臓・顔症候群（22q11.2欠失症候群の一種），胎児性アルコール症候群などの診断である。

FBI以外の自分を傷つける行為

　この9名の調査から，私たちは，彼らが行っていたFBI以外の自分を傷つける行為についてより深く知りたいと関心を持った。

自殺行動と攻撃的行動

　9名全員に，少なくとも一度は自殺企図があったことが明らかになった。自殺企図の回数は，ひとりあたり1～4回であった。方法は，過量服薬（9名中7名），みずからの手による絞首（9名中6名），首吊り（9名中4名），高所からの飛び降り（9名中2名），水死（1名）であった。こうした自殺行動に加えて，全員が，病院職員や他の患者に対する暴力行為におよんでいた。こうした行動があることが，援助者のFBI患者に対する陰性感情の原因となっている。飲み込み行動に加えて，自殺行動をくりかえしたり，他者に暴力を加えたりするのである。援助者が疲弊し，燃え尽き症候群に陥るのは当然といえるであろう。

非定型・非自殺性自傷

　自殺企図と攻撃性に加えて，さらに，第3章で定義した重篤型もしくは非定型自傷も呈する。重篤な自傷行為の様式としては，80針以上の縫合を要するほど皮膚を切ったり，目や顔や胸への自傷におよんだり，意図的に指の骨を折ったり，縫合糸を外して傷跡を何度も開いたり，治癒していない傷口に物を何度も押し込んだりするなどの行為が認められた。さらに，9名全員が，切る，壁に頭を打ちつける，引っかく，傷口をむしる・えぐる，自分を噛む，皮膚を焼くといった，よくみられる様式の自傷も呈していた。

間接的に自分を傷つける行為

　9名の参加者は，複数の間接的に自分を傷つける行為も行っていた。具体的には，9名中6名（67%）に物質乱用歴があり，9名中4名（44%）は摂食障害の診断を受けていた。また，9名中4名（44%）が服薬スケジュールを守らなかったり，勝手に服薬を中断したりしており，9名中2名（22%）が身体的危険や性的危険，またはその両方をともなう行動をとっていた。

以上をまとめると，これらの患者は，私たちが「複数様式の自己破壊的行動を呈する」と呼んでいる者の特徴を備えていたことになる。つまり，各人が，複数の様式による直接的・間接的に自分を傷つける行為を行っていたわけである。彼らは，文字どおり「自傷行為の歩く見本市」であった。この点については，すでに第17章でくわしく論じている。このように多様な自分を傷つける行為と攻撃性が高頻度で認められることを考えれば，援助者が大きな壁を感じ，精神的に疲弊するのは当然であろう。だからこそ，第19章に1章分を費やして，セラピストや他の援助者による反応のマネジメントというテーマをとりあげたのである。「複数様式の自己破壊的行動を呈する」者にとりくむ人たちには，思いやりとスキルフルな心構えを保つために，多様な支援とセルフケアが必要といえるであろう。

研究対象者のFBI

　当然ながら私たちは，とりわけこれらの研究対象者が行ったFBI行動に関心を持った。9名のうち2名は，FBI経験が1，2回のみであった。残りの7名のFBI経験は3～19回であった。9名の参加者のFBI経験は合計69回であった（ひとりあたり平均7.7回）。69回の異物飲み込みのうち，穿孔に至ったのは1回，内視鏡検査に至ったのは15回，胃腸瘻造設手術に至ったのは1回，腸の一部を取り除く手術は1回であった。摂取した異物は，小さな（未使用の）電池（n=7），ゲームの駒（n=5），カミソリの刃（n=3），CDの破片，削っていない鉛筆，ピン，ねじ，押しピン，石／小石，腕時計の金具（各n=2）であった。

　患者のなかには，高頻度でFBIをくりかえす者がいた。9名のうち3名は10回以上行っており，まさに慢性的な問題になっていた。摂取する異物（およびそれによる危険）の大きさはさまざまであった。医学的に深刻な問題を引き起こしかねない，鋭利な物，あるいは大きな物を飲み込んだ者もいれば，小さな物，鋭利ではない物だけを摂取する者もいた。後者の患者の場合には，FBIの医学的危険性については多少とも認識しており，深刻な胃・腸管の損傷を回避しようという意図が認められた。

病院スタッフの介入

　上述したFBIに関する先行研究が推奨しているように，病院スタッフは，FBIを予防するために，たえず集中的かつ強制的な手法を用いていた。9名の患者のうち6名（67％）は，頻繁にスタッフによる一対一の監視や行動制限を受けていた。その他にも，保護室への隔離，身体拘束，病室内の捜索（ただし，私物の没収はせず），スタッフ2名体制による監視，スプーンやフォークなどを使わず手で食べることができる食事メニューの提供などがあった。

FBIの機能

　病院においてこうした患者に関するコンサルテーションを行うなかで，私たちはFBIの機能にもっとも強い関心を抱いた。この行動におよぶことの報酬はいったい何なのか？　機能を評価するにあたって，私たちは，表23.1に示すノックとプリンスタイン（2004）の4要素モデルを使った。これらの患者におけるFBIの機能を調べるなかでもっとも驚いたのは，内的強化子より社会的強化子の方がはるかに重要である，ということであった。自傷に関する多くの研究では，自傷の主な動機は内的な感情調節にあるとされてきたが（例：Klonsky, 2007，ならびに本書前半の章参照），私たちの

表23.1　9名のFBI機能

ポジティブな自己強化子	ネガティブな自己強化子
「お腹に食べ物が入っているような感覚を得るため」	「解放感」
	「電池が中で破裂して死ねると思った」
	「皮膚を切る行為と同じ機能」
ポジティブな社会的強化子	**ネガティブな社会的強化子**
「ERに行けた人がうらやましかった」	「ここにいたくない。病院に行きたい」
「医療病棟の内視鏡が好き」	「物を飲み込むと，医務室のある棟に移送される」
「鎮静剤でハイになれるから」	「精神科病棟から医療病棟に移送された」
「自分の治療をコントロールしたい」	「肛門をとがった物でふさいでおけば，強姦されてもそいつのペニスを切り裂くことができるから」
「ロシアンルーレットのようなもので，神を侮辱する行為」	

結果はそれらとは大きく異なっていたわけである。FBIの理由として内的感情調節を挙げたのは9名中2名のみであり，しかも，それは，他の重要な理由に次ぐ二つ目の理由であった。

　FBIにおよぶ理由として患者らが共通して挙げていたのは，精神科病棟から内科病棟に移送されることを期待して，というものであった。なかには，はっきりと「内科病棟スタッフの方が精神科病棟スタッフよりも優しく親切だと考えたから」と述べる者もいた。また，「内視鏡検査が好き」，あるいは，「内視鏡検査時に投与される鎮静剤が好き」と述べる者もいた。しかし，転棟を期待する患者に共通していたのは，精神科病棟における対人関係上の――スタッフや他の患者とのあいだの――葛藤から逃れたかった，というものであった。

▎推奨されるマネジメントと治療

強制的介入に関する再評価

　私たちの研究対象者の多くは強制的介入を受けていたが，そうした介入はFBIへの対処法としては有効とはいえなかった。病棟スタッフと患者は頻繁に衝突とパワーゲームをくりかえし，そのたびにFBIや他の自分を傷つける行為が悪化する傾向がみられた。かなり高度な行動制限を受けているにもかかわらず，さまざまな自分を傷つける行動におよぶ者が後を絶たない状況であった。たとえば，異物飲み込みを防ぐために四肢を拘束されていた若い女性患者は，そのような強制的介入を意に介することなく，自分の頰の肉を口いっぱいに嚙みちぎった。彼女の伝えようとしていたメッセージはあまりにも明らかであった。「どんな方法で私をコントロールし，支配しようとしても，私は自分を傷つけることができる」。そして，彼女はそのことを見事に証明してみせたわけである。

　医療現場での強制的介入を減らす際に問題になるのは，まず病院の方針とプロトコルを変えなければならない，という点である。こうした改変を行うには施設管理者（病院長などの幹部）の許可が必要な場合が多いが，管理者というのは，事故報告や責任を追及される状況となることをたえず心配しているものである。そのような場合，施設管理者にFBIへの対応に関して職員教育を行い，病院のプロトコルを変えた方が，これまでよりも良質な治療を提供できるばかりか，最終的にはFBI

272　　第III部　特殊な主題

や他の自分を傷つける行為を減少させることもできる，ということを説得する必要がある。

　加えて，病院スタッフに対しても，こうしたむずかしいクライエントにとりくむためには多大な支援と承認が必要である。病棟責任者は，定期的なチームミーティングを開催し，スタッフの燃え尽き症候群をマネジメント，あるいは予防しなければならない。特に有益なのは，折に触れて患者の病歴をチーム内で再確認し，患者たちが生き延びてきた深刻なトラウマの歴史を思い起こしてもらうことである。患者たちは，やみくもに，あるいは，人並みのフラストレーションをともなう生活背景が原因で，「複数様式の自己破壊的行動を呈する」ようになったわけではない。むしろ，信じがたいほど劣悪な養育や，「複数の虐待」を何年にもわたって受けつづけてきた者が大半なのである。患者たちの心理社会的な履歴を再確認すると，思いやりの気持ちをよみがえらせることができる。しかし，スタッフ（制限を設ける側）と患者（FBIや他の自分を傷つける行為をする側）とのあいだの強制的介入が最高潮に達してしまった場合には，患者を別の病棟へと転棟させることで，両者にとって心機一転の機会となり，再出発につながることもある。

　精神科病院で実施可能な革新的アプローチとしては，病棟内でレントゲン検査や内視鏡検査を行える体制を整備する，という方法がある。そうすれば内科病棟への転棟，転院の必要性がなくなり，それによって，FBIをすることのネガティブおよびポジティブな社会的強化子を戦略的にコントロールすることが可能になる。

積極的なスキルトレーニング

　FBIを予防しようとするのではなく，新しいスキルを患者に教える，というのも有用なアプローチである。これにより，禁止事項を設ける強制的なアプローチではなく，協働的なスキルトレーニングと問題解決を重視したアプローチに切りかえることができる。たとえば，自傷の危険がある患者に対してスタッフが受動的な（喋ることもほとんどない）一対一の監視を行うのではなく，集中的スキルトレーニングを提供する方がはるかに生産的である。具体的な対処スキルの例については，第11章でくわしく述べた。DBT（Linehan, 1993a），IMR（Dartmouth Psychiatric Center, 2008）のような，エビデンスにもとづく実践に成功した精神科病院はすでにいくつか存在する。第17章で論じたこれらの治療法は，患者に対して，自分を傷つける衝動を管理し，他者とより効果的に接するためのさまざまなスキルを修得させるものである。

　私が行った小規模サンプルの研究では，FBIは，内的強化子ではなく，社会的強化子に関連して行われている傾向がみられた。この研究結果を踏まえると，よく行われている感情調節スキルよりも，対人関係を効果的にするスキルや，対人葛藤を解決するスキルに重点に置いたかかわりが大切であるように思われる。

▮ 結　論

　要するに，FBIは自分を傷つける行為のなかでも特殊な形態のものであり，非定型・重篤型の非自殺性自傷という分類カテゴリーに該当する行動である。本章でとりあげたFBIの主要な特徴は以下のように整理することができる。

- FBIは複雑な行動であり，自殺企図，一般的な様式の自傷，危険行動といった，さまざまな

様式による「自分を傷つける行動」に関連してみられる場合が多い

- FBIは，精神科病院の入院病棟や矯正施設からの報告が多い
- FBIのアセスメントでは，まずは最初に機能分析を実施することが重要である
- 非自殺性自傷の他の様式とは異なり，FBIは，主に社会的強化子によって維持される傾向がある
- スタッフによる強制的介入（隔離や身体拘束）は，FBIへの対応として広く行われているが，効果が得られないばかりか，スタッフと患者双方にとって非生産的な結果となることが多く，医原性の病態悪化を呈する場合もある
- 行動を禁止するのではなく，どう対処するべきかを患者に修得させる方がより戦略的である（例：きわめて具体的なスキルトレーニングを行う）
- FBIは社会的強化子に強く結び付いているため，スキルトレーニングでは，対人関係における効果的なかかわりをするためのスキルや，対人葛藤を解決するためのスキルの修得を優先する必要がある
- FBIへの対応は，敬意を持って，冷静に，謙虚な態度で行うべきである（第7章参照）
- FBIを呈する患者に効果的にとりくむためには，スタッフには十分なトレーニングとサポート，そしてモニタリングが必要である

第24章
矯正施設における自傷

ケネス・L・アッペルバウム

　刑務所や拘置所における自傷行為には，地域セッティングにおけるそれと多くの点で類似した特徴がある。他の章でくわしくとりあげてきた，地域セッティングを想定した自傷行為の定義，アセスメント，治療に関する問題には，矯正施設というセッティングでも相当な部分で重なっている。しかし，矯正施設においては，独特の動機から自傷行為が行われることがあり，背景状況の違いからそのマネジメントの方法にも違いがある。本章では，そうした矯正施設ならではの自傷の特徴や地域セッティングとの違いについて検討してみたい。

▌問題の背景

　被収容者にとって，自傷という行動は矯正施設という制度に対する最大の挑戦である。その行動は，被収容者の健康と安全を損ない，施設の運営とサービスに悪影響をおよぼし，運営経費の増大にもつながる。たった1回の自傷であっても，それが発生すれば制度は著しく混乱する。看守や医療スタッフは予定されている活動を中止し，その出来事に対応しなければならない。看守やスタッフに予定外の動きがあると，状況が解決するまで施設の運営全体が停滞することになる。自傷をした被収容者の傷の手当てに加えて，その処置にあたる職員や他の被収容者は，その被収容者の体液に触れるという危険にさらされることとなる。医療的機能が併設された施設への移送が必要となればさらに出費がかさむ。被収容者の負傷が重篤な場合は地域の救急病院への移送や入院が必要となり，そうなれば，警備の問題も生じ，さらに人的および経済的コストを要する事態となる。

　最近私たちは，米国内における刑務所メンタルヘルス部門責任者を対象とした調査を行ったが，その結果，矯正施設における自傷の深刻さと問題点が明らかになった（Appelbaum, Savageau, Trestman, Metzner, & Baillargeon, 2011）。米国内にある51の州立矯正施設と連邦矯正施設のうち，4分の3以上の施設がこの調査に協力してくれたという事実が，何よりもこの問題の重要性を反映している。その調査によると，1年以内に自傷をした被収容者の割合そのものは全被収容者の2％以下ではあるが，問題は，ひとりあたりの自傷頻度はきわめて頻回であるという点にあった。調査に応じた矯正施設の85％において，自傷行為は少なくとも毎週起こっており，その頻度は，週数回が50％，1日1回が6％，1日2回以上が15％というものであった。また，自傷行為には制度的な問題もついて回り，たとえば，自傷行為が発生すると，矯正施設内のメンタルヘルスサービスに中程度から極度の混乱を生じさせる，という回答が70％，施設運営上の混乱も引き起こす，という回答が47％からなされていた。

被収容者による自分を傷つける行為によって深刻な問題が引き起こされるにもかかわらず，米国の刑務所の半数近くがデータを保管しておらず，残りの半数も一貫性を欠いた情報のかぎられたデータを記録しているだけであった。こうした事態が生じている原因には，二つの問題がある。一つは，収集すべきデータに関する合意形成がなされていない，という問題である。矯正領域では，いまだに自分を傷つける行為をする被収容者に関して，その個人的特性や対人関係上の特性，環境的特性などが明らかにされていない。同様にして，どのような変数を追跡する必要があるのか，という点について合意がない。そのような状況が，自傷を誘発する要因，自傷によって被収容者と職員が受ける被害の深刻さ，さらには，被収容者に提供される医療的コストや，施設運営の混乱による損失などに関するデータの欠如につながっている。もう一つは，各矯正施設には統一的にデータを収集する方法論を持たない，という問題である。現状では，自傷に関する記録をしていたとしても，そのやり方はともすれば行き当たりばったりの方法であり，データ収集システムの構築や，研究者による実用的かつ信頼性の高いアプローチはいまだ確立されていない。

　このように，自傷・自殺傾向のある被収容者に関するデータ収集システムの不備のせいで，矯正施設には，この問題に関する疫学的情報がほとんどない。それだけではなく，さまざまな臨床的な情報や，矯正施設における自傷の背景にある動機や機能といった点についても，いまだ不明のままである。したがって，まず必要なのは，データ収集に有用な分類システムを開発することである。自傷をする被収容者の特徴に関する質の高いデータがあれば，被収容者内で自傷リスクの高いサブグループを同定し，目的に沿った介入や支援も可能となるだろう。

　くわしい定量的データが深刻に欠落しているものの，私たちの矯正施設全国調査によって，一般の自傷について広く認められている二つの特徴は，矯正施設においてもそのままあてはまることが確認された。その二つの特徴のうちの一つは，精神医学的診断に関するものである。自傷傾向が顕著な被収容者は，DSM-IV-TR による精神科診断を受けており，B群パーソナリティ障害の診断に該当する者が50%以上であり，次いで，気分障害（15.5%），混合性パーソナリティ障害（12.2%），精神病性障害（7.6%），精神遅滞／広汎性発達障害（3.2%）に該当する者がいた。もう一つは，自傷行為は閉鎖棟や隔離室でもっとも発生しやすい，という特徴である。被収容者は，通常，懲罰的な理由からこうした独居房に入れられ，入浴や単独での運動を除いて，1日23時間は監禁された状態に置かれる。

　閉鎖棟において自傷の発生率が高いのは，おそらく独居房に入れられるような被収容者が潜在的に持っている特徴だけでなく，その環境による影響も無視できない。一般に矯正施設という状況は，被収容者が罹患している精神疾患の病状を悪化させる傾向がある。精神疾患を抱える被収容者は，他の被収容者ほど施設での生活に適応できず，しばしば代償不全を起こしてしまう。その結果，規則違反を犯して懲罰を受けることになり，独居房に入れられることとなりやすい（Morgan, Edwards, & Faulkner, 1993; Santamour & West, 1982; Toch & Adams, 1987）。独居房に入れられている被収容者における重篤な精神疾患の有病率は，刑務所の一般（雑居）房に入っている集団における有病率よりもはるかに高い（Lovell, 2008; O'Keefe & Schnell, 2007）。刑務所によっては，隔離棟に入っている被収容者の半数以上が重篤な精神障害に罹患していることもある（Abramsky, Fellner, & Human Rights Watch, 2003）。独居房というセッティングが持つ諸条件は，こうした被収容者たちの精神症状をさらに悪化させる。長期的な隔離は，いかなる被収容者であっても心理的に有害な影響をおよぼし，ときには精神病水準の心理状態へと追い込むことがある（Grassian, 1983; Pizarro & Stenius,

2004; Rhodes, 2005; Smith, 2006)。また，潜在的な精神疾患を持つ被収容者の場合，隔離によって自傷などの行動障害がさらに悪化する傾向がある（Abramsky et al., 2003）。

規律違反をくりかえし起こしたり，深刻な違反を犯したりする被収容者は，独居房に監禁される時間が多くなる。隔離期間は，数カ月，数年におよぶ場合もある。隔離されているあいだも違反を犯し，さらなる制裁を受けることもある。たとえば，監禁中に違反行動をしたため，テレビ，ラジオ，読み物といった特権や娯楽を没収されるなどである。懲罰の厳しい矯正施設であれば，何カ月，何年ものあいだ特権を奪われることもある。こうした苛酷な制裁は無意味かつ非生産的である。すでに長いあいだ特権を奪われている被収容者にしてみれば，特権を奪われる期間がさらに1カ月延びたところで，それは不品行を止めようという動機にはつながるまい。また，特権がふたたび得られるという見通しがあったとしても，それが何年も先のことでは品行方正でありつづけることのインセンティブにはならない。

▌動　機

被収容者が自傷におよぶ理由は，本書のいたるところで検証しているものの多くと同じではあるが，本章では主に矯正施設というセッティングに関係する動機に焦点をあててみたい。収監されるということは，自律性を奪われることである。被収容者は望むものを手にする能力を制限される。しかし，自傷することによって，多少はコントロールを手にすることができる可能性がある。つまり，自傷行為は，望み通りの最終結果を得るための手段なのである。たとえば，もしも自傷の結果もたらされた身体損傷が深刻なものであれば，刑務所の医務室に移送されたり，地域の病院への入院が必要になったりし，被収容者にとってはそちらの方が収監されている場所より望ましい可能性がある。施設の設備は多少ましなものとなり，医療スタッフと接することもできる。こうした医療的な環境は，刑務所でのルーティンに比べればはるかに快適なものである場合が多い。外部の医療施設に行けるだけでも，気分転換にはなる。また，たとえば他の被収容者による脅しや性的暴行がある場合，あるいは，返さなくてはならない「借り」がある場合なども，移送されることによって束の間の休息を得ることができる。こうした危機を回避したいという被収容者の欲求が，危険な場所から離脱できる行動へと駆り立てることがある。

しかし，何といっても最大のストレスは，長期的な隔離状況である。隔離が引き起こす心理的影響はきわめて有害であり，被収容者は絶望の淵に立たされる。延々とつづく孤独に加えて，特権や娯楽まで剥奪されれば，被収容者の精神的ダメージははかりしれないほど大きいものとなる。最初のうちは隔離という条件に何とか耐えていたとしても，それが何カ月も何年もつづくなかで，忍耐の限界を超える。対処能力を使いはたした被収容者が自傷へといたる理由はいくつかある。まず，物理的な痛みとけがによって気を逸らし，それによって心理的苦痛を軽減することができる。刑務所職員による安全確保のための対応もまた，同様にして退屈と孤独を紛らわしてくれる。重篤な自傷であれば，行動制限が比較的緩和な施設へと移送してもらえる可能性もあろう。すでに述べたように，同じ刑務所でも医療部門の場合には，独居房では得られないようなサービスや特権，あるいは，人との接触の機会を得ることができる。かなり重篤な不快気分，不安，精神病症状に悩まされていても，多くの場合は，独居房から出ることですみやかに改善する傾向がある。このように，自傷およびそれが引き起こす結果によって苦痛が軽減されるという可能性が，被収容者にとっては強

力な動機になりえるのである。

　薬がほしいという理由が自傷の動機になる場合もある。重篤な外傷や外科的介入は，治療のなかで麻薬性鎮痛薬を用いる局面がある。そのような薬剤から得られる心理的影響を期待し，自傷へといたる者もいる。また，薬を手に入れて横流ししようと画策する被収容者もいる。収監されているものにとって，規制物質や薬は貴重品なのである。

　怒りの感情もまた自傷行為の動機となりえる。施設の運営を妨害したい，あるいは，職員に苦痛を与えたいという思いから被収容者が自傷をする場合がある。拘束されて苦境に立たされていることや，特権を奪われたなど，さらには，侮辱や不当な扱いをされたことに対する報復として，被収容者は自傷行為をする。その際，最大の影響を与えられるタイミングを見計らってことを起こすことがある。たとえば，深夜であれば施設内で医療が提供できないため，救急病院へと搬送してもらえる可能性が高くなる。そこで，深夜というタイミングを狙って重篤な損傷となるような自傷におよぶわけである。なかには，自傷することで施設の人的および経済的な負担が増大することをわかったうえで，あえて自傷におよぶ被収容者もいる。さらに，こうした出来事が発生すれば，当然，刑務所の責任者や所長に連絡がいき，「施設幹部の睡眠を妨害したい」という被収容者の願いも満たされることとなる。何もすることがない環境では，こうした復讐行為が気晴らしになるのだろう。

▌マネジメント

　自傷傾向が強い被収容者をマネジメントすることは，矯正施設においてはつねに困難な課題である。上述した通り，被収容者には自分を傷つけるだけの強力な動機がある。したがって，解決策を講じるのは容易ではない。なにしろ，隔離施設の多くがそうであるように，道具がほとんどないような状況下であっても，被収容者から，自分の身体にアクセスし，それを傷つける能力を完全に取り去ることはできない。時間と創造力があれば，手に入るどのような物でも自傷の道具になる。たとえば壁からはがした塗料片でも皮膚を切る道具になりえる。

　残念ながら，自傷をする被収容者は，医療部門職員と保安部門職員とのあいだの不和を引き起こすことがある。自傷行為に対する援助者の反応については本書第19章で述べられているが，矯正施設という特殊なセッティングでは，管理責任をめぐって職員間で葛藤が生じることがある。そこでは，被収容者の自傷行為をメンタルヘルスの問題と捉えるべきか，それとも，保安上の問題と捉えるべきか，という議論が勃発することとなる。しかし，これは二者択一の問題ではない。むしろ，ほぼすべての事例で，メンタルヘルスサービスによる治療的介入と看守による保安的対応の両方を組み合わせた，組織が一丸となった統一的対応が求められる。

　被収容者による自傷行為は，潜在する何らかの精神障害からのみ起こるものではなく，すでに述べたような隠れた動機を背景として発生することも少なくない。自傷の背景にある問題がいずれの場合であっても，医療部門職員，メンタルヘルス問題の専門家，看守は共同の責任を引き受けねばならない。職員間における軋轢と分裂が生じれば，自傷に対する介入は成功する見込みが乏しくなる。

　メンタルヘルス問題の専門家に求められる役割は，まずもってアセスメントである。すなわち，被収容者が呈する問題行動に影響を与える要因は何なのかを同定することである。アセスメントは，自傷行為を引き起こし，その行動を強化している動機と環境的要因を明らかにするうえで有用である。問題の所在が明らかになったら，全領域のスタッフが協力し，対応方法を決定することとなる。

自傷の理由がいかなるものであれ，懲罰的なアプローチをとることは禁忌である。過去には，「被収容者は国の所有物である」という考えにもとづき，自傷行為に関しては，「国有財産の損壊にあたる」との解釈から，懲罰的な隔離が行われていたこともあった。こうした措置は，自傷行為が，被収容者と職員とのあいだの主導権争いの帰結として，あるいは，それを一因として発生しているとみなされた場合にとられていた。そのような行動におよぶ被収容者はしばしば「操作的」というレッテルを貼られた。しかし，そのようなレッテルと，それにともなう隔離措置は，実際には事態を悪化させるものでしかない。被収容者の行動を「操作的」とみなすことは，その被収容者は要求がましく，やっかいな人物であることを暗に伝えることになってしまい，職員と被収容者との関係が敵対的なものとなってしまう。そうなると，職員は譲歩を拒み，意地になってしまう。そして，この闘いに負けたくないという職員の頑なな姿勢が，被収容者に対してさらに冷淡な態度を生じさせる。「和解することは敗北である」という図式ができあがってしまえば，その時点でもはや専門職としての視点は失われている。

　生産的な視点があれば，被収容者が自傷におよぶのは，彼らの目に他の選択肢が映っていないからである，ということが理解できるはずである。被収容者は自傷することで職員の注目を集めることに成功するだけでなく，そうしなければ手に入れられなかったであろう資源を利用できるようになるわけである。たとえ同定可能な動機があったとしても，最終的に自傷することを決断させるのは，まちがいなく深刻な苦悩の存在である。みずからの目的を遂げるためならば，たとえ永久的な身体損傷や死さえも厭わない——そう思うほど絶望している場合もあろう。彼らの苦悩の源と，彼らが何を求めているのかをまず同定することが，効果的な対応をするうえで欠かせない。自傷する被収容者が何を求めているのかを理解することなしには，マネジメントと治療的介入の方法を導き出すことはできない。

　自傷行為の頻度と重症度を軽減するうえでしばしば有用な方法は，個別の行動マネジメント計画を策定することである。しかし，このアプローチを採用するには，全部門の職員が協調し，一丸となって行動する必要がある。自傷減少の動機となりうるインセンティブや施設側の譲歩をコントロールしているのは，多くの場合，看守が所属する保安部門である。保安部門がこうした報酬を柔軟に活用することに同意しなければ，問題行動をシェイピングすることはできない。たとえば，懲罰的監禁の期間に適切な上限を設けるなどの柔軟性を持たせることで，被収容者が，「その報酬は頑張れば手に入れられるものである」と思えるようにしなければならない。この場合，懲罰期間がすでに上限に達している被収容者が違反行動をしても，さらなる特権の剥奪はしないという判断が必要となる。

　攻撃的行動におよんだ者，とりわけ自傷傾向のある被収容者に対する懲罰的隔離の代替策を提供するために，矯正施設内に行動マネジメント部門を創設する州は年々増えている。この傾向に拍車をかけているのは，連邦裁判所が，精神障害を抱える被収容者に対する長期隔離解除命令を複数出したことである。最初にこのような判決が下されたのは，1995年にカリフォルニアで行われた『マドリッド vs. ゴメス』（1995）裁判であり，被収容者が移送された先は同じ刑務所内の独居房ではなく，厳重警備下にある刑務所内の精神科病棟であった。このような施設では，常時隔離・閉鎖された状況からの移動に加えて，行動マネジメント部門において，そもそもそのような隔離と警備が必要となった基底にある行動上の問題や精神障害の治療を行うのである。そこでは，被収容者に代替的な対処スキルを修得させる治療プログラムも提供されるが，その最終的な目標は，刑務所の一般房や

第24章　矯正施設における自傷　　279

釈放後の地域において，社会適応的に機能できるようにすることである。裁判による判決や和解協定の結果，1995年以降，カリフォルニアをはじめとする多くの州でこうした処遇方法を採用するようになっている。政府機関（Collins & National Institute of Corrections, 2004），民間の研究団体と人権団体（Abramsky et al., 2003; Gibbons & Katzenbach, 2006），専門家団体（National Commission on Correctional Health Care, 2004），評論家（Metzner & Fellner, 2010）などは，精神疾患があり，行動上の問題がある被収容者に対して，このような隔離以外の方法で向き合うことを強く支持している。

　治療計画について一般論をいえば，行動マネジメント部門を成功させるためにもっとも重要なのは，協調性と柔軟性である。看守とメンタルヘルス問題の専門職が，こうした部門の設立と運営に積極的役割を担い，行動変容のためのポジティブな強化子として活用できるように，従来の規則を緩和する必要がある。強化子になりうるのは，残りの懲罰期間の短縮や延期，娯楽や房の外に出る時間を増やす，テレビなどの娯楽の提供，治療プログラムやグループ活動への参加などである。治療を成功させるには1年以上を要する。

　特別に構成された行動マネジメント部門のない矯正施設は，解決困難なジレンマに直面するであろう。隔離室という条件下では自傷行為をエスカレートするのがつねである。少なくとも刑務所の隔離室には，重篤なメンタルヘルス問題を持つ被収容者のニーズに対処する備えはない。つまり，長期隔離されている被収容者は，自傷の大きな危険にさらされるということになる。しかし，そのような被収容者は他者に対する攻撃性を持っていることが多く，警備が手薄な医療部門の房では安全性という点で懸念がある。その結果，疾患ゆえに隔離室には入れておけず，かといって，危険すぎるために医療部門にも置いておけないとして，危険かつ不適切なこの二つの環境を行き来することになる。手厚い保安体制があり，治療も提供できる入所施設という，彼らに必要な選択肢を提供できるシステムは，現状ではなかなか存在しない。

　ときとして矯正施設の関係者（医療部門職員および看守）は，他の被収容者による自傷行為の模倣を恐れ，懲罰やインセンティブの規則を改変することに反対する場合がある。仲間が手に入れた好ましい変化を自分も得ようとして，その行動を真似るという考えからである。伝染に関するこうした懸念は当然のことではあるとはいえ，実際には不要である。重篤な自傷にいたるほどの気力や絶望は，ほとんどの被収容者にはないからである。目指すところは同じであっても，その目標を達成するために同じような手段をとろうなどとは考えないし，考えても実行できないだろう。模倣行動が広がる危険性は少ないと考えてよいが，たとえ少々模倣があったとしても，懲罰的な介入を妥協するのは避けるべきである。最終的には望ましい結果につながることがわかっている，思慮深く，効果的な介入方法があるにもかかわらず，それを控えてはならない。極端なケースに有効な原理は，通常のケースに対しても有効なのである。

　被収容者による自傷が深刻な場合には，薬物療法や拘束の実施を検討せざるを得ないこともある。しかし臨床の場では，いずれの介入方法についても懲罰や負の刺激として使用してはならない。医師がそのような意図から薬物療法や拘束を利用すれば，それは基本的な倫理原則への違反となり，医師免許を剥奪されかねない行為とみなされる。向精神薬による薬物療法が適応となるのは，まずもって潜在的な精神障害の治療のためである。そして，まれな状況ではあるが，本人ないしは他者の深刻な被害が切迫した状況にあり，その被害を防ぐために緊急的に薬物的な抑制が必要とされる場合である。後者の場合，器具を使用した拘束も正当化される。

残念ながら，拘束の運用基準に問題がある矯正施設もある。こうした事態を是正するために，米国精神医学会は，すでに身体拘束運用指針を作成している（Metzner et al., 2007）。この文書では，矯正施設でも地域の保健医療施設と同様のケア基準を有するべきである，といったことが主張されている。実際，矯正施設以外の施設では，いくつかの例外を除いて，適用，禁忌，場所，技術，時間枠，観察，ケア，意思決定，職員研修に関する基準がきちんと定められているのである。

　精神科医療現場における拘束は，緊急の場合と，地域の医療機関のそれと同様の基準にもとづく場合のみと限定されているが，矯正施設というセッティングで精神科医療を提供する場合には，必ずしもそのかぎりとはいいきれない点があり，長いこと論争の火種となっている。メツナーら（2007）の資料では，刑務所や拘置所における拘束の使用に関する臨床的問題をとりあげている。事実，本質的に治療環境とはいえない矯正施設では，たとえ医学的治療のためであっても拘束は禁忌とすべきである，という意見もある。こうした議論を踏まえると，私は，被収容者の精神科病院移送時における安全確保目的の拘束についても制限すべきであると考えている（Appelbaum, 2007）。同様の理由から，英国でも，通常，精神科治療のための身体拘束は行われていない（O'Grady, 2007）。

▋事　例

　Ａ氏は34歳の男性で，10年前に犯した殺人により終身刑に服している。収監にあたっての適応が困難であったＡ氏は，看守の命令に背いたり，国有財産を破壊したり，スタッフや他の被収容者に暴行を働いたりと，さまざまな規律違反を犯していた。7年前看守にひどい怪我を負わせて以来，刑務所の上官らは，Ａ氏を，厳重警備下にある隔離室に長期間収容した。1日1時間だけの単独での運動，ときおりの入浴，診察予約のような特別な理由を除いて，Ａ氏は1日23時間ひとり独居房ですごしていた。

　独居房内でも看守と衝突するなど，Ａ氏の問題行動はつづいていた。Ａ氏は，7年前に看守にけがをさせたことを理由に彼に嫌がらせをしてくる看守がいる，と主張した。Ａ氏は，自分の問題行動はこうした嫌がらせに対する応答として正当化されると思っていた。しかし，持続する問題行動のせいで，懲罰はどんどん加算されていき，テレビやラジオ，雑誌，本の利用権が剥奪されてしまっていた。こうした娯楽のないまま5年が過ぎ，しかも懲罰はあと4年つづく予定であった。容認することのできない問題行動のエピソードが起こるたびに，30日以上懲罰の期間が延長されるのであった。懲罰期間が残り4年というのは彼にとってもはや永遠に等しいと感じられるものであり，懲罰期間がさらに延長されたところで，それは，彼の問題行動を抑止するだけの力はなかった。Ａ氏は，自分に対する懲罰は不当なものであり，劣悪な待遇の一例であるとさえ考えていた。

　6カ月ほど前から，Ａ氏は自傷をするようになった。彼の自傷は主に皮膚を切ることであったが，他にも，鋭利な物を飲み込む，尿道に異物を挿入する，秘密裏にため込んだ薬を過量摂取するといった行動もみられた。こうした行動の頻度は増加の一途をたどり，ついには，毎日一度は行う状況となった。負傷はしばしば重篤なものであり，地域の病院や救命救急センターへの搬送を要するほどのものであった。数週間にわたって，彼は，深夜や早朝に深刻に自分を傷つける行為をくりかえした。

　刑務所内の精神科医療部門は，Ａ氏を詳細にアセスメントした結果，反社会性パーソナリティ障害と診断した。不安，不快気分，怒りは呈していたものの，自殺傾向はなかった。Ａ氏曰く，「自傷は，自分に対する懲罰に抗議する唯一の方法である」とのことであった。看守を苦しめ，施設運営

第24章　矯正施設における自傷　281

を妨害することをA氏は楽しんでいた。刑務所の規則として，深刻な事故が発生したら責任者には
すぐに連絡がいくこと，また，そうなれば自分はただちに医務室や地域の救命救急センターに搬送
されることを知っていた。自分の苦しみに対する復讐として毎晩責任者の睡眠を妨害できることは，
彼にとって喜びであった。また，長期におよぶ隔離と権利剥奪はつらく，これ以上退屈と苦痛に耐
えられないとも漏らしていた。刑務所の医務室や地域の救命救急センターでさえも，そこに行ける
ことは彼の楽しみとなっていた。騒動と，独居房からの移動は，退屈と不快気分をいくらか紛らわ
せてくれる出来事であった。

　刑務所職員たちはA氏の望みをかなえてやることを苦々しく思ったが，メンタルヘルス部門スタッ
フからの勧めに応じて，いくつかの改正点に同意した。A氏から娯楽を奪っていた懲罰を，30日間
だけを残して撤回した。また，懲罰の追加にあたっては30日間を上限とし，よい行動のインセン
ティブとなるものをタイムリーに提供することにした。さらに，看守から不当な扱いを受ける可能
性を減らすための手段も講じた。これらの変更が実行されると，A氏による自傷およびその他の問
題行動の頻度と程度は目に見えて減少した。

▌結　論

　自傷する被収容者は決して多くはないが，ひとたび自傷が発生すれば，矯正施設にとって健康管
理・安全管理・運営・財政などの面で深刻な問題が引き起こされる。矯正施設の自傷についても，
地域における場合と類似している点は多いものの，矯正施設というセッティングには，施設独特の
背景や動機，ならびに管理上の課題がある。それにもかかわらず，自傷する被収容者の特徴，また，
彼らの行動および管理には，研究上の注目がほとんど向けられてこなかった。

　矯正施設被収容者はニーズや欲求を満たす手段をほとんど持っていない。そのような彼らが自傷
をするのには，いくつかの理由がある。以下にそれを列挙しておく。

- 医務室や病院への移送による，ストレスフルな状況からの息抜き
- 長期隔離の孤独が引き起こす心理的苦痛への対処
- 麻酔薬やその他の薬剤が手に入る
- 権力に対する怒りの表現として，施設に混乱をもたらす

　自傷する被収容者に対する効果的なマネジメントとしては，以下のことが必要である。

- メンタルヘルス部門，医療部門，保安部門による責任共有および協力的アプローチ
- 懲罰や負の反応の回避
- 被収容者の動機の理解と受容
- 個別の行動マネジメント計画策定
- 警備のしっかりとした行動マネジメント部門の設置
- 行動療法的な報酬とインセンティブの柔軟な活用
- 適切な臨床的適用としてのみの薬物療法の使用
- 拘束の実施については，地域の保健医療施設と同様の基準に沿って制限する

第25章
重篤な自傷行為の治療

　「重篤な」自傷（非定型自傷，重篤型自傷）に焦点をあてた本章は，本書のなかでももっとも心を
かき乱される内容になる。学校や大学，あるいは，高機能なクライエントが多いセッティングで自
傷の治療にとりくむ者にとっては，あまり関係のない章になろう。一方，重篤な精神疾患やパーソ
ナリティ障害の患者を抱える矯正施設，精神科病院，グループホーム，支援型住宅プログラム，ACT
（積極的アウトリーチ型治療）チーム，クラブハウス，プログラムなどに従事する者にとっては参考
になる章である。

▌定　義

　ファヴァッツァ（1996, p.233）の定義によると，「重篤な自傷行為とは，眼球摘出，去勢，四肢切
断などの，身体組織の著しい破壊につながる，まれな自傷行為のことである」とされている。この
種の自傷は，辞書で「過激な切断や除去により不完全にする」，「不具，不自由にする」と定義され
る「mutilate」という言葉にもとづいて，正式には「self-mutilation」と呼ばれる。(Merriam-Webster
Dictionary, 1995, p.342: "to cut up or alter radically so as to make imperfect," "to maim, cripple")。
本章では，「major self-injury」（重篤な自傷行為）と「self-mutilation」を同義として扱う。

▌意　図

　重篤な自傷行為は，定義によれば，著しい組織破壊を行うものであり，通常，そこに自殺意図は含
まれない。重篤な自傷行為をする者は，一般的に，ひどく激しい苦痛や急性薬物中毒の状態，もしく
は，その両方にある。重篤な自傷行為のような過激な行動が示唆するのは，彼らが，人生における大
きな問題を解決しようとしている，自分を変えようとしている，外部からの強い力（例：神や悪魔）
からの指示に従おうとしている，ということである。こうした者に死にたいという欲求がないであろ
うことは容易にわかる（Menninger, 1938, 1966; Walsh & Rosen, 1988; Favazza, 1996; Grossman,
2001）。重篤な自傷行為に付随することの多い特異な意図を，後で事例を用いて説明したい。

発生率

重篤な自傷行為の全体的な発生率は不明である。というのも，幸運なことに，この行動はきわめてまれなものだからである。たとえばグロスマン（2001, p.53）によれば，「19世紀末以来，イギリス，ドイツ，日本の文献で報告された男性性器への自傷（self-mutilation）は115件」のみである。また，グロスマンは，同期間の文献で報告されている眼球への自傷（self-mutilation）は90件である，とも述べている。重篤な自傷行為はこのようにまれな行動であるため，先行研究の文献は，そのほとんどが逸話的な症例報告である。私が知るかぎりでは，重篤な自傷行為に関する実証的研究は存在しない。ただし，性器や眼球の自傷（self-mutilation）という分類に関する事例報告をまとめて考察した著者もいる（例：Greilsheimer & Groves, 1979; Kennedy & Feldman, 1994; Grossman, 2001; Large et al., 2008）。重篤な自傷行為を行う集団の全体的特徴を一般化するうえで，これらの研究論文は，現存する資料のなかで貴重である。

行動の様式

グロスマン（2001）は，文献で報告されている重篤な自傷には主に四つの種類があることに気づいた。

- 性器（例：陰茎切断，去勢，陰茎の除去，女性の尿道と膣の裂傷）
- 眼球（例：摘出，穿刺，裂傷，自分を殴る行為による失明）
- 指・手足の切断（例：指や手足の除去）
- 他の特にまれな様式（例：鼻，舌，口，顔への重篤な自傷行為，セルフカニバリズム）

診断の多様性

このような恐ろしい行為について耳にすると，何らかの精神病による行為にちがいないと，拙速に結論したくなったとしても，無理からぬことではある。実際，文献に記されている重篤な自傷行為の事例の多くは，驚くほどさまざまな精神病性障害に罹患した者によるものである。ファヴァッツァ（1996）によると，自傷の主な形態は「一般に精神病に関連している（急性精神病性エピソード，統合失調症，重篤な双極性障害）」（p.234）。しかし，ファヴァッツァはこれに加えて，「急性中毒」状態および「性転換を目的として入念に計画された去勢」（p.234）や，精神病とは関係なく起こった重篤な自傷行為も報告されている，と指摘している。

ファヴァッツァによる文献のレビューにもとづいて，グロスマン（2001）は，性器の自傷（self-mutilation）を行う者のうち，その行為の時点で精神病状態だったのは約80％であったと記している。グロスマンはこれらの人の診断と状況の多様性を要約し，以下の5群に分けた（Grossman, 2001, p.53）。

1. 急性精神病である若い男性
2. 急性中毒に陥っている暴力傾向のある男性

3. 性転換を望むトランスジェンダーの男性
4. 精神病性うつ病，および身体疾患を持つ高齢の男性
5. 重篤なパーソナリティ障害を持ち，激しい情動に駆られている人

　ラージら（2008）の研究結果も，重篤な自傷行為と精神病との強い関連性を指摘している。189件の重篤な自傷行為（眼球や睾丸の除去，陰茎の切断，手足の切断などを含む）のレビューを行ったところ，143名（75.6％）は精神疾患と診断されていた。143名のうち，「統合失調症スペクトラムの精神病」と診断されたものが119名（83.2％）（Large et al., 2008, p.1012）であった。ラージらの報告でもう一つ重要なのは，レビューの対象となった事例の53.5％にとって，それが「初めての精神病エピソード」であった，という調査結果である。このことからラージらは，「精神疾患の早期治療により重篤な自傷行為の発生は減少する」（p.1012）と提唱している。
　グロスマン（2001）によると，眼球への自傷（self-mutilation）をする者の75％は，その行為の時点で精神障害を呈しているという。残りの25％については，うつ病，ミュンヒハウゼン症候群，物質乱用，OCDといった診断を受けている（Grossman, 2001; Kennedy & Feldman, 1994）。これらのことから，重篤な自傷行為を行う者は，精神病，パーソナリティ障害，物質使用障害，PTSD，OCD，トゥレット症／トゥレット障害とOCDの併発などをはじめとする，実に広範な精神科診断に該当することがわかる（Hood, Baptista-Neto, Beasley, Lobis, & Pravdova, 2004）。こうした診断情報に関する詳細なレビューについては，グレイルシェイマーとグローブス（1979），ケネディとフェルドマン（1994），グロスマン（2001）を参照されたい。
　これらの研究結果に，私自身の経験から一つつけ加えると，くりかえし性的虐待を受けた経験があり，PTSD（および，それにともなう解離状態）を抱えるクライエントもまた，重篤な自傷行為を呈しうる集団である。こうした者の場合，当初，解離症状は精神病のようにみえるが，実際には精神病ではない。こうしたクライエントが抱えているのは正真正銘のPTSDであり，専門的な治療を必要とするものである（第16章参照）。このような類型の例を後で提示するつもりである。

予防とリスクアセスメント

　重篤な自傷行為におよぶ可能性のある者の治療では，その行為がそもそも起こらないよう予防することが第一の目標である。重篤な自傷行為の兆候は明確には定義されていない。というのも，重篤な自傷行為に関する先行研究はいずれも，多数例による実証的研究ではなく，個別事例にもとづいているからである。また，これまで実施されてきたリスクアセスメントの大半は，もっぱら精神病性障害に焦点をあてたものである。グロスマンは以下のように記している（2001）。

　重篤な自傷行為を正確に予測することは不可能だが，臨床家がこうした行動が起こる可能性について念頭に置くべき要因や状況ならば，いくつか挙げることはできる。一般的には，精神病の陽性症状が悪化すると，自傷行為が発現する危険性も高まる。（p.58）

　かつてローゼンと私は，精神病にともなう自傷のアセスメントに用いるプロトコルを提唱した（Walsh & Rosen, 1988）。このプロトコルはグロスマンが提唱した危険因子のリストに類似している

が，より詳細で，しかも包括的である。このプロトコルを改訂したものを以下に提示したい。実証研究による立証はなされていないが，重篤な自傷行為に関する先行研究や，これまでの臨床経験にもとづいたものではある。

▐ 重篤な自傷行為のリスクアセスメントのためのプロトコル

1. 生育歴・生活歴に関するポイント
   - 自傷および重篤な自傷行為の既往
   - 自己や他者，またはその両方に向けられた衝動的暴力の既往
   - 幼少期に剥奪，身体的虐待，性的虐待を受けた経験
   - 最近起こった対人関係における喪失，生活環境における大きな変化
   - 最近みずからの手で引き起こした外見の変化（例：頭髪を剃る，軍服を着る）
2. 精神状態のアセスメント
   - 自傷に関する内容の幻聴（例：「自分を傷つけろ，無能なお前にはそれがお似合いだ」という声が聴こえる）
   - 幻覚の源を実際に存在するものであると信じる（例：「この声は神の声だから従わねばならない」。亡くなった親，天使，その他の強力な存在の声である場合もある）
   - 自傷に関する内容の妄想（例：「私の自傷は宇宙の運命の一部なのだ」
   - 宗教的妄想，特に罪悪感，贖罪意識，自分は無価値であるといった妄想（例：罪をあがなうためにこの身体に暴行を加えなければならない，除去しなければならない）
   - 迫害的な妄想（例：「私を狙っている人たちは，私が自分の目を摘出するまで止めないだろう」）
   - 身体妄想（例：「ぼくのペニスは腐っているので切断しなければならない」，「私の膣は汚れていて醜い，清めて罰しなければ」）
   - 誇大妄想（例：「眼球を摘出しても，痛みを感じることはなく，神の右に坐することができるだろう」）
   - こうした妄想を事実であると信じる（例：「現実の本質は私だけに明かされた」，「神には従わねばならない」，「父は長いあいだ私に無能だといいつづけてきたのだから，それは真実なのだろう」）
   - 魔法的思考（例：「自分を傷つければ，問題はすべて解決するはずだ」）
   - 物質使用や中毒による上記のような精神状態の悪化
   - 精神科治療薬を医師の許可なしに中断することによる精神病の再発，あるいは，精神病状況の悪化
3. 重篤な自傷行為に関する詳細
   - 自傷に関する儀式の有無
   - 特定の身体部位への固執
   - 特定の道具や自傷方法への固執
   - 自傷に関連するような聖書の一節への固執，または引用。たとえば，「もしもあなたの右の眼が罪を犯させるなら，それを抜き出して捨てなさい。もしもあなあたの右の手が罪

を犯させるなら，それを切って捨てなさい」（マタイ5; pp.29-30）
- 歴史上または神話上の自傷への固執（例：ヴァン・ゴッホ，菩提達磨，オイディプース）
- トランスジェンダー問題への固執（特に性転換への欲求）
- 望ましくない性的空想，衝動，行動に対する固執および不快感
- 過去の自傷時における身体的苦痛の欠如

■ アセスメントに関する事例

　自己による臓器摘出については，くわしい事例を挙げている（Walsh & Rosen, 1988）。私が初めてこの人物について知ったのは，その行為の直後に危機的事例に関する調査を依頼されたときであった。その後，この人物は私たちの施設でケアを受けることになり，重篤かつ持続的な精神疾患を持つ成人のためのグループホームに入所した。この男性がプログラムに入所したことにより，重篤な自傷行為後数年にわたってフォローするというめったにない機会を得ることができた。この事例を，(1) 上述のプロトコルの説明に役立つ実例として，そして，(2) 自己による臓器摘出後のこの人物の生死に関する最近の情報という二つの観点から，以下に紹介したい。

　みずからの手による眼球摘出（circa, 1986）を行った当時，欧州系米国人のM氏は31歳で，地元のメンタルヘルス支援関係者のあいだでは名の知れた存在であった。彼には長い精神疾患の病歴があり，地域の州立精神科病院に何回もの入院歴があった。M氏が初めて精神病院に入院したのは18歳のときであり，それ以来，入院していないときは，母親と一緒に自宅で暮らしていた。M氏に対して最初になされた診断は妄想型統合失調症であったが，何年かのあいだに他の診断も加わった。それまで13年間のパターンとして，精神病性代償不全の再発，長期におよぶ無職の状態，通院と服薬の不遵守，社会的にも孤立し，ときおり浪費をしたり，身なりが不潔になってしまったりと，セルフケアの障害を呈することもあった。一方，彼の強みといえるのは，知性，ユーモアのセンス，芸術への関心，全般的に前向きな姿勢などであった。

　もっとも直近に州立病院に入院した際，退院後，別の機関による地域の入所プログラムに参加するという治療計画が立てられた。M氏は，危険な喫煙行動をくりかえしており，生活のリズムは乱れ，身の回りの家事がこなせず，衛生管理にも問題があり，社会的にも引きこもった状態となっていた。こうした状況を呈するにおよんで，さすがに母親も彼の世話をするのが困難になってきていたからである。以上のような経緯から，みずからの手で臓器摘出をしたとき，M氏は，支援スタッフの監視下にある地域の入所施設で暮らしていた。入所プログラムに参加していたにもかかわらず，自傷行為前の数カ月間，M氏の精神状態は悪化していた。後になってわかったことだが，M氏は精神科治療薬の服用をしばしば中断していたようであった。

　自傷行為の2日前，M氏のアウトリーチ担当者は，「いつもより妄想がひどい」と気づいていた。しかし，自己破壊的な思考や行動は呈していなかった。実際，M氏には自己破壊的行動の既往はまったくなかった。

　M氏の精神状態が悪化した原因の一つは，薬を頬に入れて後で吐き出すというようなことをしているせいと思われるとして，彼が薬を飲み込むのを確認するよう，スタッフに対して注意喚起がなされた。記録によると，M氏は抑うつ状態を呈しており，「この施設には本当に自分を傷つけようと

する人などおらず，まちがいなく安全といえるのか」ということをくりかえし確認していた。

M氏が眼球摘出におよんだ日の朝，夜勤のカウンセラーは，彼が記した不可解かつ不明瞭ながらも不吉な内容のメモをみつけた。そのメモに書かれていたのは，(1)「ジュリー，許してくれ」，(2)「きっとあれはよい家，最高の家だったんだ」，(3)「さようなら，ジュリー」，(4)「よい家に暮らせるよう努めろ……俺は馬鹿だ」，などであった。（ジュリーとは，高校以来10年以上会っていない知人であった。）

M氏はその朝ひとりで施設を出て，地元の精神科救急病院に向かった。病院に到着した彼は，「致死量の毒」をくれるよう頼んだ。この時点で，M氏は州立精神科病院に連れ戻され，再度収容されることとなった。

精神科病棟に彼が到着したのは午後3～11時のシフト勤務時間で，イライラに対して少量の抗精神病薬が投与された。看護師によるアセスメント記録によると，M氏は，「致死量の何か，致死注射をしてくれ」，「俺は汚れたろくでなしだ」といっていたという。落ち着きのなさと死を望む思考があったため，追加で少量の抗精神病薬が投与されたが，目に見える効果はなかった。その後，さらに少量のプロリキシンが処方されたがやはり精神状態は改善しなかった。

その夜一晩中，M氏はとりとめもなく妄想的なことをつぶやいていた。病棟の廊下を叫びながら走っていって，テーブルをひっくり返したのを機に，身体拘束が行われた。彼はくりかえし，自分はガールフレンドを十字架にはりつけにした，若い少女たちを殺人・強姦した，彼には複数の婚外子がいるなどと語っていた。また，自分はもうすぐ死んで，「ユダヤの黒い王女」として生まれ変わるのだともいった。しかし，自分を傷つけるつもりなのかと問われると，きっぱりと「いいえ」といった。

M氏はスタッフによる厳重な監視下に置かれ，それから12時間，精神的に異常で奇異な言動をくりかえす状態がつづいた。そして彼は，スタッフの隙を見てひとりで浴室に入り込んだ。スタッフはM氏の叫び声を聞いた。浴室のドアをスタッフが明けると，多量に出血している右目を片手で押さえて立っているM氏がいた。何をしたのか尋ねると，M氏は眼球をトイレに流したといった。ただちにM氏は集中治療病棟に移送された。

▌重篤な自傷行為のアセスメント

M氏の事例は，重篤な自傷行為のリスクアセスメントを考えるうえでよい例であるといえよう。M氏には，プロトコルの項目に該当しないものも少なくなかったが，その一方で，危険な兆候として該当するものも多数あった。たとえば，プロトコル1（経歴に関する情報）をみると，該当していたのは5項目中2項目であった。これまでに自傷をしたことはなかった。また，幼少期の虐待や重要他者との別離体験もなかったし，最近外見が大きく変化したということもなかった。しかし，自傷直前に，病棟で多少の暴力性がみられており，また，初めて母親と離れて暮らす生活のなかで，一種の喪失を体験していたと考えられた。「よい家」の重要性や，母親の家が「最高」であったという発言から，M氏がこの喪失を悲嘆していたことは明らかである。

M氏の精神状態のアセスメントに関しては，プロトコル2の記述通り，M氏は深刻な危機的状態にあることを示す複数の特徴を呈していた。宗教的（「ユダヤの黒い王女」，はりつけにしたガールフレンド，不道徳な自身に対する非難），性的執着（強姦を犯し婚外子を生み出した），被害妄想（グ

ループホームにおける自身の安全の保証を必要とする）といった内容を一見とりとめなく口にしていた。また，致死量の毒や薬を何度も求めるなど，きわめて自己破壊的な思考の存在を示唆する行動も数多くみられた。もう一つの兆候は，精神科治療薬をこっそり中断していたことである。物質使用や乱用はなかった。このように，プロトコル2には「該当」が多数あったことを考えれば，アセスメントを行った専門家は重篤な自傷に対してもっと警戒すべきであったといえるであろう。プロトコル2のセクションで見られた一連の特徴は，M氏の精神状態が重篤な自傷行為を引き起こす危険性をもっとも直接的に示唆するものであった。

　最後のプロトコル3は，自傷の詳細に関するセクションである。M氏には自傷の経歴がなかったため，このセクションはさほど役には立たなかったであろう。またM氏は，身体部分，道具，トランスジェンダー問題への固執も呈していなかった。眼球を抜き出すことに関して聖書の節を引用していたことがわかったのも，あくまでも事後のことであった。性への固執は明らかに認められ，想像上の性犯罪に罪悪感を抱いているようでもあった。

　後日，M氏は，眼球摘出の動機に関してさらなる状況を提供してくれた。たとえば，グループホームのあるルームメイトとの同性愛に関する恐怖と願望があったそうである。若い女性を傷つけ妊娠させることへの固執もずっとあった。最終的に彼は，自分の目を除去することをもって贖罪し，生きることの赦しを得ようという，いわば「超自然的な駆け引き」を思いついたようであった（Menninger, 1938, 1966）また，被害概念もあったようで，「自分がやらなかったら，爆撃機のパイロットに目をとり出されていた」と語った。あまりに複雑怪奇で精神病的に歪曲された彼の思考は，もはや他者には解読不能であった。こうした情報の大半が，自己眼球摘出行動におよんだ数日後にわかったことである。こうした思考は，行為前に発生していなければ，予防の役には立たない。

　要するに，M氏の事例から示されるのは，重篤な自傷行為のアセスメントのためのプロトコルが，臨床家に警鐘を鳴らすのには有用なツールであるということである。しかし，熱を測る体温計のように正確なアセスメントツールはいまだ存在しない。このプロトコルはあくまでも有用なガイドラインでしかなく，よほど勘の鋭い専門家チームでないかぎり，M氏の眼球摘出を予防することはできなかったであろう。重篤な自傷行為の予測因子を正確に特定できるようになるのは，残念ながらまだまだ先のことといえよう。

▍M氏のその後に関する情報

　みずからによる眼球摘出行為の後まもなく，M氏は私たちの機関が運営する入所プログラムに参加した。それ以降，彼の生活は全般的に安定している。統合失調症には依然として罹患した状態にあるが，服薬と治療プログラムへの参加に関しては遵守できるようになった。日々の生活に対する母親の関与が減っていくにしたがって，ますます遵守できるようになった。M氏は母親と離れて暮らすことを次第に受け入れ，最終的には，自立した生活を送れるようになったことに誇りを持つようになった。精神疾患を持つ人のための地元のクラブハウスにも積極的に参加するようになった。

　時折，イライラ，怒り，落ち着きのなさが悪化することがある。こうしたときM氏は「残っている方の目が痛む」といった。また，「残っている方の目に何も起こらなければいいんだけど」などと，自身に対する脅迫的な内容の思考を疑わせる発言がでてくることもある。そのような場合には，入所プログラムのスタッフは低度な警戒と注意を怠らないようにしている。苛立ちがあれば何でも

話すようＭ氏に促しつつも，上述したプロトコルを活用し，アセスメントをくりかえした。また，例外を除いて，ただちに精神科医に連絡をとり，薬物療法に関するコンサルテーションを受けるようにした。通常，投与される抗精神病薬の量が一時的に増量されることとなった。入所プログラムで暮らした10年間，Ｍ氏は自分を傷つける行為を一度も行わなかった。そして1990年代半ば，Ｍ氏は心臓発作によって逝去した。

█ 精神病に罹患するクライエントの治療

精神科薬物療法

　精神病を抱える者の場合，重篤な自傷を予防するための最適な治療法は，薬物療法である。ゴードン・ハーパーによる第14章に記されているように，妄想にもとづく自傷を呈するクライエントには抗精神病薬による治療を試みるとよい。ハーパーによれば，リスペリドンやクロザピンといった抗精神病薬が有効であるという。グロスマン（2001）は，重篤な自傷に対する薬物療法について詳細な解説を行っている。グロスマンによれば，自傷予防のための薬物治療の基本原則は，（1）精神病のすみやかな治療導入，（2）服薬遵守が維持できる体制の確立，（3）急激な興奮を呈した際における鎮静剤の投与であるという（私たちの入所プログラムでも，Ｍ氏の治療ではこの原則にきちんと従った）。またグロスマン（2001）は，重篤な自傷治療に際してのベンゾジアゼピン，気分安定化薬，抗うつ薬の使用についても言及している。

心理教育

　重篤な自傷行為の予防のために，あるいは，現在進行形で起こっている場合のマネジメントのために，それぞれの目的に応じた心理教育を行う。クライエントのなかには，長年にわたり重篤な自傷をしている者もいる。初発のものであれ再発のものであれ，重篤な自傷行為の危険性がある者に対する心理教育は，背景にある精神障害の診断によって異なってくる。グロスマン（2001）が述べているように，重篤な自傷行為の事例の大半は，何らかの精神病と診断される。そういった者にとって最適な治療は（薬物療法に加えて），症状マネジメントのためのスキルトレーニングのアプローチ（Liberman, 1999; Mueser et al., 2006）である。たとえばリバーマン（1999）は，精神病に罹患する者を対象とした，症状マネジメントと再発予防スキル修得のための，マニュアル化された心理教育プログラムを提唱しており，その有効性についてはすでに実証的研究によって確認されている。リバーマンは次の四つのスキル・モジュールを採用している。（1）薬物療法のマネジメント，（2）娯楽，（3）症状のマネジメント，（4）会話スキルである。治療薬を適切に服薬・管理できるようになり，代償不全の兆候をすみやかに同定し，持続的症状へ適切に対処し，アルコールと薬物の使用をせずにすごせれば，クライエントは，精神病の再発を回避できる可能性が大幅に高まる。精神病性の代償不全が防げたら，それに関連する重篤な自傷行為の危険も減るはずである。なお，リバーマンの心理教育プログラムのさらに精巧なモデルが，第17章でとりあげたIMR（Mueser et al., 2006）である。

認知行動療法

症状マネジメントのアプローチでは，認知行動療法を組み合わせて実施することがある。認知療法の基本についてはすでに第12章で述べた。そこでも述べたとおり，認知療法では，(1) 自傷行為を維持している自動思考，中間的信念，中核信念をターゲットにし，(2) これらの認知に関する情報を収集し，(3) 自傷行為を維持している機能不全的な認知を裏付けるエビデンスと，それに反証するエビデンスを，クライエント自身から引き出していく。機能不全的な思考を反証するエビデンスを引き出す際には，新たにより正確で有益な思考を生み出せるようクライエントを支援する必要がある。精神病性の妄想に対して実施した場合の効果は，本人がその妄想をどれほど確信しているのか，その妄想が新しい情報に対してどのくらい順応性があるのか，さらに，その妄想が本人の日常体験にどれほど浸透しているかによって影響される（Kingdon & Turkington, 2005）。精神病に罹患する者の治療では，認知療法アプローチに基本的な修正を加える必要がある（Kingdon & Turkington, 2005; Merlo, Perris, & Brenner, 2004）。たとえば，キングドンとターキントン（2005）は，統合失調症を持つクライエントの妄想的思考にとりくむ際に必要な四つのステップを同定した。

1. 確信度が比較的低いものを最初のターゲットにする
2. 妄想的思考に対する直接的対峙は避ける
3. 妄想の内容ではなく，その妄想のエビデンスに焦点をあてる
4. 信念に対する疑念，反対論を表明するようクライエントを促進する

以下に，統合失調症から重篤な自傷行為へと発展した男性クライエントに対して，このような認知療法を行った事例を提示したい。

なお，注目すべきことに，最近の心理療法では「初発精神病エピソード」も治療のターゲットにしている（Penn et al., 2011）。社会的機能と役割，QOLに焦点をあてた治療である。早期介入により，認知の歪みの減少，社会的孤立の予防，精神病症状の重症化抑止といった効果が期待されている。このような介入によって，精神病の進行を抑止することができれば，重篤な自傷行為も防げるであろう。

Z氏に対する認知療法

Z氏は，ヨーロッパ系米国人で45歳の男性である。Z氏にはじめて会ったのは，入所治療プログラムに対して行っていたコンサルテーション活動においてであった。Z氏の自分を傷つける行為は，脚，腕，胸を叩く，そして，さらに驚くべきことに，目を殴る行為であった。長年の目を殴る行為によりZ氏の視力は非常に低下しており，行政的には視力障害者に分類される水準であった。具体的には，顔をすぐそばまで近づければ，かろうじて本を読める程度であった。

コンサルテーションの一環としてZ氏を面接した際，重要な情報をいくつか知った。慢性的に自傷self-mutilationをくりかえす者に対する標準的な面接として，私は，第15章で挙げた身体イメージの六つの次元について質問するようにしている。そこでZ氏に対して，(1) 魅力，(2) 有効性（運動能力），(3) 健康，(4) 性徴，(5) 性行動，(6) 身体統合性に関する質問をした。

性行動について尋ねると，Z氏は，入所プログラムにおける彼のケア担当者も聞いたことのない情報を教えてくれた。Z氏いわく，大学時代に何度も「売春婦とつきあった」ことがあり，また，ポ

ルノ雑誌も見ていたそうであった。彼は，こうした行動は重罪であり，いまでもそのことで罰されていると信じ込んでいた。だれが彼を罰しているのかと尋ねると，Ｚ氏は，「悪魔です」と答えた。この妄想については，プログラムのスタッフもよく知っていた。

コンサルテーションが終わり，私は二つのことを提案した。まず，スタッフはＺ氏による自傷を，身体組織をほとんど損傷しない程度の殴る行為と失明するほどの目を殴る行為，という二つのカテゴリーに区別して考えるべきであるということである。新しい計画として，目を殴る行為が起こったら入所プログラム外の一時的な「休息プログラム」でのアセスメントをしてもらうようにし，損傷の少ない自傷行為の場合はプログラム内で対処することにした。この単純な随伴性マネジメントのテクニックにより，Ｚ氏に重篤な自傷行為には嫌悪的結果がともなうということを教えた。私たちは，これによって重篤な自傷が減る方向となり，Ｚ氏の反応がシェイピングされることを期待した。

それから，二つのカテゴリーの自傷に関するデータをプログラム内で毎日収集すること，また，Ｚ氏の担当セラピストには，心理療法のなかで性的思考とそれに関連する罪悪感について調べるよう提案した。心理療法の目標は，Ｚ氏の不合理な思考と過去の「罪」に関する罪悪感を減らし，それによって自傷の動機を減らすことであった。

約１年後，Ｚ氏のセラピストを長く務めていた人物がプログラムを辞めたことで，私がＺ氏の個人心理療法を引き継ぐよう依頼を受けた。以後，数年にわたってＺ氏と月２回の心理療法面接をつづけた。Ｚ氏とのセッションは約30分で，それ以上の時間は彼が耐えられなかった。セッション中，Ｚ氏はつねに協力的で，私の質問のすべてに誠心誠意答えようと努め，率直かつ正直で，それでいて思慮深い回答をしてくれた。彼が唯一非協力的な態度を示したのは，私が，悪魔との関係について深く追求したときであった。Ｚ氏は，「悪魔についてはそう多くを語るべきではないんです」といい，話題を変えて，話題を元に戻すことを拒んだ。

心理療法として初めてＺ氏に会ったとき，14カ月ぶりであるにもかかわらず，彼の方から売春婦の話題を持ち出してきた。少し驚いたが，その話題を進めたところ，やはり二十数年も前にとった軽率な性的行動のためにいまでも罰を受けていると信じていることがわかった。この行動がＺ氏に多大な不快感を引き起こしていたため，また，自分を傷つける行為にも直接的に関連しているようであったため，私は可能なかぎり毎セッションでこの話題をとりあげるようにした。

Ｚ氏はゆっくりと彼が悪魔から受けている罰について話してくれた。具体的には，「悪魔はぼくの身体を乗っ取って，売春婦と性行為をしたことでぼくを罰してくる」といった。また，悪魔は彼の身体を完全にコントロールできるため，無力になった彼には悪魔を拒んだり，それによって引き起こされる自傷行為を拒んだりすることはできない，とも語った。

悪魔に関する内容に関心を持った私は，宗教的背景について彼とともに検討したところ，Ｚ氏はカトリック教徒として育てられたことがわかった。Ｚ氏いわく，彼は幼少期から忠実にその宗教の教えに従ってきたが，入所治療に入ってからはできていないということであった。

Ｚ氏の宗教的背景についての話し合いからある治療方針を思いいたり，それを入所プログラムのスタッフに提案した。私は，Ｚ氏を神父に会わせて「罪」を告白させるよう勧めた。罪を告白して赦しを受ける意欲がＺ氏にあれば，切望していた解放が得られ，自傷の動機が減るのではないかと考えたからである。

この提案を治療チームに伝えた際，私は，これが単なる推測であり，効果があるかどうかは不明であるということを強調した。私が目指したのは，罪に関するＺ氏の中核信念と罰への欲求を変え

ることであった。チームはこの計画に賛成してくれたが，精神病性の妄想を持つ者の告白を聞こうとしてくれる神父をみつけるのに何カ月もの時間を要した。Ｚ氏と私はようやく協力してくれる神父を地元でみつけることができた。神父との面談にあたっては，最初の話し合いの部分だけは私も同席した。私は，Ｚ氏の売春婦やポルノに関する体験を（事前にＺ氏から許可を得て）神父に説明した。説明が終わると，神父はＺ氏と直接話をした。Ｚ氏が姦通は「最悪の罪の一つ」であるといったところ，神父は，だれも結婚していなかったのであれば姦通ではないと述べ，彼の主張を訂正した。また神父は，もしＺ氏が罪を告白することを決断し誠実にそれを行うならば，その罪は神の目に永遠に赦されるとＺ氏にはっきりと教えた。さらに話し合いがしばらくつづいた後，私は部屋を出て，神父はＺ氏の告白を聞き，最終的に赦しを与えた。

　1週間後に会ったとき，Ｚ氏は，神父との面談も会合も告白もやってみてよかった，とてもよい機会だった，といった。またＺ氏は，告白以降，自分を傷つけることが少なくなったと思うとも語った。しかし，それから数カ月間にわたってプログラムで収集したデータによると，（1）自分を傷つける行為の割合は減っていない，（2）頭部への暴行は減っていない，という結果であった。Ｚ氏の強い妄想を変えることは容易ではないということがはっきりした。彼の妄想には，キングドンとターキントン（2005）が記しているように，強い信念，順応性，偏在性という特徴があった。

　Ｚ氏は，「悪魔との関係」に関する強い信念を話すように無理強いされると興奮するようであった。事実，私が彼の彼自身に対する暴行を目にしたのは2回だけだったが，それはいずれも，妄想的な思考に関して長時間話すよう無理強いされた状況で発生していた。加えて，彼はときおり悪魔について肯定的な話し方をすることがあり，悪魔は彼に「慈悲を与え，前向きなことを教えてくれた」などといった。悪魔が彼にとってときには「役立つ」という事実が，信念体系を変えることを一層困難にしていた。

　私がＺ氏に用いたもう一つの戦略は，キングドンとターキントン（2005）およびミューザーら（2009）が推奨している，「信念に関するエビデンス」の検証である。Ｚ氏は，大学生向けの科学を学んでもらった。生物学と化学はきちんと理解していた。私は戦略として，統合失調症と妄想症状に関する科学的説明を行ったのである。Ｚ氏は，自分にあてはめられない一般論であるかぎりは，こうした議論に積極的に参加した。個人的な話になりそうになると，話題を変えるか，あるいは，「悪魔がぼくに自傷をさせている」，「脳科学にはまったく関係がない」などと強く主張しはじめてしまった。こうして，認知療法を用いたアプローチも失敗に終わった。

　Ｚ氏との治療でもっとも成果が得られた戦略は，スキルトレーニングに焦点をあてたものであった。認知療法が十分な効果をあげなかったことから，次に私は，置換スキルトレーニングを試みることにした。最初に試みたのは，第11章でとりあげた呼吸法をいくつか指導することであった。Ｚ氏は，当初のうちは呼吸法を学ぶことに協力的であったが，次第に呼吸法の練習をサボるようになり，最後には，悪魔が許可してくれないといって，呼吸法の練習を拒むようになった。

　次に，視覚化の戦略をやってみることにした。実のところ，この時点では藁にもすがる思いであった。セッションのたびに，彼の日常体験に関係のある事柄を視覚化するようにした。たとえば，施設のリビングに座って平穏を感じながらリラックスし，自傷なしでいられた1日のことを思い描かせた。Ｚ氏はこうした視覚化を聞くと落ち着くといい，性に合うようであった。しかし，自分だけではできず，練習する意欲もなかった。「新たな章」を私が作るのに頼っていた。

　驚いたことに，相変わらず視覚化を行う心理療法を数カ月つづけたあと，Ｚ氏は，視覚化エクサ

サイズで使った言葉で私に報告してくれるようになった。たとえば，施設で「より平穏」を感じた，「リラックスできた」，比較的「自傷なし」でいられた，などである。どうやら，中核的な妄想的信念を変えるよう直接的に働きかけるのではなく，自分自身や世界の別の受けとり方がある，ということを間接的に提案する方が生産的なようであった。

　しばらくしてＺ氏は別の場所に移り，私たちの心理療法は終了したため，Ｚ氏の改善が一時的なものであったか持続的なものであったかは明確ではない。この事例が示すのは，重篤な自傷行為を支持する妄想を変えることは大変困難であるということである。各人の非常に特異な世界観に，適合するが困難すぎることのない，さまざまな技法を試す必要がある。

▌精神病のないクライエントの治療

　重篤な自傷行為をするが精神病ではないクライエントの場合，一般的には，本書の第Ⅱ部でとりあげた治療戦略を大幅に改変せず適用することができる。BPD，PTSD，反社会性パーソナリティ障害，OCD，その他の不安症／不安障害，うつ病といった診断を受けているクライエントは，通常，随伴性マネジメント，置換スキルトレーニング，認知療法，薬物療法の組み合わせが効果的であろう。トラウマを抱えている者の場合，身体イメージへのとりくみと曝露療法も重要である。本章の締めくくりに，精神病を持たない，重篤な自傷をする人の事例を紹介したい。

　30代の女性であるローザは，非常につらい人生を送ってきていた。彼女は，子ども時代に何年にもわたって性的虐待を受けていた時期があり，学習能力に問題があったせいで，高校を卒業していなかった。彼女は，十代の頃からアルコール，マリファナ，コカインといった物質を使用するようになり，やがてコカイン依存症に罹患し，その習慣をつづけるために売春をするようになった。十代後半から二十代にかけて，それぞれ父親の違う子を3人産んだ。子どもたちは全員，児童相談所に保護されてしまった。

　最終的に，コカインの所持と密売，そして売春で逮捕され，刑務所に収監された。しかし，ローザは刑務所の生活にうまく適応できず，他の被収容者や自分自身に対して頻繁に暴力をふるっていた。自傷行為の様式としては，たいていは鋭利なものを使って腕や太腿を切っていたが，特に心理的苦痛が強い際には，みずからの前腕を強く嚙んだ。そのような自傷による傷は多数の縫合と植皮を必要とするほど重篤なものであり，50セント硬貨ほどの大きさの傷跡を残すこととなった。

　ある時期からローザの問題行動は著しく悪化し，最終的に州立精神科病院の司法病棟に移された。そこでも彼女は，他者への暴行と，自分を嚙んだり傷つけたりする行為をつづけた。ローザの中核的問題は，叔母のボーイフレンドや他の人たちによる恐ろしい虐待であった。彼女はしばしばフラッシュバックと悪夢を体験しており，暴行と重篤な自傷行為はその後に起こる傾向があった。トラウマに対処できるようになるより前に，ローザには，強い激情，恥辱感，罪悪感，自己嫌悪をコントロールするためのスキルが切実に必要とされていた。司法病棟では，グループ療法と個人療法の双方においてさまざまな呼吸法や対処スキルを修得した。ローザが特に好んだのは，叔母と一緒にビーチに行った幼少期の体験の視覚化であった。また，芸術的活動も解消法として用い，メイクブラシで腕をなでることも癒しの行動になった。こうしたスキルによってローザの自身や他者に対する暴行は次第に減少していった。重篤な自傷行為（自分を嚙む行為）は止まったが，それでも，切る行

294　第Ⅲ部　特殊な主題

為は定期的に起こる状況がつづいた。

　最終的にローザにとって役に立ったのは，認知療法であった。彼女は，自己嫌悪，激情，暴力の背後にある驚くほどネガティブな中核信念にとりくみはじめた。また，身体イメージへのとりくみも開始し，身体を破壊する代わりに「甘やかす」戦略を作り上げた。最終目標は，第16章で挙げたようなPTSDに対する認知再構成（Mueser et al., 2009），あるいは，PET（Foa et al., 2000）を受けるための準備を整えることにあった。トラウマ被害が引き起こす主要な側面を解決することができれば，ローザには，刑期を終えた後に地域で有意義な生活を送れる，という将来への明るい展望がある。

▌結　論

- 自己による眼球摘出や去勢といった重篤な自傷行為は，臨床家が直面するもののなかでももっとも困難な行動である
- 重篤な自傷行為の予防においてもっとも役立つのは，抗精神病薬をはじめとする精神科治療薬による精神科薬物療法である場合が多い
- 補助的治療のなかでも有用なのは，認知療法，置換スキルトレーニングであり，トラウマが関係している場合には，PTSDに対するPETや認知再構成である（第16章参照）
- 幸運なことに，重篤な自傷行為の発生はまれである。こうした極端な自傷は，生涯に一度であっても，ひとたび出会えば，それを忘れることはむずかしいであろう
- 大半の事例では，クライエントは極端な自傷行為を克服することができる。これは，本人，家族，セラピストにとってもささやかな慰めである

第25章 重篤な自傷行為の治療　295

あとがき

　禅宗には，極端な自傷にかかわる二つの有名な逸話がある。2話とも，西暦526年ごろに禅を中国からインドに伝えた僧であるといわれる菩提達磨が主役である。この禅師は悟りを得ることに傾倒するあまり，ひとりきりで9年間も洞窟にこもって瞑想に没頭した。そのなかで，何度となくうとうととまどろみ，瞑想を「おざなりに」してしまう自分に苛立ち，自分の瞼を切り落としてしまうこともあった。このような猛烈な専心のおかげで，最終的に彼は，目標としていた完全な悟りを得ることができた。

　その数年後，惠果という僧が，師から学びたいと菩提達磨の洞窟にやってきた。菩提達磨は惠果を拒んだ。この僧は何度もやってきては，菩提達磨に弟子入りを懇願したが，毎回，その要望は退けられた。ある日，菩提達磨の洞窟の外で猛吹雪のなか立っていた惠果は，自身の腕を切り落とし，決意と信念の証として菩提達磨に贈呈した。ようやく彼は弟子として受け入れられ，最終的には菩提達磨の教えの継承者になったという。

　もちろん，瞼の切除や腕の切断は，だれであっても決して真似すべきことではない。しかし，こうした神話的行動には，象徴的意味があるように思えてならないのである。もしかすると自傷する者とは，死ぬほどの行いを超越するほど熱烈に真理を探求している者たちである，と捉えることができるのかもしれない。その目的が痛みからの解放であれ，トラウマの解消であれ，意識状態の変容であれ，自傷する者というのは，ほとんどの人間が避けるような行動を追求する意欲を持っている。彼らの追求は，身体的な重要性を持つほどの強い信念にまで到達する。もしかすると身体の異形化には，心理学的，霊的な再生という目的があるのかもしれない。彼らのこうした信念の強さは，解決希望に必ずつながると信じて，敬意を払わねばならない。

　私は，自傷する者とのとりくみから，痛みを肯定へと変えられる者はすばらしいことを成し遂げられるということを，くりかえし何度も学んだ。苦しみ，孤立，自傷に満ちていた彼らの人生は，達成，親和，自己防衛の物語へと変貌を遂げる。私たち専門家が，彼らがより高い地平を目指して精進するのを，ほんの少しでも助けることができたならば，これほどの幸せはないだろう。

附　録

附録A　呼吸法マニュアル ————————————————— 301

附録B　BAS尺度（Body Attitudes Scale：身体態度尺度）——— 309

附録C　自傷をアセスメントするための臨床的尺度 ————— 311
　　　　Functional Assessment of Self-Mutilation（FASM）——— 311
　　　　Alexian Brothers Urge to Self-Injure Scale（ABUSI）——— 314

附録D　役に立つ自傷関連のウェブサイト —————————— 316

附録E　自傷する人たちのための権利章典 ————————— 318

附録A
呼吸法マニュアル

　本マニュアルでは，苦痛を管理し，自傷をなくすために活用できる，さまざまな呼吸法を紹介したい。ここでは，心理学，心理療法，ソーシャルワーク，仏教の瞑想など，さまざまな分野で用いられている例を挙げるつもりである。まず簡単なものを五つ挙げる。その後に，順不同でやや複雑な呼吸法を提示する。自分にとって使いやすいものをいくつか見つけ，できるだけ何度も練習してほしい。どの呼吸法も練習なしでは効果があらわれない。ここで挙げるものはすべて，自分を傷つける行為を減らしたりなくしたりするために役立つツールである。いずれの技法も，最適な効果を得るためには，週3回20分以上練習する必要がある。

　ティック・ナット・ハン（1991）はこういった。

　「意識的な呼吸を実践するとき，思考は緩やかになり，ようやくそこで真の休息を得ることができる。人は，日々のほとんどの時間，あまりにも多くのことを考えすぎている。マインドフル呼吸法は，落ち着き，リラックス，平穏をもたらしてくれる。多くを考えすぎ，過去の悲しみと未来の不安にとらわれるのを止めることができる。いまこの瞬間すばらしい人生に触れることができるようになる」（p.11）。

　ナット・ハン（1991）はこうもいった。

　「呼吸は，身体と心を結び付けるものである。心があることを考えているのに身体は別のことをしていて，身体と心が一体になってない。『吸う』『吐く』という呼吸に集中することで，身体と心を引き合わせると，ふたたび一体となる。意識的な呼吸は重要な架け橋なのである」（p.9）。

呼吸法
「吸って……吐いて」呼吸
　息を吸うとき心のなかで「吸って」といい，息を吐くとき心のなかで「吐いて」という。数分間つづける。

　注釈：この，もっとも単純な呼吸法は，マインドフル呼吸法の導入として多くの人が受け入れやすい技法である。しかし，シンプルすぎるあまり注意が逸れてしまうという欠点もある。この技法

は，複雑な技法を覚えられない，認知機能に制限のある者に有用である。とはいえ，この技法は，能力の高さにかかわらず活用することのできるものである。

「私はここにいる……私は落ち着いている」

この呼吸エクササイズには少し説明が必要である。「私はここにいる」というのは，「私はいまこの瞬間に，判断することなく，存在している」という文章を圧縮したものである。この文章の意味は，「いま呼吸している私は，過去について考えておらず，未来について心配しておらず，ただこの瞬間ここにいる」ということである。「判断することなく」とは，「いま私は自分や他者に対するいかなる判断もしてはいない。自分や他の人たちに対する批判はいったん完全に中止する」という意味である。このエクササイズでは，息を吸うときに「私はここにいる」と心のなかでいい，息を吐くときに「私は落ち着いている」と心のなかでいう。

注釈：理由はさまざまだが，私のいるブリッジ・オブ・セントラル・マサチューセッツでは，この呼吸エクササイズはもっともクライエントに人気がある。私の考えでは，このエクササイズは，マインドフルネスの本質を単純明快に伝えてくれると同時に，ある程度の複雑さもあるためクライエントを飽きさせず，また，ある程度意味深であり，クライエントの思い入れも育んでくれるから，人気があるのではないかと思う。

1から10まで吐く

息を吸い込むときは身体の感覚に集中し，息を吐くときに「1」という。次に，息を吸い込みながらやはり自分の呼吸に集中し，息を吐くときに「2」という。吐くときにだけ数をかぞえ，10までつづける。10までかぞえたら1に戻る。数を忘れたり10を超えてかぞえてしまったりしたら，1に戻ってやり直す。

注釈：この呼吸法は，「吸って……吐いて」に代わる呼吸法としてお勧めである。より複雑で集中力を要するが，それでも簡単で覚えやすい。この技法には2,500年の歴史があり，数々の瞑想の教えで一番はじめに教わるものの一つである。

1から10まで息を吸って吐く

1で息を吸い，2で息を吐き，10まで交互につづける。次に逆順で呼吸をつづける。9で息を吸い，8で息を吐き，1までつづけ，それをくりかえす。

注釈：上り下りのリズムが癒しになるため，このエクササイズを好む人は多い。また，クライエントの集中力を保つ程度に複雑だが，リラックスできる程度に単純である。

深い呼吸

ほとんどの人が一日中行っている呼吸は，非常に浅く，肺の能力のわずかしか活用できていない。このエクササイズでは，意図的に呼吸を深める。穏やかに，深い呼吸をすることには，リラックス効果がある。より多くの酸素が脳に供給されると，覚醒状態も高まる。意図的に呼吸速度を緩め，

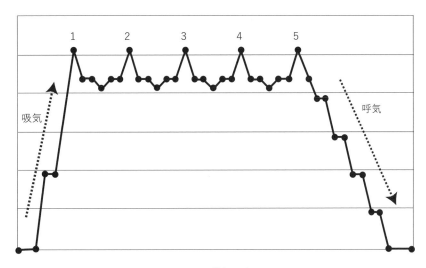

図A.1 「竹」呼吸

深く息を吸い込む。次に，息を吐くときも同様に深く吐く。通常よりも多くの空気を肺から吐き出すのである。このエクササイズを練習しながら，心地よく深い呼吸ができる新しいリズムをみつけるとよい。

　注釈：この種の呼吸では，頭がくらくらするという人もいる。息切れなどの不快感が生じたら，いつもの「浅い」呼吸に戻る。練習すれば適切なリズムがみつかる。

竹の呼吸

　図A.1をご覧いただきたい。この呼吸法は関田（1985）によるものである。竹にははっきりとした節があるため，それにちなんで「竹の呼吸法」と呼ばれている。グラフの水平な線が示すのは呼吸中の短い休止である。長い斜線が示すのは長く深い呼吸で，短い斜線が示すのは短く浅い呼吸である。より具体的にいうと，まず2回深く息を吸い込み，2回短く息を吐き，2回短く息を吸う。これを5回くりかえし，最後に4回長く息を吐き出す。

　注釈：このエクササイズは複雑で，最後まで続けて成功させるには記憶力と集中力を要する。気が散りやすい人には非常に有用なエクササイズである。最初は図を見ながら練習する必要があるだろう。
　このエクササイズを非常にむずかしいと感じる者もいる。最初は適切なリズムがみつけられず息が足りなくなることもある。息切れなどの不快感が生じたら，いつもの「浅い」呼吸に戻る。一般的に，喫煙者や喘息持ちの人の場合には，こうした複雑な呼吸法がむずかしいようである。

「息を吸って，身体を落ち着けて，息を吐いて，笑って」

　これもナット・ハン（1991）の呼吸エクササイズである。「息を吸って，身体を落ち着けて，息を吐いて，笑って」と繰り返す。

注釈：ナット・ハンは，笑うことで顔の全筋肉が緩むという理由で，このエクササイズを推奨している。

「……を手放す」

息を吸いながら，「マインドフルに息を吸って」という。息を吐きながら，「○○を手放して」という（○○の部分には不安や緊張，怒り，判断，記憶，完璧主義など，減らしたいと思っている感情を入れる）。同じ感情をくりかえし使ってもよいし，吐く息ごとに異なる感情を手放してもよい。ここで重要なのは，思考や感情を「追い出そう」としたり禁止したりするのではなく，それらを認識して，通り過ぎていくのを見守ることである。

注釈：望ましくない，持続的なネガティブな思考や感情を手放すための方法としてこのエクササイズを好む人は多い。

「……を育む」

「……を手放す」呼吸法に似ているが，ここでは代わりに何かポジティブなものを「育む（忍耐，穏やかさ，落ち着き，マインドフルネス，情熱等）。この場合，息を吐きながら「育む……」といい，息を吸いながら「忍耐を」（なんでも育みたいものを入れる）という。これは，息を吸うことで願う状態が身体に入って成長するのを象徴している。

注釈：「……を手放す」を指導してからこの呼吸法を教える方がよい。

「あるがままに，手放して」

カバット・ジン（1990）が提唱する呼吸法である。これは，生じる感情に対処するために役立つものである。感情が生じるのに気づいたら，心の中で次のようにいう。

息を吸いながら「○○（怒り，不安などの感情を入れる）が見える」
息を吐きながら「あるがままに」
息を吸いながら「○○（同じ感情を入れる）が見える」
息を吐きながら「手放して」

注釈：このエクササイズは，心理療法とメンタルヘルスに関する根本的に重要なメッセージを伝えている。治療（または人生全般）のなかで，感情は必ず生じ，それを（あるがままに）体験しなければならない。単に否認したり，無視したり，押さえつけたりしてはならない。そういった方法はうまくいかないばかりか，その感情は必ず戻ってきてその人を悩ませる。しかし，しっかりとその感情を体験したあとは，どこかの時点で手放さなければならない。

波の呼吸

これもカバット・ジン（1990）にインスピレーションを受けた呼吸法である。「ガイドによるマインドフル瞑想」の録音を聞くと，「呼吸の波に乗る」というフレーズが使われている。この示唆に

富んだフレーズを用いて，私は視覚化を行っている。息を吸いながら，波が穏やかに浜に打ち寄せるところを想像し，息を吐きながら，波がゆっくりと引いていくところを想像する。視覚，聴覚，嗅覚，触角を使って海の動きを想像する。

喜ばしい言葉を用いた呼吸

自分の好きな言葉を選び，息を吐くたびにその言葉をくりかえす。私の同僚は，おそらく大変独特なのだが，「オノマトペア」（訳注：擬声語のなかで特に動物の声を指す英語）という言葉が好きだそうだ。他にも，「落ち着き」，「海」，「平和」，「癒し」，「リラックス」などがある。

指で軽く体を叩きながらの呼吸

より活動的で触覚的な呼吸を好む者もいる。その方法の一つに，息を吸うときは左手の指で左足を軽く叩き，息を吐くときは右手の指で右足を軽く叩くという方法がある。自分にとって心地よいリズムをみつけるとよい。

腕をあげて呼吸する

動きながらする呼吸法のバリエーションの一つに，腕を軽く脚の上に乗せ，指を膝の近くに添えて腰かけて行うものがある。息を吸うとき，ゆっくりと両腕を肩のあたりまであげ，息を吐くときに腕と手を脚に戻す。これをくりかえす。

ボディスキャン呼吸

この呼吸法では，身体を積極的に認識する。私はこれを，曹洞宗の藤田一照師から学んだ。座った状態で，椅子や床，または座布団で支えられている身体の部分にゆっくりと意識を向ける。それらの感覚に気づくことができたら，脚が支えられている部位に意識を向ける。数分後，呼吸にともなう腹部の上下に注意を向ける。数分後，呼吸にともなう胸部の上下に注意を向ける。数分後，鼻孔に意識を向け，入る空気の方が冷たく出ていく空気の方が温かいことを認識する。数分後，全身に意識を向ける。身体の周囲を被膜が覆っていると想像する。身体は単一の細胞でできており，自分が単細胞のアメーバであると想像する。全身を認識する。数分間意識を集中したら，このエクササイズは終了である。

　注釈：この技法は地に足をつけるグラウンディングのためのよい方法である。特に，数段階にわけて集中を保つため，気が散りやすい人に向いている。

呼吸のあいだの隙間

このエクササイズでは，まず，深い呼吸の心地よいリズムをみつける。このリズムがみつかったら，息の吐き終わりと吸いはじめのあいだの，一瞬の隙間または休止に集中する。意図的にこの休止を通常の長さより延ばすとやりやすい。

呼吸のあいだのこの一瞬は，生きるための絶え間ない努力からの休息を象徴しているという者もいる（例：酸素，食物，情報の取り込み，二酸化炭素の排出，仕事，他者との会話）。精神世界と外界との均衡の間奏を象徴しているともいわれる。

注釈：この呼吸法は，普段ならないような思考，感情，洞察を引き出してくれる。しかし，一瞬の休止を捉えるのが最初は困難という者もなかにはいる。

歩きながらの瞑想

　ナット・ハン（1975）は，座った状態での瞑想呼吸を補完するものとして，歩きながらの瞑想を強く推奨している。歩きながらの瞑想では，通常より緩やかな速度で歩く。そして，あるがままの速度で身体をめぐる呼吸に焦点をあてる。歩きながらの瞑想を行う方法の一つとして，右手でこぶしを作り，親指を内側に入れて，胸の上に置く。左手は右胸を覆う（藤田一照師との私信）。歩くときは左足をゆっくりと伸ばし，踵から地につける。足が受ける感覚に意図的に焦点を向ける。体重が足の甲へ，それから母指球へ，それからつま先へと移動するのに意識を保つ。右足も同じようにする。何度か繰り返すとリズムができる。

　歩きながら，呼吸と足取りを合わせる。息を吸うたび，吐くたびに一歩進むとやりやすい。どのようなやり方でも，自分にとって自然な同調をみつけるようにする。

ストップライト・電話

　ナット・ハン（1975）は，車のストップライトが光るのを見たり，電話が鳴ったりしたときに，呼吸法を思い出すことをお勧めしている。自己を癒すこととマインドフルな集中を日常生活で確立させるよい方法である。

健康に戻る呼吸

　心理学者である故シンディ・サンダーソンは，集中的DBTトレーニングでこの呼吸法を指導した。彼女自身ががんの治療を受けていたときに学んだものだそうである。サンダーソンはその後，がんの再発のため亡くなった。それを思うと，彼女の作った言い回し（マントラ）の後半は非常に意味深い。

　　息を吸いながら「心臓と一つにならせて」
　　息を吐きながら「治らせて」
　　息を吸いながら「苦しみから解放させて」
　　息を吐きながら「安らかに」

　注釈：このようにくりかえしいうフレーズは，さまざまなマインドフル呼吸法や瞑想エクササイズで，「マントラ」と呼ばれることがある。リラックスと集中を引き出してくれる。

頭を空にする呼吸

　この呼吸法は，マインドフル呼吸の経験豊富な者のためのものである。呼吸に意識を向けながら，まったく何も考えないよう努める。すべての思考，感情，記憶，イメージ，予想，感覚を手放すのである。何もせず，何も考えない。

　注釈：頭を空にできるようになるまでには，長時間マインドフル呼吸をする必要がある。

苦悩に耐える呼吸

ナット・ハン（1991）が生み出したこのエクササイズは，DBT（Linehan, 1993b）の「苦悩耐性」の概念に非常に近い。以下のように心の中でいう。

「息を吸って，私には怒りがある［他の感情でもかまわない］」
「息を吐いて，私には怒りがある」
「息を吸って，私は怒りを受け入れる」
「息を吐いて，私は怒りを受け入れる」
「息を吸って，怒りは必ず通り過ぎていく」
「息を吐いて，怒りは必ず通り過ぎていく」
「息を吸って，怒りをポジティブなものに変えよう」
「息を吐いて，怒りをポジティブなものに変えよう」

注釈：他のエクササイズ同様，この呼吸法も各人に合わせて改変する（簡潔化，短縮化，延長等）。

呼吸再訓練

この技法は，トラウマサバイバーの治療においてフォアら（Foa & Rothbaum, 1998; Meadows & Foa, 1998）が用いたものである。

ゆっくりと息を吸いながら（心の中で）4までかぞえる。ゆっくりと息を吐きながら「落ち着いて」または「リラックス」という。このとき，長く伸ばしながら，たとえば「リ〜ラ〜ックス」というふうにいう。完全に息を吐き出したら，休止して4までかぞえてから，ふたたび息を吸いはじめる。これを10分以上つづける。この呼吸法によって，怒りを管理し，生理学的に身体を落ち着け，喜ばしくない感情を克服することを教える。

「白い光，黒い煙」呼吸

私はこの技法をチベットの僧ロブサン・プンツォクから教わった。息を吸いながら，白い光の柱が身体に入っていき，思考，感情，習慣，行動を浄化してくれていると想像する。息を吐きながら，黒煙が身体を出ていくところを想像する。この黒煙は，すべての毒，ネガティブな思考，判断，感情，行動，習慣を運び出してくれる。このエクササイズを簡潔化するには，息を吸うときに「白い光，思いやり」，息を吐くときに「黒い煙，怒り」または「判断」，「苛立ち」などというとよい。プンツォク師は，できるだけ鮮明に，白い光が身体に入り，黒い煙が出ていくところを視覚化することが重要であるとしている。

注釈：「白い光」「黒い煙」という比喩は非常に示唆に富んでおり，多くの人が共感する。

「これもまた過ぎ去る」

息を吸いながら「これもまた」，息を吐きながら「過ぎ去る」という。

ただ呼吸する

　練習を重ねれば，ただ呼吸することができるようになる。数をかぞえたり，言葉やフレーズや文章をいったり，想像したりする必要がなくなる。呼吸だけに集中して，ただ呼吸することができるようになる。

附録B
BAS尺度
（Body Attitudes Scale：身体態度尺度）

これはあなたの身体イメージと満足度に関する質問紙です。各質問の隣に，該当する数字を記入してください。

1	2	3	4	5
まったく あてはまらない	あてはまらない	どちらでもない	あてはまる	よくあてはまる

_____ 1. ほとんどの人は私のことを魅力的だと思っている

_____ 2. 自分の健康を脅かすようなことは絶対しないようにしている

_____ 3. 自分の身体から切り離されているように感じることがある

_____ 4. ほぼ毎日体調が悪い

_____ 5. たいていのスポーツは上手くできる

_____ 6. そうしたいわけではないのに，自分の健康を害していることが多いように思う

_____ 7. 性的な喜びを得る権利はだれにもある

_____ 8. 私は見た目のよい人間ではない

_____ 9. 自分の身体の外にいるような感覚は，経験したことがない

_____ 10. 健康は人生でもっとも重要なものの一つだと思う

_____ 11. 自分の身体を制御不能だと感じることがある

_____ 12. 身体が丈夫ではない

_____ 13. 病気のときは自分をケアするよう心掛けている

_____ 14. 私の身体にはセックスアピールがある

_____ 15. 自分の身体が敵であるかのように感じることがある

_____ 16. 人に触られるのが嫌いだ

_____ 17. 今が一番魅力的に見える体重だ

_____ 18. あるがままの自分の姿が好きだ

_____ 19. 将来，満足度の高い性生活を送ることができるようになると思う

_____ 20. 鏡を見ると，たいてい醜いと思う

_____ 21. 身体なしで生きられればよいのにと思う

_____ 22. 成熟した身体を持つことはよいことだと思う

_____ 23. 性的興奮を覚えるのは好きである

_____ 24. 成熟する前の身体が好きだった

_____ 25. 身体能力は高くない

_____ 26. いまは健康体重である

_____ 27. 他者に魅力的と思われるためには努力が必要である

_____ 28. 性的体験は喜びを与えてくれる

_____ 29. 自分の見た目に嫌悪感を覚えることが多い

_____ 30. 私は人から優れた運動選手であると思われている

_____ 31. もっと性的魅力があればよいのに思うことが多い

_____ 32. 自分自身の身体と闘っているように感じることがしばしばある

_____ 33. 体調がよいときより悪いときの方が多い

_____ 34. 性的体験は避けたい

_____ 35. 自分の身体は強いと思う

_____ 36. 自分にはセックスアピールがあると思う

附録C
自傷をアセスメントするための
臨床的尺度

自傷機能評価尺度 Functional Assessment of Self-Mutilation（FASM）

A. 過去1年のあいだに，意図的に自分自身を傷つけようとして，以下の行動をとったことがありますか（該当するものにしるしをつけてください）：

	いいえ	はい	何回？	治療を受けましたか？
1. 自分の皮膚を切った・彫った				
2. わざと自分を殴った				
3. 自分の頭髪を抜いた				
4. みずからの手でタトゥを施した				
5. 傷口をむしった				
6. 自分の皮膚を焼いた（例：タバコやマッチなどで）				
7. 自分の爪や皮膚の下に物を埋め込んだ				
8. 自分を噛んだ（例：口や唇で）				
9. 血が出るほど自分の身体のどこかをちぎった				
10. 自分の皮膚を削った				
11. 自分の皮膚を「消した」				
12. その他：＿＿＿＿＿＿＿＿＿				

B. 過去1年以内ではないが，上記のいずれかの行動をしたことがありますか？

_____ はい

_____ いいえ

過去1年以内に上記の行動をしたことがある場合は，以下の質問（C−H）に回答してください。

C. 上記の行動をしているあいだ，自殺の意図はありましたか？

_____ はい

_____ いいえ

D. 実際に上記の行動を実行する前に，その行動をしようとどのくらいのあいだ考えていましたか？

_____ まったく考えていなかった

_____ 数分間

_____ 60分未満

_____ 1時間以上，24時間未満

_____ 1日以上，1週間未満

_____ 1週間以上

E. 薬物やアルコールを使用しながら上記の行動のいずれかを行いましたか？

_____ はい

_____ いいえ

F. 自分を傷つける行為をしているあいだ痛みは感じましたか？

_____ 強い痛み

_____ 中程度の痛み

_____ 痛みはほとんどなかった

_____ 痛みはまったくなかった

G. はじめてそのように自分を傷つけたのは何歳のときでしたか？ _____ 歳

H. 自分を傷つけた理由は以下にあてはまりますか？（該当する理由すべてにしるしをつけてください）

0	1	2	3
まったくあてはまらない	ほとんどあてはまらない	ときどきそうである	たいていそうである

	理　　由	評　価
1.	学校，仕事，その他の活動を回避するため	
2.	「無感覚」や空虚感を解消するため	
3.	注目されるため	
4.	痛みでもよいから何かを感じたかったから	
5.	やりたくないことを回避するため	
6.	状況をコントロールするため	
7.	ネガティブな反応でもよいから，人に反応してもらいたかったから	
8.	親や友人からもっと注目されるため	
9.	人といなくても済むように	
10.	自分を罰するため	
11.	人に行動を変えさせるため，人を変えるため	
12.	尊敬する人のようになりたかったから	
13.	罰や，自分の行動の責任をとることを回避するため	
14.	嫌な感情を止めるため	
15.	自分がどれほど絶望しているか人にわからせるため	
16.	グループの一員であると感じたかったから	
17.	親に理解してもらう，気づいてもらうため	
18.	ひとりのときにすることがなかったから	
19.	人と一緒にいるときにすることがなかったから	
20.	支援を得るため	
21.	人を怒らせるため	
22.	リラックスするため	
23.	その他：_____	

ご回答ありがとうございました。

アレクシアン・ブラザーズ自傷衝動尺度 Alexian Brothers Urge to Self-Injure Scale（ABUSI）

　この1週間のことを思い出して以下の質問に回答してください。もっとも該当すると思うものにしるしをつけてください。

1.　どのくらいの頻度で，自分を傷つけようと思ったり，自分を傷つける方法について考えたりしましたか？
　　□ **まったくなかった**。この1週間で0回
　　□ **めったになかった**。この1週間で1, 2回
　　□ **たまにあった**。この1週間で3, 4回
　　□ **ときどきあった**。この1週間で5〜10回，または1日1, 2回
　　□ **頻繁にあった**。この1週間で11〜20回，または1日2, 3回
　　□ **たいていの時間考えていた**。この1週間で20〜40回，または1日3〜6回
　　□ **ほぼ常に考えていた**。この1週間で40回以上，または1日6回以上

2.　この1週間で自傷したいという衝動がもっともひどかったとき，その衝動の強さはどれくらいでしたか？
　　□ **まったくなかった**
　　□ **わずかにあった**，非常に小さな衝動
　　□ **軽い衝動があった**
　　□ **中程度の衝動があった**
　　□ **強い衝動があったが**，容易に制御できた
　　□ **強い衝動があり**，制御は容易ではなかった
　　□ **強い衝動があり**，可能であれば自傷しただろうと思う

3.　自分を傷つけることや，自分を傷つける方法について考えることに，どれくらいの時間を費やしましたか？

□	□	□	□	□	□	□
まったくなかった	20分以下	20〜45分	46〜90分	90分〜3時間	3〜6時間	6時間以上

4.　この1週間，自傷したいという思いを拒絶するのは，どれくらい困難でしたか？

□	□	□	□	□	□	□
まったく困難ではなかった	ほんの少し困難であった	少し困難であった	中程度に困難であった	非常に困難であった	極端に困難であった	拒絶できなかった

5. 上記の質問に対する回答を踏まえながら，この1週間にあった自傷したいという衝動または欲求の全体的平均を評価してください。

□ 自傷について考えることも自傷衝動も，まったくなかった

□ 自傷について考えることや自傷衝動は，あまりなかった

□ 自傷について考えることや自傷衝動は，たまにあった

□ 自傷について考えることや自傷衝動は，ときどきあった

□ 自傷について考えることや自傷衝動は，**頻繁にあった**

□ 自傷についてたいていの**時間**考えており，自傷衝動もたいていの**時間**あった

□ 自傷についてほぼいつも考えており，自傷衝動もほぼいつもあった

附録D
役に立つ自傷関連のウェブサイト

www.selfinjury.bctr.cornell.edu

コーネル自傷研究プログラム（Cornell Research Program on Self-Injurious Behavior）が運営するウェブサイト。自傷に関する調査にもとづいた最新情報を提供している。迅速な援助や支援を求めている人に向けたものではない。プログラムの責任者はジャニス・ウィットロック博士／公衆衛生学修士である。

www.selfinjury.com

ウェンディ・レイダー博士，カレン・コンテリオ，ミシェル・セリナー医療ソーシャルワーカー／認定臨床ソーシャルワーカーが運営するウェブサイト。独自の治療プログラム，オンラインセミナー，著書を紹介している。彼らの治療モデルはS.A.F.Eと呼ばれるものである。全国のセラピストのウェブサイトへの紹介リンクと，フリーダイアルも設けている（1-800-DONT-CUT）。

www.insync-group.ca

カナダ若者ネットワーク・学際的自傷連携サイト Interdisciplinary National Self-Injury in Youth Network Canada のウェブサイト。研究情報に加えて，若者，家族，専門家のための支援も提供する多面的サイト。主な寄稿者に，ナンシー・ヒース博士，メアリー・K・ニクソン医学博士／カナダ王立内科医協会特別会員などがいる。

www.nocklab.fas.harvard.edu/people/matthew-k-nock-phd

ハーバード大学の心理学部のウェブサイトで，管理者はマシュー・ノック博士。ノック博士は自殺と自傷に関する第一線級の研究者であり，彼の出版物のほとんどは，このウェブサイトの「Publications」で閲覧可能である。

www.mentalhealthscreening.org

マサチューセッツ州ウェルズリーのスクリーニング・フォー・メンタルヘルス Screening for Mental Health, Inc.のウェブサイト。自殺に関する多様な予防プログラムに加えて，自傷用のプログラムも一つ提供している。

www.isssweb.org

　国際自傷研究会International Society for the Study of Self-Injuryのウェブサイト。まだ開始されたばかりのサイトだが，国際的な専門家メンバーが集っていることを考慮すると，今後，重要な情報源に発展していくであろう。

www.helpguid.org/mental/self_injury.htm

　兆候，対処法，自助に関するヒントなど，自傷に関する基本情報を掲載した，簡潔で役立つウェブページ。

附録E
自傷する人たちのための権利章典

前　文

　米国人の約1%がストレスに対する対処法の一つとして，身体に対する自傷を用いていると推定される。他の先進国における自傷の頻度も同様と思われる。それにもかかわらず，自傷について語ることは依然としてタブーであり，それは風変わりで異様な行動であるとみなされ，医療の専門家や一般社会から偏見に満ちた眼で見られている。「self-injury（自傷）」「self-mutilation（自傷）」，「自己に向けられた暴力（self-inflicted violence）」とも呼ばれる自傷（self-harm）は，数時間以内には消失しえないような痕跡を外見上残したり，あるいは組織の損傷をきたしたりするほど重度の身体に対する加害行為が自己自身に向けられることと定義されている。自殺や儀式の際，あるいは性的目的や装飾上の目的で行われるものは，自傷とはみなされない。この権利章典は，一般に軽度あるいは表層性の自傷といわれるもののなかでも，特に習慣性の自傷を対象とする。下記のガイドラインは重度の自傷（major-self-mutilation：つまり，去勢，眼球摘出，あるいは四肢切断）の症例にはあてはまらない。

　自傷に関して偏見が存在する一方で，正確な情報は不足していることから，自傷という対処法を選択する人たちは，（特に救急外来の）医師や精神保健の専門家らの治療を受けてよくなるどころか，実際には悪くなることが多い。自傷する人たちから報告された何百もの不幸な体験がくりかえされないために，以下の権利章典は医療ならびに精神保健の担い手に向けて，正確な情報を提供しようとする試みである。この計画の目標は，それらの担い手たちに対し，自傷の根底に存在する感情をより明確に理解してもらうとともに，患者と援助者双方を守るやり方で自傷に対応してもらうことである。

自傷する人たちのための権利章典

1.　思いやりのある，人間味あふれた医療を受ける権利

　自傷する者は，同じ傷でも事故によって受傷した人が受けるのと同じレベルと質のケアを受けられるべきである。治療手段も，他の人たちと同様に優しく行われるべきである。もしも縫合が必要ならば，局所麻酔が用いられるべきである。事故による外傷と，自傷による外傷は同一の治療を受けるべきである。

2. 精神科救急において，（ただちに生命の危険がある場合を除き）治療に関する判断に完全に参加する権利

患者が自傷で救急病院に来院した際，精神科的評価の必要性について，患者自身の意見も考慮されるべきである。もしも患者が明らかに精神的に苦しんでおらず，自殺念慮も認めないなら，手間のかかる精神科的評価にさらされるべきではない。何科の医師であれ，自殺／他殺の可能性を初期評価できるような訓練を受けるべきであると同時に，自傷行為しか認められない場合，外来通院を指示するならまだしも，入院はまれにしか適応とならないことを認識すべきである。

3. 身体のプライバシーに関する権利

自傷の範囲と数を決定するための視診は，絶対的に必要な場合のみ，かつ患者の尊厳が守られるような形で行われるべきである。自傷する者の多くは乱暴な扱いを受けている。洋服を引きはがすような視診は屈辱的であり，その後の自傷の回数や大きさが増える誘因となるだけでなく，ますます患者は傷が発見されないよう工夫するようになってしまう。

4. 自傷の背景としてさまざまな感情を持つ権利

自傷は何もないところでは起きない。自傷する人は，通常，何らかの苦しい感情に反応して行為にいたるのであり，そうした感情は他者によって正当なものとして認められるべきである。援助者にとって，特定の状況がなぜそれほど苦しいのか理解できない場合もあるかもしれないが，少なくとも患者にとってはそれが苦しいことを理解し，自傷する者がそれに反応する権利を尊重することは可能である。

5. 患者が選んだ内容を，患者が選んだ人にのみ打ち明ける権利

当該患者の許可を得ないかぎり，援助者はだれであっても，その傷が自傷によって作られたものであると他者に知らせてはならない。例外は，傷害が自傷によって作られたという情報が適切な医療ケアを提供するうえで不可欠であるとき，病院の医療チームやその他の医療援助者に知らせる場合である。医療者は，自傷行為について他者に話をした場合，つねにその旨，患者に告知するべきであり。またどの患者についても，憶測で噂話することは専門職のやることではない。

6. 患者がどの対処法を用いるかを選ぶ権利

だれに対しても，自傷か治療のいずれか一方を選ぶよう強要してはならない。外来のセラピストは，自傷をしたら治療を提供しない，といった内容の契約をクライエントと決して結んではならない。そうではなく，クライエントと治療提供者はおたがいに，治療中の自傷衝動や行為に対処するための計画を立てるべきである。嘘をついて自傷したことを隠さなければ，外来治療から追い出されてしまう，とクライエントが感じることなどあってはならない。例外は病院や救急治療において，病院の方針として法的に治療契約が必要となる場合である。

7. 自傷に対する個人的感情によって治療が歪められない人にケアを提供してもらう権利

自傷するクライエントと職業上かかわりある人は，自分自身の恐怖や嫌悪感，怒り，不安などを治療の場から排除しなければならない。これは自傷後の基本的な外傷処置に際しても不可欠である

附録E 自傷する人たちのための権利章典　319

ばかりでなく，心理療法に携わるセラピストにとっても重要である。自傷と闘っている者は，すでにありあまるほどの重荷を抱えており，それに加えて自分にケアを提供してくれる人たちの偏見まで抱えることなどできない。

8. 自傷が対処法の一つとしてこれまで患者の役に立ってきたことを認めてもらう権利

だれも自傷したことについて，恥じたり，警告や叱責を受けたりしてはならない。自傷は，他に対処のしようがないような人たちにとっては，ときに対処法として役に立つことがある。彼らは自殺を回避するための最後の砦として，自傷行為を用いることもある。自傷する者たちは，自分のために自傷行為が果たしてきたよい面については評価すべきことを教えられるべきである。同時に，自傷行為の悪い面の方がよい面をはるかに上回ること，自傷ほど破壊的で生命に危険をもたらしはしない対処法を学ぶことは可能であることを知る権利がある。

9. 単に自傷行為をしたというだけで自動的に危険な人物であるとみなされない権利

だれもが，その傷が単に自傷によるものであるというだけの理由から，救急治療に際して身体抑制をされたり，隔離されたりすることがあってはならない。また，単に自傷だけを理由に，強制的な治療を開始してはならない。医師は，精神科症状や自殺念慮，他害の危険性などの有無にもとづいて判断すべきである。

10. 自傷行為はコミュニケーションの手段であって，対人操作ではないことを認めてもらう権利

自分自身を傷つける人たちのほとんどは，それ以外の方法で表現できないことを自傷によって伝えようとしている。ときどきこのようなコミュニケーションの試みが対人操作的に見えることもあるが，そうと決めつけてしまうと，事態を悪化させるだけである。援助者は，自傷行為がともなっているコミュニケーション機能を適切に評価するとともに，明白な証拠がないかぎりは，対人操作的行動ではないと見なさなければならない。

第1版　訳者あとがき

　本書は，バレント・W・ウォルシュ（Barent W. Walsh）の著書「Treating Self-Injury: A Practical Guide」（The Guilford Press, New York, 2005）を訳出したものである。

　はじめに，今回，本書を訳出した経緯を説明しておきたい。

　われわれはすでに，著者によるローゼン（Rosen, P.M.）との共著「Self-Mutilation: Theory, research, and treatment. The Guilford Press, New York, 1988（松本・山口訳「自傷行為——実証的研究と治療指針．金剛出版，東京，2005)」を訳出している。お読みになられた方はご存じと思うが，われわれはその書の訳者あとがきのなかで以下のように記したのであった。「本書を訳出するにあたって，1つだけ気になったことがある。それは，本書の刊行が1988年で，すでに16年も経過しているという問題である。特に，1990年代以降，北米を中心に活発になった解離および虐待という視点からの研究，さらには，生物学的な手法によるさまざまな研究において，多くの価値ある知見が追加されている。また，近年では，弁証法的行動療法による治療の成果も，少しずつではあるが確認されている。にもかかわらず，われわれの知るかぎり，1冊の著書としての完成度，それから，臨床上の重要なテーマをあますところなくとりあげているという点で，現在のところ本書を凌ぐものがない」。つまり，われわれは，前著が「自傷学」の入門書として，実用性と包括性の双方をあわせ持っていることを十分に認めながらも，一方で，確かにその内容の古さを気にしていたのである。

　ところが，前訳書の刊行から8カ月後の2005年10月，ウォルシュの新著「Treating Self-Injury: A Practical Guide」が刊行された。この知らせを受けて，われわれはただちにこの新著を入手し，大慌てで貪り読んだ。期待を裏切らないすばらしい労作であった。自傷をくりかえすクライエントに日々奮闘している臨床家を励まし，明日からの診療を力強く支えてくれると感じさせるものがあった。われわれはすでに準備を進めていた，別の自傷研究書の翻訳を一時中断してでも，まずはこのウォルシュの新著をわが国の臨床家に届ける必要があると考え，さっそく金剛出版編集部の立石正信氏に連絡をとった。幸いなことに快諾を得ることができた。結果的に，原書刊行からわずか2カ月後には翻訳作業を着手するという，専門書としては異例のスピードで作業が開始されたのである。

　本書には，前著の治療理念を引き継ぎながら，新しい知見が豊富に盛り込まれている。それでいて，消化不良に陥ることなく，あくまでも臨床家にとって実際的，現実的な治療手引きとしてスタンスを堅持している。見事なバランス感覚である。また，前著においてあいまいに濁されていた箇所のいくつかは確信に満ちた簡潔な表現へと変化しているし，新しいトピックにも大胆に切り込んでいる。

　たとえば，前著ではあまり詳しく議論されていなかったトラウマや解離の問題についても大いに分量を割いた記述がなされ，弁証法的行動療法（Dialectical Behavioral Therapy; DBT——ただしリネハンらの原法を修正したものである——を中軸に据えた具体的な治療論が展開されている。したがって，修正されたDBTの実践をわかりやすく紹介したものとしての価値もあろう。また，援助者

が自傷行為に対して抱きやすい陰性感情をとりあげて，まるまる1章分の議論をしている点も，自傷行為に忌避的な臨床家にとって啓蒙的な意味合いがあるであろうし（第15章），近年，ファッションとして青年たちのあいだで広く見られるようになった，ボディ・モディフィケーションに関する論考（第4章）も，何が臨床において重要な問題なのかを整理するうえで役立つはずである。

　若年者や学校おける自傷行為をとりあつかったテーマにも，いっそうの充実がうかがわれる。自傷の伝染（第16章）の章では，わが国でも深刻な問題であるインターネットのサイトやチャットを介しての自傷の伝染にも言及されているし，学校における自傷管理方法を主題とした章（第17章）などは，近年，児童・生徒の自傷行為の対応に苦慮する養護教諭やスクールカウンセラーにとっても，大いに参考になるのではなかろうか。

　本文とならんで——いや，もしかするとそれ以上に——貴重なのは，本書巻末の付録である。たとえば，呼吸法マニュアルである。苦痛に耐える技法としての「マインドフルネス」を，ここまで詳細かつ具体的な記したものは，少なくともわれわれは他に知らない。ちなみに，訳者のひとりは，さっそくここに掲載されている呼吸法を何人かの自傷クライエントに提案し，一部のクライエントにおける優れた治療効果を確認している。

　同じく付録に掲載されている，自傷関連サイトの紹介も興味深い。それらのインターネットサイトには，専門家が開設したものもあるし，当事者が開設したものもある。その項でウォルシュは，どのサイトが回復に有用な情報を提供しており，どのサイトが自傷の「トリガー」となりうるかを論じている。同じようにわが国にも，専門家や当事者による数多くの自傷・リストカット関連のサイトがあり，ときにはそれが過激にエスカレートして，集団自殺をする「勇気」を励ますことになってしまう不幸な事例も存在する。その意味では，わが国の専門家も，定期的にさまざまな自傷・自殺関連サイトを評価し，利用者にその功罪について啓蒙していく必要があろう。

　要するに，本書は，自傷行為に関連するあらゆるトピックや実証的知見を網羅し，加えて豊富な臨床経験の蓄積を背景としており，明日からの臨床実践にそのまま役立つという実際的な有用性において，他の類似書を圧倒している。残念ながら，わが国には，これだけの高い水準の実践書を著すことのできる臨床家は，まだ存在しないであろう。

　ここで，ウォルシュの臨床活動について説明をしておきたい。

　ウォルシュは精神科医でもなければ臨床心理士でもない。修士号を取得した精神科専門のソーシャルワーカーとして臨床実践と研究を積み重ねながら，最終的に博士号を取得している。こうしたところからも，精神科医や博士号を持つ臨床心理士といった「高いコスト」を要する専門家よりも，修士レベルのソーシャルワーカーが心理療法の中心的担い手となっている，米国の現状がうかがえるかもしれない。

　本書も，前書と同じく，ウォルシュ自身が，長年かかわっている「The Bridge of Central Massachusetts（BCM）」が運営する「治療共同体（Therapeutic Community; TC）」での臨床活動にもとづいたものである。こうしたTCと呼ばれる施設は，米国では多数存在し，なかでも，薬物依存者（New Yorkを中心に世界各地に展開する「Daytop」）や犯罪加害者（アリス・ミラーの思想にもとづいた自助的支援を刑務所中心に展開している「Amity」）を対象とした施設が有名である。これらは，わが国におけるDARC（Drug Addiction Rehabilitation Center）といくらか似た点があるものの，TCという入所施設の治療構造そのものが，人の心を開かせ，その行動を変化させるための専門的な

322　第1版 訳者あとがき

心理療法と見なされている点で，一線を画するものと理解したほうがよいであろう。事実，TC は，資格を持った専門家によって運営され，構造化された治療プログラムを擁し，高度な心理療法も提供している。薬物依存者や犯罪加害者にかぎらず，今日，米国における精神障害者に対する地域支援サービスを語るうえで，TC の存在を欠かすことはできない。もっとも，その背景には，1990 年代初頭に導入された「マネージド・ケア（コスト管理型医療）」による精神科入院治療の崩壊があることは無視できないであろう。

ウォルシュが臨床実務の責任者をつとめる，この BCM は，地域住民の強い要請を受けて 1973 年に設立された NPO 団体である。そこでは，ハイスクールを卒業もしくは中途退学しながらも，さまざまな精神障害，情緒障害，発達障害，薬物乱用などの問題行動のために社会参加がままならない青年たちを対象に，TC 体験を通しての更正を目的とした活動が行われ，文字通り，問題を抱える青年たちにとって，学校から地域への「かけ橋 bridge」となるべき場所としての機能をはたしている。現在では，支援の対象を，性同一性の問題を抱える性的マイノリティの青年への支援，あるいはホームレスに対する居住施設サービスにまで拡大し，30 もの治療プログラムを擁する大規模施設である。

このような広範な領域にわたる支援サービスの傍ら，BCM は，その心理療法の高度な専門性においても高い評価を得ている。BCM が，その DBT を駆使した自己破壊的行動を呈する青年たちの支援を評価され，全米でもっとも優れた施設として，米国心理学会の 2004 年度「金賞」を受賞したことは，そのことを証明するものといえよう。精神科医でも臨床心理士でもないウォルシュが，自傷行為の治療に関してかくも高い見識を備えているのは，当然のことかもしれない。

ウォルシュの治療理念の基底をなしている「自傷行為」観のなかでも，特にわれわれが重要と感じているものを三点に絞って整理しておこう。

第一に，自傷行為はリストカットだけではないということである。わが国には，いまだにローゼンタール（Rosenthal, R.J.）の「リストカット症候群」の呪縛から逃れ切れていない臨床家が少なくないが，リストカットする者の多くは，他の様式による自傷行為も行っている。腕や脚，あるいは腹部を切る者もいるし，壁を拳で殴ったり，頭を壁に打ちつけたりする者もいる。なかには，火のついたタバコを皮膚に押しつける者もいる。つまり，自傷行為とは，身体表面を意図的かつ直接的に傷つける行動のすべてを指しているのである。

その意味では，自傷した後に傷口の処置をしないことも，「自傷的」行動と見なすことができる。事実，自傷する者の多くは，傷口の消毒を怠り，縫合を要するほどの傷でもなかなか医療機関を訪れない。その意味で，自傷創の処置を求めて救急医療機関に受診するという行動は，実はそれ自体が「反自傷的」行動であり，本来ならば，救急医から「よく病院に来たね」と褒められるべき行動なのである。少なくとも，「自分で切ったくせに」と叱責されたり，「今度切ったらもう診ない」と説教されたりするような行動ではない。「過量服薬をしてしまった」と自分から医療機関に電話をかけてくるクライエントにも，同じように理解できる余地があるかもしれない。

また，定義上，自傷行為とはいえないものの，摂食障害や物質依存，あるいは治療薬の中断もしくは過量服薬，さらには自らを危険に曝すような行動も自傷行為と密接な関係がある。したがって，自傷行為の治療においては，こうした多岐にわたる間接的かつ緩徐な自己破壊的行動についても系統的に評価・追跡していくことが重要なのである。

第二に，ウォルシュは，自傷は演技的・操作的行動ではないということを強調している。このこ

とは，英国の有名な自殺学者であるホートン（Hawton, K.）も指摘していることであるが，自傷行為の90％近くは単独の状況で行われ，しかもその大半は自傷したことを人に隠しているのである。とりわけ，それはトラウマを抱えた者で顕著である。だれにもいえない苦しい家族の秘密がもたらす心的苦痛に対処するために，自傷行為をくりかえし，しかもその家族の秘密と同様，自傷したことも秘密にする。自傷が知られることは，家族の秘密が露見することに近い意味を持つ。もちろん，経過のなかで，自傷が他者に与える影響を学習し，二次的な演技性や操作性を発展させる場合はあるが，それはあくまでも二次的な変化であることを理解しておかなければならない。

　したがって，あるクライエントの「自傷した」という告白には，これまであらゆる人に心を閉ざし，だれにも助けを求めることなく苦しい秘密を守ってきた者が，「ようやくだれかを信じてみる気になった」という意味がある。この貴重な心的変化に対して，「なぜ自傷したのか」と頭ごなしに叱責するのは，治療的でないどころか，破壊的ですらある。本来ならば，「よくいえたね」とねぎらうべきところであろう。わが国では，自傷の告白に対して，叱責や説教をする臨床家はまだ少なくない現状にあるが，こうした対応は，自傷にかぎらない，本来は秘密とされることが多い問題行動への対し方としては，もっとも好ましくないものであることだけは確かである。

　これは，物質依存のクライエントが物質の再使用を告白した場合を例にとって考えてみるとよくわかる。多くの依存者は，再使用を内緒にしたいと思うし，そもそも再使用した場合には，多くは医療機関への通院さえ中断してしまうものである。にもかかわらず，わざわざ自分の失敗を告白するために，交通機関を乗り継いで医療機関を訪れ，長い待ち時間に耐えたのは，一体どうしてなのかに思いをめぐらせなければならない。もしも正直な告白を叱責・説教されたならば，「もう二度と正直にはなるまい」と決意するはずであり，治療者の前で正直さを失ったら，物質依存からの回復は完全に望めなくなる。自傷行為の臨床も，それとまったく同じであることを理解する必要がある。

　最後に，ウォルシュは，自傷行為には大いに関心を持つべきであると主張している。彼によれば，自傷行為によって作られた傷の数，性状，あるいはその図柄，さらには用いる道具や自傷後の創処置の状況や心理状態の変化などを詳細に評価し，その傷を通してクライエントの心理状態や精神病理を理解することができる。また，自傷がもたらす心理的変化に注目することで，自殺のリスクも評価できる。たとえばウォルシュは，本来は自殺企図ではなく，心的苦痛に対処する方法である自傷行為が，もはや心的苦痛を軽減させなくなった場合には，自殺行動をとる危険が高まると指摘している。

　ウォルシュが推奨するのは，「控えめで冷静な態度」で二次的な強化に最大限の配慮をしつつ，「敬意ある好奇心」と「決めつけをしない思いやりの心」をもって自傷行為と向き合うことであり，クライエントが「傷を見せてくれる」ような治療関係を維持することである。こうした主張は，「クライエントの自傷に関心を持つな。かえってそうした演技的行動が強化される」，あるいは，「自傷などの枝葉の問題にはできるだけ拘泥せずにクライエント全体を見わたすべきである」などという，しばしば耳にする一部の臨床家の見解と真っ向から対立する。もちろん，正しいのはウォルシュの方である。「自傷した」というクライエントの告白に対して，臨床家が，傷を見ようともせずに，「ところで，夜はよく眠れていますか？」などと話題を変えてしまうことが，いかにクライエントを傷つけているのかを理解しなければならない。

　以上の見解にもとづいて，ウォルシュは，少なくとも治療の初期には「自傷を止めなさい」とはいうべきではないと主張している（第8章）。その理由は，自傷を止めるためのスキルを教えていな

いのに，「止めろ」というのは困難だからであるという。また，「もしも自傷した場合には」という形で何らかの罰則を設けるような治療契約を結ぶべきではない，とも述べている。こうした契約は，効果がないだけでなく，治療中断をもたらすという意味で弊害であるというのである。「（こうした契約のために）早期に治療からドロップアウトしてしまった場合には，彼らが将来，改めて治療を求める可能性は，きわめて低いと考えなければならない」（第8章）。

　ちなみに，余談であるが，このくだりを読んでいるときに，筆者は，かつて覚せい剤依存の外来治療法として提唱された前時代的な治療を思い出し，思わず苦笑いすることを禁じえなかった。その治療法とは，「毎回の診察のときに尿検査を行い，もしも覚せい剤反応が陽性となった場合には警察に自首すること」を契約するという，あたかも治療と称して罠をしかけるような，治療とはいえない治療法であった。いずれにしても，自傷の治療には物質依存の治療と多くの共通点があることは，もっと知られてよいであろう。

　ところで，自傷者に対するウォルシュの視線は，優しく暖かく慈愛に満ちている。おそらくそのまなざしを受けること自体が，自分自身が生きていまここに存在していることを肯定される体験――リネハンのいう意味での「認証（validation）」される体験――となるのであろう。また，彼の治療論を丁寧になぞっていけば，徹底して自傷行為を照準しながらも，実はそこから人間全体が見えてくるという，逆説的な現象にも気がつくはずである。それどころか，自傷臨床で大切なことは，実は「自傷をする・しない」といったことではない気さえしてくる。「切らなくなる」ことではなく，怒りや苦痛を秘密裡に処理して「なかったことにしてしまう」という，周囲に心を閉ざした生き方を変えていくことが，治療の目標なのではないか，とも思えてくる。これは，前出の治療共同体「Amity」において重視されている「エモーショナル・リテラシー」――感じていることをありのままに人に表現できる能力――に通じる考えといえるであろう。

　長いあとがきとなってしまったが，最後に翻訳作業について説明しておきたい。

　今回の翻訳では，以下のように訳出を分担した。松本が，第1〜5章，第8章，第14章，および「はじめに」と「おわりに」を，山口が第6〜7章，第9〜10章，第17章を，そして小林が第11〜13章，第15〜16章，および付録A〜Dを，それぞれ担当して翻訳を進めた。そのうえで，松本がすべての訳文をとりまとめ，訳語や文体の統一をはかった。

　なお，多くの方に手をとって読んでいただくためには，ページ数を抑えることで購入しやすい価格にする必要があると判断し，今回は，精神病性の自傷行為（major self-injury）を論じた第18章，ならびに「はじめに」と内容的な重複が多い「結論（Conclusion）」は，除外して訳出したことをお断りしておく。結果的に本書は，気分を変えるために習慣的にくりかえされる自傷行為――ウォルシュのいう「common self-injury（一般的自傷）」――に焦点を絞った内容となったわけである。

　訳語についていえば，まず，前著では「self-mutilation」という言葉に対して「自傷行為」という訳語を当てていたが，本書では，「self-injury」という言葉に「自傷行為」という訳語を当てている。それから，ナット・ハン（Nhat Hanh, T.）の「mindful breathing」であるが，実は彼の著作にはすでにいくつかの邦訳があって，そこでは「気づき呼吸」という訳語が当てられる。しかしその一方で，近年，心理学の分野では，「マインドフルネス」「マインドフル」という，英語のカタカナ表記がそのまま用いられるようになっている。悩んだ末に，われわれは「マインドフル呼吸」という訳語を採用することとした。同じように，ウォルシュが自傷行為と対峙する際に重視している，「控え

めで冷静な態度」「敬意ある好奇心」「決めつけをしない思いやりの心」といった態度は，ナット・ハンのいう「哀れみをもって」に通じるものであろうが，本書ではあえて仏教的な表現は避けておいた。

　最後に，前訳書に引きつづいてわれわれにチャンスを与えて下った金剛出版編集部の立石正信氏と田所俊介氏のお二人に，この場を借りて深い感謝の気持ちをお伝えしたい。立石氏の英断，それから田所氏の励ましとねばり強い校正作業なしには，本書刊行はとうていおぼつかないものであった。また，「日本語版への序文を書いて欲しい」というわれわれの不躾な申し入れを快諾し，われわれにとってもこのうえない励みとなる序文を書いてくださったバリー・ウォルシュ博士に，最大級の敬意と感謝を表したい。

　平成18年12月

訳者を代表して
松本俊彦

第2版 監訳者あとがき

　本書は，バレント・W・ウォルシュの著書『Treating Self-Injury: A Practical Guide, Second Edition』（The Guilford Press, New York, 2012）の全訳である。

　私はすでに同じ本の第1版（2005）を『自傷行為治療ガイド』（松本ほか訳，2007）として刊行している。通常，ある学術領域を包括的に扱う教科書でもないかぎり，改訂版が出たからといっていちいちそれを訳出するものではないし，私自身，できればそうした仕事の重複は避けたいと考えてきた。

　しかし，今回はそうはいかなかった。第2版刊行の知らせを受けて，念のためその中身を精査してみたところ，私は，あまりにも多くのアップデートがなされていること，そして記述の変更が大幅といってよい範囲に及んでいたことに驚いた。当然ながら，それは今日の水準における精神科臨床や心理臨床のニーズに応えるものであることはまちがいなく，本書を国内に紹介しないことによって被る，わが国の精神科医療および地域精神保健福祉支援における損失は，かなり控えめに考えても相当だろうと感じた。私には，この第2版の訳出を辞退する理由など見出せなかった。

　それでは，この第2版，第1版と一体どのような点で異なっているのか。

　その変更点のなかで特に重要な部分を思い切ってまとめれば，二つの点に絞ることができる。以下に，その二つの重要な変化について論じておきたい。

　第2版における重要な変化点の一つは，自傷と自殺との関係に関する知見に深化がみられることだ。

　第1版においてウォルシュは，ことさらに「自傷がいかに自殺とは異なる現象であるか」を強調していた印象がある。もちろん，それは一定の意義があった。そうすることで，自傷の当事者を，精神科病棟への強制入院や，援助者からの性急すぎる行動変容の要請から守り，無用に自尊心に傷を負うリスクを低減させることができる可能性がある。実際，そのような認識があればこそ，自傷に対する効果的な治療アプローチが次々に登場したわけであり，ついには，2013年に公表された米国精神医学会の診断基準DSM-5において，「非自殺性自傷 non-suicidal self-injury」という，自傷を主題とした独立した診断カテゴリーを誕生させることができたのだ。これは，自傷が，「治療を邪魔する悪意ある行動」ではなく，きちんとした「治療対象」と見なされるようになったことを意味する。つまり，パティソンとカーハン，あるいはファヴァッツァといった自傷研究の先人たちが強く願いながらも果たし得なかった夢が，ようやく実現したのだ。

　とはいえ，私は第1版に関してある懸念を抱いてもいた。その懸念とは，自傷の背後に潜む自殺リスクが過小評価されているのではないか，というものであった。というのも，第1版の訳書が刊行した2007年の時点で，すでに自傷と自殺との密接な関係を示唆する実証的研究は多数報告されていた。なるほど，自傷は感情的苦痛を一時的に緩和するという点で，短期的には反自殺効果さえ持つ

ている。しかし，長期的には自殺行動を予測する重要な危険因子であることを示唆するデータが少なくないのだ。たとえば，キース・ホートンたちの研究グループによる大規模コホート研究の知見，あるいは，本書でもたびたび引用されている，マシュー・K・ノックらによる臨床研究の知見は，非致死的な自傷が長期的には致死的結果につながりうることを暗示していた。

　なかでも特筆すべきなのは，トーマス・ジョイナーらの仕事だろう。彼の『自殺の対人関係理論』は，自傷研究に大きなインパクトを与えた。彼らは，自身の詳細な研究データにもとづいて，自殺以外の意図から行われる自傷が，くりかえされる過程で少しずつその人の疼痛閾値を高め，徐々に「潜在的な自殺能力」を準備することを明らかにしたのだ。それは，私自身の臨床経験に照らしても納得できる知見だった。彼らによれば，自傷による一時しのぎの過剰適応は，長期的に「所属感の減弱」や「負担感の知覚」を高め，自殺リスクを高めることに警鐘を鳴らした。

　もちろん，ウォルシュもこうした知見に無頓着であったわけではない。実は，2007年に私は，ウォルシュが住むボストン近郊の街ウースターを訪れ，彼が管理する入所施設「ブリッジ・オブ・セントラル・マサチューセッツ（以下，BCM）」を視察するとともに，直接ウォルシュと自傷研究に関する意見交換をした。当然ながら，議論は自傷と自殺との関係におよんだが，その際，ウォルシュは「自傷と自殺とは峻別すべきだ」とくりかえしつつも，ノックとジョイナーの名前を挙げ，「とても優秀な研究者で，臨床に役立つ仕事をしている。自傷と自殺との関係を理解するには，あの2人の論文を読まなければならない」と強調していたからだ。おそらく第1版を書き上げた2005年時点では，彼らの仕事に注目しながらも，まだ自身の著書に取り込むことができないでいたのだろう。しかし，この第2版を執筆する頃には，自殺との関係をめぐる最新の知見がようやく血肉化され，自分の言葉で書き込むことができたのだろうと推測する。

　それから，もう一つの重要な変化は，トラウマ関連問題に対する認識の深まりと，具体的な治療ツールの提案である。第1版では，かつてとは異なり，深刻な精神病理やトラウマ体験を持たず，比較的健康度の高い「新世代の自傷者」が登場し，自傷があたかも流行のように若者のあいだで広がっている事態が強調されていた。その点については第2版でも同様の指摘がなされているが，そうしたクライエントの治療は比較的短期間で終結へと持っていくことができる場合が多い。その一方で，臨床現場で問題となっているのは，なかなか治療が終結できないまま，いつまでも援助者の手もとに蓄積し，沈殿する，深刻なトラウマを抱えたクライエントたちなのだ。そうしたクライエントの場合，自傷のトリガーとなるのはしばしばトラウマ記憶のフラッシュバックであったり，そのフラッシュバックによって惹起された自己の身体や存在そのものに対する強烈な嫌悪感であったりする。そもそも，「死にたい」「消えたい」という感情が強すぎて，置換スキルなど，「生き延びるための対処」をとることにきわめて消極的であり，仮に，運よく自傷を手放すのに成功しても，社会的機能はかえって低下してしまう者も少なくない。その意味で，どこかでトラウマ記憶そのものを扱う治療が必要となってくる。

　第2版では，2005年以降急激に注目されるようになった，エドナ・B・フォアらの持続曝露療法（PE）をはじめ，いくつかのPTSD治療法がかなり詳細にとりあげられている。それも，単に「こういう治療法がありますよ」的な通り一遍の紹介ではなく，ウォルシュ自身がPEのワークショップに参加し，みずからクライエントに実施したうえで，その技法を修正した技法を具体的に，そして自分の言葉で紹介している。

ここがウォルシュのすごいところだが，彼は，「この治療法は必要だ」と感じると，自身がその技法を修得するのみならず，BCMのスタッフを大挙してワークショップに送り込み，施設全体でその治療を提供できる体制を整えてしまうのだ。その一つが弁証法的行動療法（DBT）であり，その成果として，全米でもっとも優れたDBT実施施設として，2004年「米国心理学会金賞」を授与されている。そして今度は，同じことをPEで実践しているわけなのだ。この点では，同じ自傷研究の大家でも，具体的な治療に話題がおよぶと，ともすれば批評家的な態度となって表面的な紹介に終始してしまうファヴァッツァやホートンとは，決定的に異なっている。

　他にも，第1版とは異なる点がいくつかある。たとえば，「冷たい氷を握りしめる」「手首にはめた輪ゴムをバチンとはじく」「前腕を赤いマジックで塗りつぶす」といった置換スキルに関して，第1版では「刺激的置換スキル」という表現をしていたのに対し，第2版では「消極的置換スキル」と名称を変更し，置換スキルとしては「好ましくない」という態度をかつて以上に強め，マインドフルネスのような心理的鎮静を目指す対処を推奨するようになっている。これは，おそらく全米で最初に自傷専門の入院治療プログラムを立ち上げ，実践を重ねてきたコンテリオとレイダーの影響によるものだろう。

　また，第2版では，自傷リスクの高い人たちが高密度で集中している少年院や刑務所といった矯正施設における自傷に関する章が追加されている。すでに第1版の段階で学校関係者にとって有用な情報が満載されていたが，第2版は，それに加えて法務省関連施設に従事する職員にとって必読書となったように思われる。さらに，精神病を呈するクライエントが幻覚・妄想の深刻な影響下で行う，重篤な自傷への対応についても，昨今のリカバリー運動でいまや地域精神保健福祉的支援の常識となった，ストレングスモデルが採用されている。

　忘れてはならないのは，「異物飲み込み」や「首絞めゲーム」といった，いわば非定型的な事象に関する詳細な考察も加わっている点だ。これによりこの第2版は，自傷という現象が持つ諸相をすべて視野に入れ，臨床現場で出会うあらゆる自傷への対応指針が得られる一冊となった。「自傷臨床の教科書」と断言したとしても，決して大げさな物言いとはいえないだろう。

　それにしても，つくづく私は幸運な人間だと思う。というのも私は，翻訳という作業を通じて，ウォルシュという臨床家の成長をつぶさに観察し，その生き方を学ぶ機会をいただいているからだ。最初は，ウォルシュの処女作（P・M・ローゼンとの共著）『Self-mutilation——theory, research, & treatment. The Guilford Press, New York, 1988（松本・山口訳「自傷行為——実証的研究と治療指針. 金剛出版, 2005）」を訳出する機会をいただき，次いで本書の第1版，さらに，その内容が大幅にアップデートされた第2版の訳出の話をいただいた。処女作においてウォルシュは，その時代に援用可能であった精神力動的解釈や行動療法の知見をかき集め，自傷という不可解な行動に果敢に挑戦し，本書の第1版では，DBTを自家薬籠中のものとして自傷をくりかえすクライエントと立ち向かった。そしてこの第2版では，PEなどの新たな武器を手にして，より深い水準でクライエントを支えようとしているのだ。そこには，決して現状に甘んじることなく成長して止まない臨床家の生きざまがある。

　このような一人の臨床家の著書に継続してかかわる体験は，必然的に私自身の臨床と研究にも大きな影響を与えた。思い返せば，最初のウォルシュの訳書を刊行させていただいたのが2005年のこ

とであった。その後，ホートン（河西千秋と共同監訳「自傷と自殺」，金剛出版，2008）やファヴァッツァ（監訳「自傷の文化精神医学」，金剛出版，2009）をはじめ，自傷に関する海外の書籍を矢継ぎ早に紹介させていただくなかで，私自身なりの自傷に対する理解と対応方法が作られていった。

だが，こうした一連の訳業がもたらした効果は，訳者であった私だけに生じたものではなく，わが国の援助者に対する啓発としても意義あるものであった。少なくとも最近10年間あまりのうちに，かつて援助者のあいだに広まっていた，自傷に関する「悪い噂」——やや乱暴な要約をすれば，「自傷は演技的，操作的な行動であり，限界設定の対象として治療から排除すべき行動である」という迷信——は，ずいぶんと薄まってきたという実感がある。具体的な治療成績に関する数字を上げることはできないが，自傷はかつてほど忌避されなくなり，結果として少なくとも医原性の悪化は減った気がする。

これはきわめて重要なことだ。対人援助においてまずもって重要なのは，クライエントからの「Bad news」——「切っちゃった」「死にたい」「またクスリを使っちゃった」——を裁くことなく受け止め，そうした正直な告白に感謝できる胆力だが，その意味では，わが国の少なくない援助者がそうした胆力を蓄えつつある。

とはいえ，あたりまえの話であるが，胆力だけでは不十分だ。それだけでは，クライエントの苦痛は消えないし，本来の自分らしさを実現できない。「心の痛みに対する一時しのぎ」である自傷を否定しない，裁かないことの次の段階，つまり，そもそもの「心の痛み」をどうするのかを考える段階が必要である。その段階へといたるためのヒントが，この第2版には数多く盛り込まれている。まだウォルシュの著書を読んだことがないという方はいうにおよばず，すでに本書第1版を読まれた方であっても，いや，読んだ方にこそ，この第2版を精読していただきたいと願う次第だ

最後になったが，この場を借りて，本訳書刊行に多大な貢献をしてくださった方々に御礼を申し上げておきたい。

まず，下訳を作成してくださった渋谷繭子氏に感謝申し上げたい。第1版ではみずからの手でゼロから訳出作業を行ったが，第2版ではかなり大幅な改訂がなされており，ほとんど別の本となってしまっていた。それにもかかわらず，最近10年間で自身の仕事量があまりにも膨大となってしまい，かつてのようにゼロから訳文を作成していく時間を捻出することがかなわなかった。渋谷氏の迅速かつ正確なお仕事がなければ，今回の訳書刊行は実現できなかったであろう。

また，いつも訳書刊行のお誘いというかたちで，私に貴重な勉強の機会を与えてくださる，金剛出版社長の立石正信氏にも深謝したい。そして今回，翻訳書の編集を担当してくださった金剛出版編集部の立石哲郎氏にも心より感謝申し上げたい。氏の，きわめて精緻で確実なお仕事には，校正原稿をめぐりながらいつも驚嘆していた。

本書が，医療，保健福祉，教育，司法といった，わが国のさまざまな領域の援助者に広く読まれることを心より祈念している。

平成30年4月

監訳者　松本俊彦

文　献

Abramsky, S., Fellner, J., & Human Rights Watch. (2003). *Ill-equipped: U.S. prisons and offenders with mental illness*. New York: Human Rights Watch.

Aggarwal, N., & Sinha, D. (2006). An amazing case of working wrist watch in the esophagus. *Indian Journal of Otolaryngology and Head and Neck Surgery, 58*, 105–106.

Alderman, T. (1997). *The scarred soul: Understanding and ending self-inflicted violence*. Oakland, CA: New Harbinger.

American Association of Suicidology (AAS). (2008). Suicide in the USA. Retrieved from *http://suicidology.org/c/document_library/get_file?folderId=232&name=DLFE-244.pdf*

American Association of Suicidology (AAS). (2011). Survivors of suicide fact sheet. Retrieved from *http://suicidology.org/c/document_library/get_file?folderId=229&name=DLFE-82.pdf*

American Psychiatric Association. (2010). *DSM-5 development: Non-suicidal self-injury*. Retrieved from *www.dsm5.org/ProposedRevisions/Pages/proposed-revision.aspx?rid=443*

American Society for Gastrointestinal Endoscopy. (2002). Guideline for the management of ingested foreign bodies. *Gastrointestinal Endoscopy, 55*, 802–806.

Appelbaum, K. L. (2007). Commentary: The use of restraint and seclusion in correctional mental health. *Journal of the American Academy of Psychiatry and the Law, 35*(4), 431–435.

Appelbaum, K. L., Savageau, J., Trestman, R. L., Metzner, J., & Baillargeon, J. (2011). A national survey of self-injurious behavior in American prisons. *Psychiatric Services, 62*(3), 285–290.

Arnold, E. L., Vitiello, B., McDougle, C., Scahill, L. M., Shah, B., Gonzalez, N. M., et al. (2003). Parent-defined target symptoms respond to risperidone in RUPP autism study: Customer approach to clinical trials. *Journal of the American Academy of Child and Adolescent Psychiatry, 42,* 1443–1450.

Ashford, J. B., LeCroy, C. W., & Lortie, K. L. (2001). *Human behavior in the social environment* (2nd ed.). Belmont, CA: Brooks/Cole.

Baetens, I., Claes, L., Muehlenkamp, J. J., Grietens, H., & Onghena, P. (2011). Non-suicidal and suicidal self-injurious behavior among Flemish adolescents: A web-survey. *Archives of Suicide Research, 15,* 56–67.

Bandura, A. (1977). *Social learning theory.* Englewood Cliffs, NJ: Prentice-Hall.

Barley, W. D., Buie, S. E., Peterson, E. W., Hollingsworth, A. S., Griva, M., & Hickerson, S. C. (1993). Development of an inpatient cognitive-behavioral treatment program for borderline personality disorders. *Journal of Personality Disorder, 7,* 232–240.

Bateman, A., & Fonagy, P. (2006). *Mentalization-based treatment for borderline personality disorder: A practical guide.* New York: Oxford University Press.

Bayda, E. (2002). *Being Zen: Bringing meditation to life.* Boston: Shambhala.

Beck, A. T., Freeman, A., Davis, D. D., & Associates. (2003). *Cognitive therapy of personality disorders* (2nd ed.). New York: Guilford Press.

Beck, A. T., Rush, A. J., Shaw, B. F., & Emery, G. (1979). *Cognitive therapy of depression.* New York: Guilford Press.

Beck, J. S. (2005). *Cognitive therapy for challenging problems: What to do when the basics don't work.* New York: Guilford Press.

Beck, J. S. (2011). *Cognitive therapy behavior: Basics and beyond* (2nd ed.). New York: Guilford Press.

Beherec, L., Lambrey, S., Quilici, G., Rosier, A., Falissard, B., & Guillin, O. (2011). Retrospective review of clozapine in the treatment of patients with autism spectrum disorder and severe disruptive behaviors. *Journal of Clinical Psychopharmacology, 31*(3), 341–344.

Bennett, D. R., Baird, C. J., Chan, K., Crookes, P. F., Bremner, C. G., Gottlieb, M. M., et al. (1997). Zinc toxicity following massive coin ingestion. *American Journal of Forensic Pathology, 18,* 148–153.

Berman, A. L., Jobes, D. A., & Silverman, M. M. (2006). *Adolescent suicide: Assessment and intervention* (2nd ed.). Washington, DC: American Psychological Association.

Berman, M. E., & Walley, J. C. (2003). Imitation of self-aggressive behavior: An experimental test of the contagion hypothesis. *Journal of Applied Social Psychology, 33,* 1036–1057.

Best, R. R. (1946). Management of sharp pointed foreign bodies in the gastrointestinal tract. *American Journal of Surgery, 72,* 545–549.

Blake, B. L., Muehlmann, A. M., Egami, K., Breese, G. R., Devine, D. P., & Jinnah, H. A. (2007). Nifedipine suppresses self-injurious behaviors in animals. *Developmental Neuroscience, 29*(3), 241–250.

Bohus, M., Haaf, B., Simms, T., Limberger, M., Schmahl, C., & Unckel, C. (2004). Effectiveness of inpatient dialectical behavior therapy for borderline personality disorder: A controlled trial. *Behaviour Research and Therapy, 42,* 487–499.

Bohus, M., Haaf, B., Stiglmayr, C., Pohl, U., Bohme, R., & Linehan, M. (2000). Evaluation of inpatient dialectical-behavior therapy for borderline personality disorder: A prospective study. *Behaviour Research and Therapy, 38,* 875–879.

Bohus, M., Limberger, M., Ebner, U., Glocker, F. X., Schwarz, B., Wernz, M., et al. (2000). Pain perception during self-reported distress and calmness in patients with borderline personality disorder and self-mutilating behavior. *Psychiatry Research, 95,* 251–260.

Boiko, I., & Lester, D. (2000). Deliberate self-injury in female Russian inmates. *Psychological Reports, 87*(3), 789–790.

Bower, P., & Gilbody, S. (2005). Stepped care in psychological therapies: Access, effectiveness and efficiency. *British Journal of Psychiatry, 186,* 11–17.

Brausch, A. M. (2011). *Exploring prevalence and functions of asphyxial risk taking behavior in adolescents.* Unpublished manuscript.

Brausch, A. M., Decker, K. M., & Hadley, A. G. (2011). Risk of suicidal ideation in adolescents with both self-asphyxial risk taking behavior and non-suicidal self-injury. *Suicide and Life-Threatening Behavior, 41*(4), 424–434.

Brenner, H. D., Roder, V., Hodel, B., Kienzle, N., Reed, D., & Liberman, R. P. (1994). *Integrated psychological therapy for schizophrenic patients.* Cambridge, MA: Hogrefe & Huber.

Briere, J., & Gil, E. (1998). Self-mutilation in clinical and general population samples: Prevalence, correlates, and functions. *American Journal of Orthopsychiatry, 68*(4), 609–620.

Brown, M. (1998). The behavioral treatment of self-mutilation. In *Self-mutilation: Treatment and research.* Symposium conducted at the XVI Congress of the World Association for Social Psychiatry, Vancouver, British Columbia, Canada.

Brown, M. (2002). *The impact of negative emotions on the efficacy of treatment for parasuicide in borderline personality disorder.* Unpublished doctoral dissertation, University of Washington, Seattle.

Brown, M., Comtois, K. A., & Linehan, M. M. (2002). Reasons for suicide attempts and nonsuicidal self-injury in women with borderline personality disorder. *Journal of Abnormal Psychology, 111*(1), 198–202.

Capello, M. (2011). *Swallow: Foreign bodies, their ingestion, inspiration, and the curious doctor who extracted them.* New York: New Press.

Cash, T. F. (2004). Body image: Past, present, and future. *Body Image: An International Journal of Research, 1,* 1–5.

Cash, T. F., & Pruzinsky, T. (Eds.). (1990). *Body images: Development, deviance, and change.* New York: Guilford Press.

Cash, T. F., & Pruzinsky, T. (Eds.). (2002). *Body image: A handbook of theory, research, and clinical practice.* New York: Guilford Press.

Cassano, P., Lattanzi, L., Pini, S., Dell'Osso, L., Battistini, G., & Cassano, G. B. (2001). Topiramate for self-mutilation in a patient with borderline personality disorder. *Bipolar Disorders, 3,* 161.

Centers for Disease Control and Prevention (CDC). (2008). Unintentional strangulation deaths from the "choking game" among youths aged 6–19 years—United States, 1995–2007. *Morbidity and Mortality Weekly Report, 57,* 141–144.

Centers for Disease Control and Prevention (CDC). (2010). *Web-based Injury Statistics Query and Reporting System (WISQARS).* Available from *www.cdc. gov/injury/wisqars/index.html*

Chengappa, K. N., Ebeling, T., Kang, J. S., Levine, J., & Parepally, H. (1999). Clozapine reduces severe self-mutilation and aggression in psychotic patients with borderline personality disorder. *Journal of Clinical Psychiatry, 60,* 477–484.

Chowanec, G. D., Josephson, A. M., Coleman, B., & Davis, H. (1991). Self-harming behavior in incarcerated male delinquent adolescents. *Journal of the American Academy of Child and Adolescent Psychiatry, 30,* 202–207.

Clark, D. M. (1986). A cognitive approach to panic. *Behaviour Research and Therapy, 24,* 461–470.

Clendenin, W. W., & Murphy, G. E. (1971). Wrist cutting. *Archives of General Psychiatry, 25,* 465–469.

Cloutier, P. F., & Nixon, M. K. (2003). The Ottawa Self-Injury Inventory: A preliminary evaluation. Abstracts to the 12th International Congress European Society for Child and Adolescent Psychiatry. *European Child and Adolescent Psychiatry, 12*(Suppl. 1), I/94.

Collins, W. C., & National Institute of Corrections. (2004). *Supermax prisons and the Constitution: Liability concerns in the extended control unit.* Washington, DC: U.S. Department of Justice, National Institute of Corrections.

Comtois, K. A. (2002). A review of interventions to reduce the prevalence of parasuicide. *Psychiatric Services, 53*(9), 1138–1144.

Connor, D. F., Doerfler, L. A., Toscano, P. F., Volungis, A. M., & Steingard, R. J. (2004). Characteristics of children and adolescents admitted to a residential treatment center. *Journal of Child and Family Studies, 13*(4), 497–510.

Connors, R. E. (2000). *Self-injury.* Northvale, NJ: Aronson.

Conterio, K., & Lader, W. (1998). *Bodily harm.* New York: Hyperion.

Cookson, M. R. (2003). Pathways to parkinsonism. *Neuron, 37,* 7–10.

Crabtree, L. H., & Grossman, W. K. (1974). Administrative clarity and redefinition for an open adolescent unit. *Psychiatry, 37,* 350–359.

Darche, M. A. (1990). Psychological factors differentiating self-mutilating and non-self-mutilating adolescent inpatient females. *Psychiatric Hospital, 21,* 31–35.

Dartmouth Psychiatric Research Center. (2008, December). Integrated illness management and recovery for older adults with SMI. Retrieved from *http:// dms.dartmouth.edu/prc/aging/projects/older_smi/iimr*

Davis, M., Eshelman, E. R., & McKay, M. (1982). *The relaxation and stress reduction workbook* (2nd ed.). Oakland, CA: New Harbinger.

Deiter, P. J., Nicholls, S. S., & Pearlman, L. A. (2000). Self-injury and self-capacities: Assisting an individual in crisis. *Journal of Clinical Psychology, 56*(9), 1173–1191.

Denys, D., van Megan, H. J., & Westenberg, H. G. (2003). Emerging skin-picking behavior after serotonin reuptake inhibitor-treatment in patients with obsessive–compulsive disorder: Possible mechanisms and implications for clinical care. *Journal of Psychopharmacology, 17*, 127–129.

Dimeff, L. A., Koerner, K., & Linehan, M. M. (2007). *Dialectical behavior therapy in clinical practice: Applications across disorders and settings.* New York: Guilford Press.

Drews, D. R., Allison, C. K., & Probst, J. R. (2000). Behavioral and self-concept differences in tattooed and nontattooed college students. *Psychological Reports, 86*(2), 475–481.

Dulit, R. A., Fyer, M. R., Leon, A. C., Brodsky, B. S., & Frances, A. J. (1994). Clinical correlates of self-mutilation in borderline personality disorder. *American Journal of Psychiatry, 151*, 1305–1311.

Dworkin, A. (1974). *Woman hating.* New York: Dutton.

D'Zurilla, T. J., & Goldfried, M. R. (1971). Problem solving and behavior modification. *Journal of Abnormal Psychology, 78*, 107–126.

D'Zurilla, T. J., & Nezu, A. M. (2001). Problem solving therapies. In K. Dobson (Ed.), *Handbook of cognitive-behavioral therapies* (2nd ed.). New York: Guilford Press.

Earl, T. (2010, September). Talking therapies and the stepped care model. *Journal of the New Zealand College of Clinical Psychologists.* Retrieved from *www.tepou.co.nz/knowledge-exchange/research/view/publication/571*

Ellis, A. (1962). *Reason and emotion in psychotherapy.* New York: Lyle Stuart.

Farber, S. K. (2000). *When the body is the target: Self-harm, pain, and traumatic attachments.* Northvale, NJ: Aronson.

Farberow, N. L. (Ed.). (1980). *The many faces of suicide: Indirect self-destructive behavior.* New York: McGraw-Hill.

Favaro, A., & Santonastaso, P. (1998). Impulsive and compulsive self-injurious behavior in bulimia nervosa: Prevalence and psychological correlates. *Journal of Nervous and Mental Disease, 186*, 157–165.

Favaro, A., & Santonastaso, P. (2000). Self-injurious behavior in anorexia nervosa. *Journal of Nervous and Mental Disease, 188*, 537–542.

Favazza, A. (1987). *Bodies under siege.* Baltimore: Johns Hopkins University Press.

Favazza, A. (1989). Why patients mutilate themselves. *Hospital and Community Psychiatry, 40*, 137–145.

Favazza, A. (1996). *Bodies under siege* (2nd ed.). Baltimore: Johns Hopkins University Press.

Favazza, A. (1998). The coming of age of self-mutilation. *Journal of Nervous and Mental Disease, 186*, 259–268.

Favazza, A., & Conterio, K. (1988). The plight of chronic self-mutilators. *Community Mental Health Journal, 24*(1), 22–30.

Favazza, A., DeRosear, L., & Conterio, K. (1989). Self-mutilation and eating disorders. *Suicide and Life-Threatening Behaviors, 19*(4), 352–361.

Favazza, A., & Rosenthal, R. J. (1990). Varieties of pathological self-mutilation. *Behavioural Neurology, 3,* 77–85.

Fisher, S. (1970). *Body experience in fantasy and behavior.* New York: Appleton-Century-Crofts.

Foa, E., Hembree, E., & Rothbaum, B. O. (2007). *Prolonged exposure therapy for PTSD: Emotional processing of traumatic experiences: Therapist guide.* New York: Oxford University Press.

Foa, E. B., Keane, T. M., & Friedman, M. J. (Eds.). (2000). *Effective treatments for PTSD.* New York: Guilford Press.

Foa, E. B., & Rothbaum, B. O. (1998). *Treating the trauma of rape: Cognitive-behavioral therapy for PTSD.* New York: Guilford Press.

Fontana, D. (2001). *Discover Zen: A practical guide to personal serenity.* San Francisco: Chronicle Books.

Freeman, A., & Reinecke, M. A. (1993). *Cognitive therapy of suicidal behavior.* New York: Springer.

Gardner, A. R., & Gardner, A. J. (1975). Self-mutilation: Obsessionality and narcissism. *British Journal of Psychiatry, 127,* 127–132.

Gardner, D. L., & Cowdry, R. W. (1985). Suicidal and parasuicidal behavior in borderline personality disorder. *Psychiatric Clinics of North America, 8,* 389–403.

Garnefski, N., & Diekstra, R. F. W. (1996). Perceived social support from family, school, and peers: Relationship with emotional and behavioral problems among adolescents. *Journal of the American Academy of Child and Adolescent Psychiatry, 35,* 1657–1664.

Garner, D. M., & Garfinkel, P. E. (Eds.). (1997). *Handbook of treatment for eating disorders* (2nd ed.). New York: Guilford Press.

Garner, D. M., Vitousek, K. M., & Pike, K. M. (1997). Cogntive-behavioral therapy for anorexia nervosa. In D. M. Garner & P. E. Garfinkel (Eds.), *Handbook of treatment for eating disorders* (2nd ed.). New York: Guilford Press.

Geist, R. (1979). Onset of chronic illness in children and adolescents. *American Journal of Orthopsychiatry, 52,* 704–711.

Gibbons, J. J., & Katzenbach, N. D. (2006). *Confronting confinement: A report of the Commission on Safety and Abuse in America's Prisons.* New York: Vera Institute of Justice.

Gitlin, D. F., Caplan, J. P., Rogers, M. P., Avni-Barron, O., Braun, I., & Barsky, A. J. (2007). Foreign-body ingestion in patients with personality disorders. *Psychosomatics, 48,* 162–166.

Glassman, L. H., Weierich, M. R., Hooley, J. M., Deliberto, T. L., & Nock, M. K.

(2007). Child maltreatment, non-suicidal self-injury, and the mediating role of self-criticism. *Behaviour Research and Therapy, 45*, 2483–2490.

Gough, K., & Hawkins, A. (2000). Staff attitudes to self-harm and its management in a forensic psychiatric service. *British Journal of Forensic Practice, 2*(4), 22–28.

Grant, B. F., Harford, T. C., Dawson, D. A., Chou, P., Dufour, M., & Pickering, R. (1994). Epidemiologic Bulletin No. 35: Prevalence of DSM-IV alcohol abuse and dependence, United States, 1992. *Alcohol Health and Research World, 18*, 243–248.

Grassian, S. (1983). Psychopathological effects of solitary confinement. *American Journal of Psychiatry, 140*(11), 1450–1454.

Gratz, K. L. (2001). Measurement of deliberate self-harm: Preliminary data on the Deliberate Self-Harm Inventory. *Journal of Psychopathology and Behavioral Assessment, 23*, 253–263.

Gratz, K. L., Conrad, S. D., & Roemer, L. (2002). Risk factors for deliberate self-harm among college students. *American Journal of Orthopsychiatry, 72*(1), 128–140.

Gratz, K. L., Lacroce, D. M., & Gunderson, J. G. (2006). Measuring changes in symptoms relevant to borderline personality disorder following short-term treatment across partial hospital and intensive outpatient levels of care. *Journal of Psychiatric Practice, 12*, 153–159.

Green, A. H. (1968). Self-destructive behavior in physically abused schizophrenic children. *Archives of General Psychiatry, 18*, 171–179.

Greilsheimer, H., & Groves, J. E. (1979). Male genital self-mutilation. *Canadian Psychiatric Association Journal, 36*, 441–446.

Grossman, R. (2001). Psychotic self-injurious behaviors: Phenomenology, neurobiology, and treatment. In D. Simeon & E. Hollander (Eds.), *Self-injurious behaviors: Assessment and treatment.* Washington, DC: American Psychiatric Association.

Grossman, R., & Siever, L. (2001). Impulsive self-injurious behaviors, neurobiology and psychopharmacology. In D. Simeon & E. Hollander (Eds.), *Self-injurious behaviors: Assessment and treatment.* Washington, DC: American Psychiatric Association.

Gutierrez, P. M., & Osman, A. (2008). *Adolescent suicide: An integrated approach to the assessment of risk and protective factors.* DeKalb: Northern Illinois University Press.

Gutierrez, P. M., Osman, A., Barrios, F. X., & Kopper, B. A. (2001). Development and initial validation of the Self-Harm Behavior Questionnaire. *Journal of Personality Assessment, 77*, 475–490.

Haines, J., & Williams, C. (1997). Coping and problem solving of self-mutilators. *Journal of Clinical Psychology, 53*(2), 177–186.

Haw, C., Houston, K., Townsend, E., & Hawton, K. (2002). Deliberate self harm patients with depressive disorders: Treatment and outcome. *Journal of Affective Disorders, 70,* 57–65.

Hawton, K., Arensman, E., Townsend, E., Bremner, S., Feldman, E. Goldney, R. et al., (1998). Deliberate self-harm: Systematic review of efficacy of psychosocial and pharmacological treatments in preventing repetition. *British Medical Journal, 317,* 441–447.

Hawton, K., Townsend, E., Arensman, E., Gunnell, D., Hazell, P., House, A., et al. (2009, January). Psychosocial and pharmacological treatments for deliberate self harm. *Cochrane Summaries.* Retrieved from *summaries.cochrane.org/ CD001764/psychosocial-and-pharmacological-treatments-for-deliberate-self-harm.*

Hayes, S. C. (2004). Acceptance and commitment therapy and the new behavior therapies. In S. C. Hayes, V. M. Follette, & M. M. Linehan (Eds.), *Mindfulness and acceptance: Expanding the cognitive-behavioral tradition.* New York: Guilford Press.

Heath, N. L., Baxter, A. L., Toste, J. R., & McLouth, R. (2010). Adolescents' willingness to access school-based support for nonsuicidal self-injury. *Canadian Journal of School Psychology, 25,* 260–276.

Heath, N. L., Schaub, K., Holly, S., & Nixon, M. K. (2009). Self-injury today: Review of population and clinical studies. In M. K. Nixon & N. L. Heath (Eds.), *Self-injury in youth: The essential guide to assessment and intervention.* New York: Routledge.

Heath, N. L., Toste, J. R., Nedecheva, T., & Charlebois, A. (2008). An examination of nonsuicidal self-injury among college students. *Journal of Mental Health Counseling, 30,* 137–156.

Heinsz, S. V. (2000). Self-mutilation in child and adolescent group home populations. *Dissertation Abstracts International, 61*(4), 2201B.

Himber, J. (1994). Blood rituals: Self-cutting in female psychiatric inpatients. *Psychotherapy, 31,* 620–631.

Hindley, N., Gordon, H., Newrith, C., & Mohan, D. (1999). The management of cylindrical battery ingestion in psychiatric settings. *Psychiatric Bulletin, 23,* 224–226.

Holdin-Davis, D. (1914). An epidemic of hair-pulling in an orphanage. *British Journal of Dermatology, 26,* 207–210.

Hollander, M. (2008). *Helping teens who cut.* New York: Guilford Press.

Hood, K. K., Baptista-Neto, L., Beasley, P. J., Lobis, R., & Pravdova, I. (2004). Case study: Severe self-injurious behavior in comorbid Tourette's disorder and OCD. *Journal of the American Academy of Child and Adolescent Psychiatry, 43*(10), 1298–1303.

Howard League for Penal Reform. (1999). *Scratching the surface: The hidden problem of self-harm in prison.* London: Author.

Hughes, M. (1982). Chronically ill children in groups: Recurrent issues and adaptations. *American Journal of Orthopsychiatry, 52,* 704–711.

Hyman, J. (1999). *Women living with self-injury*. Philadelphia: Temple University Press.

Ireland, J. L. (2000). A descriptive analysis of self-harm reports among a sample of incarcerated adolescent males. *Journal of Adolescence, 23*, 605–613.

Jacobs, D. G., Brewer, M., & Klein-Benheim, M. (1999). Suicide assessment. In D. G. Jacobs (Ed.), *The Harvard Medical School guide to suicide assessment and intervention*. San Francisco: Jossey-Bass.

Jacobs, D. G., Walsh, B. W., & Pigeon, S. (2009). Signs of Self-Injury Prevention Program. Wellesley, MA: Screening for Mental Health and The Bridge. Retrieved from *www.mentalhealthscreening.org/programs/youth-prevention-programs/sosi*.

Jacobson, C. M., & Gould, M. (2007). The epidemiology and phenomenology of non-suicidal self-injury among adolescents: A critical review of the literature. *Archives of Suicide Research, 11*, 129–147.

Joiner, T. (2005). *Why people die by suicide*. Cambridge, MA: Harvard University Press.

Kabat-Zinn, J. (1990). *Full catastrophe living: Using the wisdom of your body and mind to face stress, pain and illness*. New York: Dell.

Katz, L. Y., Cox, B. J., Gunasekara, S., & Miller, A. L. (2004). Feasibility of dialectical behavior therapy for suicidal adolescent inpatients. *Journal of the American Academy of Child and Adolescent Psychiatry, 43*(3), 276–282.

Kazdin, A. E. (1994). *Behavior modification in applied settings*. Pacific Grove, CA: Brooks/Cole.

Kennedy, B. L., & Feldman, T. B. (1994). Self-inflicted eye injuries: Case presentations and a literature review. *Hospital and Community Psychiatry, 45*, 470–474.

Kettlewell, C. (1999). *Skin game: A memoir*. New York: St. Martin's Press.

Keuthen, N. J., Stein, D. J., & Christenson, G. A. (2001). *Help for hair pullers: Understanding and coping with trichotillomania*. Oakland, CA: New Harbinger.

Khan, A. S., & Ali, U. (2006). Case report: Ingestion of metallic rods and needles. *Journal of the College of Physicians and Surgeons—Pakistan, 16*, 305–306.

Kingdon, D. G., & Turkington, D. (2005). *Cognitive therapy of schizophrenia*. New York: Guilford Press.

Klonsky, E. D. (2007). The functions of deliberate self-injury: A review of the evidence. *Clinical Psychology Review, 27*, 226–239.

Klonsky, E. D. (2009). The functions of self-injury in young adults who cut themselves: Clarifying the evidence for affect-regulation. *Psychiatry Research, 166*, 260–268.

Klonsky, E. D., & Glenn, C. R. (2009a). Assessing the functions of non-suicidal self-injury: Psychometric properties of the Inventory of Statements about Self-Injury (ISAS). *Journal of Psychopathology and Behavioral Assessment, 31*, 215–219.

Klonsky, E. D., & Glenn, C. R. (2009b). Non-suicidal self-injury: What independent practitioners should know. *The Independent Practitioner*. Retrieved from *www.42online.org/node/163*

Klonsky, E. D., & May, A. (2010, April). *The relationship between non-suicidal self-injury and attempted suicide in three samples*. Paper presented at the annual meeting of the Ameican Association of Suicidology, Orlando, FL.

Klonsky, E. D., Oltmanns, T. F., & Turkheimer, E. (2003). Deliberate self-harm in a nonclinical population: Prevalence and psychological correlates. *American Journal of Psychiatry, 160*, 1501–1508.

Kreitman, N. (1976). The coal gas story. United Kingdom suicide rates, 1960–71. *British Journal of Preventive and Social Medicine, 30*(2), 86–93.

Kreitman, N. (Ed.). (1977). *Parasuicide*. Chichester, UK: Wiley.

Kroll, J. C. (1978). Self-destructive behavior on an inpatient ward. *Journal of Nervous Mental Disease, 166*, 429–434.

Langbehn, D. R., & Pfohl, B. (1993). Clinical correlates of self-mutilation among psychiatric inpatients. *Annals of Clinical Psychiatry, 5*, 45–51.

Large, M., Babidge, N., Andrews, D., Storey, P., & Nielssen, O. (2008). Major self-mutilation in the first episode of psychosis. *Schizophrenia Bulletin, 35*(5), 1012–1021.

Laye-Gindhu, A., & Schonert-Reichl, K. A. (2005). Nonsuicidal self-harm among community adolescents: Understanding the 'whats' and 'whys' of self-harm. *Journal of Youth and Adolescence, 34*, 447–457.

Lester, D. (1972). Self-mutilating behavior. *Psychological Bulletin, 2*, 119–128.

Levenkron, S. (1998). *Cutting: Understanding and overcoming self-mutilation*. New York: Norton.

Levey, J., & Levey, M. (1991). *The fine arts of relaxation, concentration and meditation*. Boston: Wisdom.

Levey, J., & Levey, M. (1999). *Simple meditation and relaxation*. Berkeley, CA: Conari Press.

Lewis, S. P., Heath, N. L., St. Denis, J. M., & Noble, R. (2011 February). The scope of nonsuicidal self-injury on YouTube. *Pediatrics, 127*(3), e552–e557.

Liberman, R. (1999). *Social and independent living skills* (UCLA skills training video series). Cambridge, MA: Hogrefe & Huber.

Lightfoot, C. (1997). *The culture of adolescent risk-taking*. New York: Guilford Press.

Linehan, M. M. (1993a). *Cognitive-behavioral treatment of borderline personality disorder*. New York: Guilford Press.

Linehan, M. M. (1993b). *Skills training manual for treating borderline personality disorder*. New York: Guilford Press.

Linehan, M. M., Armstrong, H. E., Suarez, A., Allmon, D., & Heard, H. L. (1991). Cognitive-behavioral treatment of chronically parasuicidal borderline patients. *Archives of General Psychiatry, 48*, 1060–1064.

Linehan, M. M., Comtois, K. A., Brown, M. Z., Heard, H. L., & Wagner, A. (2006).

Suicide Attempt Self-Injury Interview (SASII): Development, reliability, and validity of a scale to assess suicidal attempts and intentional self-injury. *Psychological Assessment, 18*, 303–312.

Linkletter, M., Gordon, K., & Dooley, J. (2010). The choking game and YouTube: A dangerous combination. *Clinical Pediatrics, 49*(3), 274–279.

Lloyd, E. E., Kelley, M. L., & Hope, T. (1997, March). *Self-mutilation in a community sample of adolescents: Descriptive characteristics and provisional prevalence rates.* Poster presented at the annual meeting of the Society for Behavioral Medicine, New Orleans, LA.

Lloyd-Richardson, E. E., Perrine, N., Dierker, L., & Kelley, M. L. (2007). Characteristics and functions of non-suicidal self-injury in a community sample of adolescents. *Psychological Medicine, 37*, 1183–1192.

Lovell, D. (2008). Patterns of disturbed behavior in a supermax population. *Criminal Justice and Behavior, 35*(8), 985–1004.

Low, G., Jones, D., MacLeod, A., Power, M., & Duggan, C. (2000). Childhood trauma, dissociation and self-harming behaviour: A pilot study. *British Journal of Medical Psychology, 73*, 269–278.

Mace, F. C., Blum, N. J., Sierp, B. J., Delaney, B. A., & Mauk, J. E. (2001). Differential response of operant self-injury to pharmacologic versus behavioral treatment. *Journal of Developmental and Behavioral Pediatrics, 22*, 85–91.

Macnab, A., Deevska, M., Gagnon, F., Cannon, W., & Andrew, T. (2009). Asphyxial games or 'the choking game': A potentially fatal risk behaviour. *Injury Prevention, 15*(1), 45–49.

Macy, J. D., Beattie, T. A., Morgenstern, S. E., & Arnsten, A. F. (2000) Use of guanfacine to control self-injurious behavior in two rhesus macaques (*Macaca mulatta*) and one baboon (*Papio anubis*). *Comparative Medicine, 50*, 419–425.

Madrid v. Gomez, 889 F. Supp. 1146 (N. D. California 1995).

Maltsberger, J. T. (1986). *Suicide risk.* New York: New York University Press.

Marlatt, G. A. (2012). *Harm reduction: Pragmatic strategies for managing high-risk behaviors* (2nd ed.). New York: Guilford Press.

Marlatt, G. A., & Vandenbos, G. R. (1997). *Addictive behaviors: Readings on etiology, prevention and treatment.* Washington, DC: American Psychological Association.

Massachusetts Department of Elementary and Secondary Education. (2008). *Health and risk behaviors of Massachusetts youth: The report.* Retrieved from *www.doe.mass.edu/cnp/hprograms/yrbs*

Matthews, P. C. (1968). Epidemic self-injury in an adolescent unit. *International Journal of Social Psychiatry, 14*, 125–133.

McCracken, J. T., McGough, J., Shah, B., Cronin, P., Hong, D., Aman, M. G., et al. (2002). Risperidone in children with autism and serious behavioral problems. *New England Journal of Medicine, 347*, 314–321.

McKay, D., Kulchycky, S., & Dankyo, S. (2000). Borderline personality disorder and obsessive–compulsive symptoms. *Journal of Personality Disorders, 14*(1), 57–63.

McKerracher, D. W., Loughnane, T., & Watson, R. A. (1968). Self-mutilation in female psychopaths. *British Journal of Psychiatry, 114,* 829–832.

McNutt, T. K., Chambers, J., Dethlefsen, M., & Shah, R. (2001). Bite the bullet: Lead poisoning after ingestion of 206 lead bullets. *Veterinary and Human Toxicology, 43,* 288–289.

Meadows, E. A., & Foa, E. B. (1998). Intrusion, arousal, avoidance: Sexual abuse survivors. In V. M. Follette, J. I. Ruzek, & F. R. Abueg (Eds.), *Cognitive-behavioral therapies for trauma.* New York: Guilford Press.

Medinfo.co.uk. (2012). SSRIs. Retrieved from *www.medinfo.co.uk/drugs/ssris. html.*

Menninger, K. (1966). *Man against himself.* New York: Harcourt Brace Jovanovich. (Original work published 1938)

Merlo, M., Perris, C., & Brenner, H. (2004). *Cognitive therapy with schizophrenic patients.* Cambridge, MA: Hogrefe & Huber.

Merriam-Webster dictionary: Home and office edition. (1995). Springfield, MA: Merriam-Webster.

Metzner, J. L., & Fellner, J. (2010). Solitary confinement and mental illness in U. S. prisons: A challenge for medical ethics. *Journal of the American Academy of Psychiatry and the Law, 38*(1), 104–108.

Metzner, J. L., Tardiff, K., Lion, J., Reid, W. H., Recupero, P. R., Schetky, D. H., et al. (2007). Resource document on the use of restraint and seclusion in correctional mental health care. *Journal of the American Academy of Psychiatry and the Law, 35*(4), 417–425.

Miller, A. L., Rathus, J. H., & Linehan, M. M. (2007). *Dialectical behavior therapy with suicidal adolescents.* New York: Guilford Press.

Miller, A. L., Rathus, J. H., Linehan, M. M., Wetzler, S., & Leigh, E. (1997). Dialectical behavior therapy for suicidal adolescents. *Journal of Practical Psychiatry and Behavioral Health, 3*(2), 78–86.

Miller, D. (1994). *Women who hurt themselves: A book of hope and understanding.* New York: Basic Books.

Milnes, D., Owens, D., & Blenkiron, P. (2002). Problems reported by self-harm patients: Perception, hopelessness and suicidal intent. *Journal of Psychosomatic Research, 53*(3), 819–822.

Morgan, D. W., Edwards, A. C., & Faulkner, L. R. (1993). The adaptation to prison by individuals with schizophrenia. *Bulletin of the American Academy of Psychiatry and the Law, 21*(4), 427–433.

Motz, A. (2001). *The psychology of female violence: Crimes against the body.* Hove, UK: Brunner-Routledge.

Muehlenkamp, J. J. (2006). Empirically supported treatments and general therapy guidelines or non-suicidal self-injury. *Journal of Mental Health Counseling, 28,* 166–185.

Muehlenkamp, J. J., Claes, L., Smits, D., Peat, C. M., & Vandereycken, W. (2011). Non-suicidal self-injury in eating disordered patients: A test of a conceptual model. *Psychiatry Research, 188*(1), 102–108.

Muehlenkamp, J. J., Cowles, M., & Gutierrez, P. M. (2010). Validation of the Self-Harm Behavior Questionnaire for use with adolescents of different ethnicities. *Journal of Psychopathology and Behavioral Assessment, 32*, 236–245.

Muehlenkamp, J. J., Engel, S. G., Crosby, R. D., Wonderlich, S. A., Simonich, H., & Mitchell, J. E. (2009). Emotional states preceding and following acts of non-suicidal self-injury in bulimia nervosa patients. *Behaviour Research and Therapy, 47*, 83–87.

Muehlenkamp, J. J., & Gutierrez, P. M. (2007). Risk for suicide attempts among adolescents who engage in non-suicidal self-injury. *Archives of Suicide Research, 11*, 69–82.

Muehlenkamp, J. J., Walsh, B. W., & McDade, M. (2009). Preventing non-suicidal self-injury in adolescents: The Signs of Self-Injury Program. *Journal of Youth and Adolescence, 39*, 306–314.

Mueser, K. T., Meyer, P. S., Penn, D. L., Clancy, R., Clancy, D. M., & Salyers, M. P. (2006). The illness management and recovery program: Rationale, development, and preliminary findings. *Schizophrenia Bulletin, 32*, 32–43.

Mueser, K. T., Rosenberg, S. D., & Rosenberg, H. J. (2009). *Treatment of post-traumatic stress disorder in special populations*. Washington, DC: American Psychological Association Press.

Murphy, M. (2002). *One bird one stone: 108 American Zen stories*. New York: Renaissance Books.

Nada-Raja, S., Skegg, K., Langley, J., Morrison, D., & Sowerby, P. (2004). Self-harmful behaviors in a population-based sample of young adults. *Suicide and Life-Threatening Behavior, 34*, 177–186.

National Commission on Correctional Health Care. (2004). *Clinical guidelines for correctional facilities: Treatment of schizophrenia in correctional institutions*. Chicago: Author.

Newman, F. L., Rugh, D., & Ciarlo, J. A. (2004). Guidelines for selecting psychological instruments for treatment planning and outcomes assessment. In M. E. Marush (Ed.), *The use of psychological testing for treatment planning and outcomes assessment: Vol. 1. General considerations* (3rd ed., pp. 197–214). Mahwah, NJ: Lawrence Erlbaum Associates.

New Zealand Ministry of Health. (2009). *Towards optimal primary mental health care in the primary care environment: A draft guidance paper*. Wellington: Author.

Nhat Hanh, T. (1975). *The miracle of mindfulness*. Boston: Beacon Press.

Nhat Hanh, T. (1991). *Peace is every step: The path of mindfulness in every day life*. New York: Bantam Books.

Nicoll, A. (1908). A remarkable case of persistent ingestion of needles. *Lancet, 171*(4411), 772–778.

Nixon, M. K., & Heath, N. L. (Eds.). (2009). *Self-injury in youth: The essential guide to assessment and intervention.* New York: Routledge.

Nock, M. K. (2008). Actions speak louder than words: An elaborated theoretical model of the social functions of self-injury and other harmful behaviors. *Applied and Preventive Psychology, 12,* 159–168.

Nock, M. K. (Ed.). (2009a). *Understanding nonsuicidal self-injury: Origins, assessment, and treatment.* Washington, DC: American Psychological Association.

Nock, M. K. (2009b). Why do people hurt themselves?: New insights into the nature and functions of self-injury. *Current Directions in Pschological Science, 18*(2), 78–83.

Nock, M. K. (2010). Self-injury. *Annual Review of Clinical Psychology, 6,* 339–363.

Nock, M. K., Holmberg, E. B., Photos, W. I., & Michel, B. D. (2007). The Self-Injurious Thoughts and Behaviors Interview: Development, reliability, and validity in an adolescent sample. *Psychological Assessment, 19,* 309–317.

Nock, M. K., Joiner, T. E., Gordon, K., Lloyd-Richardson, E., & Prinstein, M. J. (2006). Non-suicidal self-injury among adolescents: Diagnostic correlates and relation to suicide attempts. *Psychiatry Research, 144,* 65–72.

Nock, M. K., & Kessler, R. C. (2006). Prevalence of and risk factors for suicide attempts versus suicide gestures: Analysis of the National Comorbidity Survey. *Journal of Abnormal Psychology, 115,* 616–623.

Nock, M. K., & Prinstein, M. J. (2004). A functional approach to the assessment of self-mutilative behavior. *Journal of Consulting and Clinical Psychology, 72,* 885–890.

Offer, D. O., & Barglow, P. (1960). Adolescent and young adult self-mutilation incidents in a general psychiatric hospital. *Archives of General Psychiatry, 3,* 194–204.

O'Grady, J. C. (2007). Commentary: A British perspective on the use of restraint and seclusion in correctional mental health care. *Journal of the American Academy of Psychiatry and the Law, 35*(4), 439–443.

O'Keefe, M., & Schnell, M. (2007). Offenders with mental illness in the correctional system. *Journal of Offender Rehabilitation, 45*(1–2), 81–104.

O'Leary, K. D., & Wilson, G. T. (1987). *Behavior therapy: Application and outcome* (2nd ed.). Englewood Cliffs, NJ: Prentice-Hall.

Orbach, I., Lotem-Peleg, M., & Kedem, P. (1995). Attitudes toward the body in suicidal, depressed and normal adolescents. *Suicide and Life-Threatening Behavior, 25,* 211–221.

Orbach, I., Milstein, I., Har-Even, D., Apter, A., Tiano, S., & Elizur, A. (1991). A multi-attitude suicide tendency scale for adolescents. *Psychological Assessment, 3,* 398–404.

Osuch, E. A., Noll, J. G., & Putnam, F. W. (1999). The motivations for self-injury in psychiatric inpatients. *Psychiatry, 62,* 334–345.

Osuch, E. A., & Payne, G. W. (2009). Neurobiological perpectives on self-injury. In M. K. Nixon & N. L. Heath (Eds.), *Self-injury in youth: The essential guide to assessment and intervention.* New York: Routledge.

O'Sullivan, R. L., Phillips, K. A., Keuthen, N. J., & Wilhelm, S. (1999). Near-fatal skin picking from delusional body dysmorphic disorder responsive to fluvoxamine. *Psychosomatics, 40,* 79–81.

O'Sullivan, S. T., Reardon, C. M., McGreal, G. T., Hehir, D. J., Kirwan, W. O., & Brady, M. P. (1996). Deliberate ingestion of foreign bodies in institutionalized psychiatric hospital patients and prison inmates. *International Journal of Medical Sciences, 165,* 294–296.

Palta, R., Sahota, A., Bemarki, K., Salama, P., Simpson, N., & Layne, L. (2009). Foreign-body ingestion: Characteristics and outcomes in a lower socioeconomic population with predominantly intentional ingestion. *Gastrointestinal Endoscopy, 69,* 426–433.

Pao, P. E. (1969). The syndrome of delicate self-cutting. *British Journal of Medical Psychology, 42,* 195–206.

Patterson, G. (1975). *Professional guide for families and living with children.* Portland, OR: Research Press.

Pattison, E. M., & Kahan, J. (1983). The deliberate self-harm syndrome. *American Journal of Psychiatry, 140,* 867–872.

Paul, T., Schroeter, K., Dahme, B., & Nutzinger, D. O. (2002). Self-injurious behavior in women with eating disorders. *American Journal of Psychiatry, 159,* 408–411.

Penn, D. L., Uzenoff, S. R., Perkins, D., Mueser, K. T., Hamer, R. M., Waldheter, E. J., et al. (2011). A pilot investigation of the Graduated Recovery Intervention Program (GRIP) for first episode psychosis. *Schizophrenia Research, 125,* 247–256.

Penn, D. L., Waldheter, E. J., Perkins, D. O., Mueser, K. T., & Lieberman, J. A. (2005). Psychosocial treatment for first episode psychosis: A research update. *American Journal of Psychiatry, 162,* 2220–2232.

Phillips, R. H., & Alkan, M. (1961). Some aspects of self-mutilation in the general population of a large psychiatric hospital. *Psychiatric Quarterly, 35,* 421–423.

Pizarro, J., & Stenius, V. M. K. (2004). Supermax prisons: Their rise, current practices, and effect on inmates. *Prison Journal, 84*(2), 248–264.

Plener, P. L., Libal, G., & Nixon, M. K. (2009). In M. K. Nixon & N. L. Heath (Eds.), *Self-injury in youth: The essential guide to assessment and intervention.* New York: Routledge.

Podvoll, E. M. (1969). Self-mutilation within a hospital setting: A study of identity and social compliance. *British Journal of Medical Psychology, 42,* 213–221.

Ponton, L. E. (1997). *The romance of risk: Why teenagers do the things they do.* New York: Basic Books.

Ramowski, S., Nystrom, R., Chaumeton, N., Rosenberg, K., & Gilchrist, J. (2010). "Choking game" awareness and participation among 8th graders—Oregon, 2008. *Morbidity and Mortality Weekly Report, 59*(1), 1–5.

Rapaport, J. L., Ryland, D. H., & Kriete, M. (1992). Drug treatment of canine acral lick: An animal model of obsessive–compulsive behavior. *Archives of General Psychiatry, 49*, 517–521.

Rhodes, L. A. (2005). Pathological effects of the supermaximum prison. *American Journal of Public Health, 95*(10), 1692–1695.

Rodham, K., & Hawton, K. (2009). Epidemiology and phenomenology of nonsuicidal self-injury. In M. K. Nock (Ed.), *Understanding nonsuicidal self-injury: Origins, assessment, and treatment.* Washington, DC: American Psychological Association.

Rodham, K., Hawton, K., & Evans, E. (2004). Reasons for deliberate self-harm: Comparison of self-poisoners and self-cutters in a community sample of adolescents. *Journal of the American Academy of Child and Adolescent Psychiatry, 43*, 80–87.

Rodriguez-Srednicki, O. (2001). Childhood sexual abuse, dissociation and adult self-destructive behavior. *Journal of Child Sexual Abuse, 10*(3), 75–90.

Rosen, D. M., & Hoffman, A. (1972). Focal suicide: Self-mutilation in two young psychotic individuals. *American Journal of Psychiatry, 128*, 1367–1368.

Rosen, P., & Walsh, B. (1989). Relationship patterns in episodes of self-mutilative contagion. *American Journal of Psychiatry, 146*, 656–658.

Rosenberg, L. (1998). *Breath by breath: The liberating practice of insight meditation.* Boston: Shambhala.

Ross, R. R., & McKay, H. R. (1979). *Self-mutilation.* Lexington, MA: Lexington Books.

Ross, S., & Heath, N. (2002). A study of the frequency of self-mutilation in a community sample of adolescents. *Journal of Youth and Adolescence, 1*, 67–77.

Rothbaum, B. O., Meadows, E. A., Resick, P., & Foy, D. W. (2000). Cognitive-behavioral therapy. In E. B. Foa, T. M. Keane, & M. J. Friedman (Eds.), *Effective treatments for PTSD.* New York: Guilford Press.

Rothbaum, B. O., & Ninan, P. T. (1999). Manual for the cognitive-behavioral treatment of trichotillomania. In D. J. Stein, G. A. Christenson, & E. Hollander (Eds.), *Trichotillomania.* Washington, DC: American Psychiatric Press.

Rush, A. J., & Nowels, A. (1994). Adaptation of cognitive therapy for depressed adolescents. In T. C. R. Wilkes, G. Belsher, A. J. Rush, E. Frank, & Associates (Eds.), *Cognitive therapy for depressed adolescents.* New York: Guilford Press.

Russ, M. J., Roth, S. D., Kakuma, T., Harrison, K., & Hull, J. W. (1994). Pain perception in self-injurious borderline patients: Naloxone effects. *Biological Psychiatry, 35*, 207–209.

Russ, M. J., Roth, S. D., Lerman, A., Kakuma, T., Harrison, K., Shindledecker, R.

D., et al. (1992). Pain perception in self-injurious patients with borderline personality disorder. *Biological Psychiatry, 32*(6), 501–511.

Ryckman, R. M., Robbins, M., Thornton, B., & Cantrell, P. (1982). Development and validation of a physical self-efficacy scale. *Journal of Personality and Social Psychology, 42*, 891–900.

Sandman, C. A. (2009). Psychopharmacologic treatment of nonsuicidal self-injury. In M. K. Nock (Ed.), *Understanding non-suicidal self-injury: Origins, assessment, and treatment*. Washington, DC: American Psychological Association.

Sandman, C. A., Hetrick, W., Taylor, D. V., Marion, S. D., Touchette, P., Barron, J. L., et al. (2000). Long-term effects of naltrexone on self-injurious behavior. *American Journal on Mental Retardation, 105*, 103–117.

Santamour, M. B., & West, B. (1982). The mentally retarded offender: Presentation of the facts and a discussion of the issues. In M. B. Santamour & P. S. Watson (Eds.), *The retarded offender*. New York: Praeger.

Schilder, P. (1935). *The image and appearance of the human body*. New York: International Universities Press.

Schwartz, A. E. (1995). *Guided imagery for groups*. Duluth, MN: Whole Person Associates.

Secord, P. F., & Jourard, S. M. (1953). The appraisal of body cathexis: Body cathexis and the self. *Journal of Consulting Psychology, 17*(5), 343–347.

Segal, Z. V., Williams, J. M. G., & Teasdale, J. D. (2002). *Mindfulness-based cognitive therapy for depressions*. New York: Guilford Press.

Sekida, K. (1985). *Zen training: Methods and philosophy*. New York: Weatherill.

Seligman, M. E. P. (1992). *Helplessness: On depression, development, and death* (with a new introduction by the author). New York: Freeman.

Shapira, N. A., Lessig, M. C., Murphy, T. K., Driscoll, D. J., & Goodman, W. K. (2002). Topiramate attenuates self-injurious behaviour in Prader–Willi syndrome. *International Journal of Neuropsychopharmacology, 5*, 141–145.

Shapiro, S., & Dominiak, G. M. (1992). *Sexual trauma and psychopathology*. New York: Lexington Books.

Shaw, S. N. (2002). *The complexity and paradox of female self-injury: Historical portrayals, journeys toward stopping, and contemporary interventions*. Unpublished doctoral dissertation, Harvard University Graduate School of Education, Cambridge, Masschusetts.

Shea, C. S. (1999). *The practical art of suicide assessment*. New York: Wiley.

Sher, L., & Stanley, B. H. (2008). The role of endogenous opioids in the pathophysiology of self-injurious and suicidal behavior. *Archives of Suicide Research, 12*(4), 299–308.

Sher, L., & Stanley, B. H. (2009). Biological models of nonsuicidal self-injury. In M. K. Nock (Ed.), *Understanding nonsuicidal self-injury: Origins, assessment, and treatment*. Washington, DC: American Psychological Association.

Shneidman, E. S. (1985). *Definition of suicide*. New York: Wiley.

Shneidman, E. S. (1993). *Suicide as psychache.* New York: Wiley.

Simeon, D., & Favazza, A. (2001). Self-injurious behaviors, phenomenology and assessment. In D. Simeon & E. Hollander (Eds.), *Self-injurious behaviors: Assessment and treatment.* Washington, DC: American Psychiatric Association.

Simeon, D., & Hollander, E. (Eds.). (2001). *Self-injurious behaviors: Assessment and treatment.* Washington, DC: American Psychiatric Association.

Slovis, C. M., Tyler-Worman, R., & Solightly, D. P. (1982). Massive foreign object ingestion. *Annals of Emergency Medicine, 11,* 433–435.

Smith, P. S. (2006). The effects of solitary confinement on prison inmates: A brief history and review of the literature. *Crime and Justice, 34,* 441–528.

Symons, F. J., Sutton, K. A., & Bodfish, J. W. (2001). Preliminary study of altered skin temperature at body sites associated with self-injurious behavior in adults who have developmental disabilities. *American Journal on Mental Retardation, 106,* 336–343.

Taiminen, T. J., Kallio-Soukainen, K., Nokso-Koivisto, H., Kaljonen, A., & Helenius, H. (1998). Contagion of deliberate self-harm among adolescent inpatients. *Journal of the American Academy of Child and Adolescent Psychiatry, 37*(2), 211–217.

Thompson, J. K., Berland, N. W., Linton, P. J., & Weinsier, R. L. (1987). Utilization of self-adjusting light beam in the objective assessment of body distortion in seven eating disorder groups. *International Journal of Eating Disorders, 5*(11), 113–120.

Tiefenbacher, S., Novak, M. A., Lutz, C. K., & Meyer, J. S. (2005). The physiology and neurochemistry of self-injurious behavior: A nonhuman primate model. *Frontiers in Bioscience, 10,* 1–11.

Toch, H., & Adams, K. (1987). The prison as dumping ground: Mainlining disturbed offenders. *Journal of Psychiatry and Law, 15,* 539–553.

Tsai, S.-J. (1997). Foreign body ingestion in psychiatric inpatients. *International Medical Journal, 4,* 309–311.

Tsiouris, J. A., Cohen, I. L., Patti, P. J., & Korosh, W. M. (2003). Treatment of previous undiagnosed psychiatric disorders in persons with developmental disabilities decreased or eliminated self-injurious behavior. *Journal of Clinical Psychiatry, 64,* 1081–1090.

Tucker, L. A. (1981). Internal structure, factor satisfaction, and reliability of the body cathexis scale. *Perceptual and Motor Skills, 53,* 891–896.

Tucker, L. A. (1983). The structure and dimensional satisfaction of the body cathexis construct of males: A factor analytic investigation. *Journal of Human Movement Studies, 9,* 189–194.

Tucker, L. A. (1985). Dimensionality and factor satisfaction of the body image construct: A gender comparison. *Sex Roles, 12*(9), 931–937.

Turell, S. C., & Armsworth, M. W. (2000). Differentiating incest survivors who self-mutilate. *Child Abuse and Neglect, 24,* 237–249.

U.S. Census Bureau. (2010). Resident population by sex and age: 1980 to 2008. Retrieved from *www.census.gov/compendia/statab/2010/tables/10s0007.pdf*

Vale, V., & Juno, A. (1989). *Modern primitives*. San Francisco: Re/Search Publications.

van der Kolk, B. A., McFarlane, A. C., & Weisaeth, L. (Eds.). (1996). *Traumatic stress*. New York: Guilford Press.

van der Kolk, B. A., Perry, C., & Herman, J. L. (1991). Childhood origins of self-destructive behavior. *American Journal of Psychiatry, 148*, 1665–1671.

Velazquez, L., Ward-Chene, L., & Loosigian, S. R. (2000). Fluoxetine in the treatment of self-mutilating behavior [Letter]. *Journal of the American Academy of Child and Adolescent Psychiatry, 39*, 812–814.

Velitchkov, N. G., Grigorov, G. I., Losonoff, J. E., & Kjossev, K. T. (1996). Ingested foreign bodies of the gastrointestinal tract: Retrospective analysis of 542 cases. *World Journal of Surgery, 20*, 1001–1005.

Villalba, R., & Harrington, C. J. (2000). Repetitive self-injurious behavior: A neuropsychiatric perspective and review of pharmacologic treatments. *Seminars in Clinical Neuropsychiatry, 5*, 215–226.

Virkkunen, M. (1976). Self-mutilation in antisocial personality disorder. *Acta Psychiatrica Scandinavica, 54*, 347–352.

Walser, R. D., & Hayes, S. C. (1998). Acceptance and trauma survivors: Applied issues and problems. In V. M. Follette, J. I. Ruzek, & F. R. Abueg (Eds.), *Cognitive-behavioral therapies for trauma*. New York: Guilford Press.

Walsh, B. W. (1987). *Adolescent self-mutilation: An empirical study*. Unpublished doctoral dissertation, Boston College Graduate School of Social Work.

Walsh, B. W. (2001). Self-mutilation. In C. D. Bryant (Ed.), *Encyclopedia of criminology and deviant behavior* (Vol. 4). London: Taylor & Francis.

Walsh, B. W. (2006). *Treating self-injury: A practical guide*. New York: Guilford Press.

Walsh, B. W., & Doerfler, L. A. (2009). Residential treatment of self-injury. In M. K. Nock (Ed.), *Understanding nonsuicidal self-injury: Origins, assessment, and treatment*. Washington, DC: American Psychological Association.

Walsh, B. W., & Frost, A. K. (2005). *Attitudes regarding life, death, and body image in poly-self-destructive adolescents*. Unpublished manuscript.

Walsh, B. W., & Rosen, P. (1985). Self-mutilation and contagion: An empirical test. *American Journal of Psychiatry, 142*, 119–120.

Walsh, B. W., & Rosen, P. (1988). *Self-mutilation: Theory, research, and treatment*. New York: Guilford Press.

Warren, F., Dolan, B., & Norton, K. (1998). Bloodletting, bulimia nervosa and borderline personality disorder. *European Eating Disorders Review, 6*, 277–285.

Washburn, J. J., Juzwin, K. R., Styer, D. M., & Aldridge, D. (2010). Measuring the urge to self-injure: Preliminary data from a clinical sample. *Psychiatry Research, 178*, 540–544.

Weintrob, A. (2001). Paxil and self-scratching [Letter]. *Journal of the American Academy of Child and Adolescent Psychiatry, 40,* 5.

Weissman, M. (1975). Wrist cutting. *Archives of General Psychiatry, 32,* 1166–1171.

Whitlock, J. L., Eckenrode, J. E., & Silverman, D. (2006). Self-injurious behavior in a college population. *Pediatrics, 117*(6), 1939–1948.

Whitlock, J., Eells, G., Cummings, N., & Purington, A. (2009). Nonsuicidal self-injury in college populations: Mental health provider assessment of prevalence and need. *Journal of College Student Psychotherapy, 23*(3), 172–183.

Whitlock, J. L., Muehlenkamp, J., & Eckenrode, J. (2008). Variation in non-suicidal self-injury: Identification of latent classes in a community population of young adults. *Journal of Clinical Child and Adolescent Psychology, 37*(4), 725–735.

Whitlock, J. L., Purington, A., & Gershkovich, M. (2009). Influence of the media on self-injurious behavior. In M. Nock (Ed.), *Understanding non-suicidal self-injury: Current science and practice.* Washington, DC: American Psychological Association Press.

Williams, M., Teasdale, J., Segal, Z., & Kabat-Zinn, J. (2007). *The mindful way through depression: Freeing yourself from chronic unhappiness.* New York: Guilford Press.

Wilson, G. T., Fairburn, C. G., & Agras, W. S. (1997). Cognitive-behavioral therapy for bulimia nervosa. In D. M. Garner & P. E. Garfinkel (Eds.), *Handbook of treatment for eating disorders* (2nd ed.). New York: Guilford Press.

Wolpe, J. (1969). *The practice of behavior therapy.* New York: Pergamon Press.

Zweig-Frank, H., Paris, J., & Guzder, J. (1994). Psychological risk factors for dissociation and self-mutilation in female patients with borderline personality disorder. *Canadian Journal of Psychiatry, 39,* 259–264.

索　引

アルファベット

BAS 尺度（Body Attitudes Scale：身体態度尺度） 309, 310
E メールを利用したスキル支援 146
HIV/AIDS 28
OCD 自閉症 57
PTSD 194
　　──に対する認知再構成 204
　　──の症状 195

あ

愛する人の名前を刻む 98
アセスメント
　　──と治療 66
　　──における優先順位 116
アタッチメント 55
アルコール乱用 33
アレクシアン・ブラザーズ自傷衝動尺度（Alexian Brothers Urge to Self-Injure Scale; ABUSI） 83, 314
アンガーマネジメント 112

「怒り」の感情 103
痛みへの馴化 19
異物飲み込み 266-274
癒し 42
インテーク面接 85

援助者, 家族, 重要他者への反応 241

オートカニバリズム 93
おかしいところがない 37
オタワ自傷質問票（Ottawa Self-Injury Inventory; OSI） 81
思いやりあるふるまい 76
親の喪失 55

か

音楽を演奏する・聴く 142

解離 186
書くこと 141
家族および環境のストレングス 56
家族の能力をアセスメントする 164
家族療法 162-168
　　──の進め方 166
家族歴の要素 54
学校で傷跡や傷口を人に見せる場面を減らす 255
学校用プログラム 248
過度な般化 157
髪の毛を抜く 120
過量服薬 6
簡易自傷記録 117, 118
簡易スキル練習記録 146, 147
環境的次元 54, 63
感情的
　　──決めつけ 157
　　──次元 61, 63
　　──な先行要因 109
感情反応の調節 233
間接的に自分を傷つける行為 ... 25, 26, 31

危険行動 26-28
　　──のアセスメント 29
　　故意の自己窒息による── 258
　　状況的── 29
　　身体的── 29
　　性的── 28, 29
傷の視診 95
傷のパターン 96
機能不全的思考 153
気分安定化薬 175

気紛らわしのテクニック 144
虐待 75
境界性パーソナリティ障害 10
強制したいという欲求 240

首絞めゲーム 258-265
クライエントの環境に対する適切な介入 234
クライエントのふるまい 115
グループホーム 214-216, 237, 283
グローブストリートプログラム 217, 224

敬意ある好奇心 76
芸術的表現 141
謙虚で冷静なふるまい 75

故意に自分を傷つける行為 33
故意の自傷質問票（Deliberate Self-Harm Inventory; DSHI） 83
構造化面接 84, 85
肯定的感情 73
行動上の先行要因 110
行動的次元 62, 63
行動の意図 5
行動の頻度 10
呼吸再訓練 197, 205
呼吸法マニュアル 301-308
コミュニケーションスキルの不足 239

視覚化テクニック 139
自記式質問紙 78
自記式尺度 79
自己主張トレーニング 262
自己破壊的行動 29, 54, 208, 250
　　──の分類 25
自殺
　　──と自傷の対人関係理論 ... 19
　　──の意図 7
　　──のそぶり 71

——の方法 8
——のリスク 16
パラ—— 71
抑うつおよび——念慮 149
自殺企図 70, 71
——の危険因子 3
自殺行動 14
——との鑑別点 3
青年期の自傷・—— 214
自傷 3
矯正施設における—— ... 275-282
——意図質問票 (Inventory of
Statements About Self-Injury;
ISAS) 81
——が引き起こす結果 111
——機能評価尺度 (Functional
Assessment of Self-Mutilation;
FASM) 80, 311
——行動質問票 (Self-Harm
Behavior Questionnaire;
SHBQ) 82
——後に自分で行う手当て ... 113
——者の家族に共通するテーマ
.... 162
——する人たちのための権利章典
.... 318-320
——伝染の事例 244
——と自殺の関係 18, 22
——と自殺の鑑別 5
——と身体的虐待の関連性 ... 189
——と伝染の動機 238
——に対する段階的ケアモデル
.... 67
——に対する反応のマネジメント
.... 229
——につながる思考と行動に関す
る面接 84
——のアセスメント 11, 78
——の「安全契約」 124
——の意図 7
——の生物学的メカニズム ... 169
——の生物−心理−社会学モデル
.... 63
——の定義 3, 4
——の伝染 237, 243
——の動機 110
——のトリガー 259
——の入所治療 214
——の方法 8
——をアセスメントするための臨
床的尺度 311-315
——を行う部屋や場所 100
成人の—— 40
大学生における—— 39
中学生・高校生における—— ... 35
仲間グループ内での——に関する
話題を減らす 254

非自殺的な—— 3
複数の——行動 208
自傷エピソード 90, 91
——のトリガー 106
自傷記録 88
——の定義 89
自傷行為
——に先行するもの 102
——のアセスメント 87
——の生物−心理−社会学的モデ
ル 53
——のトリガー 32
複数の—— 210
持続曝露 194
——療法 (Prolonged Exposure
Treatment: PET) 196
自尊心の遡及的喪失 187
実生活内曝露 201
疾病管理 211
自動思考 106, 150, 152
自分を守る契約書 122, 124
嗜癖仮説 58
社会秩序の促進 42
社会的強化 115
社会的孤立 104
社会的コンテクスト 101
社交スキルトレーニング 262
集中的アセスメント 172
重篤な自傷行為 283
——のアセスメント 288
——の治療 283-295
——のリスクアセスメントのため
のプロトコル 286
重要他者との治療同盟 148
手段の制限 15
情報収集 196
所属感の減弱 21
身体イメージ 16, 178, 189
——の機能不全 191
——の六つの次元 179
身体改造 4, 48, 50-52
——と精神医学的問題 49
——の意図 48
身体疎隔化 188
——とトラウマ 184
身体損傷
——が重篤な場合 92
——の程度 91
——の方法 8
身体的虐待 38, 55
身体を使ったエクササイズ 140
信念と苦痛の評価付け 158
心理教育 164, 205, 290
心理の解放感 111

随伴性マネジメント 119
——契約 121

スカリフィケーション 45, 47,
48, 170
スキーマ 24
スクールカウンセラー 251, 252
スピリチュアリティ 42

精神的フィルター 157
精神病に罹患するクライエントの治
療 290
精神病のないクライエントの治療
.... 294
性的虐待 34, 38, 55, 186-188
——体験 60
——に関する曝露療法 203
——のトラウマ 185
青年期における仲間集団の特徴
.... 45
生物学的次元 57, 63
生物学的な先行要因 105
摂食障害 25, 26, 31, 149
絶望感 13
セラピストの役割 74
セルフモニタリング 231
セロトニン
——不足 172
——レベルの機能不全 58
選択的——再取り込み阻害薬
.... 58
善悪の価値を決めつけない思いやり
.... 76
全か無か 157, 158

双極性障害 10, 57
喪失体験 102
想像曝露 198, 203
ソーシャルワーカー 251, 252
ソクラテス式手法 154

た

大うつ病性障害 10
対人関係における葛藤 103
他者とのコミュニケーション ... 143
タトゥ 43, 45, 47, 48, 50, 52
段階的ケアモデル 70, 78, 87,
128, 149, 162, 169, 178, 194, 208,
214

地域の入所プログラム 216
置換スキル 130
——とPETを用いたトラウマ治
療 202
——トレーニング 128
中核信念 108, 150, 152
中間的信念 107, 150

直接的に自分を傷つける行為 ... 10,
　24, 26
治療初期の対応 70
治療の焦点としての身体イメージ
　.. 182
治療目標の設定 165
治療薬の中断もしくは乱用 30

痛覚の低下 59
強いストレス 184

デブリーフィング 243
伝染のマネジメントと予防 254

道具の使用 99
統合失調症 57, 149
疼痛仮説 59
特に危険な身体部位 95
トラウマ 38, 41
　——サバイバー 60, 181, 307
　——に関連する認知 108
　——の治療法 196
　幼少期の——体験 269
トリガー 116

な

内因性オピオイド系の機能不全
　.. 58
仲間内でのヒエラルキー 242
ナルトレキソン 59

二次的動機 115
入所治療 214
認知行動療法 291
認知再構成 194, 205, 231
認知的次元 60, 63
認知的な先行要因 106
認知と行動のアセスメント 87
認知の狭窄 12
認知療法 149-161

ネガティブな行動のマネジメント
　.. 234
ネグレクト 55, 75, 170
ねばならない／べき／絶対に ... 157

は

パーソナリティ障害 149, 283
破局化 157
曝露療法 185
罰したいという欲求 240
発達障害 174

パフォーマンスに関するプレッシャー
　.. 103

ピアス 43, 45
　——の穴 9
ピアッシング 48, 50, 52
比較文化論的 42
引き下がらせたいという欲求 ... 240
皮膚むしり行為 113

不安症／不安障害 149
フェミニストの眼鏡 43
不快感の解消 187
不正確もしくは過剰な自責の念
　.. 157
負担感・無能感の知覚 20
物質乱用 25, 26, 31
フラッシュバック 195, 198
ブランディング 45, 47, 48

米国厚生省疾病対策センター 8,
　258
弁証法的行動療法 210

ボディアート 45, 50
ボディピアッシング 47
本人歴の要素 55

ま

マインドフル呼吸スキル 132
マインドフル呼吸法 133, 134,
　136, 138, 142, 145
　——実践のためのヒント 137
マインドフルネス 132, 210
　——・トレーニング 108

ミラーリングの技法 72

無力感 13

メディアからの直接的影響 45
メンタライゼーション療法 166

モデリング 54
モニタリング 233
問題解決スキル 262

や

薬物療法 169-176, 290

養護教諭 251, 252
よくある思考の形式 157

ら

リカバリー 211
リスクの過大評価 157
リフレーム 164

レジリエンス 164

人　名

あ

アジェンダ 167
アッペルバウム 275
アリソン 50

ウィットロック 9, 11, 31, 39, 40
ウィリアムズ 132
ウォーリー 242
ウォルシュ 32, 237, 242

エッケンロード 9, 11
エンゲル 31

オスフ 238
オルダーマン 18, 31, 229, 234

か

カーハン 24, 33
カッツ 215
カバット・ジン 132
カリオ・ソウカイネン 237
カルヨネン 237

キーン 196
キャッシュ 178
ギル 40

グティエレス 12
グナセカラ 215
クライトマン 71
グラッツ 55
クリステンセン 119
グルスマン 58
グレイシェイマー 31
グレイルシェイマー 285
グレン 21
グローブス 31
グロスマン 60, 284, 285, 290
クロンスキー 18, 19, 21

ケスラー 20
ケトルウェル 38, 39, 76

ケネディ 285

●
ゴードン 18
コイヴィスト 237
コイセン 119
コックス 215
コナー 216
コナーズ 31
コムトイ 129
コンテリオ ... 8, 11, 18, 31, 33, 141,
　229

さ

●
サントナスターゾ 31
サンドマン 58
●
シーヴァー 58, 60
シーガル 132
シア 125
シメオン 31
シュナイドマン 12, 16
シュレーター 31
ショー 39, 43, 229
ショーブ 35
ジョイナー 18-21
シルバーマン 9
●
ステイン 119

た

●
ダーメ 31
タイミネン 237, 243
●
ティーズデール 132
デルフラー 214, 237
デローサ 31
●
ドリュー 50

な

●
ナットジンガー 31
ナット・ハン 136, 137
ナット・ハン, ティック 301
●
ニクソン 35, 58
●
ノック 18, 20, 21, 54, 140, 223,
　237, 238
ノル 238

は

●
ハーパー 58, 169, 290
ハーフ 216
バーマン 242
ハイマン 31, 41, 101, 229
パティソン 24, 33
パトナム 238
バンデューラ 241
●
ヒース 35
●
ファーバー 229, 237
ファーベロー 24
ファヴァッツァ 4, 8, 11, 18, 31,
　39, 42, 49, 215, 229, 237, 283, 284
フェルドマン 285
フォア 195, 196, 200, 307
フォンタナ 137
ブラウン 7, 53
フリードマン 196
ブリーレ 40
プリンスタイン 18, 223, 238
プルジンスキー 178
プレナー 58
ブローシュ 258
フロスト 32
プロブスト 50
●
ベイダ 137
ベック 106, 150, 178
ベック, S・ジュディス 149
ペリー 214, 266

ヘレイウス 237

ホートン 35, 215
ボーフス 59, 60, 216
ポール 31
ホランダー 31, 162
ホリー 35

ま

●
マシューズ 242
マッケイ 237, 242, 243
マルツバーガー 15
●
ミューザー 153, 154, 195, 205,
　232
ミューレンカンプ 11, 12, 31, 78,
　182, 215
ミラー 55, 128, 215, 216
●
ムサファー 43
●
メイ 18, 19

ら

●
ラージ 285
●
リチャードソン, ロイド 18
リネハン 31, 53, 55, 102, 108,
　128, 132, 229
リバーマン 290
リベル 58
リンバーガー 59
●
ルース 60
●
レイサス 55
レイダー 18, 33, 141, 229
レベンクロン 96
●
ローゼン 237, 242, 285
ローゼンタール 39
ローゼンバーグ 137
ロス 35, 237, 242, 243

監訳者・訳者略歴

松本 俊彦 ｜ まつもと としひこ

国立研究開発法人 国立精神・神経医療研究センター 精神保健研究所
薬物依存研究部 部長
同センター病院 薬物依存症治療センター センター長（2017年より併任）

1993年佐賀医科大学卒業。横浜市立大学医学部附属病院にて臨床研修修了後，国立横浜病院精神科，神奈川県立精神医療センター，横浜市立大学医学部附属病院精神科を経て，2004年に国立精神・神経センター（現，国立精神・神経医療研究センター）精神保健研究所 司法精神医学研究部専門医療・社会復帰研究室長に就任。以後，同研究所 自殺予防総合対策センター副センター長などを歴任し，2015年より現職。
日本アルコール・アディクション医学会理事，日本精神科救急学会理事，NPO法人八王子ダルク理事，NPO法人東京多摩いのちの電話理事を兼務。

主著として，『薬物依存の理解と援助』（金剛出版，2005），『自傷行為の理解と援助』（日本評論社，2009），『アディクションとしての自傷』（星和書店，2011），『薬物依存とアディクション精神医学』（金剛出版，2012），『自分を傷つけずにはいられない』（講談社，2015），『もしも「死にたい」と言われたら──自殺リスクの評価と対応』（中外医学社，2015），『物質使用障害治療プログラム──SMARPP-24』（共著，金剛出版，2015），『よくわかるSMARPP──あなたにもできる薬物依存者支援』（金剛出版，2016），『薬物依存臨床の焦点』（金剛出版，2016）などがある。

訳者略歴

渋谷 繭子 ｜ しぶたに まゆこ

翻訳者

在米歴5年，現地の高校・大学卒業。帰国後，英会話スクールの運営に携わるなか，2000年に翻訳部門を立ち上げ，現在はフリーランス翻訳者として活動中。
民間企業・公的機関を対象に，医学論文，政府刊行物，ウェブサイト，パンフレットなどの翻訳を手掛ける。

翻訳書籍として，『CRAFT 依存症者家族のための対応ハンドブック』ロバート・メイヤーズ，ブレンダ・ウォルフ著（金剛出版，2013），『まんが カップルセラピー』バーバラ・ブルームフィールド，クリス・ラドリー著（金剛出版，2015），『アルコール依存のための治療ガイド──生き方を変える「コミュニティ強化アプローチ」[CRA]』ロバート・J・メイヤーズ，ジェーン・エレン・スミス著（金剛出版，2016）がある。TOEIC920，英検1級。

自傷行為治療ガイド［第2版］

2007年3月20日　第1版第1刷発行
2018年6月20日　第2版第1刷発行
2025年3月30日　第2版第2刷発行

著者―――バレント・W・ウォルシュ
監訳者―――松本俊彦
訳者―――松本俊彦
　　　　　　渋谷繭子

発行者―――立石正信
発行所―――株式会社 金剛出版
　　　　　　〒112-0005 東京都文京区水道1-5-16　電話 03-3815-6661
　　　　　　振替 00120-6-34848

装丁◉本間公俊・北村仁　　印刷・製本◉三協美術印刷
©2018 Printed in Japan　ISBN978-4-7724-1621-4 C3011

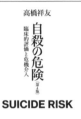

自殺防止の手引き
誰もが自殺防止の強力な命の門番(ゲートキーパー)になるために
［著］＝羽藤邦利
●B6判　●並製　●262頁　●定価 3,080円

本書は，NPO法人メンタルケア協議会で自殺防止事業に取り組み，また精神科医として50年以上患者と向き合ってきた著者による「自殺防止活動のための手引き書」。ゲートキーパーとして自殺防止に取り組むすべての人のバイブルである。

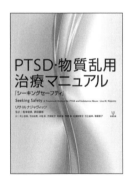

自殺の危険［第4版］
臨床的評価と危機介入
［著］＝高橋祥友
●A5判　●上製　●504頁　●定価 6,380円

改訂にあたり従来の既述にも必要な解説が加えられ，リジリエンス，リフレーム，CAMS（自殺の危険の協働的評価と管理），COVID-19，インターネット自殺など新知見も加筆されている。さまざまな現場を経験してきた著者による自殺予防に関する包括的な臨床書。

PTSD・物質乱用治療マニュアル
「シーキングセーフティ」
［著］＝リサ・M・ナジャヴィッツ　［監訳］＝松本俊彦　森田展彰
●B5判　●並製　●500頁　●定価 6,600円

患者の安全の確立こそが臨床的にもっとも必要な支援であるとする「シーキングセーフティ」という原則にもとづいて，PTSDと物質乱用に対する心理療法を構成する，25回分のセッションによる治療プログラム。現状においてもっとも有用な治療アプローチである。

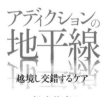

アディクションの地平線
越境し交錯するケア
［編］＝松本俊彦
●A5判　●並製　●224頁　●定価 2,860円

アディクションからの回復にとって重要なのは，当事者と家族，専門家，自助グループなどによる，ゆるやかな「共助」の姿勢である。第一線で活躍する14人の執筆陣によるさまざまな視点・立場からの「声」が，回復へのヒントを与えてくれる。

価格は10％税込です。